# 柏氏肛肠病学

主　编　柏连松　张雅明

副主编　夏泽华　刘　华
　　　　刘　晨　张卫刚

上海科学技术出版社

# 内 容 提 要

柏连松教授是我国现代中医肛肠学科的重要奠基人和著名中医临床学家之一,具有深厚的传统和现代医学理论,临证经验丰富。本书是对柏连松教授数十年临床、教学、科研工作经验的总结。

本书分为总论、各论两部分。其中上篇总论主要阐述肛肠病学的发展史,肛肠的解剖、生理,中医对肛肠病的认识,肛肠病的中医诊法,肛肠病常用治法等内容。下篇主要对痔、肛裂、肛门直肠周围脓肿、肛瘘、直肠脱垂等常见多发肛肠病进行概述、病因病机、临床表现、检查、诊断与鉴别诊断、治疗、研究进展及柏氏诊疗特色的总结。本书特点在于总结了柏连松教授发扬传统并结合自己的临床实践经验和手术治疗体会的创新,重点阐述柏氏肛肠病疗法的特点和成就。

本书可供中医、中西医结合临床医生,临床科研及文献研究人员以及中医院校师生参考阅读。

**图书在版编目(CIP)数据**

柏氏肛肠病学 / 柏连松,张雅明主编. —上海:
上海科学技术出版社,2016.1
ISBN 978 - 7 - 5478 - 2796 - 3

Ⅰ.①柏… Ⅱ.①柏… ②张… Ⅲ.①肛门疾病-诊疗②直肠疾病-诊疗 Ⅳ.①R574

中国版本图书馆 CIP 数据核字(2015)第 205340 号

**柏氏肛肠病学**
主编 柏连松 张雅明

上海世纪出版股份有限公司
上海 科 学 技 术 出 版 社 出版
(上海钦州南路 71 号 邮政编码 200235)
上海世纪出版股份有限公司发行中心发行
200001 上海福建中路 193 号 www.ewen.co
上海中华商务联合印刷有限公司印刷
开本 889×1194 1/16 印张 22.75 插页 4
字数 540 千字
2016 年 1 月第 1 版 2016 年 1 月第 1 次印刷
ISBN 978 - 7 - 5478 - 2796 - 3/R·987
定价:98.00 元

# 编委会名单

**主　编**　柏连松　张雅明

**副主编**　夏泽华　刘　华　刘　晨　张卫刚

**编　委**（按姓氏笔画排序）

王　昱　刘　华　刘　晨　杜佳琦

沈菲菲　张卫刚　张冬梅　张雅明

陈　倚　柏连松　姚瑜洁　夏泽华

高凌卉　郭颂铭

# 前　言

早在《山海经》中已有肛门疾病的记载和食疗方法，明代以后开始出现痔漏专科，新中国成立后传统痔漏专科吸收了西医学研究成果，经过数十年的迅猛发展，于20世纪80年代后期从中医外科独立出来，发展成中医肛肠科。中医肛肠科是非常具有中医优势的特色学科之一，也是少数保留至今以手术治疗为主的中医学科。经过长期发展形成了独特的肛肠病学理论体系和临床特色优势，并引入了许多特色诊疗技术和医疗器械。同时现代中医肛肠病学又是一门十分年轻、发展迅速的学科，广大临床工作者迫切需要中医肛肠理论和临床实践方面的书籍以指导临床。

柏连松教授是我国现代中医肛肠学科的重要奠基人和著名中医临床学家之一，具有深厚的中医传统和西医学理论，临证经验丰富，桃李遍天下。本书是对柏连松教授数十年临床、教学、科研工作经验的总结。

全书编写由柏连松教授领衔，一批年富力强的中青年专家组成编写组。所述内容不仅总结了传统经验，又融入了现代进展，尤其突出了柏连松教授的学术思想和诊疗经验，是一部理论与实践并重，传统和进展融合的重要参考书。

本书编写取材新颖，资料翔实，内容全面，充分利用临床相关学科已有的学术成果，按照临床疾病的体系和分类安排篇幅，而于各章节中穿插介绍柏连松教授学术思想和最新临床进展、专家共识等内容及其在临床上的应用，使各专业理论和技术在各部分中达到较好融合。

本书还体现了前沿性，阐述了新理论、新技术的进展，并有专门章节对目前肛肠学界的理论进展、循证医学、影像学研究成果加以体现。同时也介绍了近年来发展迅速的内镜诊疗技术在肛肠科的应用，突出大肠肿瘤的早期镜下诊疗。本书还关注了结直肠病的内科治疗进展，将为广大读者提供更全面的知识。

本书的作者均为临床和科研一线工作的高级专业人员，除了具备完备的专业知识外，都有丰富的实践经验，也切实了解实际工作中的难点、热点问题，并且通过多专业的分工协作，使本书具有实用性、新颖性、综合性等特征。

本书可供从事中医肛肠科、西医普外科等相关专业的临床工作者阅读参考，也可供科研人员、大中专院校相关专业师生等在工作或学习中使用。

编　者

2015 年 10 月

# 目 录

## 上篇 总 论

## 下篇 各 论

# 上 篇 总 论

# 第一章　肛肠病学发展史

　　肛肠学科是一门历史悠远的医学专科。几千年来肛肠学科不断进步和发展,近百年来随着人们对这类疾病的认识不断提高,肛肠学科逐渐成为一门独立的学科,形成了一定的理论和临床诊疗体系,造福于人类健康。

　　古代对肛肠病记载较多的国家,主要是中国、印度、埃及、希腊和古罗马等,近代英国、美国、日本等国在肛肠专科的研究方面有了较大的进展。

　　我国在古代对肛肠病学的研究有着突出成就,得到了世界肛肠学界的一致公认。新中国成立以来我国肛肠学科中医、西医和中西医结合的三支力量团结合作,努力传承祖国传统医学,积极吸收国外先进理论和诊疗经验,进行了大量的基础理论研究和临床研究,在肛肠病学的许多方面取得了不少重要进展,使我国肛肠学科进入了新的阶段。

## 第一节　中国肛肠病学发展史

### 一、初创阶段

　　春秋时期,我国医学家就提出了"痔""瘘"的病名,后为世界医学所采用,沿用至今。痔、瘘病名的提出,首见于《山海经》。《山海经·南山经》有:"南流注于海,其中有虎蛟,其状鱼身而蛇尾,其音如鸳鸯,食者不肿,可以已痔。"《山海经·中山经》有:"仓文赤尾,食者不痈,可以为瘘。"战国时期,对一些常见肛门直肠病已经有了相当的认识。《庄子·列御寇》有:"秦王有病召医,破痈溃痤者,得车一乘,舐痔者,得车五乘。"《韩非子·解老》有:"内无痤疽瘅痔之害。"《淮南子·说山训》有:"鸡头已瘘。"1973 年马王堆汉墓出土的《五十二病方》载有"牡痔""牝痔""脉痔""朐痒"(肛门痒)"血痔""巢者"(肛门瘘管)"人洲出"(脱肛)等多种肛肠病及其治法。如治牡痔,"系以小绳,剖以刀"的结扎切除法。治痔瘘,"巢塞直者,杀狗,取其脬,以穿籥入直(直肠)中,炊(吹)之,引出,徐以刀剜去其巢"的牵引切除法。治牡痔之有数窍,蛲白徒道出者方,有"先道(导)以滑夏铤(探针)令血出……坐以熏下窍"的肛门探查术及熏治法。治"牡痔……与地胆虫相半,和以傅之。燔小隋(椭)石,淬醯中,以熨"的敷布法和热熨法,都是世界上最早记载的肛肠病手术疗法、保守疗法。《内经》对肛肠解剖、生理、病因病理等有详细论述。如《灵枢·肠胃》记述了回肠(结肠)、广肠(直肠)的长度、大小、走行。《素问·五脏别论篇》有:"魄门(肛门)亦为五脏使,水谷不得久藏。"对大肠肛门的主要功能已有正确认识。《素问·生气通天论篇》有:"因而饱食,筋脉横解,肠澼为痔。"首先提出痔发病的病因及痔是血管弛缓、血液瘀滞癖积所致的见解。《灵枢·水胀》有:"寒气客于肠外,与卫气相搏,气不得荣,因有所系,癖而内著,恶气乃起,瘜肉乃生。"最早提出肠道息肉的病名。《灵枢·刺节真邪》有:"寒与热相搏,久留而内著……

有所结，气归之，卫气留之，不得反，津液久留，合而为肠瘤，久者数岁乃成，以手按之柔。已有所结。气归之，津液留之，邪气中之，凝结日以易甚，连以聚居，为昔瘤，以手按之坚。"最早描述了肠道肿瘤。该书还对便血、泄泻、肠覃等肛肠疾病做了论述。

如《金匮要略·惊悸吐衄下血胸满瘀血病脉证治》已有"远血"和"近血"之分，并首次将上消化道出血及下消化道出血区分开来，提出以黄土汤为治疗近血的治则治法方药，现广为传用此方。《五十二病方》已有"蛲白"之名。《灵枢·厥病》又说："肠中有虫瘕及蛟蛕。"蛟音回，与蛕、蛔音义同。《说文解字》："人腹中长虫也。"这是对肠道寄生虫的最早描述。《神农本草经》首次提出脱肛症："蛞蝓，味咸寒。主贼风，㖞僻，铁筋及脱肛，惊痫挛缩。一名陵蠡。生池泽。"张仲景《伤寒论·辨阳明病脉证并治》中首创了肛门栓剂和灌肠术。他发明的蜜煎导方，以食用蜂蜜炼后捻作梃，令头锐，大如指，长而寸许，冷后变硬，纳谷道（肛门）中，就是治疗便秘良好的肛门栓剂。他又用土瓜根及大猪胆汁灌谷道中以通便，发明了灌肠术。该书还对下利、便脓血、便血、便秘、肠痈、蛔厥、痔等大肠肛门病，确立了辨证施治、立方用药的原则。晋代葛洪《肘后备急方》中"治大便不通，土瓜根捣汁，筒吹入肛门中，取通"的记载来看，当时已有了灌肠器——"筒"。晋代皇甫谧《针灸甲乙经·足太阳脉动发下部痔脱肛》记述了针灸治疗脱肛、痔、下痢等肛肠病的方法，并首载了"凡痔与阴相通者，死"。这是对肛肠病合并阴道、尿道瘘的最早论述。该书还首载了针刺穴位治疗痔疾的方法："痔痛，攒竹主之；痔，会阴主之……痔篡痛，飞扬、委中及扶承主之；痔篡痛，承筋主之；脱肛下，刺气街主之。"

隋代巢元方《诸病源候论》详列痢候40种，对肠道病进行了较全面记述，对一些病认识比较深入。如脱肛候有："脱肛者，肛门脱出也。多因久痢后大肠虚冷所为。"谷道生疮候有："谷道，肛门大肠之候也。大肠虚热，其气热结肛门，故令生疮。"谷道痒候有："谷道痒者，由胃弱肠虚则蛲虫下浸谷道，重者食于肛门，轻者但痒也。蛲虫状极细微，形如今之蜗虫状也。"这些描述都很具体确切。痔病诸候中，指出了五痔是牡痔、牝痔、脉痔、肠痔、血痔。另文提出了气痔、酒痔，认为："痔久不瘥，变为瘘也。""脓瘘候，是诸疮久不瘥成瘘。"后世"痔瘘"病名，即始于此。在防治肛肠病方面，最早记载了导引之术："一足踏地，一足屈膝，两手抱犊鼻下，急挽向身极势，左右换易四七，去痔、五劳、三里气不下。"唐代孙思邈《备急千金要方》中首载用鲤鱼肠、刺猬皮等治痔的脏器疗法，及以鼻、面舌、口唇出现的粟疮、斑点诊断肠道疾病及寄生虫的经验。

唐代王焘《外台秘要·许仁则疗咳嗽方一十二首》："此病有内痔，有外痔，内但便时即有血，外有异。"已科学地将痔分为内外两种论治。《外台秘要·石淋方一十六首》："以水三升，煮盐三合使沸，适寒温，以竹筒灌下部，立通也。"首创了利用竹筒作为灌肠器的盐水灌肠术。

## 二、进展阶段

宋、元、明时代，我国肛肠专业有了很大发展。

首先，宋代王怀隐《太平圣惠方·治久痔诸方》创造了将砒溶于黄蜡中，捻为条子，纳痔瘘疮窍中的枯痔钉疗法，并发展了痔的结扎术，载有"用蜘蛛丝，缠系痔鼠乳头，不觉自落"的治疗方法。宋代魏岘《魏氏家藏方》进一步详载了使用枯痔散的具体方法和过程。明代朱橚《普济方》记载的宋代痔科专家曹五为宋高宗用取痔千金方治愈痔疾的故事来看，宋代已出现治痔瘘的专家和专科。在诊断和分类方面，宋代也较前有深入的认识，如宋代王怀隐《太平圣惠方·治久痔诸方》将痔与痔瘘分列两章论述，指出："夫痔瘘者，由诸痔毒气，结聚肛边，有疮或作鼠乳，或生结核，穿穴之后，疮口不合，时有脓血,肠头肿痛,经久不差,故名痔瘘也。"对肛门瘘管的形成及主症已论述较详。

明代窦梦麟《疮疡经验全书·痔漏篇》记载:"多由饮食不节,醉饱无时,恣食肥腻,胡椒辛辣……任情醉饱,耽色,不避严寒酷暑,或久坐湿地,恣意耽看,久忍大便,遂致阴阳不和,关格壅塞,风热下冲,乃生五痔。"详尽地阐明五痔的病因。本书中提出的"子母痔"等,正确反映了痔核之间的关系,为后世所沿用。"垂珠痔,其形下垂如珠也,又名悬珠痔"。自此后人沿用悬珠痔的中医病名至今。明代徐春甫《古今医统大全·痔漏门》中首倡肛瘘挂线术,为肛瘘的治疗开创了新路。书中记载:"至于成漏穿肠,串臀中,有鹅管,年久深远者,必用永类钤方挂线法,庶可除根。"高位复杂性肛瘘手术后可引起肛门失禁等后遗症问题,西医学至今尚无满意疗法解决。而挂线之法却无此弊,这一疗法充分反映了我国医家的聪明才智。明代陈实功《外科正宗》较为全面地总结了前代的外科成就,对肛肠病以痔疮、脏毒立篇论述,提出了一套内外兼治、辨证施治的较完整方法,其方药至今仍为临床沿用,对后世影响较大。书中发展了枯痔疗法、挂线疗法,提出了许多新的内服外用方药,还专对结核性肛瘘、肛门病兼杨梅下疳、砒中毒的防治等做了记述。如明代陈实功《外科正宗·脏毒论》记载:"又有虚劳久嗽,痰火结肿肛内如粟者,破必成瘘,沥尽气血必亡。"这是对全身结核病并发瘘的具体描述。明代薛己《薛氏医案·外科枢要》提出肛门病的发生与局部气血运行不足有关,书中记载:"臀,膀胱经部分也,居小腹之后,此阴中之阴。其道远,其位僻,虽太阳多血,气运难及,血亦罕到,中年后忧虑此患。"这种见解与现代学者依据动物无痔病和通过解剖学观察,认为"痔是人类直立后局部进化未跟上,易产生静脉回流受阻,血流运行阻滞而生痔"的观点有异曲同工之处。

清代在学术方面虽乏创新,但在整理文献、深入观察方面仍做了不少工作。其中以清代祁坤《外科大成》较有贡献,如《外科大成·痔漏篇》记载:"锁肛痔,肛门内外如竹节锁紧,形如海蜇,里急后重,便粪细而带扁,时时流臭水,此无治法。"这可以认为是对肛门直肠癌的生动描述。又如:"钩肠痔,肛门内外有痔。折缝破烂,便如羊粪,粪后出血秽臭大痛。"可以认为是对肛裂的生动描述。清代陈梦雷《古今图书集成·医部全录》系统整理了历代文献,其所集治痔方法就有内治、外治、枯痔、结扎、熏洗、熨帖、针灸、导引等10余种。所载内服方就有242首,单验方317首,计559首,为研究工作提供了方便。值得提出的是,清代高文晋《外科图说》中绘有我国自己创造设计的多种手术器械,其中肛门科器械有弯刀、钩刀、柳叶刀、尖头剪、小烙铁、探肛筒、过肛针等,这些器械设计独特,精巧实用,至今仍被沿用。清代赵濂《医门补要》对肛瘘挂线、异物入肛、先天性无肛门症的手术方法有进一步的改良和发展,反映出我国肛肠外科在清代有新的进展。

我国古代和中世纪对肛肠学科的发展有独特贡献,曾居于世界领先地位。唐宋时期,这些方法就传到了东南亚各国及波斯等国,痔、瘘等我国提出的病名,被世界医学所采用。枯痔疗法、肛瘘挂线疗法等我国独创的治疗方法,解决了肛肠疾病治疗中的一些难题,对世界肛肠学科的发展做出了很大的贡献。

### 三、成熟阶段

1949—1963 年,我国肛肠病学工作者在党的中医政策指导下各承家技,遍及城乡各地,积极为防治肛肠疾病而奋力进取。至 1955 年卫生部举办了全国痔瘘学习班,以继承发掘为主,面向临床,面向基层,培养师资和人才。1956 年中国中医研究院(现中国中医科学院)成立了痔瘘研究小组,痔瘘疾病和防治工作被列入国家 12 年远景规划,并定为国家科研课题。1963 年痔瘘防治工作列入国家 10 年科研规划,广大肛肠病学者精神振奋,决心为继承发扬中国肛肠病学献计出力。

1964—1966年间,肛肠科学的发展已初具规模。为了提高学术水平,普及与提高相结合,1964年中国中医研究院召开了全国11个单位参加的痔瘘研究座谈会,重点研究如何开展肛肠专业学术交流,开展科研工作。1965、1966年召开了两次全国性的学术交流会议,虽然规模不大,但在全国肛肠学术界产生积极影响,同行同道,互通有无,交流技术,使肛肠学术水平得到明显提高。

1971年,卫生部委托中国中医研究院在沈阳举办了九省市肛肠病防治学习班,编写了《中西医结合治疗肛门直肠疾病》,一些新疗法、新技术得到总结、肯定、推广、应用。福建省生产的枯痔钉远销东南亚一些国家。湖北省武汉市第一医院研制的注射枯痔疗法,引起了日本、法国、朝鲜等国家的重视。随着我国的社会进步和医学发展,肛肠专业被切实得到重视,全国各地形成自己的学术队伍,开始向深度、高度发展。

1975年10月27日,在河北省衡水市召开了全国第一次学术经验交流会,会议收到学术论文57篇,"母痔基底硬化疗法""长效麻醉剂"问世。

1977年11月19日,在南京召开了第二次全国学术会议,会议收到论文118篇,不同类型的新疗法、激光治疗痔核等技术脱颖而出。

1980年7月12日,在福州市召开了第三次全国交流会,会议收到论文358篇,会议制订了1981—1983年科研协作计划,而且正式成立了中华全国中医学会肛肠分会,选举产生了学会领导机构,决定创办《中国肛肠病杂志》,并产生了编委会。中国中医研究院广安门医院研制成功的消痔灵注射液和四步注射操作疗法问世,并开始推广。

1983年10月21日,在云南省昆明市召开了第四次全国学术交流会议上,会议共收到论文339篇,许多学者开始采用录像、幻灯、投影等新形式进行学术交流,其中肛门直肠解剖学方面的研究细致入微,提出了一些新观点和见解。

在全国肛肠学会领导下,决定每隔3年召开1次全国性学术交流会。之后于1986年在沈阳市、1989年在安阳市、1992年在成都市、1996年在南京市召开了全国肛肠学术交流会。1998年第九次全国中医肛肠学术研讨会暨第三届换届会议在湖南省张家界市召开,在全体理事会议上民主选举产生了第三届肛肠学会领导机构。

2000年在沈阳市召开的第十次全国中医肛肠学术会议及常务理事会,通过民主选举选出了常务理事共30名,理事72名。

2003年中华中医药学会肛肠分会第十一次大肠肛门病学术研讨会暨第四届换届理事会在北京市召开。

2006年8月中华中医药学会肛肠分会第十二次大肠肛门病学术研讨会在吉林市召开。

2007年5月中华中医药学会肛肠分会换届暨学术研讨会在沈阳市召开,来自全国32个省、市、自治区及港、澳、台地区的400余名业界前辈、专家学者参加会议,盛况空前。国家中医药管理局副局长吴刚、中华中医药学会秘书长李俊德、辽宁省人民政府副省长滕卫平、辽宁省卫生厅厅长姜潮等领导同志出席了大会开幕式。本次会议由中华中医药学会主办,由辽宁中医药大学附属第三医院(辽宁省肛肠医院)承办。辽宁省肛肠医院院长、中医肛肠重点专科学科带头人、博士生导师、全国中医肛肠学科名专家、国务院特殊津贴获得者田振国,在本次换届会议上当选为中华中医药学会肛肠分会会长。

2007 年 10 月中华中医药学会肛肠分会在江苏省江阴市召开会长及秘书长工作会议。会议期间新增补了分会理事 32 名(含常务理事 3 名);会议讨论确定了未来 3 年中华中医药学会肛肠分会发展规划纲要。

2009 年 10 月 16 日—2009 年 10 月 18 日中华中医药学会肛肠分会第十三次大肠肛门病学术研讨会在西安市召开,此次会议宣布新增中华中医药学会第三批中医肛肠学科知名专家 31 人,宣布新增补的中华中医药学会肛肠分会第五届理事会副秘书长 5 人、常务理事 37 人、理事 132 人名单,自此,第五届理事会的理事成员已达 658 人。大会重点对中医肛肠学术领域传统治疗经验和现代创新技术的临床应用、中医特色手术疗法和治疗经验、内治疗法及适宜技术、现代创新技术的临床应用以及国内外大肠肛门病的最新研究进展做了专题学术报告,为与会代表提供优良的交流和学习平台,交流论文 47 篇,学术氛围浓厚,使会议议程得以顺利完成。肛肠专业快速发展并不断向新的高峰攀登,专业队伍、技术水平、新技术研发、推广、应用都进入了一个崭新的历史阶段。

2013 年 11 月 21 日—2013 年 11 月 24 日中国中医药学会肛肠分会 2013 年学术交流大会在广东省深圳市召开,本次大会经过认真筹备,精心组织,达到了预期目的,完成了大会全部议题,得到了与会领导、专家和各位参会代表的一致好评。据统计,本次大会注册参会代表 1 000 余名,创造了在深圳市召开的各类中医药学术会议历史之最。

## 第二节　国外肛肠病学发展史

### 一、发迹阶段(古代,公元前)

公元前 2500 年的埃及壁画中反映出当时的宫殿内已设有腹部内科医和肛门保护医,被后世尊为肛门专科医的始祖。公元前 2550 年巴比伦的《汉谟拉比法典》即有明文规定:"如果医师治愈肠病,患者当酬之以五银币。"

公元前 1700 年的古埃及文献中也有治疗肛门疾病的记载和治疗方法的说明。但对其记载最详、影响较大的是希腊的医圣 Hippocrates(公元前 460—公元前 375)。他最先提出以出血为依据的痔的病名(Häm orrh oiden,意为血球),写有一篇关于痔的论文,详尽地谈到了痔的灼灸、切除等疗法,并载有痔、瘘的结扎法和肛门指诊法。他认为治疗痔疾可以防止胸膜炎、疝子、丘疹等疾病,并与肝脏病有关。他的这种病因观,被后世称痔的"安全阀"学说,影响颇大。人们曾普遍怀疑这是一篇伪作,但是他在文章中提到的扩肛器等已在古庞贝城中被发掘出来了。

古罗马的医学虽不如古希腊发达,但对肛肠病也有记载,Celsus(公元前 25—公元 14 年)在他编辑的《医学》一书中,简略地论述了肛瘘切除术,并提到了结扎法和结扎切除法。他对痔手术主张切除时结扎上方直肠黏膜,不要过多伤害肛门组织,先切除位置较低的痔疮,以免流血影响手术进行,这在医学文献是第一次提及。

### 二、发展阶段(中世纪,公元 1—1700 年)

古罗马的 Galen(公元 131—公元 201 年)通过对动物直肠的研究,提出了直肠(rectum)命名。希腊语 rectum 除有伸直之意外,还有指导者、第一人者的意义,反映出直肠肛门病帝王易患,从而受到重视的事实。他还依据痔的大小、数目、形态、位置和性质，将痔分为五类，主张药物治疗和必要的手术治疗。

罗马帝国崩溃之后，拜占庭帝国的御医 Yitiesi(公元 527—公元 565 年)是一位著名妇产科医生，但是他对痔疮和痔手术的论述都是古代医学文献中最突出的。他认为，痔是由血液下流引起的，很像动脉瘤，从而造成了许多痛苦，甚至导致死亡，并提出彻底的切除术是最好的，也是最彻底的治法。他的手术方法是首先让患者节制饮食，大量饮水，然后用镊子把痔疮拉出体外，进行消毒后结扎并切除。拜占庭的另一位医师 Paul(公元 620—公元 690 年)也主张对痔疮进行结扎。他的办法是首先消除患者肠胃症状，同时刺激肛门使其突出，然后再进行结扎。

1918 年在罗马庞贝城考古发掘中，从一个医师房子中，发掘出一个窥器，类似现代的直肠内镜，根据考古鉴定，是公元 79 年制成，被认为是世界上最早的肛门镜。

对于痔的治疗，印度的梵文中也有进行手术的记载，并强调手术前后应注意消毒，方法是用碱水和灼灸的办法。此外，印度的经卷中有《疗痔病经》，主张用经文治疗。日本、朝鲜、越南等国则早在唐代就学习我国的中医疗法。朝鲜《东医宝鉴》(1596 年)系统介绍了我国的内治外用药物。1610 年朝鲜御医李馨益在继承我国针灸术基础上，通过火针疗痔取得了良好效果。

中世纪发达起来的欧洲，虽有许多著名的医生，但对肛肠病并没有提出什么新方法。后来，外科手术成了理发师的副业，几乎长达 3 个半世纪之久，手术水平之低就可想而知了。1422 年英皇亨利死于肛瘘，说明当时对此病尚无佳策。但这其间也有颇有贡献者，英国医师 Ardezne(1376 年)曾著有痔、肛瘘论文，采用烧灼治痔，沿导向探针切开肛瘘。法国医师菲利克斯(1686 年)曾用特制的手术刀为法皇路易十四治愈了肛瘘，获得巨额报酬。

### 三、完善阶段(近代，1701 年—当代)

18 世纪后，随着科学技术的巨大发展和人体解剖学与外科学的发展，肛肠学科也得到了较快发展。

Stahl(1729 年)通过解剖学观察提出了门静脉回流受阻而导致痔静脉曲张生痔的学说。Wirinslor(1733 年)提出了肛门小窝的命名。1749 年 Morgane Gui 依据动物无痔病，提出了痔是人类直立后发生的特有疾病的病因学说，这才动摇了古希腊 Hippocrates 提出的痔是人体生理器官的"安全阀"学说，使人们从近 2 000 年的陈旧观念中解脱出来。1774 年现代外科创始人之一的 Petit，改进了痔切除术，接着 Coopez 在他的《应用外科辞典》中支持 Petit 的观点，进一步否定了痔出血有任何好处的传统观念。

1818 年 Boyen 提出肛裂的侧方切断括约肌手术方法。但大肠肛门学科的确立应归功于英国医生 Salmon，1835 年他在伦敦创建了肛门直肠专病的圣·马克医院，改进了痔的结扎术，之后该院名医辈出，对肛肠解剖、生理、病理、治疗做了大量研究工作，几乎现行的一些手术都与该院的研究有关，成了世界肛肠学科研究的一个中心。Cuersant(1847 年)报道了青年性直肠息肉病。Cripps(1882 年)报道了家族性息肉病。Wiks 与 Moxon(1875 年)首先从细菌性疾病中分离出了溃疡性大肠炎。1878 年 Ciari 提出了肛门小管及肛门腺的命名。1888 年，Syminton 提出肛管的命名。1895 年 Kelly 制成 35 cm 的以额镜反射观察的乙状结肠镜。1882 年 Whitehead 首创痔环状切除术。

1914 年 Quervain 与 Case 首先报道了大肠憩室症。1932 年 Crohn 报道了克罗恩病。1934 年，英国 Milligan 与 Morgan 发表了《肛管外科解剖学》密切结合临床,填补了肛管应用解剖学的一些空白,把肛肠外科推向了一个新阶段。1889 年美国首先成立了大肠肛门病学会,日本 1940 年成立类似学会组织。1948 年在美国成立的"国际大肠肛门病学会"和其办的《美国结直肠肛门病学会杂志》是第一个国际的肛肠学会刊物。接着一些欧洲国家(1960 年)在罗马,一些美洲国家在墨西哥(1962 年),一些亚洲国家在孟买(1973 年),拉丁美洲国家在阿尔及利亚(1973 年)又相继成立了国际性的学会,各自出版刊物,定期召开学术会议,使肛肠专业得到了很大发展。

20 世纪 50 年代以后,随着科学技术的飞速发展,肛肠疾病的诊治有了长足进步。1966 年日本松永藤雄研制成功光导纤维结肠镜,极大提高了结肠疾患的诊断水平,并且使许多患者免除开腹手术的痛苦。1975 年,Thomson 首次提出了肛垫学说,奠定了痔的现代概念基础。20 世纪 80 年代腔内 B 超的应用,为深入了解直、结肠肿瘤与周围组织的关系提供了可靠方法,同时亦促进治疗水平的提高。CT 技术、消化道电位测试和全消化道压力测试技术的开展为全面研究肛肠疾病发生和转化创造了有利的条件。1977 年日本大肠癌研究会制定了《临床与病理大肠癌处理规范》,对淋巴结的分布、分组、分站及编号做了一系列规定,这一规定对其他国家包括我国大肠癌治疗的规范化、合理化产生了较大影响。世界卫生组织还制定了溃疡性结肠炎诊断标准,为研究该病提供了有利条件。

1912 年第一台腹腔镜应用于临床,20 世纪 90 年代初应用于结、直肠手术,临床中可分为全腹腔镜手术和腹腔镜辅助手术两种。腹腔镜手术有着创伤小、恢复快、疼痛轻、肠功能恢复快等许多优点,目前虽然对其治疗癌肿的疗效仍有较大的分歧,但凭借其微创优势,被喻为 21 世纪结、直肠外科的发展方向。

1993 年,Longo 博士在 Thomson 首创的肛垫学说的基础上,与美国强生公司合作开发出吻合器环形痔切除术(PPH)吻合器。1997 年,Longo 博士利用该发明成功进行了世界上第一例 PPH 无痛痔疮手术。

2006 年 3 月,在澳大利亚悉尼召开了"国际 151 次炎症性肠病学术会议",有来自中国、美国、日本、英国、法国等 33 个国家和地区共 614 名代表参加了会议,有 38 名代表在大会上发言,各地代表相互交流了各自国家和地区的对炎症性肠病的最新研究进展。

目前,国外肛肠专科研究重点是结肠炎症性疾病,直、结肠癌,排便困难等。此外,各国学者对肛门、直肠、结肠生理、解剖、病理研究亦取得许多进展,为预防、诊断、治疗肛肠疾病和研究其发生发展规律不断做出新的贡献。

**参考文献**

[ 1 ] 谷正春,王玉成. 常见肛肠疾病[M]. 哈尔滨:黑龙江朝鲜民族出版社,1996.

[ 2 ] 丁义江. 丁氏痔科学[M]. 北京:人民卫生出版社,2006.

[ 3 ] 张庆荣. 临床肛门大肠外科学[M]. 天津:天津科技翻译出版公司,1992.

[ 4 ] 史兆岐. 中国大肠肛门病学[M]. 郑州:河南科学技术出版社,1985.

[ 5 ] 黄乃健. 中国肛肠病学[M]. 济南:山东科学技术出版社,1995.

[ 6 ] 柏连松. 中医肛肠科学[M]. 上海:上海科技教育出版社,1995.

# 第二章　肛肠的解剖、生理

## 第一节　肛肠的解剖学

### 一、基本结构

大肠分为盲肠、结肠和直肠，是从回肠末端至肛门的粗大肠管，长度 120～200 cm，平均约 150 cm，约占小肠的 1/4。大肠管径 5～8.5 cm，以盲肠处管径最大，向直肠方向逐渐变细，至乙状结肠末端其内径仅约 2.5 cm，到直肠末端管径又变大，在肛管上方直肠处形成直肠壶腹。

与小肠相比，大肠的肠管管径大，大部分位置较固定；其纵肌层虽是完整的一层，但除了远端的乙状结肠及直肠外，其他部位聚集增厚形成 3 条纵带。每条宽 0.5～1 cm，统称为结肠带。其中一条位于横结肠系膜附着处，称系膜带；另一条附着于大网膜，称网膜带，两者之间的一条为独立带(图 2-1)。

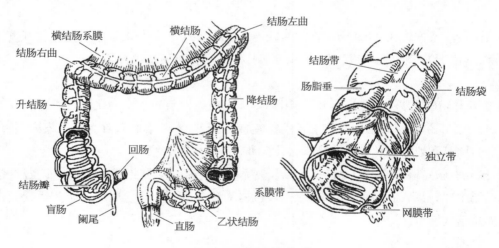

图 2-1　结肠的构造

### 二、结肠脂肪垂与系膜

结肠肠管游离面散在许多大小不等、形状不定的脂肪凸起，称为肠脂垂，它是由肠壁浆膜下的脂肪组织集聚而成。肠脂垂有时内含脂肪量过多，可发生扭转，甚或陷入肠内，引起肠套叠。由于结肠带的存在，使结肠壁皱褶形成结肠袋。在腹部 X 线片中可能显示为来自肠壁的不完整的分隔。大肠的主要功能是吸收水分和溶于水的物质。

### 三、大肠走行与周围器官

一般而言，大肠呈弧形走行，从右髂窝处向上延续，在右侧腹部上行，穿过中上腹部，在左侧腹部下降,越过左侧髂窝并向下外侧进入盆部(图2-2)。自右侧髂窝开始,盲肠向上直接延续为升结肠,沿右腰区和右季肋区上升至肝下,后弯曲向左成结肠右曲(肝曲);之后凸向前下方成弓形弯曲,称为横结肠。在左季肋区,结肠再次弯曲向下形成结肠左曲(脾曲)。降结肠经左腰区和左髂区并延为乙状结肠,位于左侧髂窝内。乙状结肠之后下降进入盆部成为直肠,并终止于盆底平面以下的肛管。尽管直肠与乙状结肠相连续,但它还是具有自己的一些特点,无论在解剖还是功能上都与各部分结肠有明显的区别。

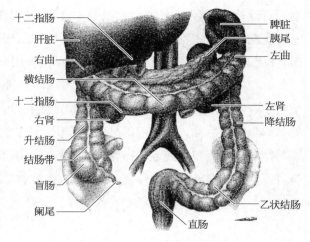

图 2-2 大肠走行与周围器官的关系

### 四、结肠各段特点

1. 盲肠　盲肠宽约 8.5 cm,长约 5.6 cm。位于腹后壁,系于肠系膜。位置约相当于腹股沟韧带外侧半的上方,下端距腹股沟韧带中点平均为 4~5 cm,充盈时可向下稍越过腹股沟韧带。盲肠的位置每个人并不完全一致,部分可见高位盲肠,另有部分盲肠位于髂前上棘和脐连线(棘脐线)的上方。更为罕见的是盲肠位于左髂窝或腹腔中部,这是由于胚胎发育时肠管的异位旋转所致。在盲肠和升结肠移行处的左后壁上,是回肠末端的开口,多呈卵圆形裂隙,上下两缘各有一半月形黏膜皱襞,称回盲瓣或结肠瓣。回盲瓣及其系带均突入大肠腔内,为回肠末端环肌层增厚所致。回盲瓣有结肠面和大肠面,其黏膜结构有明显不同。前者与回肠末端的黏膜近似,尚有小肠绒毛存在;后者则与大肠黏膜相同,无绒毛,但有腺状隐窝及大量管状腺的开口。这在纤维结肠镜检查时可借以识别。回盲瓣体表投影在腹股沟韧带中点上方 8~10 cm 处。

2. 升结肠　升结肠长 12~20 cm,直径为 6 cm。位于腹腔右侧,上至肝右叶下方,向左弯成结肠右曲而移行于横结肠,下端平右髂峰,上端在右第 10 肋处横过腋中线。结肠右曲位于第 9、第 10 肋软骨深面,后面与右肾前下外侧部相邻;上面及前外侧与肝右叶的下面接触;内侧前方紧靠胆囊底,胆石有时可穿破胆囊到结肠内。内侧后方有十二指肠降部,在行右半结肠切除术时,应注意防止十二指肠的损伤,尤其在粘连时更应注意。

3. 横结肠　横结肠长 40~50 cm。直径为 5.2 cm,位于上腹部,被宽阔的横结肠系膜连于腹后壁,活动度较大。横结肠系膜在上腹部的左侧变窄,在脾曲位置可能成为位于腹膜后。横结肠系膜根部与十二指肠下部、十二指肠空肠曲和胰腺关系密切,在胃、十二指肠及胰腺等手术时,应注意防止损伤横结肠系膜内的中结肠动脉,以免造成横结肠的缺血坏死。分离横结肠右半部时,应防止损伤十二指肠和胰腺。横结肠的体表投影一般相当于右第 10 肋软骨前端和左第 9 肋软骨前端相连的弓状线上。结肠左曲是大肠中除直肠外最为固定的部分。其位置较右曲高且偏后,约在第 10、第 11 肋平面。左曲弯曲的角度一般要比右曲小,故在纤维结肠镜检查时,左曲比右曲更难通过。

4. 降结肠　降结肠长 25~30 cm,直径 4.4 cm,在左髂峰附近连于腹后壁,降结肠较升结肠距正中线稍远,管径较升结肠为小,位置也较深。腹膜覆盖其前面及两侧,偶见有降结肠系膜。降结肠的后面有股神经、精索或卵巢血管以及左肾等,内侧有左输尿管,前方有小肠。在降结肠切除术时,应注意防止左肾及输尿管的损伤。降结肠的下部由于肠腔相对狭小(2.2～2.5 cm),如有病变易出现梗阻,又因该处肌层较厚,可因炎症及其他刺激而引起痉挛。

5. 乙状结肠　　乙状结肠始于骨盆入口,至直肠终止,多数在髂嵴平面上下各 0.5 cm 的范围内;通常在小骨盆处形成一松动的肠襻。乙状结肠完全包绕在腹膜内,扇形的乙状结肠系膜将它连于盆壁后部和腹壁下后部。系膜根部呈倒"V"形附着于腹壁后部。乙状结肠位置极其多变,可能保持折叠状态与髂肌上的腹膜相接触,或者跨过男性直肠与膀胱之间的盆腔,或女性直肠与子宫之间的盆腔,甚至可到达右侧盆壁。终点位置相对固定,正好在第 3 骶椎水平中线的左面,并在此处向下弯曲,延续为直肠。乙状结肠与降结肠和直肠的连接处是固定的,但在它们之间的活动度很大,因此其周围关系也很多变。

乙状结肠外侧为左髂外血管、闭孔神经、卵巢或输精管以及骨盆外侧壁;后方为左髂内血管、性腺血管、输尿管、梨状肌和骶丛;下方为膀胱(和子宫);上方右侧与回肠末端的肠襻相邻。性腺血管和输尿管被乙状结肠系膜分隔至独立的筋膜层内。在乙状结肠的肠系膜分离中可以辨别包绕乙状结肠的筋膜,因为它不像输尿管和性腺血管周围的疏松结缔组织那样含有大量小血管。

乙状结肠的位置和形态变化较大,主要取决于其本身的长度、系膜的长度和活动度、其充盈扩张的程度(当充盈扩张时可进入腹腔,排空时再回到盆腔),以及直肠、膀胱和子宫的状态(当上述器官扩张时,乙状结肠位置升高,空虚时再回到原位)。

### 五、结肠系膜

在胎儿时,肠管翻转之后,大部分盘曲的肠管被固定于后腹膜腔,其他部分肠管通过肠系膜系于腹膜腔。后腹膜腔内薄层结缔组织,即横隔,分隔结肠和其他腹膜后组织。横隔没有血管分布,也不能阻止疾病在腹膜腔内的传播。结肠系膜由包含结缔组织和脂肪组织的脏腹膜形成,其行于腹膜后,内有血管、神经和淋巴结。大肠系膜为腹后壁和结肠之间的血管、神经提供通路,称为腹膜下间隙。

### 六、结肠袋

在盲肠近端至升结肠起始部位常缺如,升结肠和横结肠近端结肠袋比较稀少。这些部位结肠带较细薄,且只占有结肠周围的一小部分。盲肠的浆膜面肠脂垂很少,在升结肠表面的肠脂垂也很有限。从横结肠中部至降结肠的远端,结肠袋逐渐增多,结肠袋成为乙状结肠的特征。结肠带宽通常比较恒定,肠脂垂数量增多,乙状结肠最多,肥胖的人肠脂垂相对较大。除横结肠外,位于结肠浆膜下的结肠带位置相对固定。结肠带均向前,一条正对于肠系膜,位于结肠肠系膜对侧,即独立带,另外两条位于独立带与肠系膜之间的后外侧(网膜带)和后中侧(结膜系膜带)。盲肠和降结肠的结肠带,这些腹膜后结构,其后外侧结肠带在结肠壁至腹膜反折的视野中被忽视。在横结肠,结肠带旋转 90°,即前面变成下面,后内变成后面,后外侧面变成上面,这主要是由于此段结肠独立的位置和其运动所致。在乙状结肠的远侧,结肠带增宽以包绕更多的结肠肠管。在直肠乙状结肠处形成 2 条肌性带,即前带和后带,并相互联合,形成一个覆盖直肠的完整的纵行肌。因此,直肠不存在结肠带和肠脂垂。

### 七、结肠皱襞

由黏膜和黏膜下层组成,有时跨越肠腔,但不会形成一个完整的环。结肠袋和结肠黏膜的外观有助于内镜检查时判断内镜所到达的水平位置。在盲肠存在结肠袋的部位,3 条结肠带 T 端会聚,在盲肠壁上形成三叶草形的"阑尾",更低的盲肠部位缺少结肠袋,但在阑尾根部可见到黏膜。盲肠上部和升结肠可见到浅而长的结肠袋,横跨 1/3 肠腔。横结肠中的结肠袋最多,长的结肠袋形成三角形状横跨肠腔,这段肠壁最薄,内镜检查时最容易发生穿孔。相比横结肠,降结肠和乙状结肠的结肠袋厚而短,故形状更圆,围绕肠腔。降结肠的直径最小,在内镜检查时,黏膜下血管更明显。直肠的结肠带形成一致的可分辨的皱襞,黏膜下血管比其他部位丰富,在内镜检查时,可在此处看见明显的静脉,特别时在肛门直肠交界处以上最多。

### 八、动脉血液供应

主要是肠系膜上动脉和肠系膜下动脉。肠系膜上动脉的结肠分支供应源于中肠的大肠部分(盲肠、阑尾、升结肠和右 2/3 横结肠);肠系膜下动脉和少量髂内动脉的分支供应源于后肠的大肠部分(左侧横结肠、降结肠、乙状结肠、直肠和肛管上段)。它们较大分支在结肠肌层之间并供应肌层,继续分成黏膜下支并进入黏膜。其终末支再次分成长动脉和短动脉,其或者直接穿入肠壁,或者在穿过环形平滑肌之前,在浆膜下层走行一小段距离,再发出分支至并至肠脂垂(图 2-3)。

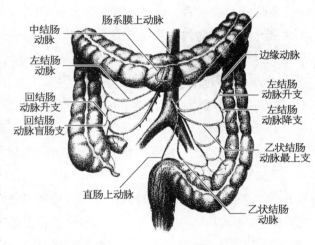

图 2-3　结肠动脉分支

（一）肠系膜上动脉

起自腹主动脉前壁,相当于第 1 腰椎平面,位于腹腔动脉起点以下 1.0～1.5 cm 处。该动脉在胰腺后面经十二指肠下部前面穿出,随即进入小肠系膜。

（1）中结肠动脉发自于肠系膜上动脉,通常在其前外侧面发出主干与右结肠动脉形成吻合。它在胰腺钩突的下方上行,位于十二指肠第 3 段的前方,之后向上位于横结肠系膜根部,在中线右侧发出终末支。中结肠动脉主干多数由中线右侧进入横结肠系膜,故手术中切开横结肠系膜,宜在中线左侧进行。有时,中结肠动脉可起于右结肠动脉、胰背部动脉或更少的副肝右动脉(自肠系膜上动脉发出)。中结肠动脉主要分为左、右两支,但通常在肠系膜内形成更多的分支。

（2）右结肠动脉在中结肠动脉起点下方 1～3 cm 处起于肠系膜上动脉,有时两者可合成一干,有时右结肠动脉与回结肠动脉共干起始。右结肠动脉经腹后壁腹膜的深面横行向右,至升结肠附近分为升支和降支,分别与中结肠动脉右支和回结肠动脉的结肠支吻合,并沿途分支至升结肠。右结肠支通常与中回肠支起源于同一干支。少数情况右结肠支起自肠系膜上动脉的右侧,有时甚至缺如。有时起自回结肠支,此时就称之为副右结肠动脉。

（3）回结肠动脉在右结肠动脉起点的下方,或两者共干起自肠系膜上动脉。经腹膜后向右下方斜行,至盲肠附近先分为上、下二干,由此二干再发出以下分支。一是结肠支,多为上干的延续,向上与有结肠动脉降支吻合，主要分布于升结肠；二是盲肠支，起自回结肠动脉分支部或上干，分为前、后两支，分布于盲肠；三是回肠支，为下干的延续，向下至回肠末端附近与肠系膜上动脉的终末支吻合，并分支至回肠末段；四是阑尾动脉，可起自回肠支、盲肠支或回结肠动脉本干。

（4）盲肠、阑尾、降结肠和右 2/3 横结肠血液供应来源于肠系膜上动脉的回结肠动脉、右结肠动脉和中结肠动脉。在小肠肠系膜根部及回肠支动脉的后面，肠系膜上动脉发出分支形成回结肠支。虽然回结肠支的终末分支有许多种，但通常分为上动脉支和下动脉支，上动脉支与右回肠动脉支相吻合，下动脉支与肠系膜上动脉远端相吻合。可能会出现一支较大的分支位于中结肠动脉后面，并与之平行走行于横结肠系膜中。这使肠系膜上动脉与肠系膜下动脉直接吻合，即称为奥朗弓。

### （二）肠系膜下动脉

肠系膜下动脉管径较肠系膜上动脉小，在腹主动脉分叉的上方 3 cm 或 4 cm 处，十二指肠水平部后方起于腹主动脉的前部或左前外侧部。动脉起始处常被十二指肠上部掩盖，所以直肠切除时，如在腹主动脉处高位结扎该动脉，需将十二指肠稍向上、向右移动。它在腹膜的后方，首先下行于腹主动脉的前方，然后行于腹主动脉的左侧，在左输尿管的内侧越过左髂总动脉，然后进入乙状结肠系膜根部，并在乙状结肠系膜内继续下行。在远侧，肠系膜下静脉位于动脉的外侧。肠系膜下动脉的分支有左结肠动脉、乙状结肠动脉（可能有数支）和直肠上动脉。

1. 左结肠动脉　起点距肠系膜下动脉根部为 2.5～3.5 cm。经腹膜后方向左上走向脾曲，分升、降二支。升支进入横结肠系膜与中结肠动脉吻合，降支下行进入乙状结肠系膜与乙状结肠动脉吻合，沿途分支，分布于降结肠和脾曲。左结肠动脉多数为 1 支，有时为 2 支。

2. 乙状结肠动脉　常为 2～6 支，一般分为第 1、第 2、第 3 乙状结肠动脉；直接起自肠系膜下动脉，或与左结肠动脉共干发出，乙状结肠动脉行于乙状结肠系膜内，每支又分为升支与降支，互相吻合成动脉弓，分支分布于乙状结肠。最上一支乙状结肠动脉的升支上行，与左结肠动脉的降支吻合，最下一支乙状结肠动脉与直肠上动脉之间缺乏边缘动脉，二动脉间称 Sudeck 点，若在此点以下结扎直肠上动脉，将引起直肠上部坏死。

### （三）边缘动脉

边缘动脉紧贴肠壁平行走行，是由回结肠动脉、左结肠动脉、中结肠动脉和右结肠动脉的主干和分支联结而成。肠系膜内末端形成吻合，在肠系膜内与结肠平行走行，发出直小动脉和短动脉供应结肠。在脾曲位置，边缘动脉接受来自中结肠动脉（肠系膜上动脉的一支）左支的血液，并发出分支，与左结肠动脉升支形成吻合，供给降结肠的上部。乙状结肠动脉上方与左结肠动脉降支形成吻合供应降结肠。结肠脾曲和横结肠远端 1/3 的血液供应主要来自左结肠动脉或者中结肠动脉的左支。结肠脾曲的边缘动脉有时缺如或管径很细，从而没有任何临床意义。当主要的结肠动脉发生问题，例如肠系膜下动脉分支阻塞或狭窄时，边缘动脉可以扩张，并代偿形成侧支循环。

当肠系膜上动脉发生慢性的、进行性的阻塞时，结肠的边缘动脉会发生明显的扩张。这是由于在此情况下，其需要供应整个中肠襻（除了近段，其由回结肠动脉代偿供应）。腹主动脉或髂总动脉阻塞时，可引起边缘动脉同样的扩张以及肠系膜下动脉的扩张，此时边缘动脉通过来自髂内动脉上行的直肠中部血管，成为下肢血液侧支供应的重要来源。

切除降结肠和乙状结肠时，肠系膜下动脉的结扎应靠近边缘，保留左结肠动脉的分叉，这样使得通过边缘动脉来自中结肠动脉的血液可以持续流过左结肠动脉至近段降结肠。更少的根治切除术，结扎部位靠近左结肠动脉的分叉时，可影响或切断血供，导致降结肠更易出血。对于左结肠静脉同样如此，如果肠系膜下静脉被结扎，静脉分支在降结肠至中结肠静脉之间形成静脉回流，而结扎分支就会明显减少回流。

### 九、静脉回流

结肠静脉主要通过肠系膜上静脉和肠系膜下静脉汇入肝门静脉，直肠一部分血液引流经直肠中静脉汇入髂内静脉和经直肠下静脉汇入阴部静脉。肠系膜上静脉收集中肠的血液（盲肠、阑尾、升结肠和右 2/3 横结肠）；肠系膜下静脉收集后肠的血液（左横结肠、降结肠、乙状结肠、直肠和肛管上部）（图 2-4）。

（1）肠系膜上静脉引流中结肠静脉、右结肠静脉和回结肠静脉的血液。盲肠、阑尾、升结肠和右 2/3 横结肠的血液汇入肠系膜弓，随后进入与同名动脉伴行的属支静脉，最后汇入肠系膜上静脉。其位于同名动脉的右侧。静脉往往与相应的动脉分支伴行。

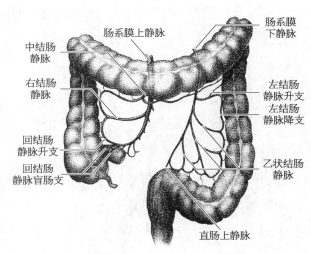

图 2-4　结肠静脉

（2）肠系膜下静脉引流直肠、乙状结肠和降结肠的血液（图 2-4）。它起始于直肠静脉丛的直肠上静脉，并通过该丛与直肠中、直肠下静脉相联系。

直肠上静脉与直肠上动脉伴行，离开盆腔后，经左输尿管的内侧跨过左髂总血管，延续为肠系膜下静脉。它位于肠系膜下动脉的左侧，在腹膜后方和左腰大肌前方上行；它可跨过睾丸或卵巢血管，也可位于其内侧，然后经十二指肠空肠曲的上方或后方，最后汇入脾静脉。有时肠系膜下静脉也终止于脾静脉和肠系膜上静脉的结合部或直接汇入肠系膜上静脉。如果有十二指肠隐窝或十二指肠旁隐窝存在，该静脉常位于窝的前壁。肠系膜下静脉的属支来自乙状结肠静脉、中结肠静脉和左结肠静脉。

### 十、淋巴回流

结肠淋巴组织以回盲部最多，乙状结肠次之，肝曲和脾曲较少，降结肠最少。分为壁内丛、中间丛和壁外丛。

1. 壁内丛　包括结肠黏膜、黏膜下层、肌间和浆膜下淋巴网。由小淋巴管互相交通，并与其上方和下方的淋巴网相连。其上下交通不如围绕肠壁交通丰富，因此，结肠癌围结肠壁环形蔓延比上下纵行蔓延较快，容易造成肠梗阻。

2. 中间丛　即连接壁内丛与壁外丛的淋巴管。

3. 壁外丛　包括结肠壁外的淋巴管和淋巴结，这些淋巴结包括结肠上淋巴结、结肠旁淋巴结、结肠间淋巴结和结肠终端淋巴结 4 群。结肠上淋巴结是位于结肠浆膜面的微小淋巴结，有时位于肠脂垂内。结肠旁淋巴结位于升结肠和降结肠的内侧缘以及横结肠和乙状结肠的系膜缘。结肠间淋巴结沿结肠血管(回结肠动脉、乙状结肠动脉、直肠上动脉、右结肠动脉、中结肠动脉和左结肠动脉)排列。结肠终端前淋巴结毗邻肠系膜上、下动脉的主干,并注入位于其相应的主动脉前淋巴结附近,这通常引流体位最高的淋巴液。

结肠淋巴回流方向有一定顺序,常由壁内丛至壁外丛到结肠上淋巴结,再到结肠旁淋巴结,然后经各结肠动脉附近的中间淋巴结至中央淋巴结。故结肠各部癌肿的淋巴结转移范围,通常按上述方式扩散。手术方式的选择亦应考虑结肠的淋巴回流规律。

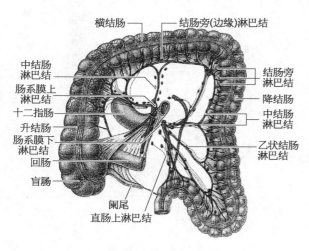

图 2-5　结肠淋巴结

盲肠、升结肠和横结肠近端的淋巴输出管回流至肠系膜上动脉淋巴结,横结肠远端、乙状结肠和直肠的淋巴输出管回流至肠系膜下动脉淋巴结。此外,如果横结肠远端或结肠脾曲血供来自中回肠动脉,附近的淋巴回流至肠系膜上淋巴(图2-5)。

结肠直肠癌时的淋巴结根治术要清除肿瘤位置附近最容易发生癌转移的淋巴结。肿瘤如果累及直肠和乙状结肠,要清除肠系膜下动脉的结肠终端前淋巴结并在根部或左结肠动脉起始部以下位置结扎肠系膜下动脉。日本结肠和直肠癌协会有详细描述的结肠内与肿瘤原发位置相关的淋巴结分组。

## 十一、神经支配

### (一)右半结肠

支配盲肠、阑尾、升结肠和横结肠的右 2/3 的交感神经来自第5~第12胸段。这些交感神经节前轴突没有在交感干内形成突触,而是通过内脏大小神经进入下腹神经丛,与腹腔神经节和肠系膜上神经节的交感神经元形成突触。这些神经丛内的节后神经纤维的轴突,沿肠系膜上动脉的分支分布,并自动脉旁神经丛发出纤维支配肠壁。副交感神经来自右迷走神经的腹腔支,该支参加腹腔丛和肠系膜上丛,伴肠系膜上动脉及其分支,分布至盲肠阑尾、升结肠及横结肠右侧部。

### (二)左半结肠

支配横结肠的左 1/3、降结肠、乙状结肠、直肠和肛管上部的交感神经,来自腰和上部骶髓节段。其中腰内脏神经纤维沿着腹主动脉丛和肠系膜下丛分布,骶内脏纤维沿着上腹下丛和下腹下丛分布。肠壁节后神经纤维轴突,通过位于肠系膜下动脉分支上的动脉旁神经丛到达肠壁。副交感神经行于盆内脏神经中,起自骶2~骶4节段。分支经上腹下丛和下腹下丛,在肠系膜下动脉处分支,支配直肠和肛管上部。一些支配降结肠和乙状结肠的分支也走行于此神经丛内。更多的分支直接通过腹后壁组织,分布到结肠脾曲、降结肠和乙状结肠。神经在大肠壁内的终末分布的形式与小肠相似。

结肠交感神经兴奋回盲瓣的肌肉组织,抑制结肠和直肠的肠壁肌,有些神经纤维是收缩血管的。副交感神经支配结肠和直肠肌的肌肉组织活动,抑制肛门内括约肌的收缩。副交感神经中的内脏传入纤维传递膨胀感觉的传入冲动、痛觉冲动,支配直肠和肛管上部的交感和副交感神经中的传入纤维传导(图2-6)。

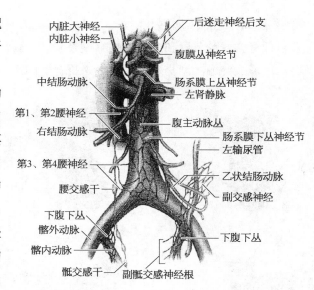

图2-6 结肠神经支配

1. **肠系膜上丛** 位于胰腺后方,肠系膜上动脉根部周围的主动脉前组织中。该丛是腹腔丛向下的延续,包括右迷走神经与腹腔的神经分支。其分支伴肠系膜上动脉进入肠系膜,分为许多亚丛,沿着该动脉分支分布。肠系膜上神经节位于该神经丛的上部,通常在肠系膜上动脉起始部的上方,来自脊髓第10胸节~第3腰节侧角内的交感神经节前纤维至此节交换神经元,节后纤维形成次级的神经丛,伴随肠系膜上动脉的分支如回结肠动脉、右结肠动脉及中结肠动脉分布至盲肠阑尾、升结肠和横结肠的右侧部(即右半结肠)。

2. **腹主动脉丛(肠系膜间丛)** 在主动脉的两侧和前方,肠系膜上、下动脉起始部之间,由4~12条肠系膜间神经组成,由斜行的分支所连接。在上方该神经丛与腹腔丛相延续,下方与上腹下丛相延续。腹主动脉丛由腹腔神经丛的交感和副交感神经形成,并接受来自第1腰内脏神经和第2腰内脏神经的纤维分支。该神经丛与睾丸丛、肠系膜下丛、髂丛和上腹下丛相联系。

3. **肠系膜下丛** 位于肠系膜下动脉的根部周围。主要来自主动脉丛、第1腰内脏神经和第2腰内脏神经(交感神经纤维),也接受来自上腹下丛(交感和副交感神经纤维)的神经纤维。交感神经节前纤维至此节变换神经元,节后纤维形成次级的神经丛。随肠系膜下动脉的分支,如左结肠动脉、乙状结肠动脉、直肠上动脉,分布于横结肠左侧部、降结肠、乙状结肠和直肠上部(即左半结肠)。

4. **上腹下丛** 上腹下丛在主动脉分叉前方,左髂总静脉和骶中血管的前方,以及第5腰椎体和骶骨岬的前方,两侧髂总动脉之间,常被称为骶前神经。上腹下丛位于腹中线的左侧,腹膜外结缔组织中,很容易从前面剥去壁腹膜。丛内有散在的神经元,由主动脉丛和第3、第4内脏腰神经(主要是交感神经)的分支形成。除了交感神经纤维外,该丛还含有来自盆内脏神经的副交感纤维,自两支下腹下丛上升。这两个下腹下丛分支被称为左、右腹下神经,后者位于腹膜外疏松结缔组织中,在直肠系膜起始部的后外侧,在髂内动脉内侧越过盆缘。上腹下丛分支与肠系膜下丛、输尿管丛、睾丸丛、卵巢丛和髂内动脉丛相连。

交感节前纤维轴突来自下3个胸段和上2个腰段,在腰部或骶交感干的神经节中,或者在主动脉下段以及上腹下或下腹下丛中形成突触。副交感节前轴突来自脊髓的第2~第4骶段的神经元。

5. **下腹下(盆)丛** 位于腹膜外薄结缔组织内,直肠系膜的外侧。其外侧是髂内血管,还有肛提肌、尾骨肌和闭孔内肌。上方是膀胱上动脉和闭孔的脐动脉,后方是骶尾神经丛。男性位于两侧精囊、前列腺和膀胱后部的外侧。女性每一丛是在子宫颈、阴道穹和膀胱后部的外侧,并经常延伸入子宫阔韧带。

下腹下丛由左、右腹下神经(主要是交感神经)和盆内脏神经的副交感神经的长分支形成,最低位腰内脏神经和骶内脏神经的分支也参与组成,该丛支配膀胱和远侧的输尿管。在男性,该丛支配输精管、精囊、前列腺、附属腺和阴茎。女性则支配卵巢、输卵管、子宫、子宫颈和阴道。交感神经节前突触发自低位胸脊髓节段和上 2 个腰脊髓节段,其在腰骶部交感干,或者主动脉下部、上腹下或下腹下神经丛内形成突触。副交感节前纤维来自脊髓的第 2～第 4 段神经元。

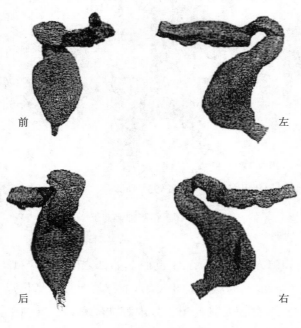

前

左

后

右

**图 2－7　直肠形态**

## 十二、直肠解剖特点

### (一)形态

直肠在第 3 骶椎处与乙状结肠相延续,其末端为肛管上端(图 2－7)。

1. 直肠骶曲　直肠沿骶尾骨凹面下降,形成一个突向后方的弯曲,叫做直肠骶曲,进一步下行绕过尾骨尖,向后下方,穿过盆膈移行于肛管。

2. 直肠会阴曲　直肠与肛管的直肠肛门交界处,位于尾骨尖前方稍下 2～3 cm(男性正对前列腺尖),肛管自直肠下端向后下方走行并形成一弯曲,称直肠会阴曲。

3. 直肠肛管角　直肠会阴曲与肛管上端形成的角称直肠肛管角。

4. 侧曲　直肠在额状面上还偏离中线,形成 3 个侧曲:上方的侧曲突向右,中间的突向左,最后一个侧曲突向右,但直肠上下两端处于同一个轴线上。

### (二)直肠壶腹

临床一般把肛门外口向上约 15 cm 定义为直肠。其管腔口径与乙状结肠相同,其下部膨大,称作直肠壶腹,具有储存粪便的生理功能。与乙状结肠不同的是,直肠没有结肠袋、肠脂垂和系膜。结肠带在直肠与乙状结肠连接处的上方 5 cm 处,形成 2 条肌性带,沿直肠前后壁内下降。肌性带进而互相融合并形成环形的纵肌,并存在于直肠的全段。在直肠壶腹,前方的纵行肌纤维向前越过会阴体,形成肌性的直肠尿道部。另外,两层平滑肌层从第 2、第 3 尾骨前方向前下越过,在肛管后壁(图 2－7)位置和纵行的肌纤维一起弯曲形成直肠尾骨肌。

### (三)直肠的覆盖及其毗邻关系

1. 直肠的覆盖　直肠的上 1/3 在前面和外侧面有腹膜覆盖。如果乙状结肠和回肠在盆腔里,则直肠在前方与乙状结肠或回肠肠曲相毗邻,也可能与膀胱(男性)或子宫(女性)相毗邻,中 1/3 的直肠只在前方被腹膜覆盖,向前反折成直肠膀胱陷凹或直肠子宫陷凹。腹膜这一反折的位置,男性较女性高。直肠膀胱陷凹离肛门 7.5 cm(大约一只环指的长度),而直肠子宫陷凹离肛门 5.5 cm。直肠下 1/3 全部位于腹膜外。直肠为腹腔内外各半的肠道。直肠空虚时,下部的黏膜出现数条纵行皱襞,直肠扩张时消失。另外,直肠内壁还有 3 条(数量可能有所不同)永久的半月形的直肠横襞或水平襞,在直肠扩张时最明显。直肠横襞有阻止粪便排出的作用,最上面的一个靠近直肠起始部,可在肠壁的左侧或右侧;偶尔还环绕直肠 1 周。中间的直肠横襞最大,位置也最恒定,恰位于直肠壶腹的上方,从盲肠前壁和右侧壁突向肠腔,正好位于直肠会阴曲的前方,该横襞内环肌层较其余层发达。最下方的一个位置不恒定,一般多位于直肠左侧壁,距中横襞约 2.5 cm。有时可出现第 4 个横襞,在直肠左壁,中间横襞上方 2.5 cm 处。

直肠系膜及其内容和直肠在肛提肌平面紧密联系。直肠系膜是起源于胚胎后肠的独立部分,包括直肠上动脉及其分支,肠系膜上静脉及其属支,直肠上动脉周围的淋巴管道及淋巴结,以及肠系膜下神经丛的分支。直肠系膜被直肠系膜筋膜回绕,后者源自脏腹膜。它又经常被称为直肠系膜的脏层筋膜、直肠的深筋膜或下腹部鞘的骶前翼。这层筋膜在后方和直肠系膜结合,如此便行于直肠后间隙和骶前筋膜的前方。直肠系膜和其筋膜被疏松网形结缔组织所包围,并借其与真骨盆的后壁和外侧壁分开。在上方,直肠系膜筋膜和连接乙状结肠筋膜的结缔组织相融合。在外侧,直肠系膜筋膜在直肠周围展开,在前方和较厚的筋膜相连续。在男性,这层筋膜即直肠膀胱筋膜;在女性,其形成了直肠阴道隔。

在 MRI 扫描中,直肠系膜呈一个含有脂肪的信封状物,其中含有显示为低信号的血管(这是因为血流呈信号衰减),淋巴结呈高信号,直肠系膜内的细小神经无法显示,但是系膜内交织的结缔组织呈低信号的条索。直肠系膜筋膜在轴面上观是围绕直肠的低信号带。在 MRI 中观察这一层是否被肿瘤侵犯有助于制定术前放疗以及评估手术切除的成功概率。在前外侧,下腹下神经丛的下支以及直肠中动脉静脉的分支进入直肠系膜。它们被筋膜包裹,并一起被称为直肠外侧韧带。直肠中部血管的数量和直径随个体不同而不同,其可能非常小或者缺如。直肠外侧韧带在 CT 或 MRI 扫描上无法显示,只能在手术中对直肠牵引时被看到。此韧带的筋膜很薄弱,故在直肠的支持方面所起的作用可能很小。壁层筋膜覆盖肛提肌和盆侧壁的肌肉,其形成覆盖在骶骨上的较致密的筋膜组织。

2. 直肠的毗邻　在位于直肠和直肠系膜后方的 3 块骶椎、尾骨、骶交感神经借位于正中的骶前筋膜与直肠和直肠系膜分开(图 2-8、图 2-9)。

(1)直肠旁窝:直肠两侧的上部为腹膜形成的直肠旁窝,窝内常有回肠襻或子宫附件伸入,左侧则更容易有乙状结肠。直肠两侧的下部即为直肠旁窝的下方,与交感神经丛、直肠上动脉的分支、直

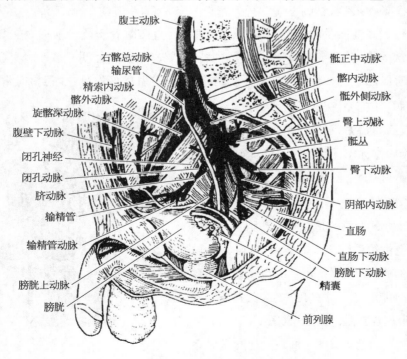

**图 2-8　直肠毗邻(男性)**

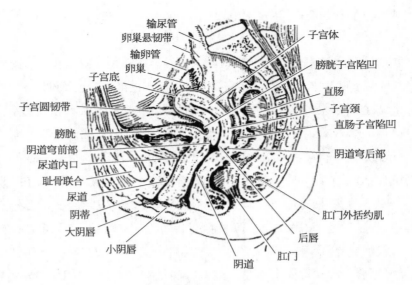

输尿管
卵巢悬韧带
输卵管
卵巢
子宫底
子宫圆韧带
膀胱
阴道穹前部
尿道内口
耻骨联合
尿道
阴蒂
大阴唇
小阴唇
阴道
肛门
后唇
肛门外括约肌
阴道穹后部
直肠子宫陷凹
子宫颈
直肠
膀胱子宫陷凹
子宫体

**图 2-9　直肠毗邻（女性）**

肠侧韧带、尾骨肌及肛提肌接触。

（2）Treitz 直肠尾骨肌：直肠下部纵肌向后连于尾骨前韧带，称 Treitz 直肠尾骨肌。其作用为排便时使直肠相对固定。在腹膜反折以上平面的前方，有乙状结肠或末端回肠（如果它们在盆腔里），或者直肠与膀胱底上部（男性）和子宫体或颈部、阴道上部（女性）相连。在男性，在反折线以下有膀胱底和精囊的下部、输精管、输尿管盆部和前列腺。在女性，在反折线以下有阴道下部。

（3）直肠阴道隔：在女性，直肠阴道隔由一层致密的结缔组织组成，并与直肠和阴道壁外层的结缔组织相连续。在绝经前期或生产后，直肠阴道隔的结缔组织会发生萎缩，减弱了其对直肠前壁和阴道后壁的支持作用。

（4）直肠乙状部：为乙状结肠下端移行为直肠的交界部，一般约 3 cm。起始位置相当于第 1 骶椎的上缘即骶岬的位置。前面及两侧有腹膜，后面无腹膜，直接附着于骶骨前面，相当于第 1 骶骨下缘的高度。该部无结肠袋、结肠带和肠脂垂，结肠的特征消失，肠腔直径明显变小，黏膜皱襞明显地改变为平滑的黏膜。直肠乙状部在临床上有着重要的意义，是癌肿的好发部位，镜检时常可看到溃疡性结肠炎和息肉病的病理改变。在仰卧位手术时，乙状结肠由盆腔上移，直乙曲消失，不易辨清，此时在确定肿瘤位置时，常以骶岬作标志。肿瘤发生在骶岬以下为直肠肿瘤，如在骶岬以上为乙状结肠肿瘤。

**（四）动脉血液供应**

提供直肠上 2/3 的血供的是直肠上动脉。直肠中动脉的分支可能也供给中间 1/3 的直肠，直肠下动脉的升支提供下 1/3 直肠的血供。小部分血供也来自髂正中动脉，它是主动脉位于正中的终末支，其在骶直肠筋膜处进入直肠肛门连接处的肠后壁（图 2-10）。

1. 直肠上动脉（痔上动脉）　直肠上动脉是肠系膜下动脉的主要延续支。它下行于乙状结肠系膜内，

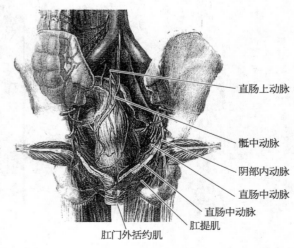

直肠上动脉
骶中动脉
阴部内动脉
直肠中动脉
直肠中动脉
肛提肌
肛门外括约肌

**图 2-10　直肠主要血供（后面观）**

入盆穿过左侧髂总血管,越过通常位于腹中线左侧的骶隆起。它在两侧还被下腹下神经越过。直肠上动脉位于骶上部椎体的前方,进入直肠上系膜。首先在中线内下行,并在第3骶椎处分为两支下行。这两支在沿直肠下行的过程中,首先位于直肠壁后外侧,然后行于其外侧。终末支在直肠系膜上部的位置穿过肌层,进入直肠黏膜下层。并在黏膜下层与直肠下动脉的升支相吻合。

直肠上动脉左右两支的分支位置,通常是在直肠子宫陷凹底、腹膜反折平面之后,多数平第2骶椎(56.2%),其次是第1骶椎(25%)和第3骶椎(18.3%)。在外科手术中,如难以确定骶椎平面,可以骶岬为标志。骶岬至动脉分支处的距离:男性5.5 cm,女性5.1 cm。

2. 直肠中动脉 采自髂内动脉的前支,在直上动脉肠外侧韧带内从前外侧进入直肠系膜。这条动脉经常缺如,主要为直肠中段和下段的肌肉提供血供,但与直肠上下动脉的分支吻合很少。

3. 直肠下动脉(痔中动脉) 阴部内动脉的终末支。其从外侧进入肛管上部,并供给肛门内括约肌、肛门外括约肌、一部分肛管以及肛周皮肤。其同样发出升支供应黏膜下层,并与直肠上动脉的终末支吻合。直肠下动脉若起自髂内动脉时,主干较长,在直肠侧韧带内容易寻找。若起自阴部内动脉或膀胱下动脉时,主干较短,且紧贴肛提肌上面,较难发现。动脉管径一般很小(0.1~0.25 cm),断裂后不致引起严重出血,但有部分病例出血也可能很剧烈,故手术时应予以结扎。直肠下动脉与直肠上动脉、肛门动脉之间有着广泛吻合,直肠血液供应虽然主要来自直肠上动脉,但不应忽视直肠下动脉和肛门动脉的作用。实验证明:结扎直肠上动脉后,后两者有能力营养腹膜反折以上8~10 cm长的残留直肠段。甚至完全切断直肠侧韧带,牺牲了直肠下动脉,腹膜反折以下的直肠段仍获得很好的血液供应。

4. 骶中动脉 起自腹主动脉分支部上方约1 cm处的动脉后壁,沿第4、第5腰椎和骶尾骨前面下降,行于腹主动脉、左髂总静脉、骶前神经、痔上血管和直肠的后面,其某些终末分支可沿肛提肌的肛尾缝下降至肛管和直肠。骶中动脉在外科上的意义是切除直肠时将直肠由骶骨前面下拉,并在与尾骨分离时,切断此动脉有时会引起止血困难。

(五)静脉回流

直肠静脉丛围绕直肠,并从前面与膀胱静脉丛(男性)和子宫阴道静脉丛(女性)相连接。直肠静脉丛由内外两部分组成(图2-11)。

内静脉丛,即黏膜下静脉丛,位于直肠和肛管黏膜上皮深面。静脉丛呈横行环状排列,其旁支穿经直肠肌层,齿线以上的肛管黏膜下丛又名内(上)痔丛;齿状线以下的肛管静脉丛,称外(下)痔丛,位于直肠肌层表面和肛门皮下,由肛管壁内静脉、肛周静脉、直肠壁外静脉汇集而成,沿肛门外括约肌外缘连成一个边缘静脉干。在肛管内,直肠内静脉丛具有纵行的膨大部分,在紧靠肛瓣上方通过环形的横行分支相互连接。这些膨大部分在肛管的左外侧部、右前外侧和右后外侧部最明显。直肠内静脉丛主要将血流引至直肠上静脉,但与直肠外静脉丛具有广泛的吻合。

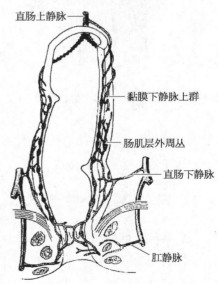

图2-11 直肠和肛管的静脉

外静脉丛,即外膜下静脉丛,位于直肠肌层的外面。外静脉丛较黏膜下静脉粗大,由稀疏、不规则的斜行静脉相互交织而成。内痔丛的旁支在此汇成直肠上静脉(痔上静脉),经肠系膜下静脉入门静脉;外痔丛分别汇入直肠上静脉、直肠下静脉和肛门静脉。直肠外静脉丛下部向下通过直肠下静脉将血液引至阴部内静脉,中部经直肠中静脉回流至髂内静脉,其上部回流至直肠上静脉。它是肠系膜下静脉的起始端,通过直肠静脉丛建立了门静脉系和体静脉系之间的交通。

1. 直肠上静脉(痔上静脉) 来自直肠内静脉丛。直肠上静脉的属支以约 6 条静脉的形式走行于直肠黏膜下层内,其静脉的直径相对较大。之后其在距肛门口 7.5 cm 的位置进入直肠壁。这些静脉联合并形成了直肠上静脉。后者在直肠筋膜和乙状结肠筋膜的根部与直肠上动脉伴行,越至中线的左侧,并延续成肠系膜下静脉。

2. 直肠中静脉 沿着直肠中动脉走行,并在盆外侧壁注入髂内静脉前支。

3. 直肠下静脉(痔中静脉) 位于齿状线以下的肛管皮肤下层,是外痔的好发部位,直接或经阴部内静脉流入髂内静脉。

4. 肛门静脉(痔下静脉) 包绕肛管,由阴部内静脉注入髂内静脉,最后入下腔静脉。

5. 交通支 直肠上、下静脉间有广泛交通。黏膜下静脉丛的分布较均匀,故直肠上、下静脉间交通的确切部位不易识别;而在直肠下 1/3 的外膜内,上述两静脉间的交通部位却很明显。

(六)淋巴回流

淋巴回流起自直肠以及齿状线水平以上肛管的淋巴管向上,起初行于直肠壁内,之后形成直肠表面的淋巴管网,最后注入直肠系膜内的直肠上淋巴结。这些淋巴结往往与直肠纵行肌的外部肌纤维很近。直肠旁淋巴结位于直肠系膜内,与直肠壁的距离不一。淋巴回流总的方向是向上,并沿着直肠上动脉走行。淋巴结位于直肠系膜的疏松脂肪结缔组织之中。这些淋巴结在注入位于肠系膜下动脉起始部的淋巴结中间组(图 2 - 12)。

(七)神经支配

直肠基本由肠系膜下神经丛控制。交感和副交感纤维形成了神经丛,并沿直肠上动脉分支走行。直肠中神经丛也由部分神经纤维支配直肠,其沿直肠中动脉走行。这些神经都来自下腹下神经丛。

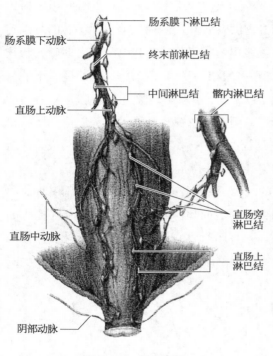

图 2 - 12 淋巴回流

（图中标注）
肠系膜下动脉
肠系膜下淋巴结
终末前淋巴结
中间淋巴结　髂内淋巴结
直肠上动脉
直肠旁淋巴结
直肠中动脉
直肠上淋巴结
阴部动脉

## 十三、肛管解剖特点

肛管起自肛门直肠交界处,终止在肛门外界(图 2 - 13)。

肛管是直肠壶腹下端至肛门之间的狭窄部,长为 3~4 cm,前壁较后壁稍短。肛管的长轴指向脐,它与直肠交界处由于耻骨直肠肌的牵拉而形成一个角,即肛门直肠角(90°~100°),位于尾骨前方 2~3 cm,尾骨尖偏下,前列腺尖部对面,或与女性会阴体齐高。

(1)肛管外界是鳞状上皮在该位置的反折,这种鳞状上皮衬于肛管下段表面并且在肛管外界与会阴部的皮肤相连续。肛管外界皮肤的色素沉着标志肛门外括约肌的范围。肛管外界的判断可能非常困难,特别是在男性,会阴部的皮肤会延伸进入肛管的下段内。尽管如此,由于相连的纵行肌层的纤

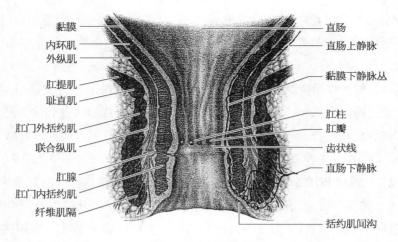

图 2-13 肛 管 解 剖

维会造成外部上皮的皱褶,故有皱褶的上皮可以被用来判断肛门外口的位置。功能上的肛管和解剖上的肛管大致相同,是一个压力很高的区域。

肛管包括内部的上皮层,有血管走行的黏膜下层、肛门内括约肌、肛门外括约肌,以及纤维肌肉组织构成的支持组织。女性肛管长度略短。在非排便时,由于肛门外括约肌的作用,肛管并不是一个圆形的管道,而是一个椭圆形的缝隙。肛管通过肛尾韧带在后方与尾骨相联系。肛尾韧带是位于中央的纤维弹性组织,可能还含有一些骨骼肌纤维,走行于尾骨和肛门外括约肌后部之间。在这个位置上方即提肌板缝,它是髂尾肌两层的融合,并与前方的耻骨直肠肌相融合。在耻骨直肠肌和髂尾肌之间是一个潜在的"肛后间隙"。

(2)肛管两侧和后方:被坐骨直肠窝内的疏松脂肪组织所包围。发生感染时,肛门直肠周围脓肿的脓液可以通过这个潜在的通路从直肠的一侧流向另一侧。肛管外侧,是坐骨嵴的体外标志。阴部神经也在此处越过坐骨嵴。肛管前方,会阴体将肛管和膜部尿道和阴茎球部(男性)或阴道下部(女性)分隔开。

(3)肛管上段上皮与直肠相同,为单层柱状上皮,部分为分泌细胞,其他为吸收细胞,伴有许多管状腺或隐窝。皮下组织活动度高,扩张性较大,含有极其丰富的黏膜下动脉和静脉丛。直肠上血管的终末支向下走行到达肛柱。黏膜下静脉或注入黏膜下静脉丛,或穿过内括约肌上部的纤维,注入肌间静脉丛。

(4)肛柱肛管中段有6～10条垂直皱襞,即肛柱,或称直肠柱。在儿童时期肛柱的结构很清楚,成年人则不明显。每个肛柱内有直肠上动脉和直肠上静脉形成的末端分支,这些分支在管壁左外、右后和右前3个象限最大。在这3个位置,皮下组织增厚并形成3个"直肠垫"。这3个直肠垫支持肛管,并帮助控制肛管内的液体和气体不被释放。直肠垫同样在痔的病理发生过程中非常重要。

(5)肛直肠线距齿状线上方约1.5 cm,是肛柱上端的连线。指诊时,手指渐次向上触及狭小管腔的上缘,即达该线的位置。此线与肛门内括约肌上缘、联合纵肌上端以及肛管直肠肌环上缘的位置基本一致。

(6)肛乳头:为三角形的上皮凸起,在肛柱下端,沿齿状线排列2～6个,基底部发红,尖端灰白色,高0.1～0.3 cm,肥大时可达1～2 cm。肛乳头由纤维结缔组织组成,含有毛细淋巴管,表面覆以皮肤。

(7)肛瓣:肛柱下端之间有小的新月形皱襞,称肛瓣。

(8)肛窦:每个肛瓣上方有一个小的凹陷,称肛窦。

(9)齿状线:肛瓣和肛窦一起形成齿状线。

(10)肛隐窝:有6个左右的肛腺开口于肛瓣的小陷凹,即肛隐窝处。这些分支的腺导管由复层柱状上皮围成。这些腺体可能会出现囊性膨胀,其可能会破溃到肛门内括约肌,甚至有时进入外括约肌。

（11）肛梳:齿状线下方的黏膜光滑,称为肛梳。此处的上皮是非角化的复层扁平上皮,含有汗腺、皮脂腺以及毛囊,但是却含有大量的躯体神经末梢。其向下延伸,直到括约肌间沟,即肛门内括约肌下界上的一个凹陷,一般很难用肉眼辨认,能摸到不能看到。括约肌间沟下方的上皮由带毛的角化复层上皮构成,其与肛门周围皮肤相连续。此处的黏膜下层含有丰富的动脉和静脉丛,并且较肛管上段含有更多的结缔组织,其和联合纵肌层的肌纤维在括约肌间沟的位置可能有纤维联系。

（12）过渡带（ATZ）:鳞状上皮和柱状上皮的交界处往往被称为过渡带,过渡带的高度和位置变化不一。其中经常包含鳞状上皮的小岛,并一直延伸到柱状上皮黏膜。包含有温度觉感觉器的神经末梢位于过渡带上部的黏膜下层。此部分的黏膜下层拥有一种高度特化的"取样"功能,并参与抑制排便的过程。通过这种功能,当肛管上部松弛而使直肠内容物和肛管上部的上皮相接触时,此段肠段可对直肠内容物进行"分辨"。

（13）直肠肌性黏膜:一直延伸到肛管上段。来自纵行肌的纤维穿过内括约肌并且包围了黏膜下静脉丛。之后其转向上行与肌性黏膜融合并形成肌性的黏膜下肌层。

## 十四、肌肉

肛管被由纵肌层分隔的肛门外括约肌所包围,并与上方的耻骨直肠肌相连。

### （一）肛门内括约肌

肛门内括约肌是一层环状的肌层,由斜行排布的平滑肌纤维构成,并与直肠的环形肌相连续,珠白色。上界平肛管直肠肌环平面,下达括约肌间沟,包绕肛管上 2/3 部。肌束为椭圆形,连续重叠呈复瓦状排列。上部纤维斜向内下,中部逐渐呈水平,下部有些纤维稍斜向上,下端最肥厚形成一条清楚的环状游离缘,有联合纵肌的弹性纤维环绕。它终止在肛门外括约肌的浅表和皮下成分交汇处。其厚度不一（1.5~3.5 mm）,主要取决于肛管内的高度以及肛管是否有扩张。其在女性比较薄,并随着年龄的增长而增厚。其也可能由于某些疾病而增厚,例如直肠下垂和慢性便秘。肛门内括约肌的下部被来自联合纵膜的肌纤维穿过。这些肌纤维进入肛管下段的黏膜下层（图 2-14）。

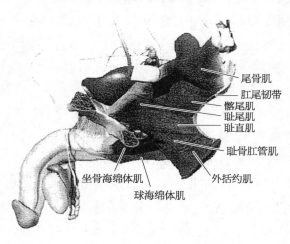

尾骨肌
肛尾韧带
髂尾肌
耻尾肌
耻直肌
耻骨肛管肌
坐骨海绵体肌
球海绵体肌
外括约肌

**图 2-14 盆底肌**

### （二）肛门外括约肌

肛门外括约肌是一横纹肌形成的骨骼肌管复合体,主要包含了 I 型骨骼肌纤维（慢抽搐纤维）,这与其收缩期的延长相一致。尽管既往认为肛门外括约肌有皮下层、浅层和深层三层组成,肛门外括约肌形成了一个独立的功能和解剖的整体。

1. 皮下层　宽 0.3~0.7 cm,厚 0.3~1.0 cm。肌束环绕肛门呈圆形,可触知,肌束稍向外排列,或与肛门内括约肌在同一垂直平面构成肛管下端的侧壁。皮下部的上缘与肛门内括约肌下缘相邻,两者之间有联合纵肌纤维构成的肛门肌间隔穿行至肛管皮下,与括约肌间沟相应。

2. 浅层　宽0.8～1.5 cm,厚0.5～1.5 cm。位于皮下部外侧稍上方,在肛门外括约肌深部与皮下部之间,肌束呈梭状环抱肛管中部,为肛门外括约肌中最大最长和收缩力量最强的部分,其后部肌束附着于尾骨后外侧面,构成肛尾韧带的重要成分。肛门外括约肌浅部和皮下部的解剖学排列,对括约肌修复术以及肛瘘、肛裂手术都非常重要。肛门外括约肌浅部之上、深部之下有前后两个间隙,女性的前间隙不明显。

3. 深层　宽0.4～1.0 cm,厚0.5～1.0 cm。肌束呈圆形,环绕肛门内括约肌和直肠纵肌层的外面。其后部肌束的上缘与耻骨直肠肌后部密切接触,两者常不易分开。肛门外括约肌的深部前方游离,有部分纤维交叉向外延伸与会阴深横肌连续,止于坐骨结节。大部分肌束与耻骨尾骨肌沿直肠前壁延伸的纤维连合,构成肛管直肠肌环的前部。

直肠内超声和MRI显示肛门外括约肌上部的纤维和耻骨直肠肌最下部的纤维相融合。在前方,一些肛门外括约肌上部的纤维互相交叉进入会阴浅横肌;在后方,一些纤维附着于肛尾缝上。肛门外括约肌的中间纤维的大部分都围绕着肛门内括约肌的下部,此部分在前面附着于会阴体,后面通过肛尾缝附于尾骨。来自两侧括约肌的一些纤维也在此处交叉,并在前中线和后中线形成接合。下段的纤维位于肛门内括约肌平面之下,并借黏膜下层和最下端的肛门上皮相分隔。

肛门外括约肌的长度和厚度在不同的性别有所不同。在女性,前部较短,管壁略薄,管腔犹如一个不对称的锥体,耻骨直肠肌和球海绵体肌在腹膜下部的肛门外括约肌处相融合。在男性,肛门外括约肌与腹膜中央点相分隔,正是在此处,耻骨直肠肌与球海绵体肌相融合。因此,在肛门外括约肌和腹膜之间存在一个外科学上的裂隙。

（三）耻骨肛管肌

耻骨肛管肌起自耻骨内面,分左右两片包裹直肠下端以及肛门内括约肌直至肛门口,形成一个"肛管套",对盆底起到类似"吊床"的支持作用,并参与组成前列腺的悬带组织,在排便时收缩肛管,起到类似括约肌的作用。它的血供主要来自臀下动脉,以及阴部动脉的深部分支。静脉回流入髂内静脉的后支。神经支配主要有阴部神经及骶丛分支(骶3～骶4)。

## 十五、血液循环

1. 动脉　供给肛管的动脉来自直肠上动脉的终末支,阴部动脉的直肠下支以及髂正中动脉的分支。供给肛管内层的动脉并不是完全相同的。前方,特别是后方的中线上皮的血供相对肛管两侧的血供较差。这也是慢性肛裂患者无法愈合的原因。肛管内括约肌血供来自直肠上血管的终末支和直肠下血管的分支。肛门外括约肌的血供来自直肠下血管的终末支和髂正中动脉的小分支。

2. 静脉　肛管上部黏膜,肛门内括约肌以及联合纵膜的静脉血液通过直肠上静脉回流入肠系膜下静脉。肛管下段和肛门外括约肌的静脉血液通过阴部静脉的直肠下支回流入髂内静脉。

## 十六、淋巴回流

来自肛管上部黏膜、肛门内括约肌和联合纵膜的淋巴向上回流入直肠的黏膜下和内部淋巴结。肛管下部上皮和肛门外括约肌的淋巴向下由肛门周围淋巴丛进入阴部外淋巴结。耻骨直肠肌的淋巴流入髂内淋巴结。此淋巴回流对直肠下部和肛管上部肿瘤非常重要。如果肿瘤较局限,恶性侵犯仅限于直肠系膜淋巴结。但是,如果肿瘤侵犯了耻骨直肠肌或肛门外括约肌的相连组织,肿瘤将侵犯以上淋巴结,并需要进行进一步手术切除或行放射治疗。

### 十七、神经支配

#### (一)肛门内括约肌

肛门内括约肌接受交感和副交感神经系统的支配,其神经纤维来自直肠下段。交感神经源自下两个腰髓节段,形成下腹下神经丛,支配括约肌并引起括约肌的收缩。副交感神经纤维源自第2~第4骶髓节段,通过下腹下神经丛造成括约肌的舒张。直肠受刺激后,肛门内括约肌会松弛,这提示了局部反射通路位于直肠下部感觉纤维和括约肌运动纤维之间。这种括约肌松弛也会在盆壁的躯体感觉纤维受刺激后发生。这也提示了在骶髓节段存在额外的反射通路。

#### (二)肛门外括约肌

肛门外括约肌接受来自阴部神经的直肠下支的支配,其起自第2~第4骶髓节段的神经根前部。支配肛门外括约肌的神经有4种,根据它们的起源和走行可分为2组。

1. 骶会阴支和肛门尾骨神经　起自骶前支,垂直穿过尾骨肌与肛提肌之间的裂隙,沿肛尾韧带外侧10 cm处下行至肛门后端。肛门尾骨神经是尾丛的分支,分布于尾骨至肛门区的皮肤。

2. 肛门神经和会阴神经　支配肛门外括约肌的主要神经是肛门神经,它多数在肛门外括约肌区穿入肌肉内,而会阴神经多在肛提肌区穿入肌后,下行一段距离进入肛门外括约肌。两者均有分支支配肛门外括约肌与邻近的肛提肌。

### 十八、肛管直肠周围间隙

在肛管、直肠外科解剖间隙中含有脂肪结缔组织,任何原因引起的肛隐窝感染和炎症都可以波及邻近组织即黏膜下、皮下及会阴骨盆腔等,尤其肛门直肠周围脓肿及肛瘘大多发生在肛门周围定型的组织间隙内;但也有发生在非定型的组织内,所以在临床上必须了解这些间隙的解剖构造。

1. 黏膜下间隙　肛管上皮或直肠黏膜与肛门内括约肌或直肠环肌之间。

2. 括约肌间间隙　肛门内括约肌、肛门外括约肌之间的间隙。

3. 坐骨直肠间隙　在坐骨直肠窝内,在肛门外括约肌的外侧提肌之下,坐骨肛管横隔之上,左右各一,可在肛管后相通。

4. 肛门周围间隙　位于坐骨肛管横隔及肛门周围皮肤之间,左右可在肛管后方相通。

5. 骨盆直肠间隙　在直肠外侧壁,提肌上、腹膜下之间的间隙,直肠后壁与骶前筋膜之间为直肠后间隙,可与两侧骨盆直肠间隙相通。

6. 肛管后深间隙　位于肛提肌之下肛尾韧带之上。

7. 肛管后浅间隙　为肛尾韧带之下与肛门周围皮肤之间,可与肛门周围间隙相通。

### 十九、盆底和会阴解剖特点

#### (一)盆底结构

盆底和会阴在解剖学上是两个不同的形态概念,盆底即指盆膈,盆膈以下封闭骨盆下口的全部软组织称会阴。盆底基本结构如下。

1. 梨状肌　梨状肌形成部分真骨盆的后外侧壁,附着于骶骨及近髂嵴后下方髂骨处臀肌和骶髂关节囊的前表面,有时位于骶结节韧带骨盆面的上方。通过坐骨大孔出骨盆,在骨盆内,梨状肌的前表面与直肠(特别是左侧)、骶丛和髂内血管的分支相毗邻,其后表面与骶骨相接触。

2. 闭孔内肌　闭孔内肌与其内上表面的筋膜形成了真骨盆的部分前外侧壁。它附着于闭孔周围结构,包括耻骨下支、坐骨支、位于骨盆界线下方和后方的髋骨上的骨盆结构以及坐骨大孔上方的部分。它也与闭孔膜的盆内侧面部分相贴。闭孔内肌被厚的筋膜层所覆盖,从骨盆的内表面不能直接观察到其本身的肌纤维。这层筋膜与部分肛提肌纤维相贴附,这样只有此肌肉的上部位于真骨盆内容物的外侧,而下部则形成了部分坐骨肛门窝的界线。

在男性,上部位于膀胱、闭孔血管、膀胱血管和闭孔神经的外侧。在女性,闭孔内肌和其筋膜的内侧为子宫阔韧带、子宫腔内的输卵管末端和子宫血管。

3. 肛提肌

(1)耻骨尾骨肌为肛提肌的重要组成部分,附着于耻骨体的后方并几乎向后方水平走行。在尿道及其括约肌穿过盆底处,最内侧的纤维直接走行于其外侧。在男性这些纤维在前列腺的外下方,被称为尿道耻骨肌。它们与尿道内部条纹状的平滑组织共同组成了尿道括约肌复合体,并且其纤维在尿道的正后方中线上相互交叉。在女性,这部分肌肉的纤维走向后方形成了阴道后壁周围的吊带,被称为耻骨阴道肌。男性和女性的这部分耻骨尾骨肌附着于会阴体,一些成分还附着于肛直肠交界处。这部分肌肉中的一些纤维有时被称为耻骨直肠肌,它们与纵行的直肠肌和筋膜交织混合,从而形成了联合性的肛管纵行外膜。在直肠后方,耻骨尾骨肌的部分纤维形成了一个腱性交叉作为部分的肛提肌,即一个厚的肌性吊带,此即耻骨直肠肌,它是肛直肠交界周围的封套。一些纤维与肛门外括约肌相互混合。

(2)髂骨尾骨肌:髂骨尾骨肌为一退化的肌肉,在肛提肌各部中变化最大。主要起自肛提肌腱弓的后部和坐骨棘的盆面,起点长度约 4 cm,有时起始的腱弓与闭孔内肌之间形成很大的裂隙,称盆外侧裂隙。肌束向后下内行,在耻骨尾骨肌扁腱的下方,止于肛尾缝。由于骨盆向前倾斜,髂骨尾骨肌形成坐骨直肠间隙后方拱形的顶;耻骨尾骨肌、耻骨直肠肌和肛门外括约肌构成坐骨直肠间隙的内侧壁。此肌一般较薄弱,甚至完全缺如或大部分被纤维组织所代替。在髂骨尾骨部的最后方可以有一个副条存在,有时被称为髂骨骶骨肌。

(3)坐骨尾骨肌:坐骨尾骨肌可以是独立的肌肉,有时称之为尾骨肌。它位于肛提肌的最后上方,以三角形肌腱鞘向上延伸,它的顶点附着于盆壁和坐骨棘的尖端。肌肉的底部附着于尾骨和第 5 骶椎节段的外侧缘。坐骨尾骨肌很少有缺失,但是可以几乎完全为腱性而非肌性。它位于骶棘韧带的盆面而且可以与之融合,尤其是坐骨尾骨肌呈腱性时尤甚。因为肌肉和韧带共存,所以骶棘韧带可能是坐骨尾骨肌退化的部分或是其腱膜。

肛提肌的上表面即骨盆面与膀胱、前列腺之间和子宫与阴道之间以及直肠和腹膜之间仅由筋膜(即盆膈上筋膜、脏层筋膜和腹外筋膜)所分隔。下表面即会阴部的表面形成了坐骨直肠窝的内壁和其前隐窝的上壁,两者都被盆膈下筋膜所覆盖。后界被网形组织从尾骨分隔开来。两块肛提肌的内侧界被脏器出口所分隔,这个出口有尿道、阴道和直肠肛管通过。

肛提肌血供主要来源于臀下动脉、膀胱下动脉和阴部内动脉的分支。神经支配主要来自第 2、第 3、第 4 骶段分支,通常情况下,第 2、第 3 骶段通过阴部神经支配耻骨尾骨肌(耻骨直肠肌和耻骨阴道肌或者耻骨尿道肌),由第 3、第 4 骶段形成的骶丛直接分支支配坐骨尾骨肌和髂骨尾骨肌。

盆筋膜可以简单地划分为盆筋膜壁层和盆筋膜脏层。前者主要形成了盆部肌肉的被膜,而后者形成了盆内脏器及其支配的血管和神经的被膜。闭孔内肌盆面的壁层盆筋膜分化为闭孔筋膜。在上方它与髂骨弓状线后部相连接,并且与髂筋膜相延续。在前方,当其沿着闭孔内肌的起始线走行时,它逐渐与髂筋膜分离,髂骨和耻骨的一部分骨外膜在它们之间跨过。它在闭孔血管和神经的下方弓形弯曲,覆盖闭膜管并向前附着于耻骨后。在闭膜管的后方,筋膜明显地呈腱性,并且为肛提肌提供了强大的附着点。在肛提肌附着点的下方,它变细并且在会阴形成了部分的坐骨直肠窝外侧壁。它与骨盆的骨膜和覆盖在梨状肌的筋膜相延续。

盆膈筋膜覆盖着盆膈的上下两面。在下方的是薄的盆膈下筋膜,它在外侧与闭孔筋膜相延续。它覆盖了坐骨肛门窝的内壁,并且向下与尿道括约肌和肛门外括约肌相结合。盆膈上方的筋膜称盆膈上筋膜,在临床上通常称为盆内筋膜。在前方,盆膈上筋膜与耻骨体后方相附着,高出其下缘0.2 cm,并且向外侧伸展穿过耻骨上支,与闭孔筋膜相融合并且沿一条不规则的线直到坐骨棘。向后方,梨状肌表面筋膜和骶尾韧带前部相延续。在内侧,其与盆膈上筋膜和脏层盆筋膜相融合。

这样,在肛提肌附着处上方的闭孔内肌筋膜是由闭孔筋膜和盆膈上、下筋膜和肛提肌发出的纤维组成的。这些结构融合增厚,成为肛提肌腱弓。在其下方,在盆膈上筋膜内有盆筋膜的腱弓,它是一条自耻骨联合 T 部到坐骨棘下缘的白色条带(骨盆弓形腱筋膜),与外侧的膀胱固有韧带相附着。在前方,同一筋膜形成两条厚的条带,在男性为成对的耻骨前列腺韧带,在女性则为耻骨尿道韧带。

(二)会阴基本结构

会阴是一个近似于菱形的区域,它位于盆底的下方,在股部的内侧面及骶骨和尾骨的前面。会阴的前界是耻骨联合及其弓状韧带,后界是尾骨,在前外侧是坐骨耻骨支和坐骨结节,在后外侧是骶结节韧带。会阴的深方界线是盆膈的下表面,而浅方界线是与股内侧面和下腹壁相延续的皮肤。连接两侧坐骨结节的分界线(坐骨间线)将会阴分为前方的尿生殖三角和后方的肛三角。尿生殖三角面向下方和前方,而肛三角面向下方和后方(图 2-15)。

1. 肛三角　肛三角包含肛管及括约肌,还有坐骨肛门窝及其包含的神经和血管。肛三角表面有浅筋膜和深筋膜。

(1)肛门外括约肌:见前述。

(2)浅筋膜:此处的浅筋膜较薄,并与会阴、股骨和臀部皮肤的浅筋膜相延续。

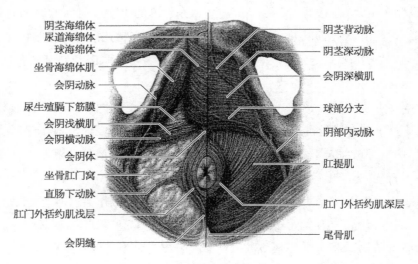

图 2-15　会阴基本结构

（3）深筋膜：位于肛提肌的下表面，肛提肌附着处下方与闭孔内肌表面上的筋膜在其外侧起始处相延续。深筋膜位于坐骨肛门窝及其外侧壁的深部。

（4）坐骨肛门窝：是近似马蹄形的区域，占据了肛三角的大部。肛管及其括约肌在这个区域的中心。坐骨肛门窝的深部内侧界由肛提肌表面上的深筋膜形成。在前外侧，该窝的外侧界在深部是闭孔内肌表面上的深筋膜，而浅部则为坐骨结节表面上的骨膜。在后外方，该窝的外侧界由臀大肌的下缘和骶结节韧带构成。在前方，该窝的浅层界线由尿生殖三角内的肌肉后面构成。在此深方，直到向前方到达肛提肌与耻骨附着处下方的耻骨后面为止，坐骨肛门窝和会阴膜深方组织之间没有筋膜界线。在后方，坐骨肛门窝内有肛门外括约肌与尾骨尖的附着处。坐骨肛门窝在恶性肿瘤切除肛管和肛直肠连接时是一个重要的外科区域。这个区域包含了肛管内的所有肌性结构，在此切除遇到的血管较少。它通向肛提肌的下表面，经此可以进行切除手术。

（5）肛尾韧带：是一条走在肛门外扩括约肌中部和尾骨之间的分层的肌性腱膜结构。骶前筋膜的最下部在该韧带深部的上方，在两者之间有髂尾肌中缝最后部的纤维。这三个结构有时一起被称为肛后板。肛尾韧带中缝的分裂可以引起肛三角的下降，使肛三角后部较低，但是这对排便过程的影响并不明显（图2-14）。

2. 尿生殖三角　尿生殖三角的后界是坐骨间线，后者通常位于会阴横肌的后缘。该三角的深层前外侧界是耻骨联合和坐骨耻骨支。在男性，尿生殖三角在浅面延伸包绕了阴囊和阴茎脚。在女性，它延伸至阴唇和阴阜的下界。尿生殖三角被强大的会阴膜分为两部分。会阴深间隙在膜的上方，会阴浅间隙在其下方。女性的尿生殖三角所包括的肌肉、筋膜和间隙与男性的相似。但是由于阴道和女性外生殖器的存在使其在体积和布局上有一些差异。

（1）会阴浅横肌：是一条狭窄的肌肉，它几乎是横向穿过肛管前方的会阴浅间隙。这些肌肉偶尔会很小或者缺如。该肌每一侧均附着于坐骨结节内侧面和前面。在内侧，虽然一些纤维可以进入同侧的海绵体球或肛门外括约肌，但是大多数肌纤维进入了会阴体。

（2）会阴深横肌：从坐骨耻骨支的内侧面伸展穿过尿生殖三角，形成了一片不完全的肌肉。在后方，此层肌肉附着于会阴体，并在此与对侧的肌肉交叉。在前方肌肉缺如，脏器结构穿过盆内筋膜和会阴膜。一些纤维在后方穿过肛门外括约肌的深部，在前方穿过尿道括约肌。与会阴浅横肌一起，这些肌肉在中部的平面上拴住会阴体，并且支撑通过这些肌肉的内脏管道。这些肌肉由阴部血管和神经的会阴部分支来支配。

（3）会阴浅筋膜（Colles筋膜）：在会阴前方的皮肤下形成了一个界线清晰并在手术视野下能够辨认的平面。在后方，它牢固地附着于会阴浅横肌表面上的筋膜和会阴膜的后界。在外侧，它附着于坐骨耻骨支的边缘，向后到达坐骨结节。

（4）会阴深筋膜：附着于坐骨耻骨支和会阴膜的后缘以及膜层表面的会阴体。在前方，它与阴茎或阴蒂的悬韧带以及腹外斜肌筋膜和腹直肌鞘相融合。

（5）会阴体：其界线不清楚，是由位于肛管和尿生殖三角连接处中线上的纤维肌肉组织聚集而成。它附着于尿生殖深间隙和尿生殖浅间隙内的多种结构。在后方，由肛门外括约肌中部发出的纤维和联合性纵向包被与会阴体相融合。在上方，它与包括从肛提肌发出的纤维（耻骨直肠肌或耻骨阴道肌）在内的直肠前列腺隔或直肠阴道隔相延续。在前方，会阴深横肌和会阴浅横肌以及海绵体球也附着并发出纤维至会阴体。会阴体与会阴膜和会阴浅筋膜相延续。因为会阴浅筋膜向前进入会阴部的皮肤，所以会阴体被拴在会阴皮肤的中部。在这里,会阴体表面经常有皱纹存在。在男性,它与阴囊皮肤的会阴缝相延续。在女性,会阴体直接位于大阴唇的后方联合和阴道入口的后方,并且与其附着。

(6)球海绵体肌位于肛门前方,男性包绕尿道球和尿道海绵体后部,止于阴茎海绵体的侧面和背面的筋膜,收缩时可使尿道变短变细,协助排尿和射精,并参与阴茎勃起,在女性环绕阴道口和尿道口,称阴道括约肌,可缩小括约阴道口和尿道口。

(7)坐骨海绵体肌:男性的坐骨海绵体肌覆盖着阴茎脚并且通过腱性和肌性纤维于后方附着于坐骨结节的内侧面和阴茎脚两侧的坐骨支。这些纤维以腱膜形式结束并附着于阴茎脚的两侧和下面。女性的坐骨海绵体肌与阴蒂小脚相连,并与坐骨耻骨支有较小的连接。其他方面与男性相应的肌肉相似。

(8)尿道括约肌:包括内部的横纹肌和尿道的平滑肌以及肛提肌的耻骨尿道肌部分,而肛提肌在这些肌肉的最密集处围绕着尿道。在男性,它围绕尿道膜部;在女性,它围绕尿道的下2/3。在男性,肌纤维还到达膀胱颈的最下部,在两者之间,纤维位于前列腺的表面。大量的纤维围绕着尿道膜部,一些纤维附着于坐骨耻骨支的内表面。在女性,括约肌结构包绕着超过中1/3的尿道。它在上方与膀胱颈的平滑肌混合,在下方与尿道下部和阴道的平滑肌混合。

# 第二节　肛肠的生理学

## 一、肛肠各层组织

大肠壁的各层组织结构皆类似小肠,分为黏膜层、黏膜下层、肌层、浆膜层(图2-16)。

1. 黏膜　结肠黏膜苍白,光滑,有许多半月形皱襞。直肠黏膜较厚,颜色较深,血管较多,松弛地贴附在黏膜下层上。

(1)盲肠、结肠和直肠上段的上皮:肠腔表面分布着柱状细胞、黏液细胞和少数覆盖淋巴小结的微皱褶(M)细胞。柱状细胞和黏液细胞也可见于肠腺,肠腺内另外还有干细胞和神经内分泌细胞。肠腺通常没有潘氏细胞,但盲肠内可能有。① 柱状细胞:也称吸收细胞,是数量最多的上皮细胞类型,行使离子交换及其他转运功能,其中包括水分吸收,此功能在结肠内尤为显著。虽然柱状细胞的结构略有不同,但其顶部都有微绒毛,与小肠的肠细胞相比它们较短而且不规则。所有细胞的顶部周围都有典型的连接复合体,限制了细胞由肠腔向肠壁的外扩散。② 黏液细

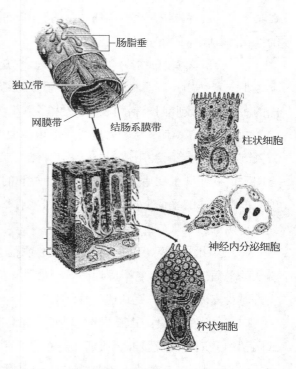

图2-16　大肠壁的组织解剖

胞:黏液细胞也称杯状细胞,在结构上它们类似于小肠的黏液细胞,但数量更多。在大部分的结肠中,其数量少于吸收细胞,但在直肠两者数量相当,而远端黏液细胞的量会更多。③ 微皱褶(M)细胞:微皱褶细胞也与小肠的微皱褶细胞相同,有长钝的微绒毛,覆盖淋巴小结,呈立方形或肥圆形。④ 干细

胞：干细胞是大肠内其他类型上皮细胞的来源，位于肠腺基底部或近基底部，进行周期性有丝分裂，产生向肠腔面迁移的细胞，其后代分化，约 5 d 后凋亡并脱落。⑤ 神经内分泌细胞：神经内分泌细胞主要位于肠腺基底部，其分泌物主要进入固有层。

（2）大肠的肠腺：大肠肠腺（隐窝，crypts）是窄而直的管状腺，比小肠腺更长、更多、更密，从黏膜表面观察，其开口呈筛状肠腺由矮柱状上皮细胞围成，主要是杯状细胞，在它们之间分布着柱状吸收上皮细胞和神经内分泌细胞。上皮性干细胞位于腺的底部，可产生所有这 3 种细胞。

（3）固有层：由支撑着上皮的结缔组织组成。腺周围的结缔组织形成特殊的纤维鞘。孤立淋巴小结在盲肠、阑尾和直肠的固有层中最多，但也零散存在于大肠的其他部位。淋巴小结的结构与小肠的相同，且输出淋巴管起源于其中。隐窝之间的固有层中心没有淋巴管。

（4）黏膜肌层：大肠的黏膜肌层十分类似于小肠，有明显的纵行层和环行层。

2. 黏膜下层　大肠的黏膜下层与小肠的相似。

3. 肌层　肌层由外纵内环两层平滑肌组成。除了大部分盲肠的外侧肌层以外，纵行纤维通常形成一连续层，大体可见它们聚集成纵带，或称结肠带。带之间的纵行层很薄，小于环行肌的一半。环行纤维在整个盲肠和结肠形成一薄层，在肠壁囊袋之间特别聚集增厚；它们在直肠形成一厚层，于肛管形成肛门内括约肌。纵行层和环行层之间存在肌纤维交叉，特别是结肠带附近此现象更常见。结肠带中的纵行纤维向环行纤维偏离，可能从一定程度上解释了结肠带的形成。

4. 浆膜　浆膜或腹膜脏层具有一定的变化。腹膜沿结肠形成小的充满脂肪的肠脂垂，乙状结肠和横结肠最多，但从直肠开始基本消失。浆膜下的结缔组织把腹膜贴附在肌层。

## 二、大肠的分泌和吸收

### （一）大肠的分泌

回盲部以下的大肠黏膜没有绒毛，但有许多分泌腺（隐窝），在隐窝间的黏膜为柱状上皮细胞。结肠的隐窝和上皮细胞中有密集的含黏液的黏液细胞，因此，结肠的分泌物富含黏液，水样液的分泌很少。不过，在病理情况下，结肠黏膜受到强刺激（如某些细菌毒素），可分泌大量液体，其量每日可达500 ml 以上。正常情况下，结肠分泌浓稠的黏液，可保护肠壁免受机械损伤，也保护肠壁免受细菌的侵蚀。

结肠还分泌 $HCO_3^-$，以 $HCO_3^-$ 和 $Cl^-$ 交换扩散的方式进行分泌。所以其分泌物呈碱性。由于$HCO_3^-$ 可以中和食物的残渣在发酵时的酸性产物，故粪便表面常为中性，而其中心的 pH 可达 4.8。结肠分泌物中含有溶菌酶，但不含肠激酶转化酶、脂肪酶和蛋白酶等。此外结肠分泌物中还含有0.4% 的黏蛋白。刺激引起结肠分泌增加可能是通过局部反射完成的，似与外来神经无关。但副交感神经兴奋或拟副交感药均可引起结肠分泌增加，并伴有结肠运动和血流量增加。刺激交感神经引起相反的变化，降低正在进行的分泌。运动也减弱，血管也收缩。一般来说，分泌、运动和血流量三者是互相平行的。

大肠内分泌激素都属于旁分泌。由于大肠全切除术后，患者的其他消化器官未曾见到明显的功能异常，因此大肠上的内分泌激素可能只与大肠功能有关。虽然各种激素的药理作用对其他器官有影响，但在生理情况下，对其他器官的功能作用并不重要。现仅就与大肠有关的并产生于大肠的激素分述如下。

1. 血管活性肠肽（VIP）  VIP 分布很广，不仅见于大肠，也存在于中枢神经系中。正常情况下，血浆内所含的 VIP 只是一种神经递质漏入血液中的结果。血浆中的 VIP 水平并不反映生理状态，因肽有传递系统的特异性，总是通过神经纤维和靶细胞上特异性受体来实现。一些神经生理学实验的结果表明 VIP 是作为神经递质起作用的。如在刺激神经引起胃松弛及肠血管扩张之后，VIP 局部浓度增加。在结肠中，VIP 似乎特别和粪便储存功能与肠功能的稳态有密切关系。已知 VIP 对肠肌可引起长时间的松弛作用。免疫细胞化学的研究发现 VIP 神经和结肠肌纤维之间有密切关系，这表明 VIP 对肠肌的直接影口。

总之，VIP 的生理作用甚广，除对胃肠道平滑肌作用外，还可能调节小肠内液体和电解质转运；激活腺苷酸环化酶，促进肠液和胰液的分泌，刺激胰岛素、胰高血糖素分泌，肝糖原分解，抑制胃酸分泌；抗前列腺素或组胺所致的支气管痉挛，扩张血管使血流增加。

2. P 物质  分布于全身组织，但以脑和肠为最多，在中枢神经系统中以垂体、松果体和黑质内最多。此外在脊髓后角的浓度很高。P 物质的生理作用尚不明确，但有较强的药理作用刺激肥大细胞释放组胺，胃肠平滑肌运动增强，胆囊收缩；刺激胰腺外分泌功能和抑制胆汁分泌；刺激生长激素和生乳素分泌。

3. 生长抑素  主要存在于黏膜的 D 细胞中，但少量也可在小肠壁上以及局部的自主神经中发现。生长抑素的主要作用如下。

（1）抑制胃素、缩胆囊素（CCK）、促胰液索、肠抑胃肽（GIP）、胰多肽、促胃液素、肠胰高血糖素等多种胃肠道激素的分泌。

（2）抑制胰高血糖素 L-多巴的分泌。

（3）抑制生长素、促甲状腺素、催乳素的释放。

（4）对神经系统的作用：镇定、自发性运动减少、降低体温等。

4. 铃蟾肽  最先是由两栖类皮肤提取出来的，其后也在某些哺乳动物，包括人身上发现。在人的结肠中，主要发现于自主神经中。当然它比 VIP 及 P 物质都要少。铃蟾肽的主要作用是：刺激胃肠平滑肌收缩、促胃液素和胰酶分泌、红细胞生成；使肾小球小动脉收缩，从而激活肾素-血管紧张素系统；使血压升高，尿量减少；降低体温，可能是影响体温中枢而参与体温调节。

5. 肠升糖素  是含 100 个氨基酸的多肽，并含有整个胰升糖素的分子序列，肠胰高血糖素生理作用尚不明确，似乎没有促进肝糖原分解和胰岛素分泌的作用，可能减慢小肠蠕动，增加小肠吸收率和促进胃肠黏膜生长等。在增生或部分切除肠管时此激素水平升高，饥饿时则降低。

6. 胰多肽  生理功能不详，但生物学作用相当广泛，对胃酸和胰液的分泌，胆囊收缩和胃肠运动都有促进作用。还能促进肝糖原分解，降低血中三酰甘油。

7. 5-羟色胺（5-HT）  生理作用也相当广泛，它既能刺激平滑肌，特别与肠的分节运动有关，又能使周围血管扩张，支气管平滑肌收缩，抑制胃酸分泌。

8. 神经降压素  中枢神经系统和胃肠道都存在。其生物学作用是：抑制胃酸、胰岛素分泌和释放高血糖素；促进生长素、催乳素释放、肝糖原分解；增加血管壁通透性，使血压下降；降低体温，可能参与体温调节。

（二）大肠的吸收

1. 对水和电解质的吸收  大肠的吸收功能研究较少，这可能由于食物经过小肠时各种营养物质几乎已被全部消化吸收,90%的水分和电解质也已被吸收,其余进入大肠的已经为数不多了的缘故,所以大肠在这方面的功能较少受到注意。尽管如此,大肠的吸收作用仍然是不能忽视的。大肠虽然不能主动吸收糖、氨基酸和小分子肽类等营养物质,其黏膜面积和对水的通透性均小于小肠,但由于内容物在大肠停留的时间长,所以仍可充分发挥其吸收作用(图 2 - 17)。

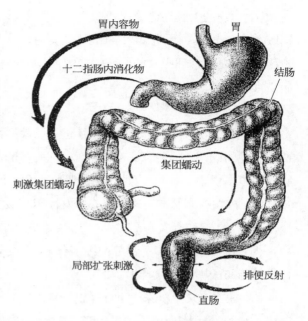

图 2 - 17　结肠和直肠反射

每日约有 2 L 的液体进入大肠,其中含 $100\sim$ 200 mmol/L 的 $Na^+$ 和 $Cl^-$,食物残渣通过大肠,其中约 80% 的水和 90% 的 NaCl 被吸收,与此同时 $K^+$ 和 $HCO_3^-$ 分泌入大肠内。每日由粪便丢失的水为 $100\sim150$ ml,丢失的电解质中,$Na^+$ 约 6 mmol/L,$K^-$ 约为 160 mmol/L,$HCO_3^-$ 约 8 mmol/L。粪便内的某些有机负离子系由细菌水解未消化的糖和纤维素而来,占负离子总数的 50%～70%。在粪便所具有的 pH 条件下,这些负离子都离子化,故不易被吸收。如果进入大肠的糖和纤维素增加,都将提高不被吸收的负离子数量,这将引起粪便内液体容积增加,故有通便的效应。灌注等渗溶液入大肠,经过一定时间后再收集灌注波,测出大肠吸收水的能力为 5 000 ml/24 h。

大肠各部分的吸收能力大小不一。右结肠的吸收能力最大,其余依次为横结肠、降结肠,吸收能力逐渐减少,到达直肠其吸收能力已微不足道了。由于存在这种吸收能力的差别,因此临床可观察到:回肠造口排出的大便成稀糊状,横结肠造口排出的大便即已成形,而乙状结肠造口排出的则为干燥大便。右半结肠切除后的患者由于水分吸收障碍,故术后,常出现暂时性的腹泻,直到左半结肠吸收水分的功能代偿后才趋好转。全结肠切除后,吸收水分的功能则移交给回肠。末段 30 cm 回肠在水分的吸收上起重要作用。钠是大肠吸收最多而且最重要的阳离子,每日约有 196 mmol 进入大肠,大肠可吸收 99%,仅 0～2 mmol/L 钠不被吸收随粪便丢失。$Cl^-$ 的吸收量亦大,在正常情况下,大肠分泌少量 $K^+$ 进入肠腔,但在实验情况下,如果肠腔内 $K^+$ 浓度超过 15 mmol/L 时,$K^+$ 可较多的被大肠吸收。

2. 食物中纤维素对消化活动的作用

(1) 食物中的纤维素可分为三组:结构纤维,树胶和植物黏液,储存的多糖如瓜拉树等。它们不同于可消化的多糖如淀粉等。

(2) 食物中的纤维如何调节胃肠道的功能,现认为它主要包括以下几个方面:① 纤维素多能缩短肠内传送的时间,增加粪便的容积。② 能改变水的吸收,大部分多糖纤维能与水结合,形成凝胶、果胶、树胶,它们能结合一部分水,限制水吸收,并使容积膨胀加大。③ 纤维素能与阳离子结合,从而增加钙、铁、镁、锌等的排泄,使含阳离子的粪便增加。④ 纤维素在调节胆酸的肠肝循环中具有重要作用,纤维素能结合较多胆酸,使其随粪便排出。⑤ 食物中纤维素多可降低食物中热量的概率,减慢含能物质的摄取率,从而纠正人们不正常肥胖。

3. 脂肪和蛋白质的吸收　一般认为,大肠主要吸收水和电解质,但大肠也具有吸收脂肪的有限能力,新生动物的大肠还能吸收蛋白质。脂肪主要在近侧小肠被吸收,正常时小剂量的脂肪在此部位被吸收87%～95%。但进食大量脂肪时,则有较多的脂肪进入远侧肠段。近来有报道回肠也能吸收不少脂肪,但是它处理吸收的脂肪的能力差,亦即将后者充填入乳糜微管并释放入乳糜管的能力差,故脂肪堆积于其上皮细胞内。

4. 其他物质的吸收

(1)胆汁酸:由肝脏分泌的胆汁进入肠腔后,大部分在回肠被吸收,重新送到肝脏加以利用,形成所谓胆汁的肠-肝循环,只有5%～10%的胆汁酸通过小肠而到达大肠,在结肠被吸收。胆汁酸在结肠吸收的量虽然很少,但它有助于结肠吸收水和电解质的功能。

(2)挥发性脂肪酸:大肠内的挥发性脂肪酸主要指醋酸、丙酸、丁酸等短链脂肪酸,其中以醋酸的含量最多,约占60%。它们主要由食物残渣在结肠内受细菌的作用分解而来,这些挥发性脂肪酸生成后,大部分被结肠吸收,一部分被细菌分解,生成 $H_2$、$CH_4$ 和 $CO_2$ 等,成为大肠内的气体,还有一部分挥发性脂肪酸则由粪便排出。

(3)尿素:人体新陈代谢过程中每日由肝脏合成的尿素大部分经肾脏排泄,小部分(6～9 g)则被分泌入结肠,受到结肠中的细菌所含尿素酶的作用,分解成氨和碳酸。所生成的氨大部分又被结肠吸收,进入肝脏,用以再合成尿素和氨基酸,此即尿素的肠-肝循环。通过这个途径合成氨基酸,对于动物其营养价值颇为重要。但对于人类来说,在蛋白质供给充足时,则不具重要性。只有当营养不良或蛋白质类食物受限制时,对于维持氮平衡才具有一定的重要性。

大肠除有上述的吸收功能外,尚有分泌功能。大肠黏膜上的黏液细胞可分泌黏稠的黏液,呈碱性反应。结肠分泌的黏液可以中和粪便中的酸性物质,并有润滑作用,使粪便易于通过。从黏膜面给予触觉刺激,直接刺激黏液细胞,或刺激支配结肠远端的副交感神经,可引起黏液细胞分泌黏液增多。所以,由于严重的情绪紊乱而引起副交感神经高度兴奋时,分泌入大肠的黏液明显增加,可以引起频繁便意,此时排出的多为黏液,少量含或不含粪便。

## 三、大肠的运动

大肠运动少而缓慢,对刺激的反应也较迟缓,这些特点对于大肠作为粪便暂时的储存所是适合的。

### (一)运动方式

运动方式可分为袋状往返运动、分节推进运动、多袋推进运动和蠕动。后两种运动能使大肠内容物向前推移较大的距离。在人类,这些运动方式所产生的频率,可根据生理情况而不同。一般来说,空腹对袋状往返运动产生频率较高,而餐后或副交感神经兴奋时,则分节推进运动、多袋推进运动和蠕动产生的频率增加。

1. 袋状往返运动　由环行肌无规律地收缩所引起,使肠壁各个不同部位的黏膜反复向肠腔皱褶。它的作用可以促进内容物的混合和向两个方向作短距离的移位,但并不向前推进。这是在空腹时最多见的一种运动方式。进食或副交感神经兴奋,这种运动就减少。

2. 分节推进运动　分节推进运动是一个结肠袋收缩,其内容物被推移到下一段的运动,有时可以发生向相反方向的运动。虽然结肠分节性收缩,在理论上可将肠内容物挤向上、下两端,但实际上肠内容物是朝肛门端移动,因为这种运动向下移动的距离较大,而逆向推移距离只有向下推移距离的1/3～1/2。据报道,有长达18 cm的一段结肠可产生分节推进运动。

结肠也有像小肠那样的分节运动,收缩时结肠内压升高,可达 1.33～8.0 kPa,略高于直肠肛门内压。分节运动的频率:盲肠和升结肠略高于远端结肠,后者又略高于直肠。因此,分节运动也可将肠内容物缓慢地向肛门推送。

睡眠时分节运动立即减少或消失。散步可使其恢复。进食可立即引起分节运动,它是增加结肠分节运动的主要生理性刺激,停止进食尚可持续 30 min。分节收缩受胆碱能刺激,可通过 5 - HT、前列腺素 E 和摄食而增强。但阿托品、儿茶酚胺及睡眠可使之减弱。

3. 集团推进蠕动　集团推进蠕动是一种进行较快、推进较远(可达 15 cm)、收缩强烈的蠕动。每日发生 2～3 次。常从结肠肝曲开始,将大便推进到左结肠。此类运动一般在进食后,谈论食物和排便时发生。进食后发生者又称为"胃-结肠反射"。如果此反射过分敏感,则每餐之后均有排便活动,此多见于儿童。正常人的结肠向前运送速度每小时约 5 cm,进食后每小时约 10 cm。钡剂后 4.5 h 入盲肠,4.5～6 h 到肝曲,6～9 h 到脾曲,11 h 到降结肠,18 h 到盆结肠,24 h 后开始排出。但运送时间可因钡剂量不同及其他因素和情绪影响而有变化。

4. 蠕动　蠕动是消化道管壁顺序舒缩向前推进的一系列波形运动。内容物后方的肠肌收缩,前方的肠肌宽息,形成蠕动波,将内容物向前缓慢推进。一般可使粪块以每分钟 1～2 cm 的速度向前推进。后端因肌肉收缩可使肠腔闭合并将其中内容物挤走,处于闭合状态的肠管可持续 5 min 以上,甚至达 1 h 之久。结肠也可逆蠕动。

（二）运动调节

结肠运动至少受下列 4 种因素的调节。

1. 肌源性调节　肌电图研究揭示,结肠平滑肌细胞在相对静息状态下,细胞膜的电值很不稳定,出现缓慢的节律性波动,称为慢波或基础电节律。慢波沿肠肌传播并不引起肠肌收缩,但在慢波的基础上受到机械牵拉以及神经或化学物质作用时,可使慢波进一步除极化,爆发动作电位,通过兴奋-收缩耦合作用,使肠肌收缩。一些化学物质如乙酰胆碱、组胺、P 物质和 5 - HT 等即通过这一作用途径来提高结肠的自动节律性活动,而肾上腺素和去甲肾上腺素则可降低结肠平滑肌的活动。

2. 内在神经丛的调节　内在神经丛主要是肌间神经丛和黏膜下神经丛,有神经节细胞在肠壁内组成网络,构成一个简单的整合系统,调节肠肌的运动。内在神经丛对肠肌运动的调节有两种方式。一种是肠腔黏膜受到机械性刺激时,传入冲动到达内在神经丛,经过整合以后,对肠肌的运动起调节作用,使刺激点后方的肠管收缩加强而刺激点前方的肠肌运动受抑制,肠管宽息。其结果使蠕动波沿着一定的方向推动内容物前进。如果另一种是机械刺激肠壁的肌肉层,可引起受牵拉部位上下方的肠管运动受到抑制。

3. 外在神经调节　外在神经指支配结肠的交感神经和副交感神经。一般地说,前者对结肠运动有抑制作用而后者有兴奋作用。

4. 激素调节　乙酰胆碱、GIP 等均可加强结肠的运动和加速其排空,目前认为进食后引起结肠运动增强,可能是一个包括神经反射和胃肠激素在内的复合过程。

## 四、大肠内的细菌与气体

（一）细菌

大肠内的细菌主要来自空气和食物,并由口腔入胃,最后到达大肠。大肠内的酸碱度和温度等环境对一般细菌的繁殖极为适宜,所以细菌得以在这里大量繁殖。粪便中的细菌占其固体总量的$20\%\sim30\%$,结肠内每克内容物含细菌数为$10^9\sim10^{11}$。大肠内细菌种类很多,主要是厌氧菌,其中无芽胞厌氧菌、杆状菌占$99\%$以上,主要为脆弱类杆菌、成人双叉杆菌等。其余为大肠埃希菌、草绿色链球菌、唾液链球菌、乳酸杆菌,此外还有少量的费隆球菌、杆菌、陈球菌、陈链球菌、梭状芽胞杆菌、粪链球菌以及大肠埃希菌以外的肠杆菌如克氏菌属变形杆菌等。正常情况下,肠道一些细菌可以利用食物残渣合成人体所必需的维生素,如维生素$B_1$、维生素$B_2$及叶酸等B族维生素和维生素K。

如食物中缺乏维生素时,它们在大肠内的合成吸收常可予以补偿,因此对人体的营养具有重要意义。若长期使用广谱抗生素,肠内细菌被大量抑制和杀灭,就可能引起体内B族维生素和维生素K的缺乏。初生婴儿由于结肠内菌株尚未形成,维生素K缺乏,凝血酶原时间延长。

大肠内的消化作用主要依靠细菌。大肠液虽然含有二肽酶和微量淀粉酶,但消化作用不大。大肠中有些细菌所含的酶,能使植物纤维和糖类分解或发酵,产生乳酸、醋酸、$CO_2$、沼气等;有些细菌能使脂肪分解成脂肪酸、甘油和胆碱等;有些细菌能使蛋白质分解成氨基酸、肽、氨、硫化氢、组胺和吲哚等。细菌分解蛋白质又称腐败作用,其产物有毒性,可能引起机体中毒。

（二）气体

正常人的消化道中大约含150 ml气体,其中50 ml在胃内,100 ml在大肠内,小肠内几乎没有气体。大肠内的气体$60\%\sim70\%$是经口吞入的空气的残余,其余则为细菌发酵的产物。据研究,平均每日约有1 000 ml的气体排出肛门,如果某段大肠发生梗阻或蠕动停滞,则很快发生气体积存而引起气胀。

消化管内正常量的气体不产生症状,但如果出现过量的气体,所产生的症状与气体所在的部位有关。过量的气体在食管内会造成频繁的嗳气;胃内过多的气体往往造成腹胀感,小肠内气体过多可引起肠绞痛,结肠内气体过多则引起过度排气。如果肠的血液循环不良,肠吸收气体的能力减弱,或者肠麻痹、肠梗阻,可使气体排出通道不畅,大量气体积滞于胃肠道内,引起腹胀或腹痛。临床上,腹部手术中胃肠道胀气或术后产生严重腹胀,必须进行胃肠减压。

## 五、排便与肛门自制

（一）排便

1. 排便反射　直肠经常处于排空和塌陷状态,这是由于直肠与乙状结肠之间有一定的角度以及直肠黏膜螺旋状皱褶,两者均阻止粪便进入直肠;并且直肠收缩频率较乙状结肠高,产生相反方向的运动,使得直肠内容物反向进入结肠。排便是一种反射运动。粪便进入直肠时,对直肠的充胀间接地刺激了耻骨直肠肌内牵张感受器,其传入冲动沿骶神经或盆神经和腹下神经的传入纤维传至排便中枢,此中枢位于骶髓,由中枢发出的冲动沿盆神经的副交感纤维传出,引起降结肠、乙状结肠和直肠收缩,肛门内括约肌宽息。同时,由骶髓中枢经骶神经和阴部神经的传出冲动,使耻骨直肠肌和肛门外括约肌宽息,肛直肠角伸直,肛门直肠呈漏斗状,结果粪便被排出体外。直肠排空粪便后,肛门内括约肌、肛门外括约肌可发生反跳性收缩。正常情况下,排便反射是在大脑皮质的控制下进行的。直肠的充胀刺激引起的传入冲动,同时还上传到大脑皮质的高级中枢,并引起便意。在大脑皮质高级中枢的参与下,其下传冲动一方面可以加强骶髓排便中枢的活动,另一方面还可以使一些骨骼肌如腹肌、膈肌等的收缩加强,腹内压增加,促进排便。但如果这时环境情况不许可,大脑皮质下传的冲动可以抑制骶髓排便中枢的活动,使括约肌的收缩增强,结肠稍为宽息,排便暂时受到控制。病理情况下,如中枢神经系统损伤,骶髓排便中枢与大肠的神经联系被离断以后,排便动作虽然仍可发生,但变为无力而不完全,而且不受意识的控制。

2. 排便过程　正常人排便时,结肠远端和直肠的纵行肌收缩,使直肠变短,并消除了结肠远端和直肠之间的角度;这时直肠内压力升高,肛门内括约肌、肛门外括约肌舒张;此时膈肌下降到深吸气的位置,以增加腹腔内压,加上腹壁肌用力收缩,可使腹内压进一步增加。升高腹内压有双重效果,即压迫直肠帮助排便及刺激肛提肌收缩。此时漏斗形的肛提肌移成扁平位并被抬高,向外侧牵拉裂隙韧带,拉开肛管上(入)口。同时,肛门悬带收缩,上提肛门外括约肌皮下部以打开肛管下(出)口。联合纵肌收缩时可缩短并开放肛管上口,使肛直肠角变钝或消失,此时肛管与直肠成一直线,以利于粪便泵出。直肠肌收缩和腹内压增加均使直肠内压上升,不过只有直肠肌收缩引起的直肠内压升高才能开放肛管以允许排便。因为它能导致反射性肛门内括约肌放松和肛直肠角变大。除非直肠收缩,再用力使腹内压升高也不能开放肛管。因此,排便动作开始,直肠内压升高必须是粪便进入直肠后反射性直肠肌收缩的结果。

为了控制肛管肌肉组织的活动,自肛管传入的感觉信息,在多个水平的神经系统,包括脊髓、脑干、丘脑和皮质处进行整合。神经活动监督并控制着排便过程,以及其他精细的直肠和肛管内活动,例如区分粪便和气体;局部调整粪便的量和活动;直肠和肛管内的自净活动;以及同其他会阴和腹部肌肉活动保持协调(图2-18)。

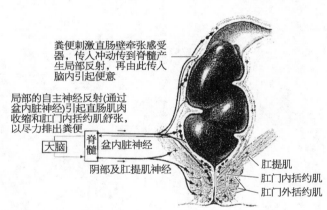

粪便刺激直肠壁牵张感受器,传入冲动传到脊髓产生局部反射,再由此传入脑内引起便意

局部的自主神经反射(通过盆内脏神经)引起直肠肌肉收缩和肛门内括约肌舒张,以尽力排出粪便

大脑　脊髓　盆内脏神经　阴部及肛提肌神经

肛提肌
肛门内括约肌
肛门外括约肌

图 2-18　排便与肛门自制

(二) 肛门自制

正常人处于静启、状态下肛门直肠部为一高压区,阻止粪便泄漏,即对排便具有一定的自制力。只有较大量的内容物进入直肠时,才引起排便反射。如果进入直肠的内容物较少,则由于自制力的作用,可对其进行调节,并不都引起排便动作。例如给患者做直肠指诊时,虽然肛管直肠部的感觉神经末梢受到一定的刺激,直肠壶腹部的压力稍有升高,但通过调节作用,直肠壶腹部迅速发生容纳性舒张,压力下降到原来水平。如果进入直肠的内容物稍多一点,则不但引起直肠壶腹部的容纳性舒张,还引起肛门外括约肌等的收缩,实现自制作用。

肛门自制的定义是有随意延缓排便、鉴别直肠内容物性质及保持夜间控制排便能力。参与此项功能的因素很多,如肛门括约肌、肛直肠角、肛门直肠感觉、直肠抑制反射、粪便的容积及稠度、直肠容量及可耐受量、远端结肠的推进力及直肠的顺应性等。肛门自制是由上述多种因素交互作用的结果。耻骨直肠肌在肛门自制中有重要作用。Parks提出的拍击(瓣状)阀门学说认为:由于耻骨直肠肌向前牵拉肛直肠角呈直角,任何原因引起的腹内压增高,总伴随耻骨直肠肌反射性收缩使该角变小。据Parks观点,最下部的直肠前壁黏膜如瓣状覆盖在肛管上端,腹内压可驱其堕入肛管上口使其阻塞,从而防止直肠内容物的溢漏,腹内压愈大则肛管关闭愈紧。排便时,腹内压并无影响,由于直肠内压升高,可驱使粪块自动启开直肠前壁而进入肛管。同时,由于耻骨直肠肌放松,肛直肠角增大,肛门直肠开放呈漏斗状,此时腹内压升高更有助于将直肠内容物驱出。

## 参考文献

[1] 张东铭,肛肠外科解剖生理学[M].西安:陕西科学技术出版社,1989.

[2] 喻德洪,王汉涛.肛肠外科新技术应用现状[J].临床外科杂志,2004(6):321-322.

[3] 詹学斌.肛门解剖与生理[J].中国临床医生,2005(3):9-10.

[4] 张东铭.结直肠盆底外科解剖与手术学[M].合肥:安徽科技出版社,2013.

[5] 张庆荣.临床肛门大肠外科学[M].天津:天津科技翻译出版公司,1992.

[6] 史兆岐.中国大肠肛门病学[M].郑州:河南科学技术出版社,1985.

[7] 黄乃健.中国肛肠病学[M].济南:山东科学技术出版社,1995.

[8] 柏连松.中医肛肠科学[M].上海:上海科技教育出版社,1995.

# 第三章 中医对肛肠病的认识

## 第一节 中医对肛肠解剖、生理的论述和研究

中医将大肠肛门列为六腑之一,与脾、胃、大肠、小肠、三焦、膀胱共为仓廪之本,为营之居处。其功能如容盛食物的器皿,能传糟粕,传味而司出入,其气象天,泻而不藏,故又名曰传化之腑。大肠属手阳明经,其经脉络肺,与肺相表里。居小肠之下,上起阑门,下至魄门,包括回肠(结肠)和广肠(直肠)、魄门等,为传导之官,变化出焉,主司津液,而与肺共应皮毛,是人体消化道的最下段。其以消化运转食物,形成并排出粪便,吸收水分等为主要职能。

中医学对人体肛门直肠解剖的认识,在2000多年前就有大量的记载,最早见于《灵枢》和《难经》。《灵枢·肠胃》载:"黄帝问伯高曰,予愿闻六腑传谷者,肠胃之小大长短,受谷之多少奈何?伯高曰,请尽言之。谷所从出入浅深远近长短之度……广肠傅脊,以受回肠,左环叶脊,上下辟,大八寸,径二寸寸之大半,长二尺八寸。肠胃所入至所出,长六丈四寸四分,回曲环反,三十二曲也。"《灵枢·平人绝谷》进一步载:"回肠大四寸,径一寸寸之少半,长二丈一尺,受谷一斗,水七升半。广肠大八寸,径二寸寸之大半,长二尺八寸,受谷九升三合八分合之一。肠胃之长,凡五丈八尺四寸,受水谷九斗二升一合合之大半,此肠胃所受水谷之数也。"《难经》又曰:"广肠即回肠之更大者,直肠又广肠之末节也。下连肛门,是为谷道后阴,一曰魄门。总皆大肠也。"我国古代医学家对肛门直肠的长度、大小和走向均有所研究,并将肛门直肠包括大肠之中。

历代著述以《灵枢》和《难经》为主,《灵枢》所称之回肠又名大肠,即今回肠和结肠的大部分,所称之广肠即今乙状结肠、直肠和肛门。

中医对肛肠生理学的论述如下。

### 一、大肠肛门的功能

中医学认为,人是一个有机的整体,整体统一性的形成,是以五脏为中心,通过经络"内属于脏腑,外络于肢节"的作用实现的。大肠、肛门是机体的重要组成部分,在生理上不但有其独自的功能特点,而且与五脏等器官的功能也有密切的关系。

大肠上连阑门,与小肠相接,下极为肛门。大肠具有排泄水谷糟粕等作用,肛门具有调节和控制排便的功能。故《素问·灵兰秘典论篇》曰:"大肠者,传导之官,变化出焉。"

(一)属传化之腑,以通为用

大肠属六腑之一,六腑以通为用。故《素问·五脏别论篇》云:"夫胃、大肠、小肠、三焦、膀胱,此五者天气之所生也,其气象天,故写而不藏。此受五脏浊气,名曰传化之府,此不能久留,输写者也。"传

导排泄糟粕,这一功能活动,主要体现在以通为用、以降为顺这一生理特点上。从形态上来看,大肠为一管状结构,内腔较小肠大而广,回运环曲亦少。这一形态结构,是与大肠排泄功能相一致的。清代顾世澄《疡医大全》谓:"《经》曰,大肠者,传导之官,变化出焉。上受胃家之糟粕,下输于广肠,旧谷出而新谷可进,故字从肉从易又畅也,通畅水谷之道也。"从六腑的动态观角度,说明了大肠传导变化,以通为用的生理特点。

大肠"以通为用,以降为顺"的这一生理特点,对维持人体饮食物的消化吸收和水液代谢起到了重要作用。故《灵枢·平人绝谷》云:"平人则不然,胃满则肠虚,肠满则胃虚。更虚更满,故气得上下,五脏安定,血脉和利,精神乃居。故神者,水谷之精气也。"

当然,大肠传导功能的实现,还赖于气血的推动和濡养。只有气血旺盛,血脉调和,大肠才能传导有序,排泄正常。其传导,主要靠肺气之下达,小肠之传物,故在生理上与肺、小肠的关系密切。肺气宜降,肺气不降,大肠易滞。清代唐容川《医宗精义·脏腑之官》说:"大肠之所以能传导者,以其为肺之腑,肺气下达,故能传导。"肺的生理功能正常,肺气充足,大肠传导能顺利进行。若肺气虚弱或宣降失常,可导致大肠传导功能失常。承小肠下传之物,如不受则逆。大肠传导功能失常,可影响小肠之传导,亦可影响胃之功能,可使胃实肠虚、肠实胃虚的生理现象不能实现。

(二)"变化出焉"是小肠泌别清浊的继续

大肠变化靠小肠余气,太过则实,不及则虚。大肠的变化功能与小肠变化密切相关,是小肠泌别清浊功能的延续。所以小肠之余气,直接影响大肠的"变化"功能。

小肠通过泌别清浊,清者上输于脾,浊者下输于大肠,其中还有部分未被小肠吸收利用的水液和精微物质,则要靠大肠的"变化"作用来完成,即将浊中之清重新吸收,浊中之浊由魄门排出。

大肠主津,靠肺肾气化,《灵枢·经脉》云:"大肠手阳明之脉……是主津液所生病者。"张景岳注:"大肠与肺为表里,肺主气而津液由于气化,故凡大肠之泄或秘,皆津液所生之病。"李东垣在《脾胃论》中说:"大肠主津,小肠主液,大肠、小肠受胃之营养乃能行津液于上焦。"大肠参与津液之代谢,并分泌产生某些物质,有的可濡润大肠,有的参与机体其他部位的生理活动。

小肠与大肠相连,生理上相互联系,病理上相互影响。如大肠传导功能失调,不能承受小肠的下传之物,则可能出现腹痛、呕吐等梗阻不通之症;反之,小肠泌别清浊功能失常,使水谷停滞,清浊不分,混杂而下,超越了大肠变化功能的承受能力,同样会发生腹泻。

## 二、肛门的生理特点

正常生理状态下,成人排便规律主要取决于大肠的传导变化和肛门的正常启闭。肛门的舒缩启闭因生理的需要而有节奏。根据子午流注的原理及时辰与脏腑的配属关系,大肠的功能在一昼夜中有两个生理功能旺盛时期,一是卯时,因十二经脉气血充盈,有利于排便;另一是申酉(日入),与肺大肠金气相配。在这两个旺盛的时期,大肠的传导功能最强,魄门随之开启而排便。根据调查统计,发现晨起及早饭后排便者占75.0%,午饭及晚饭后排便者占12.8%。根据大肠、肛门的这一生理节律,以生物钟的规律指导患者择时排便,对预防便秘有一定的意义。

## 三、大肠肛门与脏腑经络的关系

《素问·五脏别论篇》云:"魄门亦为五脏使,水谷不得久藏。"人体脏腑之间在功能上既有明确分工,又有密切联系,既能相互促进,又能相互制约,从而保持着机体内外环境的统一,维持着人体的正常生命活动。

1. 肺主气,主宣发肃降,有助于大肠的传导  肺的生理功能正常,肺气充足,则大肠传导能顺利进行。若肺气虚弱或宣降失常,可导致大肠传导失常。如肺气虚弱之气虚便秘,肺热下迫大肠之脱肛等。而大肠传导失司,腑气不通,魄门不能输泻浊气,则影响肺的肃降,产生咳喘胸闷,故古人用"泄肺大黄煎"治疗肺脏气实,心胸烦壅,咳嗽喘促,大肠气滞之症。

此外,肺与大肠共应于皮毛。《灵枢·本脏》云:"肺合大肠,大肠者,皮其应。"这说明皮毛与大肠肛门也有着密切的联系。临床上,外感泄泻就是在外邪侵入皮毛后,内应于大肠而发病。如胃肠型感冒,既可见到发热、恶寒、咳嗽、舌淡脉浮之表证,又可见到腹泻、腹痛之里证。治疗则可采用宣肺发表、清泻里热的表里双解法。

2. 脾主运化升清,关联大肠之传导  脾为后天之本,气血生化之源,脾气主升,胃气主降,为气机升降的枢纽。气机升降有序,则肛门启闭正常。另外,脾气具有升清固脱作用,肛门位置低下,之所以能正常舒缩活动而不致脱垂,全赖脾之升举固脱。若脾气虚弱,升清固脱失常,一方面可出现水谷精微不化等大肠传导功能的障碍,产生腹泻;另一方面则因中气下陷,摄纳无权而发生脱肛。中气下陷,脾虚运化失职,大肠传导无力,肛门开启迟缓,也会出现气虚便秘。反之,若久泄、久痢则可伤脾,出现神疲倦怠、形体消瘦、纳食呆滞等脾气虚弱之象;浊气不降也可以影响脾胃气机,出现腹胀、腹痛、脘闷嗳气、食欲减退,甚至呕吐。

此外,脾主统血,有统摄血液在经脉中运行,防止溢出脉外的功能。

3. 肾开窍于二阴,主司魄门之启闭  肾开窍于前后二阴,司二便,二阴的开阖与肾的气化功能有关。肾中精气充足,气化功能正常,则肛门启闭有度。若肾阳虚损,不能温煦下元,常可致五更泄;肾阴亏虚可致肠液枯涸,魄门不利,出现便秘;肾的封藏失司,关门不利,可出现久泄滑脱。故《素问·脉要精微论篇》说:"五脏者,中之守也……仓廪不藏者,是门户不要也……"明代薛己《薛氏医案·脱肛》云:"肾主大便,故肾虚者多患此证。"反之,如肛门受损,泄泻日久,又可损伤肾阴、肾阳,出现腰膝酸痛、畏寒肢冷等。

4. 肝主疏泄,调畅气机  肝功能正常,则人体气机升降出入疏通畅达,魄门功能正常。肝气不和,气机壅滞,魄门启闭不利,则腹满胀闷,大便涩滞,疏泄失常,可致肝脾不和。

5. 心藏神,魄门亦为心使  心为"五脏六腑之大主"。心神主宰魄门的启闭,"主明则下安",心神正常则魄门启闭有序,排便有时有节。心神不明,则魄门启闭无序,大便失禁。

# 第二节  肛肠病的病因病机

肛肠疾病的常见病因有内、外之分,而在临床上,各种致病因素并非单独所为,一般都是交杂为患,现将临床常见的病因分析如下。

## 一、外因

风、寒、暑、湿、燥、火六淫之气皆与肛肠疾病有关,其中尤以风、湿、燥、热四邪关系更为密切。《外科正宗》:"痔疮形亦多般,不外风、湿、燥、热源。"在肛肠疾病中各种外邪的作用机制也是各不相同的,都有其独特之处,正如《外科大成》所讲:"肿者湿也,痛者火也,痒者风也,闭结者燥也。"临床上,四者又往往是同行的,《古今医鉴》说:"夫痔瘘者,肛门边内外有痔也……由风、热、湿、燥合而致之。"

风为阳邪,属六淫之首,百病之长,四时皆可伤人,古人有外风、内风之说。《血证论》说:"……夫肠居下部,风从何袭之哉,所以有风者,外则太阳风邪传入阳明,挟热而下血,内则厥阴肝木,虚热生风,风气煽动而血下,风为阳邪,久则变火。"《证治要诀》说:"血清丽色鲜者,为肠风。"《见闻录》说:"纯下清血者,风也。"说明风邪可引起下血,且善行而数变,故风邪引起的便血,其色泽较鲜红,下血暴急呈喷射状。

风多挟热,太阳风邪,传入阳明,或者肝木之风横逆犯中,挟热而下注,热伤肠络,血不循经而下溢,热毒不散则肿痛。风盛则燥,风邪袭肺,蕴而化热,移热于大肠,则肠燥便秘,或者肝木郁结、风木内动、阴津不足而致便秘。风可挟湿,风木克土,脾失健运,水湿不化,风湿相搏于下部,则肛门作痒,滋水淋漓。

燥为清肃之气,燥胜则干,易伤津液。《医宗金鉴》说:"肛门围绕折纹破裂便结者,火燥也。"肛腑病多由饮食辛辣、阴血不足等内燥起,它有虚实之分,常因饮食不节、过食辛辣等物以燥热内结,燥邪易耗伤津液,无以下润大肠,则大便干结,或素有血虚,血虚津乏,肠道失于濡润,而致大便干燥,排便努责,使肛门裂或擦伤痔核而便血等。

湿分内外,成因有二:外湿系坐卧湿地,久居雾露潮湿而发。内湿系恣食生冷、肥甘厚腻之品,中伤脾胃,湿自内生,湿性重着,易犯下部,故肛肠疾患中因湿致病者较多,湿与热又多相兼为病。《医学传心录》说:"痔疾者,湿热之气所主也,如树生菌物,必因湿热而生。"如湿与热结,致肛门部气血纵横,经络因而发内痔,湿性秽浊,热伤络脉,则下血如烟尘;湿热蕴阻肛门,经络阻隔,气血凝滞易成肛痈;湿热下注大肠,腑通气机不利,经络阻滞,瘀血凝聚,发为息肉。

《内经》云:"诸痛痒疮,皆属于火。"这是中医的基本理论,肛肠疾病也不例外。所以凡肛肠内热灼盛,则会导致各种痔疾,因为"热则血伤,血伤则经滞,经滞则气不运行,气与血俱滞,乘虚而坠入大肠,此其所以为痔也"。热乃火之轻,火乃热之极,热积肠道,易耗伤津液,而致热结肠燥,则大便秘结不通,久之可导致气血不畅,瘀滞不散,故而为痔,热盛则迫血妄行,或灼伤肠络,血不循经,则血下溢而成便血。热与湿结而发肛痈。

## 二、内因

由于人体情志、起居、饮食、劳逸等失节而产生脏腑、气血虚损或者失调,从而引起各种肛肠疾病者,皆为内因,它在肛肠科的发病中也起着重要的作用。《内经》:"邪之所凑,其气必虚。"说明了各种外邪作用于人体导致疾病,同其内部脏腑、气血不足或失调是分不开的。《丹溪心法》早就指出:"痔者,皆因脏腑本虚,外伤风湿,内蕴热毒……以故气血下坠,结聚肛门,宿滞不散,而冲突为痔也。"在多数情况下,内因起着决定性作用。肛肠疾病的重要内因一般有气虚、血虚、情志内伤和劳倦过度等。

1. 气虚　气在人体的作用很广泛,有升提、摄纳、抗病、生长等功效,各种原因导致中气不足、气虚下陷、无以摄纳而引起直肠脱垂不收,内痔脱出不回,或者五脏六腑阳气虚弱,抗病能力下降,邪气易于入侵,肛肠部疮疡则难消、难溃、难收。引起气虚的原因甚多,《千金方》曰:"又有妇人产育过多,力尽血枯,气血下陷及小儿久痢,皆能使肛门脱出。"《医宗金鉴》也说:"……又有产后用力太过而生痔者,又有久泻、久痢而生痔者。"或是脾胃不足,健运无力,老年气衰,久病体弱引起中气不足,气虚下陷而致病。另外,久咳不已,耗散肺气,气无所主,也会产生气虚而得病。《医宗金鉴》认为:"久病咳嗽而后生痔。"道理即在此。临床上,只有详细辨别气虚产生之根源,然后审因论治,方能奏效。

2. 血虚 血液由脾胃运纳水谷精微变化而来,行于脉中,有滋润全身脏腑肌肉的作用。阴血一虚,则会引起一系列的病理改变,其中包括肛肠部的各种疾患。导致血虚的原因不外乎二:即生血不足,耗血过多,血虚则血运不畅,脉络失其荣养,造成肛肠部血管扩张,血液瘀滞,郁积横溢,冲发为痔;虚则无以摄血易致下,下血不止又会加重血虚,形成恶性循环。血虚则燥,肠道失于润滑,大便干结,易于擦破痔核而便血,或者临厕努挣而成肛裂;血虚则生肌迟缓,疮口不易愈合。

3. 情志内伤 情志的变化与肛肠疾病的关系甚为密切。《立斋医案》说:"喜怒无常,气血侵于大肠,到谷道无出路,结积成块,出血生乳,各有形象。"临床见到忧思过度,则损伤脾胃,脾失健运,气血生化乏源,湿自内生,从而产生各种病症,情志不畅、暴怒急躁则肝气郁结,气机失于条达,导致气滞血瘀,经脉纵横,发为痔瘘,瘀久不散渐成痔块。或者肝郁化火,灼伤脉络而下血,此类病症的共同特点是病情常因情志的变化而增减。

4. 劳倦过度、饮食不节 《内经》说:"因而饱食,筋脉横解,肠澼为痔。"《外科正宗》说:"或因久坐而血脉不行,又因七情而过伤生冷,以及担轻负重,竭力远行……以致浊气瘀血,流注肛门,俱能发痔。"由于劳逸不当,耗伤气血,导致或加重了各种肛肠疾病。饮食辛辣,嗜酒过度,则会助湿生热,湿热互结于下,导致气血运行不畅;络脉郁结,渐生疮痈,血热相搏于肛门,气血纵横,经脉交错而为痔瘘;沉湎酒色,房事无度,则易暗耗阴血,虚火内炽,肠络受伤而下血,腐蚀肌肤而成脓。

综上所述,痔瘘的发病不外乎脏腑气血虚衰,加之风、燥、湿、热等邪气的作用和七情内伤、劳倦过度、饮食不节等影响,以致气血瘀滞、经络阻隔、瘀血浊气下注肛门而成。上述各种因素,有的可单独发病,有的则多种因素相兼为病,并且内因和外因往往相杂而至,在病变过程中,有的为实证,有的为虚证,有的则虚中夹实,所以在临床诊治时,必须"审证求因",进行全面的分析。

**参考文献**

[1] 谷正春,王玉成. 常见肛肠疾病[M]. 哈尔滨:黑龙江朝鲜民族出版社,1996.

[2] 丁义江. 丁氏痔科学[M]. 北京:人民卫生出版社,2006.

[3] 张庆荣. 临床肛门大肠外科学[M]. 天津:天津科技翻译出版公司,1992.

[4] 史兆岐. 中国大肠肛门病学[M]. 郑州:河南科学技术出版社,1985.

[5] 黄乃健. 中国肛肠病学[M]. 济南:山东科学技术出版社,1995.

[6] 柏连松. 中医肛肠科学[M]. 上海:上海科技教育出版社,1995.

[7] 黄德铨.《内经》"筋脉横解"之我见[J]. 四川中医,2000,(5):7-8.

[8] 王洪图. 内经[M]. 北京:人民卫生出版社,2011.

[9] 柏连松. 实用中医肛肠病学[M].上海:上海科学技术出版社,1985.

[10] 陈实功,郭华昌,文瑞. 外科正宗[M].北京:中国医药科技出版社,2010.

[11] 吴谦. 医宗金鉴[M]. 北京:人民卫生出版社,1973.

# 第四章　肛肠病的中医诊法

## 第一节　肛肠病的四诊检查

### 一、望诊

1. 全身

（1）气色：㿠白、潮红、消瘦等。如长期内痔出血便血者，可见面色不华或㿠白等贫血证候。结核性肛瘘可伴有低热、面色潮红、消瘦、咳嗽等症。肛管直肠癌，可出现消瘦、恶病质。

（2）步履、坐势：如患血栓外痔、肛痈、内痔嵌顿者步履困难、坐势偏斜。

2. 局部

（1）肛门皱襞：正常情况肛门皱襞均匀，如发现肛门皱襞松弛或赘皮下垂，可为内外痔发生。

（2）肿块：单个局限性如血栓；漫肿、脓肿，如肛痈。

（3）分泌物：潮湿，脓性，污血等。

（4）赘生物：如肛裂（哨兵痔）等。

### 二、闻诊

1. 听　如肛痈、内痔嵌顿、肛裂等疾病的患者，有痛苦的呻吟声。

2. 嗅

（1）脓液稀薄无臭，色黯褐、软陷，属阴证，如结核性肛瘘病灶。

（2）脓厚稠，色黄，臭秽，可触及硬索，属阳证。

（3）急性炎症，肛痈脓液如臭鸡蛋，内痔嵌顿坏死、肛管直肠癌如尸臭，非特异性感染急性期有腥臭味。

### 三、问诊

这是了解病情的重要方法之一。明代张景岳认为问诊是四诊病之要领，临症之首务。通过问诊，可以了解目前疾病的发生、发展经过，还可以了解过去的病情，用药后的反应。询问与肛门直肠疾病有关的疾病，如结核、梅毒、出血史、过敏史等，特别还要了解有否高血压、肝硬化、心脏病、血液病、肝炎、肾炎、肺结核活动期等急慢性疾病，以便为肛门手术做好准备，以防并发症发生。同时还需问发病时间、症状，如疼痛、出血颜色、数量、肿块、瘙痒、潮湿感、大便次数及性质等。

### 四、切诊

切诊也称脉诊，临床多以诊寸口脉为主。依据浮、沉、迟、数等脉象，了解机体变化情况，辨别疾病的寒、热、虚、实等。如数脉主热证,有力为实热,无力为虚热;肛肠病日久不愈,身体瘦弱,阳气虚衰,脉见沉或沉细无力等。芤脉主亡血伤精,常见于大量失血患者。如术后大出血或痔核坏死脱落后大出血等。

# 第二节 肛门直肠检查的部位及体位

肛门病发生的部位常用膀胱截石位表示,以时钟面的十二等分标记法,将肛门分为 12 个部位,前面(会阴)称 12 点,后面(尾骶)称 6 点,左面中央称 3 点,右面中央称 9 点,其余依次类推。

内痔好发于肛门齿线上 3、7、11 点位,亦称母痔区。赘皮外痔好发于 6、12 点位。环形的多为经产妇或久蹲者所致。血栓外痔好发于 3、9 点位。肛裂好发于 6、12 点位。肛瘘瘘管外口发生于 3、9 点前面(会阴处),其管道多为直行,发生于 3、9 点后面的(尾骶部),其管道往往弯曲,且其内口多在 6 点位附近。马蹄形肛瘘的内口在 6 点或 12 点位。

## 一、肛门直肠检查的体位

检查及治疗肛门直肠疾病时,应根据患者身体情况和检查具体要求选择以下不同的体位。

侧卧位是肛肠科检查及手术治疗时最为常用的体位,让患者向左或向右侧卧于检查床上,臀部靠近床边,上侧的髋膝关节各屈曲 90°,向腹部靠近,下腿伸直,使肛门及臀部充分暴露。此体位适用于年老体弱及重病的患者。

截石位肛门病发生的部位常用膀胱截石位表示,以时钟面的十二等分标记法。患者仰卧,两腿分开放在腿架上,将臀部移到手术台边缘,使肛门暴露充分。适用于肛门直肠手术和痔术后大出血的处理。

胸膝位是外科疾病中最常用的检查方法,特别对乙状结肠镜检查最为方便。但由于此体位不能持久,因此对年老体弱及重病患者,应酌情采用。患者跪俯检查床上,两肘和胸部紧贴床铺,两膝屈起,臀部高举,使肛门充分暴露。适用于检查直肠下部及直肠前部的病变。

倒置位是患者俯卧在特制的检查床上,髋关节弯曲,两膝跪于床端,臀部抬高,头部稍低,这种体位患者舒适,手术操作方便。适用于肛门直肠的检查及小手术。

俯卧位是患者俯卧于手术床上,小腹处放置一枕头,两侧臀部用胶布胶住牵引拉开。此种体位患者舒适,适用于肛门部疾病手术。

蹲位是患者蹲下做解大便的姿势,用力增加腹压,适用于检查直肠脱垂、三期内痔和直肠下段息肉。

蹲位检查是一种简便而实用的方法,但由于检查方法受体态的限制,医务人员视触都极不方便,因此在蹲位检查方法的基础上,采用蹲位照镜检查,即蹲位时在肛门的垂直方向置一普通镜子,利用镜面的反射便能看到病变全部情况,患者自己也可以拿着镜子观看病变。此法极为简便,实用,是一种有效的检查方法,但检查时注意采光。

弯腰扶椅位是患者向前弯腰,双手扶椅,露出臀部。此种体位方便,不需特殊设备,适用于团体检查。

屈膝仰卧位是患者仰卧床上,屈膝弯腿,双手紧托膝部或膝窝,此法可以增加腹压,使乙状结肠和直肠降至盆底,便于检查。

## 二、肛门视诊

首先应查看肛门周围有无血、脓、粪便、黏液、肿块及瘘管外口等,以便判断病变性质。如肛门周围有无内痔、息肉脱出,有无外痔、瘘管外有无湿疹等。然后嘱患者像解大便一样下挣,医生用双手示指、中指将肛门轻轻地自然向两边分开,使肛门外翻,观察有无病变。如内痔位置、数目、大小、色泽、有无出血点、有无肛裂等情况,或用特制的玻璃吸肛器将内痔吸出检查,这种视诊对诊断肛裂及环状痔,有时比肛门镜检查更为确切。

## 三、肛门触诊

首先要触摸肛门周围皮肤温度、弹性是否正常,在病变情况下,如肛痈可触到肛门周围肿胀,皮肤灼热,肿块呈漫肿、平坦、软陷及质地硬度等,中央是否有应指感等。如肛瘘是否可触及条索状硬结,外口距肛门长度、大小、深度等。

直肠指诊:直肠指诊的意义是肛门直肠疾病检查方法中最简便、最有效的方法之一。往往通过直肠指诊检查可及早发现肛门直肠的早期病变。据国内统计,有80%的直肠癌就是通过直肠指诊时被发现。因此在临床上对初诊患者及可疑患者都应做直肠指诊检查,绝不可忽视这一重要的检查方法,以免延误直肠癌肿等重要疾病的早期诊断及手术时机。

(1)检查方法:患者取左侧卧位,嘱患者放松肛门,医生用戴有指套或手套的右手示指,涂上润滑油,轻轻插入肛门,进行触诊检查。① 先检查肛管及直肠下端有无异常改变,如皮肤变硬、肛乳头肥大、硬结、肿块、狭窄、肛门括约肌收缩强弱及肛管直肠环的功能情况。正常情况下,在直肠前壁,男性可触及前列腺及膀胱,女性可触及子宫颈,两侧可以触及坐骨直肠窝、直盆侧壁,其后方可以触及骶骨和尾骨。② 肛管、直肠环检查,此环是由肛门内括约肌、肛门外括约肌的上缘和耻骨直肠肌下端共同构成围绕肛管和直肠交界处。肛门内括约肌与肛门外括约肌呈环状,而耻骨直肠肌是在后面及两侧存在。检查时在肛管后方及两侧易触到,而肛管前部不易触到。③ 检查肛管直肠前后壁及其周围有无触痛、搏动、肿块及狭窄,并应注意肿块大小、硬度、活动性及狭窄程度,对高位的肿块可改用胸膝位或膝直立位,或截石位做直肠指诊,使肿瘤下移,可扪及较高部位的直肠癌。

(2)在直肠指诊时可触及的几种常见的肛管直肠病变情况:① 直肠癌。在肠壁上可摸到高低不平的硬块,不活动,基底广泛,肠腔常狭窄,指套上染有脓血及黏液分泌物或脱落的坏死组织。② 直肠息肉。可摸到质软面可推动的肿块,基底部大小不一,边缘清楚,指套上染有血迹。③ 内痔。一般内痔柔软而不易摸到,但如有血栓形成则可触到光滑的硬结,触痛明显。④ 肛瘘,可触及条索状块物,有时在齿线及齿线上可触及小硬结(即肛瘘的内口)。⑤ 肛门直肠周围脓肿,肛管直肠深部脓肿,可在直肠内摸到压痛性肿块。

(3)直肠指诊注意点:① 示指需全部插入。② 环形扪诊。③ 必要时做蹲位检查(膝直立位)。④ 注意指套上有无血迹。

## 四、肛门镜检查

在做肛门镜检查前,应先做直肠指诊,然后按下列步骤进行:① 右手持肛门镜并用拇指顶住芯子,肛门镜尖端应先涂上润滑剂,用左手拇指、示指将右臀拉开,显示肛门口,用肛门镜头部按摩肛缘,使括约肌放松。② 朝脐方向缓慢插入,当通过肛管后抵住底部进入直肠壶腹部。③ 将芯子取出,取出后要注意芯子上有无血迹。若直肠内有分泌物,可用镊子钳上棉花球擦净,然后再详细检查。④ 照入灯光,查看黏膜颜色,注意有无溃疡、息内、肿瘤及异物,再将肛门镜缓慢地向外抽出,在齿线处注意内痔、肛乳头、肛隐窝或肛瘘内口等。

**参考文献**

［1］丁义江.丁氏痔科学［M］.北京:人民卫生出版社,2006.

［2］柏连松.中医肛肠科学［M］.上海:上海科技教育出版社,1995.

［3］张庆荣.临床肛门大肠外科学［M］.天津:天津科技翻译出版公司,1992.

［4］柏连松.实用中医肛肠病学［M］.上海:上海科学技术出版社,1985.

［5］史兆岐.中国大肠肛门病学［M］.郑州:河南科学技术出版社,1985.

［6］黄乃健.中国肛肠病学［M］.济南:山东科学技术出版社,1995.

［7］韩宝,张燕生.中国肛肠病诊疗学［M］.北京:人民卫生出版社,2011.

# 第五章 肛肠病常用治法(传统疗法)

## 第一节 内 治 法

肛肠科的内治法与内科基本相同,是通过四诊收集与疾病有关的资料,然后从整体观念出发,进行辨证论治。由于肛肠科疾病有一定的特点,如其病位在下,其致病因素多为"风、热、燥、湿"等,故临床治疗有其一定规律可循,其常用的治法可归纳为下述方法。这些治法,在临证时需根据病情,一法单独使用,或多法综合使用,方可获得满意疗效。

(一)清热凉血

适用于因血热妄行而致的出血,如内痔、直肠息肉、肛肠病术后出血、炎症性大肠病等。症见便血,色鲜红,滴出或呈喷射状,口苦,尿黄,便干,苔黄舌红,脉数。方用凉血地黄汤、十灰丸、槐角丸加减。

(二)清热解毒

适用于因感受热毒之邪而致的肛门直肠周围脓肿、内外痔感染等急性炎症。症见局部红肿热痛,全身恶寒、发热、汗出,口渴喜冷饮,便秘,尿赤,苔黄燥,脉弦数。方用黄连解毒汤、仙方活命饮、五味消毒饮加减。

(三)清热利湿

适用于下焦湿热诸症,如肛门部湿疹、皮炎、肛腺外溢、肛窦炎、肛瘘等病。症见皮肤焮红、瘙痒、疼痛、滋水黄稠、时有分泌物染裤,身软倦怠,食欲不振,渴不多饮,肛门坠胀后重,大便秽臭或稀薄,小便淋漓不尽,苔黄腻,脉滑数或濡数。方用二炒丸、龙胆泻肝汤加减。

(四)清热疏风

适用于感受风热之邪的肛肠病患者。如血栓外痔、炎性外痔、肛门湿疹、肛周神经性皮炎等病。症见肛门突然肿痛,或瘙痒游走不定,丘疹时隐时现,疼痛流水,恶寒,发热,苔薄黄,脉浮数。痛者,方用止痛如神汤加减;痒者,方用消风散加减。

(五)清热化湿

适用于大肠湿热证,如炎症性大肠病。症见脓血便,腹痛,纳呆,里急后重,肛门灼热,发热口渴,小便短赤,苔黄腻,脉滑数。方用白头翁汤、葛根芩连汤加减。

(六)清热攻下

适用于实热内结之便秘。肛肠病实热便秘者,均可用该法。症见大便干结,脘腹胀满疼痛,拒按,面红目赤,口干欲饮,尿短赤,苔黄燥舌质红绛,脉弦滑数或沉数。方用大承气汤加减。

(七)润肠通便

适用于胃肠燥热之便秘,如肛裂、痔、习惯性便秘、肛肠病术后等。症见口干舌燥,口臭心烦,小便短赤,腹满而胀,大便干燥,舌红少津,苔黄而燥,脉滑实而数。方用脾约麻仁丸加减。

**（八）活血化瘀**

适用于气血运行失畅、经脉瘀阻的患者,如内痔、血栓外痔、肛痈初起、肛瘘、肛肠部肿瘤、肛门直肠狭窄及肛肠病术后瘢痕疼痛等病。症见局部肿块、硬索、刺痛、钝痛、色青紫或红,腹痛拒按,便血紫黑,甚至肌肤甲错,舌紫暗或有瘀斑,脉沉涩。方用桃红四物汤、血府逐瘀汤加减。

**（九）软坚散结**

适用于气滞痰凝之证,如肛门直肠周围脓肿、肛门直肠肿瘤、骶尾部囊肿等病。症见肛周肿块、漫肿软绵或坚硬如垒石不痛。或感微痛,日久不消,苔薄腻、舌紫暗、脉弦滑。方用海藻玉壶汤、舒肝溃坚汤加减。

**（十）滋阴润燥**

适用于因阴虚血亏而致肠燥便秘者,如肛裂、内痔、肛肠病术后等。症见大便秘结,腹满作胀、喜按,或者虽有便意,但临厕努挣无力,伴面色㿠白、头晕、心悸、神疲、乏力,舌质淡、灰苔,脉细无力。方用增液汤、五仁汤、润肠汤加减。

**（十一）益气升提**

适用于小儿、老人、经产妇等气虚下陷诸证,如肛门松弛、直肠脱垂、晚期痔疾、慢性腹泻等病。症见痔核、直肠经常脱出肛外,肛门坠胀;慢性腹泻,久泻不止,舌淡、苔白,脉细弱。方用补中益气汤加减。

**（十二）温阳散寒,涩肠固脱**

适用于大肠虚寒之证,如慢性溃疡性结肠炎、克罗恩病等。症见慢性腹泻,便下清冷,滑脱不尽,甚至五更腹泻,形寒肢冷,腹满喜按,纳少,神疲,气短懒言,小便清长,舌淡、苔白,脉迟缓。方用真人养脏汤、桃花汤、黄土汤加减。

**（十三）托里透脓**

适用于肿疡已成,正气渐虚,热毒不宜外泄的患者,如肛门痈、肠痈等病。症见局部肿块平塌,根盘散漫,难溃难腐烂,或溃后脓水稀少;或腹部膨胀,大便次数增多,似痢不爽,小便淋漓不尽,精神不振,面色无华,脉数无力。方用托里消毒散、透脓散、薏苡附子败酱散加减。

**（十四）扶正补虚**

适用于气虚、血虚、阴虚、阳虚等虚证。如肛肠疾病中后期,正虚无力祛邪,肛肠病术后大出血;肛门直肠部恶性肿瘤发展迅速,气虚耗损等。症见局部肿形散漫,溃后肉色灰暗,创面新肉难生,脓水清稀,面色苍白或萎黄,头晕目眩,心悸失眠,少气懒言,神疲乏力,腰酸耳鸣,肢冷,自汗,食欲不振,形瘦色悴,舌淡胖或舌红少苔,脉细弱无力或细数。偏气虚者,方用四君子汤加减;偏血虚者,方用四物汤、归脾汤加减;偏阴虚者,方用六味地黄汤加减;偏阳虚者,方用右归丸加减。

# 第二节　外　治　法

外治法是运用药物、手术以及其他手段,直接作用于患者体表某部或病变部位,以达到治疗目的的一种治疗方法,是与内治法相对而言的法则。外治法的运用与内治法一样,也要从整体观念出发,进行辨证论治,根据疾病的不同情况,选用不同的治疗方法。如《理瀹骈文》所说:"外治之理,即内治之理,外治之药亦内治之药,所异者法耳,医理药性无二,而法则神奇变幻。"

外治法在肛肠病治疗中,运用极为普遍,占有重要地位。它不但能够弥补内治法的不足,而且许多肛肠疾病,以外治法为主要的治疗手段,有其很好的治疗效果。现将该法归纳为药物疗法、手术疗法、其他疗法三大类,列举如下。

## 一、药物疗法

药物疗法就是用药物制成不同剂型,通过不同的用药方法,施用于患处,以直达病所,产生作用,从而达到治疗目的。常用的方法有外敷法、熏洗法、灌肠法、塞药法等。

外敷法即将膏药、油膏、箍围药、掺药等,直接作用于病处,依靠药物的性能而发挥治疗作用。其应用范围很广,适用于各种痔疾、肛裂、肛痈、肛瘘、脱肛、息肉等疾患。

### (一)膏药

古称薄贴,是按配方用若干药物浸于植物油中煎熬,再放入黄丹,在高温下经过物理变化凝结而成的制剂。也有用富有油脂的药物杵捣而成。其用法一般是烊化后摊涂在布或纸上,贴于患处即可。目前经过剂型改革,有些膏药已制成胶布型膏药,使用时更为方便。

(1)太乙膏:功用为清火,消肿,解毒,生肌。用于一切疮疡未溃或已溃,属于阳证者。

(2)千捶膏:功用为消肿,解毒,提脓,去腐,止痛。用于疮疡阳证初起无脓,能消肿,后期有脓则可拔脓。

(3)阳和膏:功用为温经通络,散寒化痰。用于疮疡阴证未破溃者。

### (二)油膏

油膏是将药物同油类煎熬成膏,或将药物捣为细末,与油类捣匀成膏的制剂。油膏的调剂,有用猪油脂、羊油脂、松脂、麻油、黄蜡、石蜡以及凡士林等。其作用因药物组成及调制方法的不同而各异。

(1)黄柏膏:功用为清热润燥,解毒止痛。用于炎性外痔、嵌顿性痔、血栓外痔、肛管皮肤溃疡、肛裂、肛肠病术后水肿等。

(2)九华膏:功用为消肿止痛,生肌润肤。用于内痔、外痔发炎、内痔术后、直肠溃疡等。

(3)生肌玉红膏:功用为活血祛腐,解毒消肿,润肤生肌收口。用于一切溃疡或肛肠病术后,腐肉未脱、新肉未生之时,或日久不能收口者。

(4)生肌白玉膏:功用为滋润肌肤,收敛生肌。用于溃疡腐肉已尽,而疮口不敛者及肛裂等病。

(5)青黛膏:功用为祛湿止痒,清热解毒。用于急性肛门湿疹和肛门周围皮肤痒痛出水的患者。

(6)鲸轮痔疮膏:功用为消肿止痛,收敛止血。用于各期内痔便血、外痔发炎、内痔嵌顿、肛裂溃疡等。

### (三)箍围药

具有箍集围聚、收缩疮毒的作用。古称敷贴。将箍围药粉与各种不同的液体调制成糊状,摊涂于纱布上贴在患处即可起治疗作用。根据病情的需要,其调制有以醋调的,取其散瘀解毒;有以酒调的,取其助行药力;有以葱、姜、蒜汁调的,取其辛香散邪等不一。

(1)玉露散:功用为清热凉血,消肿。用于疮疡阳证。

(2)金黄散:功用为清热除湿,祛瘀化痰,消肿止痛。用于疮疡阴证。

(3)回阳玉龙膏:功用为温经活血,散寒化痰。用于疮疡阴证。

（4）冲和膏：功用为行气疏风，活血化瘀，散瘀消肿。用于疮疡半阴半阳证者。

（四）掺药

古称散剂，现称之为粉制。掺药是将各种不同药物，研成粉末，配伍成方。根据不同的药物性能和病情的需要，或直接掺布于疮面上；或掺布于膏药上、油膏上贴于患处；或黏附在纸捻上，再插入疮口内；或将药粉时时扑于患处。

1. 消散药　具有渗透消散作用。用时将药粉掺布在膏药中心，贴于患处。① 阳毒内消散：功用为活血消肿，化痰解毒。用于阳证肿疡者。② 红灵丹：功用为活血止痛，消坚化痰。用于阳证痈疽未溃者。③ 阴毒内消散：功用为温经散寒，消坚化痰。用于阴证肿疡者。

2. 提脓祛腐药　具有提脓解毒、祛腐生新的作用。用时将药粉掺在疮口上，或粘在引流条上纳入脓腔内。提脓祛腐药的主药是升丹，因其药性太猛，故临床使用时，需加石膏等赋形药。对升丹过敏者，可用不含升丹的黑虎丹。① 升丹：功用为提脓祛腐。用于一切疮疡溃后，脓腐难脱者。② 五五丹：功用为提脓祛腐。用于痈疽已溃，腐肉未脱，毒出不净者。③ 九一丹：功用为祛腐生新。用于溃疡，痈疽溃后脓不尽者。④ 黑虎丹：功用为消肿提脓。用于痈疽溃后，脓腐不净，而对升丹过敏者。

3. 腐蚀药与平胬药　具有腐蚀组织，平复胬肉的作用。一般来说，腐蚀药作用强烈，平胬药作用平和。① 三品一条枪：功用为腐蚀、枯痔。用于内痔、肛瘘等。② 灰皂散：功用为腐蚀。用于脱出性内痔等。③ 白降丹：功用为腐蚀，性烈。用于经久不愈的慢性溃疡等。④ 平胬丹：功用为腐蚀平胬。用于疮疡有胬肉突出者。⑤ 枯矾粉：功用为收敛平胬。用于肛肠病术后，创面胬肉高突者。

4. 枯药　枯药敷于脱出性内痔表面，使痔血管内血栓形成，阻断血流，产生干性坏死的作用。而一般腐蚀药，每多仅使痔核表面坏死，所以予以区别。枯药多以砒矾为主要药物，临床应慎用。

枯痔散：功用为枯痔。用于脱出性内痔，嵌顿性内痔。

5. 生肌收口药　一般具有收敛收湿作用，掺布于创口，促使新肉生长收口。① 生肌散：功用为生肌收口。用于肛肠病术后创面或痈疽溃后脓水已净者。② 八宝丹：功用为生肌收口。用于肛肠病术后创面或痈疽溃后脓水已净者。

6. 止血药　掺布于出血创面，加压包扎，有制止创面出血的功效。① 如圣金刀散：功用为收涩止血。可用于创面出血。② 桃花散：功用为止血。可用于溃疡面出血。③ 参三七粉：功用为止血。可用于创面出血。

7. 收湿止痒药　具有清热收湿止痒的作用。掺扑于皮肤病糜烂渗液不多的破损面，达到消除红热、干燥、止痒的目的。① 青黛散：功用为收湿止痒，清热解毒。用于肛门周围皮肤病热肿、痒痛出水者。② 清凉散：功用为清热收湿。用于肛门周围皮肤病，皮肤潮红，破溃流水者。

## 二、其他疗法

（一）熏洗法

熏洗法是中医肛门疾病的重要外治方法之一。又称洗涤法，坐浴法。该法是将中草药煎汤后，借其蒸腾之药气熏灼患处，然后再将药物趁热淋洗或浸浴患处，或者用毛巾将药汁趁热敷于患处。具有疏通腠理，流畅气血，软坚散结，活血消肿，止痛止血，除湿收敛，杀虫止痒等作用。

（二）灌肠法

灌肠是将一定容量的液体从肛门灌入大肠内。根据治疗目的不同，可分为保留灌肠和通便灌肠两种方法。

1. 保留灌肠法　保留灌肠法是一种肠道给药方法。选用适当的药物灌入大肠,取其药物对局部病灶的作用,或通过肠道对药物的吸收而达到治疗目的。

(1) 灌肠药物：① 0.5%明矾水：功用为收敛止血。适用于炎症性肠病、痔出血、肛肠病术后创面经久不愈等。② 10%黄柏水：功用为清热解毒,收湿。适用于炎症性大肠病、肛窦炎、肛肠病术后创面分泌物较多者。③ 锡类散：(溶化于生理盐水中使用)功用为清热解毒,消肿收敛。适用于炎症性肠病等。

(2) 灌肠方法：① 必须将大便排空后,方可进行保留灌肠。② 药液温度要稍高于体温,一般为37～40℃。③ 药液用量：一般病灶位于肛管部者,20～50 ml,病灶位于直肠、结肠者100～200 ml。④ 选择合适体位,一般需将臀部稍抬高,以便药液顺利进入大肠。⑤ 取用导尿管插入肛门内10～20 cm(可以根据病变部位加以适当调节),导尿管的末端连接灌肠器,缓慢给药。

2. 通便灌肠法　将灌肠剂灌入大肠内,使积存于大肠内的粪便排出体外。我国古代就有灌肠通便法的记载。如唐《古今录验》记载："以水三升,煮盐三合,使沸。适寒温,以竹筒灌下部,立通也。"目前灌肠的制剂多用0.1%～0.2%的软肥皂1 000 ml、生理盐水1 000 ml、甘油30 ml或中药煎剂。灌肠器多带有软质的导尿或肛管。灌肠时,使药液温度保持在40℃左右,患者取左侧卧位,操作者缓慢将肛管插入肛门10～15 cm,徐徐灌入药液,然后轻轻拔出肛管。灌肠剂灌入后,要保留10 min左右,就可使粪便溶解排出。

（三）塞药法

塞药法是指将药物制成栓剂,置入患者肛内,然后逐渐溶化,经肠道吸收或药物的直接作用而达治疗目的的一种方法。一般具有消炎、止痛、止血等作用。

目前临床常用的栓剂有消痔宁栓剂、消痔锭栓、红霉素栓、洗必泰栓、吲哚美辛栓(消炎痛栓)等。

（四）烟熏法

烟熏法是用药物研末,直接燃烧,以其烟熏于患处,借着药力与热力作用而达治疗目的的治法。具有疏通腠理、流畅气血、活血消肿、杀虫止痒等作用。

1. 神灯照法　功用为活血消肿,解毒止痛。适用于痈疽轻症,未成者自消,已成者脓自溃,不腐者即腐。

2. 烟熏散　功用为燥湿杀虫,疗癣止痒。适用于肛门部慢性湿疹、皮炎、神经性皮炎、皲裂、股癣等干燥无溃水的顽固性皮肤病。

3. 热烘法　热烘法是根据病情将药膏均匀地薄涂于患部,然后用电吹风烘(或火烘)患部的一种治疗方法。具有润燥、止痒、活血等作用。多用于肛门部慢性湿疹、股癣、皲裂等皮肤病。亦有单独以电吹风烘患部的用法,具有干燥作用,用于肛门周围渗出性皮肤病。


# 第三节　常用手术疗法


手术疗法是肛肠病常用的治疗方法。一般经内服、外用药物等治疗效果不满意者,则采用手术治疗。

### 一、开刀法

开刀法即用刀或剪进行切除或切开治疗的方法。常用于外痔、肛裂、肛瘘的切除和脓肿的切开引流等。临床上根据病种和病情的不同,有不同的操作要求。

使用原则如下。

(1)肛门部的切口方向宜与肛门垂直,即呈放射状,这样可相应减少肛管皮肤、黏膜的损伤或术后瘢痕畸形,同时亦有利于切口引流通畅。

(2)对多颗外痔及多发性肛瘘等患者,需做数条切口,切口间应保留皮桥或黏膜桥,宽度至少要达0.5 cm以上,以免肛管狭窄。

(3)术中如需切断括约肌者,必须考虑损伤括约肌后的功能问题。如手术不当,可导致肛门失禁。

(4)在手术操作过程中,必须注意严格消毒。操作手法要轻柔,切忌粗暴,以免发生意外事故。

(5)脓肿的切口应以引流通畅为原则。若做连内口一次切开的手术时,应慎防损伤肛管直肠环。

### 二、结扎法

又叫做系痔法、缠扎法。本法始于我国宋代。如《太平圣惠方》曰:"用蜘蛛丝,缠系痔鼠乳头,不觉自落。"现在临床常用的有丝线结扎法、血管钳套扎法和套扎枪套扎法等。其治疗原理是将丝线结扎或将乳胶圈套扎于病变组织的基底部,通过丝线的紧缩力或乳胶圈的弹力,阻断病变组织的血液循环,使被扎组织因缺血而逐渐坏死脱落,经创面修复达到治愈的目的。一般用于内痔、直肠息肉、肛门皮肤疣等病。

### 三、挂线法

挂线法采用药线、丝线或橡皮筋为治疗工具。一般用于高位肛瘘或高位瘘管性脓肿一次切开引流者,也可用于肛管直肠狭窄、肛裂等病的治疗。其治疗原理是通过丝线的紧缩力或橡皮筋的弹力所形成的机械性切割作用,缓慢地切开病变组织,而达到治疗目的。对于高位肛瘘或高位瘘管性脓肿者,由于丝线和橡皮筋的异物刺激作用,可引起括约肌周围的炎症反应,使局部纤维化,将断端与周围组织粘连固定,更因挂线慢性切开的同时,组织边分离边修复,使括约肌分离后断端距离减小,从而不会因括约肌突然断离,断端较多的收缩,发生肛门失禁。此外挂线有着持续地引流作用,保证了创口的引流通畅,有利于创口愈合。

### 四、注射法

注射法是目前国内应用最普遍的中西医结合疗法。该法操作简便,有一定的治疗效果。适用于内痔、直肠脱垂等。

### 五、磁场疗法

中国医学史上,以磁治病早有记载。东汉时期《神农本草经》、南北朝时期《名医别录》均提到磁石治病,能消痈,敷肿,治鼠瘘、喉痛等明代李时珍的《本草纲目》载磁石内服、外敷可治大肠脱出等病。现代人们对磁性有了进一步认识,国内外对磁疗的应用较为普遍。肛肠科的磁疗方法,多是将磁片置于患处特定某些穴位,取其消炎、消肿、止痛作用。对磁疗的确切机制还有待于进一步探讨。

## 六、冷冻疗法

冷冻疗法是医学上一种新的方法。其治疗原理是将冷冻探头直接接触病变组织,借液氮迅速气化所产生的急剧降温作用,在病变组织细胞内形成冰晶,导致细胞脱水,进而使病变组织坏死、脱落,经创面修复而达治疗目的。一般用于内痔且有肛门湿疹的患者。近年来,"冷冻针"亦被肛肠科应用,其治疗原理与枯痔钉疗法类同。

## 七、紫外线疗法

紫外线疗法是用紫外线治疗仪所产生的短波紫外线照射局部的一种治疗方法。其原理是利用紫外线的杀菌作用,来杀灭细菌,控制感染;利用其对局部的刺激作用,来促进细胞的生长,从而加速创面的愈合。适用于肛肠病术后创面、结核性溃疡、肛窦炎等。

## 八、痔科治疗仪

痔科治疗仪是一种治疗肛管直肠疾病的新医疗仪器。该仪器的治疗原理是利用热磁产热,促进和改善肛管部的血液循环,可治疗内痔便血、轻度脱垂、肛裂、肛乳头炎、直肠炎、肛门湿疹等多种疾患,具有消炎、消肿、止血、止痛、止痒和促进伤口愈合等作用,疗效快,安全可靠,无痛苦,无副作用。

## 九、针灸疗法

针灸疗法在肛肠科中多用于脱肛、肛裂、痔出血、便秘、腹泻、疼痛、尿潴留等病症。其具体方法有体针、耳针、耳穴、埋籽、穴位封闭等。临床上,应以经络学说为依据。选择针灸穴位,进行治疗。

**参考文献**

[1] 夏泽华,张雅明,沈菲菲.柏连松运用湿热敷治疗肛肠病经验[J].湖南中医杂志,2013,(12):25-26.

[2] 张雅明.柏连松治疗肛门狭窄术后创面愈合迟缓案1则[J].上海中医药杂志,2010,(10):18-19.

[3] 张雅明.柏连松治疗肛周脓肿的经验[J].上海中医药杂志,2005,(3):29.

[4] 柏连松.简明肛肠病学[M].上海:上海科学技术文献出版社,1989.

[5] 张庆荣.临床肛门大肠外科学[M].天津:天津科技翻译出版公司,1992.

[6] 张雅明.内外治结合治疗肛门直肠周围高位全马蹄形脓肿1例[J].上海中医药杂志,2012,(1):27-28.

[7] 柏连松.实用中医肛肠病学[M].上海:上海科学技术出版社,1985.

[8] 史兆岐.中国大肠肛门病学[M].郑州:河南科学技术出版社,1985.

[9] 黄乃健.中国肛肠病学[M].济南:山东科学技术出版社,1995.

[10] 韩宝,张燕生.中国肛肠病诊疗学[M].北京:人民卫生出版社,2011.

[11] 柏连松.中医肛肠科学[M].上海:上海科技教育出版社,1995.

[12] 张雅明,夏泽华,沈菲菲.自拟中药方湿热敷对湿热下注型混合痔术后消肿止痛作用的临床观察[J].上海中医药杂志,2014,(1):58-60.

# 第六章  肛肠病的预防与保健

讲到肛肠疾病,大家都会想到"十人九痔",可见肛肠病在人群中发病率之高。该处所讲的"痔"是泛指所有的肛肠疾病,包括痔、肛裂、肛瘘、肛门直肠周围脓肿、直肠脱垂、肛管直肠癌等。中医治病讲究"治未病",要求不但要治病,而且要防病,阻挡病变发生的趋势,达到"治病十全"的"上工之术"。朱丹溪在《格致余论》中说:"与其求疗于有病之后,不若摄养于无疾之先;盖疾成而后药者,徒劳而已,是故已病而不治,所以为医家之怯;未病而先治,所以明摄生之理……此圣人不治已病治未病之意也。"肛肠疾病也一样,可通过预防而减少疾病的发生或延缓疾病的发展。

## 一、肛肠疾病诱发因素

(1)**体质因素**:中医学认为"邪之所凑,其气必虚",当机体功能状况差时,抗病能力亦低下,易遭受外感六淫侵袭而罹患疾病。

(2)**情志内伤**:人体生理功能受精神支配,当遭受七情损伤时亦可使脏腑功能失调、气血逆乱而发病。如溃疡性结肠炎、肠易激综合征等均与情志内伤有关。

(3)**饮食因素**:饮食不节、嗜食辛辣炙煿肥甘厚腻之品,过食生冷,过度饮酒,均可诱发肛肠疾病的发生,如痔、肛门直肠周围脓肿等。

(4)**解剖因素**:因人直立的时间较长,肛门部位于消化道末端,血液回流较差,易造成局部淤血,又肛门直肠交界处肛窦开口向上,易滞留粪便残渣,引起局部持续充血或感染。

(5)**排便不规律**:便秘、腹泻、大便时过度用力等,均可加重肛门局部的刺激,而导致疼痛、出血、水肿、皮肤裂伤、感染等症状出现。

(6)其他如劳累、久坐、妇女妊娠,可促使肛门局部血液淤积、回流障碍,而加重局部病变。

## 二、预防保健措施

1. **积极锻炼身体,增强抗病能力**  中医学认为"正气存内,邪不可干"。锻炼身体如做操、打拳、散步、打球、游泳、爬山等,可增强体质,提高机体抵御外邪的能力。对于久坐、久站工作的人,要尽量安排时间活动下肢和臀部肌肉,使气血通畅,减少局部气血瘀滞。

2. **避免情志刺激,保持精神愉快**  调摄精神意志,思想上安闲清静,精与神守持于内,避免过度的情志变动,戒怒少思,心胸开朗,乐观愉快,使精神处在最佳状态,这样就能达到补养真气、防病于未然的目的。

3. **饮食调理**  我国伟大的医学家孙思邈在《千金方》中记载:"饮食不节,醉饱无时,恣食肥腻,胡椒辛辣……乃生五痔。"所以平时饮食要有节制、有规律,关键要有合理的膳食结构,"五谷为养,五果为助,五畜为益,五菜为充"。多吃蔬菜水果;晨起饮蜂蜜水或温水一杯;忌食辛辣刺激食物如酒、辣椒、芥末等,大热之物如狗肉、羊肉等不可食。另外不偏食,饮食要五谷杂粮粗细搭配,荤素均衡,吃时细嚼慢咽。

4. 注意劳逸结合和起居调摄 《内经》云:"久视伤血,久卧伤气,久坐伤肉,久立伤骨,久行伤筋。"提示应当劳逸结合、锻炼适度,才能气血调畅、疏郁散结、脏腑得养、阴阳互守。古人曾指出担轻负重可以引起痔疮。临床中常注意到患者每在过度劳累时痔疮发作。所以预防肛门疾病要适当休息,注意劳逸结合。经常站立的劳动者,适当坐卧休息;久坐久蹲者,要注意增加站立、行走等活动。另外,房事不可过度,犯病时或治疗期间要杜绝房事。

5. 养成良好的排便习惯 良好的排便习惯包括排便基本定时有规律(每日或隔日定时大便1次),排便时用力适当,耗时不长,排出通畅,不干燥不稀薄,便后有轻松感。平时注意不要人为地抑制便意感,便时不要读书看报、吸烟等。排便最佳时间为晨起或早餐后,早晨起床后因身体直立可引起结肠运动,饭后由于食物的刺激可加速胃肠蠕动,亦可产生大便感。

6. 便后肛门处理

(1) 收缩肛门:排便后有意识地做3~5次肛门收缩,可增强括约肌功能,消除其疲劳,缓解里急后重症状,有利于轻度脱垂的肛肠病如内痔、脱肛的还纳。

(2) 还纳脱出物:一些肛肠病如内痔、脱肛、息肉等,便后可脱出肛外,轻者可自行回缩,对重者如不能回缩应立即送回,防止肛门周围组织炎症水肿,使还纳困难。

(3) 清洗坐浴:是肛门保健的措施之一。可用温热清水或中药坐浴,配合肛门收缩,每次15~20 min。中药坐浴熏洗方可根据具体情况酌情选用清热解毒、燥湿止痒、消肿止痛等药物,用坐浴的方法不仅可以洗净肛门皮肤皱褶内的大便残渣,而且能促进局部血液循环,减轻局部水肿和疼痛,对预防肛门疾病的发生有重要作用。

7. 肛门功能锻炼 加强肛门功能锻炼,不仅可以促进局部的血液循环,减少痔静脉的淤血扩张,而且可以增强肛门直肠部的抗病能力,避免或减少肛门直肠疾病的发生,即使发生也可以不使其发展,或可以促进其恢复;已做肛门直肠部手术者,可以减少复发的机会,有利于功能恢复;对于肛门括约肌受到损伤的患者,加强锻炼亦利于功能的恢复。因此,加强肛门功能锻炼的具体方法如下。

(1) 导引法:导引是修炼者以自力引动肢体所做的俯仰屈伸运动(常和行气、按摩等相配合),与现代的柔软体操相近似,是锻炼形体的一种养生术,属气功中之动功。道教根据古人所谓"流水不腐,户枢不蠹"的道理,认为人体也应适当运动,通过运动,可以帮助消化,通利关节,促进血液循环,达到祛病延年的目的。古代导引一般徒手进行,也有的辅助以简单的器械。具体做法是,左下肢足部踏地,右下肢屈膝,两手抱住右膝关节下方犊鼻至足三里部位,然后两手及双上肢用力使右腿膝部向身躯牵拉,稍停片刻后进行调换,右下肢足部踏地,左下肢屈膝,连续操作28次。此法如能坚持每日做1~2遍,不仅能预防痔疮的发生,亦可疗虚损劳伤之病。三国时期的华佗把导引术式归纳总结为5种方法,名为"五禽戏",即虎戏、鹿戏、熊戏、猿戏、鸟戏。

(2) 肛门运动法:此法可增强肛门括约肌紧张力,减轻痔出血和脱出症状,促进局部血液循环,减轻疼痛,使排便通畅。方法是:收缩肛门5 s,再舒张5 s,收缩肛门时深吸气、舒张肛门时深呼气,如此连续进行5 min,每日3~5次。

(3) 体疗九法:用于痔核脱出、脱肛及肛门括约肌收缩无力的患者。对肛裂、炎性外痔、嵌顿痔禁用。① 松身提肛法:仰卧,两腿交叉,全身各部高度松弛,不要紧张用力。然后臀部和大腿用力夹紧,同时肛门如忍大便状,缓缓用力上提,两腰也做成向下与床相接触状弯腰,这样全身放松与提肛交替进行。根据健康状况可做10～30次,然后可配合呼吸运动,提肛时吸气,全身放松时呼气。② 骨盆高举法:仰卧屈膝,使脚跟靠近臀部,两手放在头下,以脚掌和肩部做支点,使骨盆高举,同时收缩肛门,放松时骨盆下放,熟练后亦可配合呼吸,提肛时吸气,放松时呼气。③ 腹肌旋转法:仰卧,两腿自然伸展。以气海穴为中心腹肌做旋转动作,顺时针旋转20～30次,逆时针旋转20～30次,先顺后逆的旋转。此势练时臀、腰等处配合则较易进行。④ 双臂上举法:仰卧两臂放躯干旁,全身放松,两臂上举,同时吸气,手掌举至头上时要正好将气吸完,两臂在身前放下还原,同时配合呼气,此势可连续做6次。⑤ 叉腿站坐法:两腿交叉坐于床边或椅上,全身放松,两腿保持交叉站立,同时收臀、夹腿、提肛,坐下还原时全身放松,可连续做20～30次。⑥ 站式交腿法:站式两腿交叉,收臀、夹腿、提肛,两腿仍保持交叉,全身尽可能放松,如此反复,一般20～50次。⑦ 收臀击腹法:站式两腿交叉,收臀、夹腿、提肛,同时吸气,待气吸满后,两拳轻握轻击小腹部,同时呼气,如此击腹20～40次。注意击腹的力量一定由轻开始,慢慢加重,千万不要在开始几日里用力叩击。叩击时如果腹部感到不适,说明用力过大,要减轻些,孕妇禁用此法。此势最好在脱肛基本控制后练习,疗效很好。⑧ 握拳鞠躬法:两腿并拢,两拳松握,自胸前两侧上提至乳部,同时抬头挺胸吸气,气吸满后,上体呈鞠躬状前俯,同时两拳变紧握,沿两腋旁向身体后下方伸出,并随势做深呼吸。如此连续6次。⑨ 举臂呼吸法:两腿并拢,两臂自左右侧上举至头上方,同时两脚跟提起做深长呼吸,两臂在体前自然落下,同时脚跟亦随之下落踏实,并做深长呼吸,此势可连续做6次。

8. 肛肠病的保健按摩　足底按摩疗法是一种古老的防治疾病的方法。该疗法与针灸疗法中的耳针、体针相似,也是以局部体现整体,通过局部治疗来达到防治全身疾病的治疗方法。实践证明,本法在治疗肛肠疾病具有止血、止痛、止痒、缓解痉挛等作用。脚部大肠的反射区位于右脚侧面通往跟骨的区域。升结肠在这个区域往前延伸至脚底的中央。右侧的大肠反射区在脚中部。凡内痔脱垂、出血、肛门湿疹、肛门神经痛、直肠脱垂、肛门术后水肿、习惯性便秘等,均可在脚底反射区触压按摩治疗。

## 附一：肛肠病的常用方药

(1) 凉血地黄汤:生地,当归,地榆,槐角,黄连,天花粉,生甘草,升麻,赤芍,枳壳,黄芩,荆芥。

(2) 十灰丸:大蓟,小蓟,荷叶,侧柏叶,白茅根,茜草根,棕榈皮,大黄,栀子,牡丹皮。

(3) 槐角丸:槐角,炒枳壳,当归,黄芩,防风,地榆炭。

(4) 黄连解毒汤:黄连,黄芩,黄柏,栀子。

(5) 仙方活命饮:穿山甲,皂角刺,当归,甘草,金银花,赤芍,乳香,没药,天花粉,陈皮,防风,贝母,白芷。

(6) 五味消毒饮:金银花,野菊花,紫花地丁,天葵子,蒲公英。

(7) 萆薢渗湿汤:萆薢,薏苡仁,黄柏,赤茯苓,牡丹皮,泽泻,滑石,通草。

(8) 三妙丸:苍术,黄柏,牛膝。

(9) 龙胆泻肝汤:龙胆草,栀子,黄芩,柴胡,生地,泽泻,当归,车前子,木通,甘草。

(10) 止痛如神汤:秦艽,桃仁,皂角刺,苍术,防风,黄柏,当归,泽泻,槟榔,熟大黄。

（11）消风散：当归,生地,防风,蝉蜕,知母,苦参,麻仁,荆芥,苍术,牛蒡子,石膏,木通,甘草。

（12）白头翁汤：白头翁,秦皮,黄连,黄柏。

（13）葛根芩连汤：葛根,黄芩,黄连,黄柏。

（14）大承气汤：生大黄,枳实,厚朴,芒硝（冲服）。

（15）脾约麻仁丸：大黄,厚朴,杏仁,白芍,枳实,麻子仁。

（16）桃红四物汤：地黄,当归,赤芍,川芎,桃仁,红花。

（17）血府逐瘀汤：当归,生地,桃仁,红花,枳壳,赤芍,柴胡,甘草,桔梗,川芎,牛膝。

（18）舒肝溃坚汤：柴胡,升麻,龙胆草,黄芩,甘草,桔梗,昆布,当归,赤芍,黄柏,葛根,黄连,三棱,木香,瓜蒌根。

（19）海藻玉壶汤：海藻,陈皮,贝母,连翘,昆布,半夏,青皮,独活,川芎,当归,海带,甘草。

（20）增液汤：玄参,麦冬,生地。

（21）五仁汤：杏仁,柏子仁,郁李仁,瓜蒌仁,火麻仁。

（22）润肠汤：当归,甘草,生地,火麻仁,桃仁。

（23）补中益气汤：黄芪,人参,白术,陈皮,炙甘草,当归,升麻,柴胡。

（24）真人养脏汤：诃子,罂粟壳,肉豆蔻,当归,白芍,人参,木香,官桂,甘草,白术。

（25）桃花汤：赤石蜡,干姜,粳米。

（26）黄土汤：甘草,干地黄,白术,炮附子,阿胶,黄芩,灶心土。

（27）托里消毒散：人参,川芎,当归,白芍,白术,金银花,茯苓,白芷,皂角刺,甘草,桔梗,黄芪。

（28）透脓散：黄芪,穿山甲,当归,皂角刺。

（29）薏苡附子败酱散：薏苡仁,附子,败酱草。

（30）四君子汤：人参,茯苓,白术,炙甘草。

（31）四物汤：熟地黄,当归,白芍,川芎。

（32）归脾丸：人参,白术,黄芪,当归,炙甘草,茯神,远志,酸枣仁,木香,龙眼肉,生姜,大枣。

（33）六味地黄丸：熟地黄,山药,山茱萸,牡丹皮,茯苓,泽泻。

（34）右归丸：熟地,山药,山茱萸,枸杞子,菟丝子,杜仲,鹿角胶,当归,附子,肉桂。

## 附二：柏氏肛肠科验方

1. 四味痔血汤

［适应证］内痔便血（气阴不足,湿热蕴结型）。

［组方思路及方解］组成：黄芪,生地黄,黄柏,仙鹤草。

方解：此乃柏连松在长期临床实践中,总结出来的经验方。方中重用黄芪为君药,黄芪为重要的补气药,取其补气升阳、托毒生肌之功,一般剂量用 30～60 g。《神农本草经》言其："主痈疽久败疮,排脓止痛,大风癞疾,五痔鼠瘘,补虚,小儿百病。"张元素首次提出黄芪"排脓止痛,活血生血,内托阴疽,为疮家圣药"。现代药理学研究发现,黄芪能提高机体免疫功能,改善局部微循环和血小板功能,体外实验能抗多种细菌等。用生地为臣药,以清热凉血、养阴生肌配之。《汤液本草》云："生地黄,钱仲阳泻小肠火,与木通同用以导赤也,诸经之血热,与他药相随,亦能治之,溺血便血亦治之。"现代药理证明生地能调节机体纤溶凝血功能,并有抗炎和提高免疫功能的作用。以黄柏、仙鹤草佐之,前者有清热燥湿、泻火解毒之功,后者具收敛止血、活血消肿的作用。《神农本草经》言黄柏"主五脏肠胃中积热,黄疸,肠痔,止泄痢";朱丹溪谓黄柏走至阴,有泻火补阴之功;清代《百草镜》云仙鹤草可"下气活血,理百病,散痞满",可用于"跌仆吐血,血崩,痢,肠风下血"。现代药理证实黄柏有很好的抗菌作用,且对血小板有保护作用,仙鹤草能促进血液凝固、收缩周围血管、镇痛和抗菌等作用。全方寓补、清、泻、敛于一炉,有益气养阴、清热凉血之作用,既顾及本虚,又可治标实,切中内痔出血的主要病机,故临床屡试不爽,疗效显著,实乃治疗内痔出血的一大良方。

2. 透脓消痈方

[适应证]肛门直肠周围脓肿(湿热下注,经络阻滞,气血凝滞)。

[组方思路及方解]组成:黄柏,牡丹皮,虎杖,桃仁,薏苡仁,赤芍,穿山甲,水牛角片。

方解:方中用黄柏、虎杖、牡丹皮以清热利湿、泻火解毒;穿山甲、赤芍、桃仁、薏苡仁以活血散结通络;水牛角片清热凉血解毒。本方对肛门直肠周围脓肿初期局部红肿灼热,结块疼痛,按之无波动感,伴小便短赤、大便干燥、苔黄或黄腻、脉弦数等症的患者,治疗效果比较显著。本方具有双向作用,对脓肿初起,未成脓者,可消散;对发病数日难以消散者,可加速其成脓,以缩短病程。脓成未溃者,可配合使用生黄芪、皂角刺、当归等,增加透脓托毒作用,促使脓肿破溃。

3. 健脾清肠方

[适应证]炎症性肠病(脾胃虚弱,湿热蕴结)。

[组方思路及方解]组成:党参,炒白术,怀山药,炙黄芪,黄柏,马齿苋,白花蛇舌草,鸡内金,谷芽等加减。

方解:方中党参、白术、怀山药、黄芪健脾益气,培补脾胃之元气以固本;黄柏、马齿苋、白花蛇舌草清利湿热以治标。全方标本兼顾,共奏健脾益气助运、清利下焦湿热之功,经此药治疗颇能得到满意的疗效。其中腹痛的患者加大血藤、蒲公英以清热解毒;便次多加芡实、肉豆蔻以健脾除湿,收涩止泻;便血者加仙鹤草收敛止血;腹胀腹痛明显者加大腹皮、延胡索以行气止痛;口干舌红者加沙参、麦冬以益胃生津。

4. 扶正消瘤方

[适应证]大肠癌及术后(脾胃虚弱,湿热蕴结)。

[组方思路及方解]组成:黄芪,党参,北沙参,麦冬,制黄精,白术,茯苓,怀山药,半枝莲,白花蛇舌草,藤梨根,鸡内金,香谷芽。

方解:柏连松认为,大肠癌根治术后,加之化疗放疗,耗气伤阴,故应采用益气养阴、清热解毒的治则进行治疗。处方中黄芪、党参补中益气,北沙参、麦冬、制黄精养阴补脾,清热生津;白术、茯苓、怀山药补脾益气;半枝莲、白花蛇舌草、藤梨根清热解毒消瘤;鸡内金、香谷芽健胃和中。方中扶正可加速正气的恢复,提高机体的抗癌能力,祛邪可局限或抑杀肿瘤细胞,控制癌瘤的发展,又对缓解患者临床症状具有明显的效果。如大便次数多,加黄连、木香;大便干结,加瓜蒌仁、枳实;口干舌燥,加石斛、玉竹;虚火重,加黄柏、知母。

5. 益气润肠方

[适应证]慢性便秘(脾气虚弱,运化失健)。

[组方思路及方解]组成:炙黄芪,党参,白术,肉苁蓉,生何首乌,火麻仁,枳壳,枳实,全瓜蒌,大

腹皮等。

方解：柏连松经过多年临床研究，对于慢性便秘的诊治有独特的经验，认为本病发病时间较长，多数患者有滥用泻药的情况，且发病者多为中老年人，体虚之人，证多以虚为主，并在此基础上提倡以"益气健脾，润肠通便"法。他认为不管是何种原因引起的便秘，时间久后必导致脾气虚弱，运化失健。脾司运化水谷，输布津液，脾虚运化无力，脾燥津液过耗，故便秘难愈。处方中黄芪、党参、白术益气健脾；肉苁蓉、生何首乌、火麻仁益精养血，润肠通便；枳壳、枳实、全瓜蒌、大腹皮行气导滞，滑肠通便。处方通补皆施，有益气健脾、益精养血、润肠通便之功，对治疗慢性便秘，尤其是老年性便秘有很好的疗效。

**参考文献**

［1］丁义江.丁氏痔科学［M］.北京：人民卫生出版社,2006.

［2］柏连松.简明肛肠病学［M］.上海：上海科学技术文献出版社,1989.

［3］王洪图.内经［M］.北京：人民卫生出版社,2011.

［4］柏连松.实用中医肛肠病学［M］.上海：上海科学技术出版社,1985.

［5］史兆岐.中国大肠肛门病学［M］.郑州：河南科学技术出版社,1985.

［6］黄乃健.中国肛肠病学［M］.济南：山东科学技术出版社,1995.

［7］韩宝,张燕生.中国肛肠病诊疗学［M］.北京：人民卫生出版社,2011.

［8］柏连松.中医肛肠科学［M］.上海：上海科技教育出版社,1995.

［9］闻茂康,夏祖宝,杨富华.实用中医痔科学［M］.北京：人民卫生出版社,1995.

# 下 篇 各 论

# 第七章 痔

## 【概述】

### 一、痔的概念

痔是发生于肛门内外的常见病、多发病,严重影响患者的工作和生活质量。传统的观点是发生于直肠下端黏膜下和肛管、肛缘皮下的痔静脉丛瘀血扩张、血管增生,继而形成的柔软的血管病变,俗称"痔疮"。民间"十男九痔,十女十痔"之说,是有一定的科学根据。2004 年由中华中医药学会外科学分会结直肠肛门外科学组、中华中医药学会肛肠病专业委员会、中国中西医结合结直肠肛门病专业委员会共同制定了《痔临床诊治指南》(2004 版),明确了"内痔是肛垫(肛管血管垫)的支持结构、血管丛及动静脉吻合发生的病理性改变和移位,外痔是齿线远侧皮下血管丛扩张、血流瘀滞、血栓形成或组织增生"。

中医文献中痔的含义包括三方面:一把人体孔窍中有小肉突出的疾病都称为痔,古汉语中痔也称为"寺",寺是"峙"意,有高突的意思,因此痔有本意和狭义之分,本意如《楼英医学纲目》曰"如大泽之中,有小山突出,为痔",又如宋代陈无择《三因极一病证方论》中"于人九窍中凡有小肉突出者皆为痔,不特于肛门边生",而狭义专指肛门疾病。二是泛指直肠肛门疾病的总称,如《说文解字》中"痔,后病也",如直肠癌为锁肛痔,肠息肉称为息肉痔等。三是专指肛门痔,如《医宗金鉴》中的"二十四痔",与现代的内痔、外痔和混合痔概念基本相同。

### 二、痔的流行病学

据国内 1975—1979 年对全国 29 个省、市、自治区的 76 692 人的普查资料表明,肛门直肠疾病的总患病率为 59.1%,其中痔占所有肛肠疾病中的 87.25%,在人群中的患病率约为 50%,男女皆可发病,女性患病率高于男性,任何年龄都可患病,以 20~60 岁的人群较为多见,60 岁后发病率逐渐降低,但原有痔的发作频率和症状可逐渐加重。随着生活水平的提高,饮食结构和人群生活习惯的改变,痔的发病率和发病年龄已有明显改变。婴幼儿肛缘处皮赘水肿以及静脉曲张,尚不能称为痔,随着生长发育,肛缘的静脉发育完善,曲张可得到改善和缓解。

1994 年广州的黄少明等对南方某部队 4 935 人进行肛肠病的流行病学调查,人群年龄为 20~69 岁,在肛肠疾病中痔的患病率最高为 86.3%,患病率与 1979 年全国普查的 87.25% 接近。

2008 年湖南的胡捷等对 9 240 例肛肠疾病谱分析,其中痔的患病率占 53.46%,患病率最高。

2009 年河南的于海泉等于 2000—2007 年对河南省内 13~84 岁人群进行了肛肠病的流行病学调查,其中痔的患病率最高,占肛肠病总人数的 63.5%,可能是由于调查人群的年龄等各方面的差异,与 1979 年全国肛肠病流行病学调查结果有一些差异,但总体体现痔在肛肠病中患病率最高。

2012 年河北的何洪芹等对沧州城乡居民痔疮使用问卷形式进行流行病学调查,通过对有效的

5 724 张问卷统计分析发现人群中痔疮患病率 16.5%,女性为 17.9%,男性为 14.9%。

2012 年由中华中医药学会肛肠分会在全国范围内进行肛肠病的流行病学调查,并于 2013 年底完成了相关调查。目前尚未发布调查研究结果。

### 三、痔的研究发展史

1. 中医对痔的认识　中医对痔的认识具有悠久的历史,约在公元前 11 世纪商周时期的《山海经》中已有痔的名称,《山海经·南山经》中有"南流注于海,其中有虎蛟……食者不肿,可以已痔"。《五十二病方》中记有"脉痔、牡痔、牝痔"等病名、证候,同时提出了痔的病理为"脉病",此处脉可能指筋脉。战国时期的《庄子·列御寇》一书中记载:"秦王有病召医,破痈溃痤者,得车一乘,舐痔者,得车五乘,所治愈下,得车愈多。"《神农本草经》记有五痔病名,并首次记载了治疗痔瘘的 21 种药物,如黄芪治"五痔""鼠瘘"。《内经》中的"因而饱食,筋脉横解,肠澼为痔",精辟地论述痔的病因、病机和病理过程,为后世阐述痔的病因病机奠定了理论基础。唐代王焘的《外台秘要》中最早记载有内痔、外痔的病名。《奇效良方》对痔的形态描述比较详细:"痔于肛门生,或在外而或在内,有似鼠乳者,有似樱桃者,其形不一。"金元时期对痔的病因病机的认识有很大的发展,金元四大家提出了"风、热、燥、湿四气相合"和"湿热下注"是肛肠病的主要原因,刘完素在《黄帝素问宣明论方·痔瘘门》的"痔瘘总论"中说:"盖因阳气虚而玄腑疏,风邪乘而热自生,风湿邪热攻于肠中,致使大便涩而燥热郁,血热散而流溢冲浸肠里……久而不愈乃作痔。"认为风、湿、热攻入肠中,加之谷气流溢,传于下部,血热流溢,久不愈而导致痔疾的发生。肠风痔有 5 种,热在下,热在上,有便血先后之别。李东垣《兰室秘藏》云:"因饱食行房忍泄,前阴之气归于大肠,木乘火势而侮燥金,故火就燥也。"认为痔漏之病,乃风热湿燥合、饮食不节、饱食入房而为之,故多以苦寒泻火,以辛温和血、润燥疏风止痛为治疗大法。李东垣和朱丹溪强调"脏腑本虚"是肛肠病发生的内在原因。其后陈实功在《外科正宗》中提出痔患者"素积湿热",窦梦麟在《疮疡经验全书》中首次认识到肛肠病中的遗传因素。朱丹溪则认识到脏腑本虚,加上外感、饮食、情欲等因素是导致痔疾发生的原因所在,故在治疗上"专以凉血为主"。

宋代的《太平圣惠方》首创了枯痔钉疗法,后又发展为枯痔散的枯痔疗法。明陈实功《外科正宗》详细记载了枯痔钉的制法和使用方法,明清至民国时期,乃至 20 世纪 70 年代枯痔疗法是中医治疗痔疮的主要方法。清代《医宗金鉴》则概括痔的病因"痔疮形名亦多般,不外风湿燥热源"。

新中国成立后对痔病因病机、治疗机制的研究进入一个百花齐放、飞速发展的时期,表现在一方面充分挖掘祖国传统医学的优势,另一方面引进西医学的发展成果,丰富和发展了痔的治疗。

2. 西医对痔的认识　国外对痔认识和发展也经历了一个较漫长的过程,公元 2 世纪 Galen 认为痔是体内腐败体液排出体外的途径,痔是一种生命现象而不是疾病。希波克拉底时期提出:"痔流"形成于身体废物的集聚,这些废物来自"脾血"和"胆汁",痔的出血是身体的一种"自我净化"作用。19 世纪英国人开始使用结扎法治疗内痔,1892 年 Whitehead 发明了痔的环切术,并在很长一段时间内成为治疗环状混合痔的主要方法。Morgan 创立了内痔的注射疗法,其后由于内痔注射的药物、注射剂量和注射方法没有统一的规范,出现了严重的并发症。1937 年英国人 Milligan Morgan 创立了改良的痔切除术(痔的外剥内扎术),并应用至今,目前仍是痔切除手术的"金标准"。1975 年 Thomson WHF 提出"肛垫下移学说",认为:"痔是直肠下端的唇状肉赘或肛垫,是人的正常结构。""痔是肛垫病理性肥大、移位及肛门周围皮下血管丛血流淤滞形成的团块。"1991 年意大利人 Longo 根据肛垫下移理论发明了痔的 PPH 手术方法。

3. **西医学对痔概念的学术争论**  1975 年 Thomson WHF 提出痔的"肛垫下移学说",认为"痔是人的正常结构"后,国内就有痔和痔病的两个概念的争论,认为"痔病"是痔这个正常结构出现"出血、脱出"等症状后的疾病,并在文献中对肛垫、痔、痔病的运用多有混淆之处。柏连松认为:中国古汉语对此早有明确阐述,如许慎的《说文解字》中"疒",倚也,人有疾病,像倚箸之形,凡疒之属皆从"疒",已明确指出"痔"为病理状态,无须再用"痔病"来称谓"痔"。如果专指正常的解剖概念,可以引用现在的"肛垫",即可区别此生理和病理结构,以免混淆两者的概念。

在 Michael R B Keighley 编著《结直肠与肛门外科学》(第 3 版)记载西方医学这样描述痔:"当患者的主诉是局部有肿物,命名为 piles;而当主诉是出血时应为 haemorrhoid。"

## 【病因病机】

### 一、中医病因病机

《内经》奠定了中医学基础理论体系,同时也奠定了痔的病因病机的理论基础,此后历代医家不断完善和丰富痔的病因病机理论。中医学对痔的病因病机的认识可归纳为以下几个方面。

(1) 饮食不节:自《素问·生气通天论篇》的"因而饱食,筋脉横解,肠澼为痔"后,历代医家将饮食不节列为痔的主要病因,由于饮食不节,过食辛辣酒醴,湿聚热生,下注大肠,蕴结于局部、导致筋脉郁积弛解,日久变化为痔。如《疮疡经验全书》曰:"恣食肥腻、胡椒、辛辣……风热下冲,乃生五痔。"饮食不节,导致脾胃受损,邪乘虚下注大肠肛门,如《东医宝鉴》云:"盖饱食则脾不能运,食积于大肠,脾土一虚,肺金失养,则肝木寡畏,风邪乘虚下流,轻则肠风下血,重则变为痔。"饮食不节,伤于酒食,浊气、瘀、毒留注肛门。如《杂病广要》云:"凡痔者因酒面炙煿、蓄热伤血,恶血积聚于下焦,不得疏通,于是下坠而为痔。"

(2) 外感风、湿、燥、热之邪,或因七情内伤而致热毒蕴结,气血壅滞不通,经络不通而瘀滞结聚于肛门,冲突为痔。如《东垣十书》云:"善为病者,皆是湿热风燥四气所伤,而热为最多也。"《外科大成》云:"痔疮形亦多般,不外风、湿、燥、热源。"

(3) 房室不慎,精气脱泄。如《医宗金鉴·外科心法要诀》认为痔的病因"总不外乎醉饱入房,筋脉横解,精气脱泄,热毒乘虚下注。"再如《医方类聚》云:"或醉饱入房,精气脱泄,热毒乘虚下注或淫极入房,致伤膀胱和肾肝筋脉。盖膀胱筋脉抵腰络肾贯臀,走肝环前后阴,故痔乃筋脉病也。"

(4) 脏腑本虚,中气不足。金元四大家的朱丹溪提出并强调"脏腑本虚"是肛肠病发生的内在原因,在《丹溪心法》云:"痔者皆因脏腑本虚,外伤风湿,内蕴热毒,醉饱交接,多欲自戕,以致气血下坠,结聚肛门,宿滞不散,而冲突为痔也。"

(5) 久坐久站,瘀血留注肛门。如《外科正宗》云:"担轻负重,竭力远行,以致浊气瘀血留注肛门,俱能发痔。"

(6) 妊娠、分娩俱加重痔,常伴有分娩后痔的急性发作。如《外科理例》云:"产后用力太过而痔者。"

(7) 便秘、久泻俱能发痔。《医宗金鉴》中有"久泻久痢而生痔者",久泻导致脾肾阳虚,中气下陷,升提无力,便秘努挣不下,局部筋脉瘀滞于下而成痔。

　　柏连松总结中医学对痔的病因病机的认识,认为中医学的历代医家在《内经》的基础上系统全面地阐述了痔发生的病因病机,归纳起来主要是以下几方面:① 风、寒、暑、湿、燥、热等六淫之邪是痔主要的致病因素。② 脏腑本虚(包括先天和后天)是痔发生的内在因素。③ 后天失养尤其不良的生活、排便习惯是肛肠病发展和加重的主要因素。④ 近年来发现,医源性因素也是痔发病的原因之一,多见于肛门手术破坏了肛门括约肌的完整性后的并发痔。他强调痔的病因病机中脏腑本虚以脾胃虚弱较常见,六淫之邪的湿邪是主要的致病因素,湿为阴邪,湿性重浊,湿性下渗,易侵人下部;同时脾胃虚弱,脾失健运,水谷精微不能运化,水湿停滞大肠,寒湿内生,湿滞久郁化热,正如薛生白《湿热条辨》所云:"湿热之邪从表伤者,十之一二……湿热之邪……由口鼻入者,十之八九……太阴内伤,湿邪停聚,客邪再至,内外相引,故病湿热。"比较明确地阐明了脾胃虚弱所致内伤,与感受外邪而发病之间的辨证关系。

　　柏连松结合西医学对痔的认识,认为痔的病理是各种致病因素下局部筋和脉的病理改变,筋为肛管周围及痔发生区域内的支持组织,如 Treitz 肌的病理改变,脉即局部血管系统,包括局部的微动脉、微静脉以及两者之间吻合部的病理改变。

## 二、西医病因病理

### (一)病因

　　虽然近年来西医学的发展和研究突飞猛进,但痔的病因仍未完全明了。现代研究认为痔的发生主要与以下原因有关。

　　(1)解剖学因素:① 痔区的位置:肛门直肠位于人体的最下部,由于人的直立行走,使肛门直肠结合部的血管压力增加,长期压力增加使局部血管曲张、增生、扩张。长期直立状态使腹压、直肠内压增加,也使肛门直肠结合部局部血管压力增加,加重曲张。② 直肠静脉缺陷:直肠静脉中缺少静脉瓣,血液回流困难,直肠黏膜下的动、静脉在不同高度穿过肌层,血管丛容易受到粪块的压迫,容易导致痔的形成和发展。

　　(2)感染因素:早在 19 世纪,Quenu 就提出局部感染因素在痔形成中的影响,但近年来的研究显示痔中的炎症变化是痔的病理改变之一,而不支持感染形成痔的学说。

　　(3)腹泻、便秘与不良生活和排便习惯,慢性肠胃功能不良,炎症性肠病,均可导致肛门直肠局部充血,血管曲张,痔体增大。20 世纪初期有人发现非洲农村居民中痔的发病率极低,可能与谷物类食物为主食有关,因谷物中膳食纤维多,粪便松软易排。随着我国改革开放,人民的物质水平的极大提高,饮食结构发生很大改变,肉食多,膳食纤维减少,饮食不规律,生活压力大,排便时间延长,均导致了痔的发病率升高。20 世纪 70 年代起推荐高纤维素膳食,但既无大规模研究的证据,也没有对照组研究表明高纤维素饮食能使痔的发病率有所减少。农村的人群发病率很低,可能说明有些因素和饮食一样重要。

　　(4)妊娠与分娩:妊娠期间孕妇体内雌激素、孕激素和松弛素的增加使盆腔血管扩张;不断增大的子宫压迫直肠导致排便障碍,压迫盆腔血管,使肛管直肠血管压力增加,均可导致和加重痔的症状。

　　(5)遗传因素:岩垂纯一报道,约有 44% 的痔患者有痔病的家族史。但 Shackelford 认为痔和遗传的关系没有明确的证据,痔的家族遗传倾向可能与痔本身的发病率高、家族饮食和生活习惯相近有关。目前研究来看,痔是否遗传并无确切的证据支持。

（6）不良排便习惯：传统的观点认为不良或不科学的生活和排便方式通常与痔有关，但并没有证据表明就是痔的病因，虽然良好的排便习惯不能使痔消失，却能使痔疮发作的频率明显降低和发作时的症状减轻。

（7）其他因素：如职业、个人体质、性别年龄差异等因素也与痔的发生有一定的关系。中医学认为：十男九痔，十女十痔。而研究认为：男性似乎比女性更容易发病；70 岁以前患病率是逐渐升高的，70 岁以后则有轻度的下降。但 70 岁以后的原有痔发作频率和症状有所上升。上层社会人群和长期站立与久坐及重体力劳动者是痔的高危人群。

（二）痔的发病机制

痔分内痔和外痔，两者的发病机制不同，外痔发病机制比较清楚，内痔的发病机制仍不甚明确。目前内痔的发病机制归纳起来有以下几种主流学说。

1. 静脉曲张学说 西方医学的"静脉曲张学说"源于 Galen 和 Hippocrates，他们以静脉丛内静脉呈不连续扩张的发现为依据，提出了痔是由肛管黏膜下静脉曲张所致。主要论点有以下几点。

（1）直肠上静脉无静脉瓣，且行程较长，影响回流，造成静脉压力增高。1954 年 Taylor 和 Egbert 在鞍麻下测定患者平卧位和直立位的痔静脉压，结果直立状态下痔静脉压显著高于平卧状态下痔静脉压，长期高压作用的结果导致静脉扩张，血流淤滞不畅。

（2）Verneuil 通过局部解剖观察到：肛管直肠区组织结构缺陷，直肠上静脉的扩张可能从齿线起，沿黏膜下层上行，穿经直肠壁无纤维组织保护的肌肉孔，该孔没有纤维组织保护，易受肠壁的收缩及排便的影响，影响局部血液的回流，使直肠下段淤血，血管扩张而形成痔。1981 年发行的《道兰图解医学词典》中痔的定义："持续的静脉内压力增加，结果引起痔内外静脉丛曲张性扩张。"尽管静脉曲张学说盛行了几个世纪，西医学通过病理学的研究发现：痔病组织内窦状血管出现结构破坏、组织退行性变、血管内和（或）外弹力板中断和破坏，另外还存在血栓形成和其继发的组织缺血缺氧改变，痔静脉扩张不常见。事实上西医学的研究并不能否定静脉曲张学说，静脉曲张性内痔就能在内痔黏膜下见到曲张的静脉。

2. 血管增生学说 早在 18 世纪 Hunter 就认为血管增生学说可能基于内痔组织和海绵体组织两者结构相似而提出的。Velpea 等认为内痔是一种勃起组织化生而来。1963 年 Staubesand 等证实内痔内有动静脉吻合，类似具有勃起作用，而被称为"直肠海绵体"。1975 年英国 Thomson 等检查痔核的病理切片观察到：痔核实质的深层发现大的血管间隙，是由结缔组织和黏膜肌层将其与表浅部隔离。1980 年 Hengrich 通过痔的血气分析证明痔的血是动脉血，以后许多学者研究证明痔核内具有动静脉吻合，没有静脉曲张，以及毛细血管的增生现象。

3. 肛垫下移学说 1928 年 Stieve 提出了垫状结构是体内各种以黏膜为衬里的孔穴所具有的共同特征，有协助孔穴的闭合作用。1975 年英国的 Thomson 通过研究发现直肠肛管壁并非均匀增厚，而具有"Y"形裂隙的增厚包块，分布在肛管的右前、右后和左侧。通过进一步的研究发现肛垫是由 Treitz 肌、弹力纤维与结缔组织所支持，如这些支持组织发生退行性变，肛垫将失去支持而下移，便时被粪便挤出肛门。呈右前、右后和左侧分布的肛垫与 Miles 所说的母痔区相吻合。而 Miles 早年发现的直肠上动脉呈右前、右后及左侧分布，主要分布在这三个区域的肛柱内，似乎与此相符合，但 Thomson 认为与痔核的发生毫不相关。宫崎治男与张东铭通过动脉造影观察肛垫区微血管密度，发现痔中动脉的微血管从 6 个方向汇集于此，全周分布均等，没有偏倚，未发现右前、右后及左侧三处的微血管较别处特别密集现象。Michael RB等认为痔的病因主要是肛管内肛垫的充血和肥大,主要原因如下:① 在排便过程中肛垫内的血液未能快速排空。② 不正常的移位。③ 肛门括约肌收紧导致嵌顿。肛垫的充血是通过肛垫内血管的动脉压与静脉压和肛管肌张力之差完成的,肛垫内充血的排空需要升高的肛管肌张力,使肛垫内后者压力大于前者完成,排便时肛门括约肌松弛,充血不可能排空,肛门外翻,肛管变短,肛管内结构下移,充血的肛垫体积增大,并受到粪便剪切力的影响,肛垫发生移位。排便结束后如充血的肛垫未能及时复位,肛垫内的充血难以快速排空,很容易发生嵌顿。在正常人的肛垫、早期内痔、三期和脱垂性内痔的充血与排空过程是各不相同的。

4. 痔静脉泵功能下降学说　　1990年南京丁义山等从痔微循环角度研究,运用树脂铸型扫描电镜法,三维空间立体分层系统观察肛门直肠部的微循环发现:黏膜下静脉丛存在着母痔区,证实了在肛门直肠部黏膜下静脉丛中有区域性差别,可纵向分为相间的3个密集区和3个稀疏区,在密集区内静脉不仅排列紧密,而且粗大,吻合较多,因此认为此区是母痔特发区的基础。丁氏还观察到此区内的静脉与一般的静脉回流规律不同的是:血流从小静脉→大静脉→小静脉,而呈"泵"样结构,他认为此结构在动静脉压力差、泵结构周围的肌肉、周围的支持组织的动力驱动泵内血液的回流,如泵驱动力下降,将导致泵内血流瘀滞,静脉扩张,泵静脉长期扩张将导致痔的形成。

除了以上几种痔形成的学说外,还有细菌感染学说、肛管狭窄学说、括约肌功能下降学说等,但均不能完整地阐述痔的病理机制。

对痔患者肛管压力测定认为肛管括约肌紧张所致的肛管压力升高是痔发病原因之一,但研究表明部分患者的肛管压力正常或低于正常人,这类患者多为经产妇。这些研究观察到肛直肠生理学变化是痔病理改变的结果,而不是病因。

（三）对痔的发病机制的新观念

长期以来,众多学说对痔的形成机制众说纷纭,西医学研究证实以下几点。

（1）痔是人类固有的疾病,其他动物还未发现患类似痔疮疾病的。

（2）肛管直肠部的肛垫结构是一种特殊、特定的结构,局限于特定的部位,与直肠内血管的扩张没有任何关联,现代研究比较明确痔血管的曲张与门脉高压之间无显著关联。

（3）内痔痔核的血微循环与直肠上动脉下行的3个分支关系不密切,是否与对应三区母痔尚需商榷。

（4）位于肛管直肠部的肛垫结构在婴幼儿时期即已存在,且肛垫的存在与其协助肛门括约肌以关闭和控制肛门有关。

（5）从婴幼儿时期的极薄结构发展到Ⅲ、Ⅳ期内痔,从体积上发生了很大变化,而临床上也发现这样一种现象:如便时脱出肛门外的Ⅲ、Ⅳ期内痔回纳后肛门指诊检查往往触摸不到相应大小的痔核,即使用肛门镜也未必能看到痔核的全貌,这至少表明脱出的内痔痔核不是实质性的块物,可能是回纳的内痔痔核内的血液回流引起的。血管垫在正常直肠排便过程中的作用还不是很清楚,但是排便困难在其发病过程中似乎比较重要,临床肛门镜检查很容易观察痔核的快速充血和排空。如果痔核容易脱出肛门外,并出现出血时,一旦痔核回纳,痔核的充血和出血就会迅速消失。

那么肛垫如何发展成硕大的Ⅲ、Ⅳ期内痔? 肛垫是如何协助肛门括约肌完善关闭肛门的? 内痔痔核是因为下移而增大还是因为增大而下移? 近来有学者认为肛垫通过自身的膨胀、形态改变而达到此功能的,而肛管直肠部的微循环及较多的动静脉吻合能满足通过血液循环的变化来改变自身形态的条件。正如丁义山所言：痔静脉泵的功能是通过动静脉压力差和肛门周围肌肉的收缩驱动完成的，肛垫的充血、膨胀也可能是肛垫内的动静脉吻合由于受到肛门直肠周围肌群的收缩，静脉回流受阻、膨胀，同时肛门肌群的收缩压迫膨胀的动静脉吻合，从而使肛垫内的微循环达到动态的平衡。如排便时肛门括约肌松弛，充血的痔核内的血流缓慢，不能充分回流，导致痔核增大，就可能脱出肛门外，痔核回纳后痔核内的微循环重建新的平衡，故而触不到痔核。所以内痔的病因研究是否应该以肛垫功能机制作为一个切入点，因为人体的生理和解剖结构的形成和进化是适应人体的功能需要，肛垫的形成和功能是适应人类控制排便的需要，对正常人，如果每日排便 1 次需要 10 min 以内，那么其他的时间即使是睡眠状态也处于精确地控制粪便状态。在不适宜的场合下人类可能需要较长时间控制排便，而动物即使经过训练也不具备如此的功能，因为动物除不具有人类肛管直肠下端黏膜内复杂的感受器、高级和低级反射中枢、完美的肛门括约肌群和辅助结构、主动的控制思维判断。

目前对痔的研究也已进入分子生物学水平，2005 年国内北京的韩炜等通过免疫组化技术，对比研究了 24 例Ⅲ度痔患者的正常肛垫和痔核两种组织内的弹性纤维和微血管密度，发现痔组织与对应的相对正常肛垫组织相比，微血管密度显著增加，且痔组织内血管内皮增长因子（VEGF）、基质金属蛋白酶（MMP9）、一氧化氮合酶（INOS）的表达显著高于对应的肛垫组织，这三者都具有明显的血管生成效应，研究支持痔组织内存在血管生成的结论。2008 年 Taweevisit M 等将痔核组织与因结直肠肿瘤而切除的正常肛门直肠部组织用甲苯胺蓝染色，并对两种组织内静脉血管周围的肥大细胞计数，痔静脉血管周围的肥大细胞数显著高于正常组织。研究结果支持肥大细胞在痔的病因病机中起到一定作用的假设，并且肥大细胞在痔形成的初期和后期病变的影响基本相同。研究表明肥大细胞在分子水平上通过释放化学介质和细胞因子来影响血管状态进而影响痔的症状和发展。现在研究认为痔是局限性的血管病变，在痔核内所观察到某些血管病变与其他部位的血管病变相似，肥大细胞对痔微血管的影响与其他部位一样。当肥大细胞达到靶点，释放出的颗粒中包含多种炎性介质如组胺、白细胞三烯等诱导血管收缩，增加血管的通透性，而释放的酶主要有类胰蛋白酶和糜酶促使血管分解和血管壁脆弱，进而引起血管曲张或新血管形成，上述血管效应都能在痔核中观察到。痔核内的微血管特别是微静脉长期处于膨胀状态，静脉壁发生曲张、通透性增加，继而导致各种炎性细胞聚集，释放炎性介质，加重局部微血管破坏、血管增生、体积增加，继发痔黏膜病变，最终出现痔出血、脱出等症状。

总之痔核的发生和发展过程是一个长期病理改变的结果，尽管引起这种病理改变的具体原因尚不明确，其发病机制仍需进一步完善，如从多角度进行研究（如痔的分子生物学、肛垫的功能机制等），能更全面揭示痔的发病机制，也有助于我们积极预防和治疗痔病。

### 三、痔发作的诱因

痔疮患者如在工作、饮食及排便习惯等诸多方面有不良习惯，容易诱发痔疮发作，多见于以下几个方面。

（1）感受六淫之邪，容易诱发痔核的发作；感受风寒之邪，郁于肌肤，气机不畅，影响大便；脾胃感受风寒出现腹泻，大便次数增多；感受风热之邪则大便燥结，大便出血；感受湿邪或夏季感受暑湿之邪，湿滞脾胃，则脾胃运化水谷精微功能下降，大便黏滞不爽，湿邪郁久化热，湿邪下注，诱发痔核发作。如患者本患有心肺疾病，感受六淫之邪，更易加重心肺疾病，大肠气机不畅，更易诱发和加重痔病。

（2）行为习惯，患者较长时间保持一种较固定姿势，如教师多久立、办公室职员多久坐、工人多久立或久蹲姿势，均可导致肛门直肠局部血液循环不畅，肛门局部运动减少，腹压增加、局部血管压力增大，久劳后易耗气伤脾，容易诱发痔病发作。

（3）不良饮食和生活习惯，过食辛辣发物，高脂、高蛋白饮食，生活不规律，生活压力大，饮食不规律，节律紊乱，饮食精细，暴饮暴食，过食生冷，不洁食物等均可诱发痔病发作，也易诱发胃肠疾病的发作。研究发现：饮酒和辛辣食物是痔病发作的诱发因素，而水果蔬菜的摄入是痔病发作的保护因素。

（4）不良排便习惯，大便干结或腹泻：大便干结是痔疮的病因之一，大便干结往往导致排便时间延长，加重局部充血，排便努挣使肛门直肠局部黏膜承受压力增大，干结粪便长时间挤压局部黏膜和血管，致血液淤滞，血管曲张，肛垫的支持组织断裂。大便稀薄及大便次数过多，或慢性结直肠炎、炎症性肠病患者，也易导致痔病发作，其作用机制尚不明确，可能因直肠内容物量和直肠内压力频繁增加，为防止出现稀薄粪便漏出，肛门括约肌需保持持续而频繁的收缩，以维持肛管高压力，腹泻和频繁便意使患者更有意识频繁、主动收缩肛管肌肉，从而使肛垫承受更长时间和更高的压力。

（5）孕产妇的痔疮发作较其他人群频繁，主要与妊娠后腹压增加、活动减少、饮食量增加、妊娠后体内孕激素和雌激素水平的变化、妊娠次数的增加、分娩方式中的经阴道分娩等因素均能诱发痔病的发生。

（6）其他诱发因素，多见于年老或更年期患者，气血亏虚，下肢残疾步态不正常等因素均可诱发痔核发作。

## 【分类】

### 一、中医古籍中痔的分类

中医对痔的分类由来已久，历代各医家的分类法均有不同。西汉时期《五十二病方》将痔分为四类，至隋唐时期在四痔分类基础上分为五类，并已有内痔、外痔之病名，宋金元时期将痔分为二十五痔，至清同治年间的《马氏痔瘘科七十二种》更提出七十二痔。历代医家的分类法主要有如下2种。

1. 四痔分类法　《五十二病方》提出了牡痔、牝痔、脉痔、血痔的分类。

2. 五痔分类法　隋代巢元方的《诸病源候论》云："诸痔者，谓牡痔、牝痔、脉痔、肠痔、血痔也。"有具体描述："牡痔候，肛边生鼠乳，出在外者，时时出脓血者是也。牝痔候，肛边肿，生疮而出血者，牝痔也。脉痔候，肛边生疮，痒而复痛出血者，脉痔也。肠痔候，肛边肿核痛，发寒热而血出者，肠痔也。血痔候，因便而清血随出者，血痔也。"唐代孙思邈的《备急千金要方》中对痔的命名各有不同，其中有些疾病并非现在临床上定义的痔。唐王焘的《外台秘要》、元齐德之的《外科精义》则将痔分为五类，但五类分法是将肛瘘、肛裂、肛门肿瘤等肛门、肛管、直肠及低位结肠疾病一起分类，其中还有部分的痔只是形态上有差异，或发作状态而已，或将病因、形状、部位、症状等因素综合分类。

### 二、痔的现代分类方法

目前国内外痔的分类标准趋于统一，通常按照痔的部位来分类，一般以齿线为界，将痔划分为内痔、外痔和混合痔三类。

（一）内痔

位于齿线以上,是由痔内静脉丛扩张扭曲和痔内微静脉和微动脉吻合支曲张而形成的团状突起物,呈球形或半球形突起,初起者可不脱出肛门外,中、晚期或急性发作者可脱出肛门外。内痔表面覆盖黏膜,以便时内痔出血和脱出为主要症状。

内痔分类有三期分类法、四类分期法和五度分类法,根据内痔黏膜的特点又分为三型。

（1）三期分类法:最早由英国的 Miles 提出,1975 年全国肛肠学术会议以 Miles 的分类法为依据,制定了我国的痔分类标准,分类方法如下。① 第 1 期:排便时带血,无脱出,齿线上黏膜成结节样隆起。② 第 2 期:排便时带血,滴血或射血,内痔脱出,可以自行回纳。③ 第 3 期:排便时或咳嗽、劳累、负重引起腹压增加时,均发生内痔脱出,并需手助回纳,有或伴排便时出血。

（2）四期分类法:① Ⅰ期内痔:痔核较小,质地柔软,表面黏膜色鲜红或青紫,大便时痔核不脱出肛门外,以便时肛门出血为主要症状。② Ⅱ期内痔:痔核较大,便时痔核脱出肛门外,便后痔核自行回纳,有或伴便时出血。③ Ⅲ期内痔:痔核更大,表面微带灰白色,大便时经常脱出肛门外,甚至行走、咳嗽、喷嚏、下蹲、久行、久立及劳力时均脱出,不能自行回纳,需手助、休息或平卧后才能回纳,多伴有便血。④ Ⅳ期内痔:痔核长期脱出肛门外,导致肛门括约肌松弛,痔核脱垂于肛门外,难以回纳,多伴有便血,时有无排便或排尿时流血。

（3）2002 年 9 月中华医学会外科学分会肛肠外科学组在福建省制定的《痔诊治暂行标准》的修改版,将内痔分为 4 度,与国际上多数内痔分度一致:① Ⅰ度:便时带血、滴血或喷射状出血,便后出血可自行停止,无痔脱出。② Ⅱ度:常有排便时有痔脱出,便后可自行。③ Ⅲ度:偶有便血,排便或久站、咳嗽、劳累、负重脱出,需用手还纳。④ Ⅳ度:偶有便血,痔脱出不能还纳。

（4）内痔的急性发作:嵌顿性内痔多见于Ⅱ、Ⅲ期内痔,因内痔脱出未及时回纳复位,受到肛门括约肌的夹持,静脉回流受阻,而动脉血持续输入,痔核短期内体积迅速增大,致使动脉血流受阻,从而血栓形成,出现痔核疼痛、变硬,且难于还纳肛内,并出现痔核坏死、感染等病理改变。以内痔脱出,色暗红或紫暗,痔核黏膜表面常出现糜烂、坏死并有较多血性分泌物、疼痛等为主要症状。

（5）内痔的位置:内痔位于齿线上,表面为黏膜覆盖,一般认为内痔为肛柱内的静脉扩张形成的,故内痔的上界多应不超过肛柱的顶端,而肛柱的顶端的连线为肛直线,故内痔当不超过肛直线。而肛直线位于肛管直肠环上界线以下约 0.9 cm,所以内痔的基底部应该局限于外科肛管部位,而不应位于直肠壶腹部,如果痔核很大,可有内痔部分痔体脱入直肠壶腹部,可能会出现暗红色血便。临床上有少数患者会因暗红色便血,肛门指诊检查及直肠腔内积血并呈暗红色,经肠镜检查排除肠道出血,可说明内痔出血也可能呈暗红色便血。

（6）内痔根据黏膜的病理特性分为 3 种类型:① 血管肿型:痔核表面黏膜似草莓,呈暗红色,常伴有黏膜糜烂,质地柔软,极易出血。② 静脉曲张型:痔核黏膜可见曲张的静脉团,黏膜呈紫红色,极少出血。③ 纤维化型:痔核反复脱出,黏膜受损,反复发炎,或经内痔硬化萎缩治疗,致使痔核纤维化而成,特征为:痔核表面黏膜增厚,痔核质韧,色灰白,易脱出,因痔核黏膜纤维化变,故极少出血。

（二）外痔

位于齿线以下,是由痔外静脉丛曲张或肛缘皮肤皱褶充血、肿胀、肥大、结缔组织增生或外痔静脉丛血栓而形成的团块,表面覆盖皮肤。外痔很少伴有出血,以疼痛、异物感为主要症状。

临床上根据外痔组织学特点将外痔分为 4 类。

（1）结缔组织外痔，又称赘皮外痔：多呈黄褐色或黑色，突出于肛缘处，大小形态不一，多因肛缘反复炎症刺激，导致结缔组织增生而成，不易出血。裂痔的慢性期也可划为此类。

（2）静脉曲张性外痔：齿线以下的外痔静脉丛曲张形成的团块，质地柔软，便时努挣可见团块增大，手术麻醉肛门括约肌松弛后可见痔核膨胀，痔体内含有大量曲张的静脉丛。

（3）炎性外痔：结缔组织外痔或皮肤皱褶因各种原因水肿、充血、皮肤发亮伴有疼痛。裂痔急性期组织水肿也为炎性外痔。

（4）血栓性外痔：常因久坐、便秘、排便、咳嗽、用力过猛或持续剧烈运动后肛缘静脉破裂，血液在肛缘皮下形成圆形或卵圆形血块，内缘在肛门内，外缘在肛门部皮下，表现为肛缘处突发性团块，伴有剧烈疼痛，痔核内有血栓。应当注意的是：血栓性外痔并不总发生于肛缘处，齿线以下的痔均为外痔，如发生于齿线与肛缘间的血栓痔亦为血栓性外痔，其症状和体征易与嵌顿性内痔混淆，应注意区别。

（三）混合痔

同一点位既有内痔，又有外痔，且内痔、外痔的静脉丛相交通，成为一整体，齿线消失。临床症状兼有内痔和外痔的两种特征。

## 【临床表现】

### 一、内痔的症状和体征

内痔初起时并无明显相应症状，多在肛门镜检查时发现，或因大便出血，排除其他原因引起的便血和脱出时才被诊断。

（一）内痔的症状

1. 便血　这是内痔最主要的症状，Ⅰ期内痔以便血为主要症状，其中以血管肿型内痔最易出血，静脉曲张型和纤维化型内痔由于痔黏膜完整，常不伴便血症状。便血色鲜红，无混血便或脓血便。便血可发生于排便的全过程，早期多以便后便纸带血，色鲜红，时有大便带血；便血量多时可见便时滴血，其则喷射样出血，常伴内痔黏膜糜烂，便时痔核脱出肛门外，粪便通过肛管时挤压痔核导致出血，便血量多。Ⅳ期内痔痔核脱垂于肛门外，劳累、久立或排尿时患者不觉自行流血。女性在月经期内痔出血容易发作，或便血症状加重，可能与经期盆腔充血有关。也有报道性生活时痔核出血。如患者便血严重，或长期便血未能及时诊治，可能继发贫血。如患者服用华法林、阿司匹林等抗凝剂，也可致便血加重。

2. 脱出　脱出是Ⅱ、Ⅲ、Ⅳ期内痔的主要症状之一，是内痔分期、分度的主要判断依据。便时内痔痔核脱出于肛门外，便后自行或手助回纳，中晚期内痔于咳嗽、久立、劳累后也可脱出，Ⅳ期内痔脱垂于肛门外难以回纳，长期内痔脱出可伴有肛门松弛，两者常相互影响。

如Ⅱ、Ⅲ期内痔脱出后未及时回纳或无法回纳后，6 h后可能出现脱出内痔肿胀，血循环障碍，出现内痔嵌顿，此时内痔黏膜充血糜烂、血栓形成，肛缘肿胀。

3. 疼痛　Ⅰ期内痔并无疼痛，Ⅱ、Ⅲ、Ⅳ期内痔脱出肛门外时常伴有胀痛不适。当出现内痔嵌顿，内痔血栓形成时可引起疼痛。内痔嵌顿时，肛门疼痛难忍，内痔黏膜充血糜烂色暗红，肛缘水肿，且多有血性分泌物。

4. 肛门坠胀　Ⅰ期内痔除出血外，无明显肛门坠胀，中晚期内痔由于经常脱出，常有肛门坠胀，可能内痔脱出牵拉齿线以上的黏膜引起。长期脱出，肛门松弛，同时伴有气虚下陷时肛门坠胀明显。

5. 瘙痒　中、晚期内痔长期脱出肛门外,肛缘凹凸不平,凹陷处嵌杂粪渣及黏液,擦拭不尽后浸染肛门皮肤,导致潮湿瘙痒;Ⅳ期内痔,痔核黏膜长期脱垂肛门外,反复刺激,分泌滋水,伴有肛门松弛,肠液渗出,也可导致肛门潮湿瘙痒。或由于痔疮患者肛门潮湿,清洗过度,也可引起皮肤瘙痒。

6. 便秘　痔疮并不会导致便秘,缓解期也不会影响排便,但痔疮患者或伴有大便秘结,也有的患者因惧怕大便出血和脱出,而有意控制排便或延长减少排便次数,导致粪便在直肠壶腹部滞留时间过长,水分吸收,造成大便秘结。中医学认为:过食辛辣炙煿之品,使肠胃内生燥热而大便易结,或由内燥所引起。《兰室秘藏》云:"以手阳明大肠司其化焉……因饱食行房忍泄,前阴之气归于大肠,木乘火热而晦燥金,故火就燥也,大便必闭。"

（二）内痔的体征

（1）早期内痔肛门外常无明显体征,Ⅲ期内痔由于痔体增大,内痔静脉丛与外痔静脉丛交通,对应点位的外痔常增大,Ⅳ期内痔可见肛门外脱垂的内痔黏膜。

（2）Ⅰ、Ⅱ期内痔肛门指诊检查常难以触及内痔体积和质地,中晚期内痔由于经常脱出,反复摩擦刺激,或反复炎症刺激、经注射硬化萎缩治疗后常有明显纤维化,此时肛门指诊检查可触及纤维化的痔核。

（3）肛门镜检查时常见齿线上方痔区黏膜隆起,大小不等,隆起的黏膜色鲜红或紫红,便血明显时常有黏膜暗红、糜烂,严重时可见活动性出血;纤维化内痔肛门镜下可见黏膜色灰白,或增厚的黏膜。但有时硕大的内痔经回纳后肛门镜下未必观察到相应的痔核。

## 二、外痔的症状和体征

1. 结缔组织外痔　结缔组织外痔往往无明显不适感,或仅有轻度异物感,或因外痔便后肛门擦拭不尽,常有粪污。肛门检查时可见肛缘处散在大小不等的皮赘,皮赘色泽深,触摸较软无疼痛。小儿经常便秘,肛缘皮肤皱褶水肿,常遗留皮赘,多能萎缩消退。慢性肛裂时裂痔形成水肿,肛裂愈合后裂痔水肿消退成结缔组织外痔。

2. 静脉曲张型外痔　便后肛门外团块突起肿大,伴有异物感。检查可见团块皮下曲张的静脉丛,质地柔软,经休息后肿胀的团块逐渐缩小。

3. 血栓性外痔　常于排便努挣、劳累、久坐后肛缘皮下突发性出现肿块,伴有剧烈疼痛,病情轻时肿块如卵圆形,肿块内可见紫色血栓,皮肤肿胀,触痛明显;重者肛门缘外痔环状肿胀,触痛剧烈,内有血栓,活动受限,坐卧辗转不安。血栓外痔轻者疼痛常于发病后 4～5 d 后减轻,2 周后逐渐吸收,重者约 1 周后逐渐减轻,1 个月后缩小,常遗留结缔组织外痔,每遇劳累后反复发作。如血栓外痔皮肤肿胀明显,压力过高,或便后擦拭过重,皮肤溃破出血,由于血栓脱落,嵌于溃口处,以致出血淋漓不尽,如遇粪便污染,可伴有局部感染。

4. 炎性外痔　肛门缘外痔肿胀,热痒胀痛,大便干结或劳累后胀痛加重,肛门检查可见痔外静脉丛充血,皮肤肿胀发亮,触痛明显,分泌物少、不出血。

## 三、混合痔的症状和体征

混合痔的症状可兼有内痔的症状,同时还有外痔的症状,有学者认为外痔是由于内痔脱出肛门,齿线下皮肤脱垂下移成外痔。

### 四、嵌顿痔的症状和体征

多见于Ⅱ、Ⅲ期内痔脱出后未及时回纳或无法回纳后,6 h后可能出现脱出内痔肿胀,血循环障碍,出现内痔嵌顿,故肛门肿胀疼痛,肛门外有滋水渗出,多为血性分泌物,肛门口可见脱出的内痔,黏膜充血糜烂,血栓形成,肛缘处皮肤环状肿胀,皮肤水肿发亮。

## 【并发症】

痔的并发症多见贫血和内痔嵌顿,其他并发症极少见。

1. 贫血　如内痔反复长时间、大量便血可导致贫血,如患者便时滴血或喷射样出血,多伴有内痔黏膜充血糜烂,如未及时诊治,常致贫血或重度贫血,贫血致黏膜糜烂处延迟愈合,如血红蛋白少于80 g/L,为痔手术相对禁忌证。

2. 内痔嵌顿　Ⅱ、Ⅲ期内痔脱出后未及时回纳或无法回纳后,常出现内痔嵌顿,嵌顿初期仅有黏膜糜烂,内痔内血栓形成,中后期可伴有局部感染,出血。

## 【检查】

检查包括肛门专科检查及辅助检查。肛门的专科检查指肛门的视、触、指诊,肛门镜检查。辅助检查指血常规、大便常规及大便隐血、小便常规及尿沉渣定量试验、出凝血时间全套、肝肾功能、乙型肝炎、丙型肝炎、人类免疫缺陷病毒(HIV)及梅毒两项(梅毒抗体、快速试验)、内镜检查、影像学检查等。

### 一、肛门专科检查

1. 视诊　多采取左侧卧位,依次观察肛门的形态、位置、有无手术瘢痕、肛门外痔核的位置、形状、大小及性质,痔核表面的色泽,表面有无溃破出血,是否伴有肛裂、肛乳头肥大及肛瘘溃口,有无陈旧性血迹及活动性出血,肛门外皮肤有无湿疹及渗出,注意脱出物的位置、大小,表面覆盖皮肤还是黏膜,脱出物的色泽、形态、质地、基底部及反折沟,表面有无溃疡及出血,脱出物之间有无间隔或相连,如检查时未能看到脱出物时,可嘱患者蹲位努挣或如厕排便使块物脱出,可让患者便后自行拍摄脱出物的照片以确定脱出物的性质。

2. 触诊　通过示指指腹敏锐的感觉,触查肛旁组织异常体征。检查肛旁及肛门皮肤的温度正常与否、溃疡基底部的深度、皮色改变是否由皮下肿块改变引起,肿块的大小、质地、光滑度、移动度、触压痛感,外痔肿胀时触诊有无血栓形成,肛门皮下有无条索样硬结。

3. 指诊　主要检查肛门括约肌的是否完整、松紧程度、肛管肌群张力大小、肛管及直肠内块物的位置、形态、大小、质地、基底部、触压痛、肛管直肠环是否异常,肿块与直肠环之间的位置关系,直肠内黏膜有无肥厚及堆积感,肛门指诊检查有无血迹及黏液。应当注意的是肛门指诊检查能检查出80%的低位直肠肿瘤,痔患者的肛门指诊检查主要检查直肠下端的病变。故有"手诊负责"之说,可见肛门指诊检查的重要性。

4. 肛门镜 观察肛门镜检查是否顺利,肛管内肿块的位置、大小、形态、表面有无溃疡出血,有无出脓,痔核的大小、黏膜色泽、糜烂程度、有无活动性出血,直肠壶腹部黏膜的色泽、有无充血、溃疡,肠内容物有无出血及黏液。

传统肛门镜具有一定的局限性,近年来随着电子技术和数码技术的发展,将传统肛门镜、医用视频技术、冷光源和计算机有机结合,集成为数码电子肛门镜,在检查的同时采集和记录视频,以便进一步观察及诊断治疗。

## 二、辅助检查

1. 血常规 血常规的血红蛋白及红细胞值能提示患者是否伴有贫血,结合患者便血时间,以评估患者大便出血程度和治疗效果,制定合理的治疗方案。如血红蛋白≤80 g/L,为痔手术相对禁忌证;血红蛋白≤60 g/L,为痔手术禁忌证。血小板正常值为$(100\sim300)\times10^9$/L,如低于正常值,痔术后较易出现出血。如全血细胞降低,可见于再生障碍性贫血、放射性损伤、急性白血病、恶性淋巴瘤等恶性病,以及上呼吸道感染、风疹、先天性血小板减少症、脾肿大、血液被稀释等原因。

2. 出凝血时间 对痔出血而疗效差者,肛门术前均应检查凝血时间,如患者口服华法林、肠溶阿司匹林,均可导致凝血时间延长。如出凝血时间延长,或凝血功能不良,为痔手术禁忌证。

3. 肝肾功能 肝肾功能评估患者的肝肾功能情况,如患者有严重的肝肾功能不全,可伴有重度、难以纠正的贫血,痔出血治疗效果往往较差。

4. 乙型肝炎、丙型肝炎、HIV、梅毒 乙型肝炎、丙型肝炎、HIV、梅毒两项,如患者检查以上结果表现出急性感染期,有传染性,为手术禁忌证。如必须进行手术,应遵守传染病的消毒隔离制度,术中防止锐器伤(如有术中锐器伤,应按锐器伤处理规程及时处理和上报),术后注意消毒隔离,生活及医疗废弃物单独放置,统一销毁处理,防止交叉感染。传染病按规定进行登记和传报。同时应注意尊重患者的隐私。

5. 内镜检查 乙状结肠镜因其操作不便,容易出现穿孔,已被电子结肠镜代替。电子结肠镜为第3代结直肠内镜,主要有内镜、电子信息中心和电视监视器三个主要部分组成。随着科技的发展,已逐渐发展为超声内镜、电子变焦肠镜、胶囊肠镜。肠镜可检查直肠壶腹部至回盲瓣之间的结直肠病变,为痔患者鉴别诊断的重要检查方法。特别是患者伴有大便性质、形状、习惯改变、消瘦等症状的必要检查内容,以防漏诊和误诊,延误治疗。对有结直肠病变,可行病理活检,以明确诊断。并可在内镜下行结直肠息肉摘除治疗。

变焦内镜能变焦放大,清晰显示肠黏膜的微细变化,相似病灶细微轮廓和表面特征,有利于检出和鉴别结直肠的微小息肉,变焦放大电子结肠镜联合喷洒靛胭脂染色常规检查回肠末端黏膜,可提高末端回肠病变的检出率,减少漏诊率,特别对微小病变的检出更有价值。

超声内镜是将超声探头引入人体腔道,从体腔内部直接显示病变的图像,由于在超声探头安置在内镜的顶端,既可通过内镜直接观察腔道内的形态,又可进行必要的实时超声扫描,获得可疑区域管道壁层次的组织结构特征及管壁外邻近脏器的超声图像,弥补了单纯肠镜的不足。同时超声内镜引导下的多种介入治疗将诊断和治疗提高到细胞甚至组织学水平。

胶囊内镜的直径约10 mm,长约20 mm,服下的胶囊内镜随胃肠运动在消化道内穿行,自动拍摄下胃、小肠和结直肠的图像,体外的图像接收器记录下视频数据,经后期处理,进行胃肠疾病的诊断,对原因不明的消化道出血、小肠病变及儿童肠道疾病的诊断有一定的价值。

6. 影像学检查　胸部 X 线平片,可发现与肛肠疾病相关的病变,如肺部的结核病灶、肺部的肿瘤转移灶,盆腔的 X 线平片可发现肛门直肠周围的异物、骨质改变引起的相关影像学表现。育龄期妇女、孕妇和小儿均不宜将 X 线检查作为常规检查,并应慎重检查。

下消化道气钡双重造影是诊断结肠疾病最常用的检查方法之一,可发现结肠黏膜溃疡、结肠息肉和恶性占位性病变。

气钡双重造影检查与内镜和超声内镜检查技术两者之间的作用互为补充,互不替代。内镜和超声内镜检查可直接观察肠黏膜的大体病理学改变,且可取材活检,超声内镜还可探测可疑区域黏膜下壁内在病变和器官周围的改变。钡剂造影可间接了解起源于黏膜和黏膜下病变外,还可了解器官结构形态的改变,器官的功能性改变,邻近器官的病变对肠管运动和形态改变的影响。

血管造影主要用于诊断胃肠道血管性病变,对不明原因的消化道出血,血管造影能发现出血部位,还能通过介入治疗,予局部注射缩血管药物来治疗出血。

## 【诊断与鉴别诊断】

### 一、诊断

根据病史、症状、体征即可做出较明确的诊断。如患者的症状和体征不相符合时,应做相关的辅助检查,以防误诊和漏诊。完整的诊断包括痔的类别、分期、分型、中医证候分型。

### 二、鉴别诊断

痔的鉴别诊断应通过痔的出血、脱出症状与其他疾病鉴别。

（一）出血症状

1. 西医鉴别诊断　出血是内痔的主要症状之一,根据出血及伴随症状能鉴别出血的部位和性质。

（1）肛裂:便时肛门出血常伴有周期性疼痛,鉴别要点为急性肛裂便时肛门撕裂样痛,慢性肛裂肛门多伴有裂痔和肛乳头肥大,便血多以便时滴血或带血,脱出物可为肥大肛乳头,检查时于肛门前后正中可见肛管皮肤全层裂开,伴有慢性肠炎、感染 HIV 及梅毒时侧面也有多发性肛裂。

（2）肛管及结直肠肿瘤:多伴有大便习惯、大便形状、大便性质改变,可有消瘦病史,便血多呈暗红色、混血便或脓血便,如不能正确采集病史,常与内痔出血混淆。低位直肠肿瘤肛门指诊检查可以触及肿块,质地硬难以推动,表面分叶,指套带血。

（3）直肠息肉:直肠息肉多见于儿童,分为四型（腺瘤性、炎性、增生性和错构性）,其中以腺瘤性息肉最易出血,出血多以果酱样便,可不伴有大便习惯改变,肛门指诊可及直肠内息肉,多带蒂,质较软。

（4）克罗恩病肠出血:患者既往有或无相关克罗恩病史,突发有便时肛门出血,多有暗红色血块,如出血较多时可呈鲜红色血和贫血症状,应防止出现出血性休克。笔者门诊曾诊治一女性患者,诉无痛性便血 2 d,伴有暗红色血块,肛门指诊发现肠腔内大量暗红色血块,就诊时面色苍白,诊后急查血常规时出现晕倒,即收入病房。患者持续便血及低血压,止血和升压难以纠正,急诊手术见回肠末端黏膜溃疡,活动性出血,诊断为克罗恩病回肠溃疡出血。

（5）直肠炎或溃疡:便时肛门出血多以混血便或滴血样出血,有黏液便或脓血便,伴有肛门坠胀感,大便习惯改变,肛门指诊指套有血迹。肠镜检查可予鉴别。

(6)血栓性外痔破裂出血:有血栓性外痔的典型症状和体征,因血栓表面皮肤张力高,痔体皮肤溃破出血,血栓嵌于溃破处,致出血不止,检查可见出血点位于肛缘处,出血处有暗红色血栓。

(7)上消化道出血:上消化道出血多以大便隐血阳性为表现,如出血量多时可有黑便,腹部隐痛,大便隐血阳性,既往有消化性溃疡史。

2. 中医鉴别诊断　中医学认为,便血的发生不外乎实证、虚证两类。《罗氏会约医镜》曰:"《经》曰,阴络伤,则血内溢而便血……大凡阳邪、阴邪俱能伤胃,而致血下故也,虽血之妄行,多由于火,然火证之外,又有脾胃阳虚而不能统血者,有元气下陷而血亦陷者……"《见闻录》曰:"色如烟尘者,湿也,鲜红者,热也。"《辨证录》云:"是治便血之症,宜单治大肠,然大肠之所以出血,非大肠之故也。肾主大便。肾水无济于大肠,故火旺而致便血也。"现分述如下。

(1)实证:风邪挟热,症见下血鲜红,或便前便后,或量多量少,或如射如滴。伴见口渴、尿赤、便秘、苔黄、脉弦数等症。湿热下注,症见血色污浊、苔黄或腻、脉弦滑等症。

(2)虚证:血虚肠燥,症见下血色淡,或晦而不鲜,伴见面色失华、心悸、神疲乏力、舌质淡、脉沉细等症。阴虚火旺,症见便血点滴,血色鲜红,肛内隐痛,伴烘热感、大便干结、五心烦热、舌红少苔、脉细数等症。

(二)脱出症状

1. 西医鉴别诊断　脱出症状是内痔的主要症状之一,脱出物的性质常依据脱出物表面覆盖物来鉴别。

(1)肛乳头肥大:多见于成年人,因肛门乳头慢性炎症刺激而肥大,大小不一,大者便后可脱出肛门,呈乳头状,表面不光滑,色黄白或灰白,质地韧,多无出血和触痛。

(2)外痔:齿线以下的痔为外痔,便时肛门块物脱出,便后手助回纳。如脱出物表面为皮肤覆盖即为外痔,多质地软,无出血,可有疼痛。

(3)直肠息肉:巨大直肠息肉,蒂长,便时可有块物脱出,伴有出血,脱出物表面分叶,质地中等,肛门指诊可及息肉蒂位于直肠内。门诊诊治时症状和体征不符合时应让患者排便,使块物脱出,或让患者自行拍摄照片以示鉴别。

(4)直肠脱垂:直肠脱出多见于儿童或年老患者,脱出的直肠呈锥体状,有环状沟,表面光滑,为黏膜覆盖,多无出血,肛门多有松弛。

2. 中医鉴别诊断　中医学认为:内痔脱出乃中气不足、气虚下陷所致,由于人体气血是互为依存,互为制约,相辅而成,故有"气为血之帅""血为气之母"之说,在病理变化是,气血也是互相影响的,气虚可以引起血虚,血虚也可以引起气虚。

(1)气虚:痔核脱出不纳,肛门有下坠感,伴见头昏目眩、气短、懒言、疲乏无力、舌淡苔白、脉细无力等症。

(2)血虚:痔核脱出,症见便血量多色清,头昏眼花,心悸失眠,面色苍白或萎黄,唇舌淡白,脉细无力等症。

### 三、痔的中医辨证分型

1. 风邪挟热　下血鲜红,或便前便后,或量多量少,或如射如滴,伴见口渴尿赤,便秘,舌苔黄,脉弦数。

2. 湿热下注　便血血色鲜红，量较多，肛内块物外脱，伴肛门周围瘙痒，舌苔黄腻，脉弦滑。

3. 脾虚气陷　便血色鲜或淡，肛门坠胀，伴有贫血、面色少华、头昏神疲、少气懒言、纳少便溏、舌体胖边有齿痕、舌苔薄白、脉弱。

4. 气滞血瘀　肛缘肿物突起，排便时可增大，有异物感，可有胀痛或坠痛，局部可触及硬性结节，舌紫暗，舌苔薄黄，脉弦涩。

## 【治疗】

痔的中医治疗包括内治法、外治法和有创疗法，痔的中医治疗有两方面：一是局部和整体的关系，《内经》云"魄门亦为五脏使"，在局部治疗的同时，同时兼顾全身情况，不能将肛门痔的疾病孤立起来治疗，而应治疗引起痔发作的全身因素，同时治疗痔病发作引起的全身症状；二是注意中医的辨病与辨证相结合。

无论痔的内治法、外治法或有创疗法，主要目的是为了消除痔的症状，而不是消灭痔核本身。由于痔是人固有的疾病，根治性治疗痔是不科学的。目前认为：没有明显症状及体征的痔均可以不必治疗。减少痔的不合理治疗和过度治疗，强调在临床处理时，应根据不同的情况选择合理的、个性化的治疗方法。

### 一、内治法

#### （一）中医辨证论治

明代陈实功的《外科正宗·自序》云："医之别，内外也，治外较难于内。何也？内之症或不及其外，外之症则必根于其内也。"《理瀹骈文》亦云："外治之理，即内治之理，外治之药亦内治之药，所异者法耳，医理药性无二，而法则神奇变幻。"故内治法在痔的治疗中占有很重要的地位，也是中医肛肠病特色、优势之一。以下是痔的辨证分型。

1. 风邪挟热

［主症］下血鲜红，或便前便后，或量多量少，或如射如滴，伴见口渴尿赤、便秘，舌苔黄，脉弦数。

［治则］清热凉血，祛风润燥。

［方药］槐角丸加减。选用槐角、地榆、当归、防风、枳壳、黄芩等。

2. 湿热下注

［主症］便血血色鲜红，量较多，肛内块物外脱，伴肛周瘙痒，舌苔黄腻，脉弦滑。

［治则］清热渗湿，凉血止血。

［方药］二妙丸加减。选用黄柏、苍术、茯苓、薏苡仁、牡丹皮、虎杖、炒槐角、地榆炭、侧柏炭等。

3. 脾虚气陷

［主症］肛缘肿物隆起，肛门坠胀，似有便意，神疲乏力，纳少便溏，舌淡胖，舌苔薄白，脉细无力。

［治则］健脾益气摄血。

［方药］补中益气汤加减。选用炙黄芪、党参、炙甘草、山药、陈皮、升麻、柴胡、白芍等。

4. 气滞血瘀

［主症］肛缘肿物突起，排便时可增大，有异物感，可有胀痛或坠痛，局部可触及硬性结节，舌紫暗，

舌苔薄黄,脉弦涩。

[治则] 活血化瘀,理气止痛。

[方药] 凉血地黄汤加减。选用生地黄、黄柏、炒槐角、赤芍等。

5. 气阴两虚,湿热下注

[主症] 便血血色鲜红,量较多,肛门有胀痛或坠痛,口干,舌红,边有齿痕,舌苔薄黄腻,脉细滑。

[治则] 益气养阴,清热凉血。

[方药] 四味痔血汤加减。选用黄柏、仙鹤草、黄芪、生地等。

（二）中成药

痔宁片、独一味软胶囊或独一味胶囊、痔血宁合剂等。

（三）西药治疗

主要有脉之灵、草木犀流浸液片(消脱止)等药,均具有改善痔微循环、改善血管通透性等作用。

## 二、外治法

外治法是指运用各种手段和药物直接作用于患者病变部位,从而达到治疗的目的的一类方法。外治法是相对于内治法而言,中医的外治法主要是以内治理论为依据。中医的外治法内容丰富,变幻莫测。外治法结合内治法常能提高临床疗效。然古人对肛肠病常有外治专方,有"外科之法,最重外治"之论。此处只论非有创治疗的外治法。

（一）熏洗法

熏洗法是中医肛肠特色诊疗技术之一,最早见于《五十二病方》。现在熏洗法所用药物或为市售成药,或为辨证施治方药,其主要有以下几类。

（1）清热燥湿类:苦参汤、却毒汤、起痔汤等。

（2）燥湿收敛类:五倍子汤等。

（3）消肿止痛类:洗痔枳壳汤等。

（4）行气活血类:活血散瘀汤等

（5）自拟方:根据患者的四诊摘要,辨证处方,煎汤熏洗。

熏洗法的注意点:① 煎药时间不宜过长,武火煮沸后将芳香之品加入,再稍煮即取出使用。② 注意熏洗的药物温度合适,防止烫伤皮肤。③ 使用时间不宜过长,冬日注意保暖,每日 1~2 次,每次时间 5~10 min。

（二）坐浴法

多用温水、温盐水或中药煎汤,取合适的药量和合适的温度(多在 35~38℃),便后予温水清洗肛门后,病变局部浸入药液中,时间在 10 min 左右,每日 1~2 次,有清热解毒、活血散瘀、消肿止痛的功效,有助于消除局部不适症状。常用的药物有痔疾洗液、五倍子汤、苦参汤、硝矾洗剂、曙光医院熏洗Ⅰ号颗粒剂(柏氏经验方)。

（三）外敷法

外敷法的用药原则与外科用药原则基本相同,痔病外敷主要用于痔出血、血栓性外痔和炎性外痔,有马应龙痔疮膏、龙珠软膏、九华痔疮膏、消痔膏等,痔手术后用药早期使用消痔膏、马应龙痔疮膏,后期收口期间使用白玉膏、玉红生肌膏。

（四）湿敷法

湿敷法首见于《肘后备急方》，又称为溻法，是用纱布浸吸药液，敷于患处的一种外治法，能使创面湿润，并祛除毒邪。热敷法是通过局部加热，使局部腠理开疏，促进气血流畅。

柏连松认为痔病的病因有风湿燥热和气血亏虚，治疗上内治法以益气养阴、清热利湿为主旨；外用药主要以清热利湿为主，外用药物多以黄柏、苦参、蒲公英、虎杖等，或再根据患者不同的病情和病证，进行辨证用药。

他将湿敷法与热敷法有机结合，形成湿热敷疗法，使用的中药能清热利湿、活血止痛，热敷能使肛门括约肌松弛，舒缓因肛门括约肌痉挛引起的剧烈疼痛，并根据患者的病情采用不同的药物来治疗肛肠病，简便易行，体位舒适，局部药力持久，疗效增强，减轻肛门疼痛，改善创面血液循环，加速局部水肿消退，促进创面愈合。湿热敷疗法根据药物的不同分为：液体药物湿热敷法和膏体药物湿热敷法，前者先用三层无菌纱布对折并浸透药物，敷于肛门处，外以保鲜薄膜覆盖，再予 40℃ 温水袋热敷 10～15 min，每日 2 次；后者将膏体药物敷于肛门处，外层敷料覆盖固定，再予 40℃ 温水袋热敷 10～15 min，每日 2 次。

对幼儿及小儿来说，由于年龄幼小，治疗不能配合，坐浴不能按医嘱执行，或坐浴水温过高、过低，均可能对幼儿造成不便或伤害。柏连松嘱将煎服的中药渣浓煎，用小纱布块浸透药液敷于病患处，外用温水袋热敷，患儿及家长乐于接受，如小儿肛瘘的炎性肿块经湿热敷后肿块常能快速软化，缩小。对年老、体弱的患者，由于动作迟缓，坐浴不便或易引起外伤意外，常选择侧卧位的肛门湿热敷，均能避免以上不便。对分娩后痔核发作的产妇而言，湿热敷能较快缓解患者痔核发作引起的剧烈疼痛，改善局部血液循环，促进水肿吸收消退，避免产妇的侧切口及产道感染。哺乳期妇女湿热敷药物应选用对婴幼儿无影响的药物，如温盐水或煎服的中药渣浓煎液，外敷的膏剂多用消痔膏。肛门术后创面湿热敷，具有清热利湿、活血止痛、缓解肛门括约肌痉挛疼痛，促进创面愈合。

用于湿热敷的药物包括：痔疾洗液、煎服剂药渣浓煎液、曙光医院熏洗 I 号颗粒剂或根据病情拟定的专用方均能收到良好的效果。

（五）栓剂

中医运用栓剂治疗痔病已有很长的历史，最早见于唐孙思邈《千金翼方》云："七月七日多采槐子，熟捣取汁，重绵绞之，纳铜器中，著中庭高门上暴干之，二十日已上，煎成如鼠屎大，纳谷道中，日三，亦主瘘及百种疮。"

栓剂主要包含有作用药物和赋形剂两种成分，按照作用分有两类：中成药类，具有清热解毒、清热利湿、行气活血、消肿止痛、收敛止血等作用，主要有复方消痔栓、麝香痔疮栓等。其中复方消痔栓由柏连松研制，含煅田螺壳、煅橄榄核、五倍子、冰片等，具有清热凉血、消肿止痛的功效。西药类，大多含有抑菌、消炎镇痛药物，具有消炎、止痛、抗菌、止血的作用，主要有洗必泰痔疮栓、痔疮宁栓、复方角菜酸酯栓（太宁栓）。栓剂内的赋形剂多含有半合成脂肪酸之类的润滑脂，在正常体温下发生崩解，有润滑通便作用。栓剂多用于坐浴后外涂润滑药膏，需塞入肛管内 3～4 cm 至直肠壶腹部内，以防滑出肛外。

（六）针灸与挑治疗法

1. 针灸疗法　早在《内经》中已有针灸治疗痔疮的记载。《针灸甲乙经》有"痔痛，攒竹主之；痔，会阴主之"，其后在历代医籍中均有记载。针灸疗法对痔的急性发作疗效较好。针灸治疗痔疮常用的穴位有：攒竹、龈交、长强、委中、承山等穴位。

2. 挑治疗法　挑治疗法是新中国成立后发掘出来的民间疗法,挑治疗法选用的挑治点有穴位挑治、区域挑治、痔点挑治和舌下系带4种方法。① 痔点挑治:一般可在上起第7颈椎棘突平面,下至第2骶椎平面,两侧至腋后线的范围内找痔点,其特点是:形似丘疹,稍突起于皮面,如米粒大小,色灰白,越靠近脊柱以下,挑治的疗效越好。② 穴位挑治:可选用肾俞、大肠俞、上髎、次髎、下髎、长强穴等。③ 区域挑治:根据大量临床实践,用挑治方法治疗痔病,挑治区域在第3腰椎～第2骶椎之间左右旁开1～1.5寸的纵行线上,任选一点挑治。④ 舌下系带:上海郊区民间医家对急性发作的痔如血栓性外痔、炎性外痔等采用舌下系带旁选用痔点挑治有较好的效果。

现代临床研究认为:挑治疗法并不一定能够使痔核消失,但能改善局部血液循环,缓解肛门括约肌痉挛,起到活血通络、解痉止痛之效,对痔病的急性发作效果较好。

### 三、有创疗法

有创治疗就是医师对患者的肛管局部进行有创伤的治疗过程。所以痔的有创治疗应遵循相应的有创操作原则:保护肛门括约功能为首要原则、合理而适度的治疗原则、无症状和无体征的痔均不做有创治疗的原则。

#### (一)扩肛疗法

扩肛疗法首见于1885年,Verneuil提出用扩肛疗法治疗痔核,他认为强力扩肛会使没有纤维结缔组织保护的“肌肉纽扣孔”扩张,有利于直肠上血流的回流。1969年英国的Lord对嵌顿痔以扩肛疗法进行回纳时,发现经扩肛后痔出血、疼痛及脱出很快缓解。他采用扩肛方法治疗了一批内痔患者,都取得了较满意疗效。他认为扩肛解除了痔患者肛管扩张受阻,减轻了加压排便时肛垫血管充血,阻断了“充血-梗阻-充血”的恶性循环,使肛管组织恢复正常。1976年Hancock通过肛管测压证实痔患者通过扩肛疗法可消除肛门内括约肌的过度收缩,使升高的肛管静息压下降。扩肛疗法治疗痔病适用于各期内痔合并嵌顿、疼痛及出血者,而不适用于肛管松弛、肛门失禁、肛管直肠压较低、老年各期内痔者。扩肛疗法多用手法扩肛,用力方向以向左右两侧为宜,扩肛时用力应持续而缓慢,扩张至三四指,切忌适用暴力扩肛,也可适用双叶肛门镜扩肛。每日可扩肛1次,约5 min,2～3周为1个疗程。扩肛疗法如不能掌握治疗的适应证,扩肛过程的注意事项,治疗后可出现不同程度的并发症,如肛门括约功能下降,肛管皮肤及黏膜撕裂等,目前多数医家认为扩肛疗法治疗绞窄性痔可改善其引起的疼痛和水肿,不能代替手术疗法。

#### (二)枯痔疗法

枯痔疗法是中医外科治疗痔疮的特色疗法之一,首载于宋代的《魏氏家藏方》,明代的陈实功的《外科正宗》首次详细记载了枯痔疗法、枯痔疗法的药物成分和制作工艺以及操作方法。新中国成立后,枯痔疗法得到了广泛的应用和发展,枯痔疗法根据药物的剂型和操作方式的不同,分为枯痔散、枯痔钉和枯痔液。传统的枯痔疗法主要包括枯痔散和枯痔钉,由于传统枯痔药物中含有砒(含三氧化二砷),20世纪80年代后期由于限制有毒中药的使用,枯痔药逐渐改良为无砒药物。枯痔散由于损伤范围较大,逐渐被弃用。枯痔钉经病理研究后改为无砒制剂,具有相同的疗效。枯痔液为注射疗法之一,因其作用机制与枯痔钉疗法相同,枯痔液中含有白矾,故在本节介绍。

1. 枯痔散疗法　枯痔散疗法是以枯痔散用水或油调成糊状,涂敷于痔疮表面,使痔核逐渐坏死脱落而痊愈。

（1）枯痔散的成分：枯痔散的主要药物成分为砒和白矾，佐以雄黄、朱砂、硫黄、乳香、冰片等。陈实功的《外科正宗》云："白矾二两，蟾酥二钱，轻粉四钱，砒霜一两，天灵盖四钱（用清泉水浸，以天灵盖煅细，水内浸煅七次）。"张觉人的《外科十三方考》云："单用砒、矾二物，不加他味，用作枯药，效用也是一样。"至新中国成立后一段时间内，枯痔散的主要成分仍为砒和白矾。1958 年陈济民为了避免砒中毒，改进了枯痔散的主要成分，制成了无砒枯痔散（花蕊石、明矾、胆矾、雄黄、雌黄、皮硝、鸡粪、麝香、冰片等），使用后未发现有中毒的不良反应，但无砒枯痔散渗透力弱，特别是对巨大痔核的疗效较差。1989 年日本畑嘉也报道了无砒枯痔散，但未报道其药物成分（表 7 - 1）。

表 7 - 1　历代医家或著作枯痔散的主要成分

| 历代医家或著作 | 红白砒 | 明矾 | 朱砂 | 雄黄 | 轻粉 | 黄丹 | 蝎尾 | 草乌 | 枯矾 | 冰片 | 胆矾 | 朴硝 | 鸡粪 | 新石灰 | 干碱 | 青黛 | 硫黄 | 蟾酥 | 天灵盖 | 硼砂 | 乌梅 | 赤石脂 | 辰砂 | 血竭 | 炉甘石 | 巴豆 | 斑蝥 | 乳香 |
|---|---|---|---|---|---|---|---|---|---|---|---|---|---|---|---|---|---|---|---|---|---|---|---|---|---|---|---|---|
| 如神千金方 | + | + | | | | + | + | + | | | | | | | | | | | | | | | | | | | | |
| 《古今医鉴》 | | + | | | + | | | | | | | + | + | + | | | | | | | | | | | | | | |
| 《魏氏家藏方》 | + | + | + | | | | | | | | | | | | | | | | | | | | | | | | | |
| 《世医得效方》 | | | | | | | | | + | + | | | | | | | | | | | | | | | | | | |
| 《秘传外科方》 | + | + | + | | | + | | | | | | | | | | | | | | | | | | | | + | + | |
| 《普济方》 | + | + | | | | + | + | | | | | | | | | | | | | | | | | + | | | | |
| 《医学纲目》 | + | | | | | | | | | | | | | | | | | | | | | + | + | | | | | |
| 《外科理例》 | + | + | + | | | | | | | | | | | | | | | | | | | | | | | | | |
| 《疮疡经验全书》 | + | + | + | | | | | | | | | | | | | | | | | | | + | | | + | | | |
| 《东医宝鉴》 | + | + | + | | | | | | | | | | | | | | | | | | | | | | | | | |
| 《外科准绳》 | + | + | + | | | | | | | | | | | | | | | | | | | | | | | | | + |
| 《外科启玄》 | + | + | + | | + | | | | | | | | | | | | | | | | | | | | | | | |
| 《外科正宗》 | + | + | + | | + | | | | | | | | | | | | | | + | | | | | | | | | |
| 《疡医大全》 | + | + | + | | + | | | | | | | | | | | | | | | | | | | | | | | |
| 《外科发挥》 | + | + | | | | + | | | + | | | | | | | | | | | | | | | | + | | | |
| 《外科十三方考》 | | | | | | | | | + | | | | + | + | + | | | | | | | | | | | | | |
| 《青囊杂纂》 | + | + | + | | | | | | | | | | | | | | | | | | | | | | | | | |
| 李防御五痔方 | + | + | | | + | | | | | | | | | | | | | | | | | | | | | | | |
| 《医宗金鉴》 | + | + | | | | | | | | | | | | | | | + | + | | | | | | | | | | |
| 《外科全生集》 | + | + | + | | | | | | | | | | | | | | | | | | | | | | | | | |
| 《疡科纲要》 | + | + | | | | + | | | | | | | | | | | | | | | | | | | | | | |
| 《外科方补奇治》 | + | + | | | | | | | | | | | | | | | + | | | | | | | | | | | |
| 《张氏医通》 | + | + | + | | | | | | | | | | | | | | + | + | | | | | | | | | | |
| 黄济川枯痔散 | + | + | | | + | | | | | | | | | | + | | + | | | | | | | | | | | |
| 王芳林枯痔散 | + | + | | | | + | + | | | | | | | | | | | | | | | | | | | | | |
| 张觉人枯痔散 | + | + | | | | | | | | | | | | | | | | | | | | | | | | | | |
| 丁氏枯痔散 | + | + | | | | | | | | | | | | | | | | | | | | | | | | | | |
| 《验方新编》枯痔散 | + | + | + | | | | | | | | | | | | | | | | | | | + | | | | | | |
| 林萝九枯痔散 | + | + | + | | | | | | | + | | | | + | | | + | + | | | | | + | | + | | | + |
| 陈庆华枯痔散 | + | + | + | | | | | | | + | | | | | | | | | | | | | | + | | | | |
| 福建中医研究所 | + | + | + | + | | | | | | | | | | | | | | | | | | | | | | | | |
| 湖南中医研究所 | + | + | | + | | | | | | | | | | | + | + | | | | | | | | | | | | |
| 《中药通报》枯痔散 | + | + | + | | | | | | | | | | | | | | | | | | | + | | | | | | |
| 《中医外科临床》 | + | + | + | | | | | | | | | | | | + | + | | | | | | | | | | | | |
| 《外科百效》枯痔散 | + | + | | | | | | | | | | | | | | | | | | | | | | | | | | |

（2）枯痔散的制备方法：明代的陈实功《外科正宗》比较详细地记载了枯痔散的炼制方法："共研极细末，入小新铁锅内，上用粗瓷碗密盖，盐泥封固；炭火煅至二炷京香，待冷取开，将药研末搽痔上。"《外科全生集》中枯痔散的制法和配方："明矾一两，红砒、白砒各三钱共入阳城罐内，外围炭火，烧至矾熔烟起，即砒毒，忌立上风闻气。俟烟尽矾枯去炭，次日取出研粉，每取一钱，加水飞朱砂一分，再研和匀，临用以津调药，时拂乃愈。"

（3）枯痔散的作用原理：枯痔散调成糊状，敷于痔核表面，药物渗透到痔核组织内，使痔核发生干性坏死，坏死组织分离、脱落、形成创面，再经用药使创面修复而痊愈。南京的丁泽民等用兔耳研究了枯痔散的作用机制，发现含砒枯痔散可使兔耳发生干性坏死，无砒枯痔散则无此作用。周济民通过切片观察，认为含砒枯痔散的疗效原理如下。

枯痔散──→内痔──→组织充血肿大──→血管栓塞──→组织脱水──→组织干硬萎缩──→组织干性坏死──→分离、脱落──→创面修复

一般认为砒中的三氧化二砷进入组织后与细胞中大分子的疏基结合而产生毒性效应。砷化合物进入人体后砷化合物具有致癌、致畸、致突变的作用。

（4）枯痔散的适应证和禁忌证：枯痔散使用于Ⅲ期内痔、嵌顿性内痔和内痔伴有贫血者，也有人认为外痔适用于枯痔疗法。枯痔疗法禁用于有严重脏器疾病者、孕产期及哺乳期妇女患者。

（5）枯痔散的使用方法：陈实功的《外科正宗》详细介绍了枯痔散的适用方法："凡疗内痔者，先用通利药荡涤脏腑，然后用唤痔散涂入肛门，片时内痔自然泛出，即用葱汤洗净，搽枯痔散，早午晚每日三次，次次温汤洗净搽药。轻者七日，重者十一日，其痔自然枯黑干硬。停止搽药，其时痔边裂缝流脓，换用起痔汤日洗一次，待痔落之后，换搽生肌散或凤雏膏等药生肌敛口，虚者兼服补药，其口半月自可完矣。外痔者，用消毒散煎洗，随用枯痔散照内痔搽法用之，首尾至终无异，完口百日入房乃吉。"而《外科理例》中提出使用枯痔散前，在痔核周围正常组织表面先用水橙膏之类的药物围护正常组织："水橙膏，治痔护肉，郁金、白芍各一两，一方加黄连，右二味为细末。"近代逐渐使用棉纸或纱布浸湿后嵌于正常组织与皮肤之间，防止枯痔药物腐蚀正常组织。

（6）敷药方法：患者排尽粪便，取侧卧位，用吸肛器使痔核脱出肛门外，清洁痔核表面并消毒，用棉纸或纱布浸湿后嵌于痔核和正常皮肤之间，将调成糊状的枯痔散涂于痔核表面，厚度以不见痔核黏膜为度，涂完后用纱布覆盖，外覆棉垫。每日换药1～2次，将分泌物及药物洗净，按前法反复涂敷枯痔散，直至痔核变黑、干枯、分离、脱落，在上生肌散（膏）直至伤口愈合。

（7）治疗过程：枯痔散疗法一般经历枯萎（坏死）、脱落和修复3个阶段。① 枯萎（坏死）阶段：第1次敷药后，痔核黏膜由鲜红色转为紫红色，2～3次后痔核水肿肿胀，色泽逐渐加深，伴有大量黏液样或血性分泌物，敷药5～6次后痔核转为黑色，肿胀减轻并萎缩干硬，分泌物少。② 脱落阶段：痔核干枯变黑后逐渐与正常组织分离，并有暗红色血性分泌物渗出，干痂脱落，出现新鲜的肉芽组织。③ 愈合阶段：新鲜创面的肉芽组织外用生肌膏或生肌散后创面修复。

整个枯痔散疗法的过程需3～4周。

（8）注意事项：① 掌握枯痔疗法的适应证和禁忌证。② 按照枯痔疗法的操作规程规范用药，注意保护正常组织。③ 干痂脱落期间注意卧床休息，干痂待其自然脱落，防止脱落过程中出现大出血。④ 含砒枯痔散如用药量大，时间过长，可能出现重度反应，中毒表现有：发热、食欲不振、胸闷、少尿等，治疗过程中应密切观察患者的不良反应，及时停药和救治，防止出现砒中毒或死亡。

(9)枯痔疗法的缺点：① 使用含砒枯痔散,有中毒的可能。② 用药期间痔核肿胀、干枯、坏死过程中,疼痛剧烈。③ 敷药时间长,过程较繁琐,用药不当可能造成痔核坏死不完全或伤及正常组织,可能引起肛门狭窄。尽管新中国成立后不断有医家研制无砒枯痔散和改良枯痔散疗法,但疗效不确切,缺点无法克服而被弃用。

2. 枯痔钉疗法　枯痔钉是中医治疗痔疮的特色传统方法之一,宋代的《太平圣惠方》中记载了用砒溶于黄蜡,捻为条子,纳痔瘘疮窍中的枯痔钉疗法。明代的陈实功的《外科正宗》则系统整理"三品一条枪",并完善为枯痔钉疗法。自明代枯痔钉疗法有了一定的发展,至清代枯痔疗法在民间得到广泛应用,此时期的《外科大成》《医宗金鉴》等均有较详细的记载。而对枯痔疗法的全面研究则是新中国成立后才开始的,1952 年重庆的周济民等首先报道了枯痔疗法治疗,20 世纪 60 年代起我国以福建的邓少杰、钱本忠、李笑凤,浙江的陆琦,上海的枯痔钉协作小组等代表的学者对枯痔钉的药理作用和作用机制做了许多研究,并取得了如下进展：① 改进了枯痔药物,制成了无砒枯痔钉,减少了有砒枯痔钉的毒副作用。② 提出了枯痔钉是通过异物刺激而导致痔皱缩的新理论,初步阐明了枯痔钉疗法的机制。③ 改进了枯痔钉的插药方法和器械。

(1)药物组成：在古代医籍中枯痔钉与枯痔散均含有砒,新中国成立后经学者的研究发现枯痔钉的作用机制后,研制出的无砒枯痔钉能达到相同的疗效,故而枯痔钉分为有砒枯痔钉和无砒枯痔钉,无砒枯痔钉主要有含矾枯痔钉和异物枯痔钉。表 7-2 是无砒枯痔钉代表方。

表 7-2　新中国成立后无砒枯痔钉代表方

| 来　　源 | 方　　名 | 成　　分 |
| --- | --- | --- |
| 福州市医院 | 黄白枯痔钉 | 黄柏粉、白及粉 |
| 福州市医院 | 二黄枯痔钉 | 黄柏粉、黄连粉、米糊 |
| 福州市医院 | 二黄白枯痔钉 | 黄柏粉、大黄粉、白及粉 |
| 福州市医院 | 异物枯痔钉 | 白及粉或白稞粉 |
| 福建省医院 | 新枯痔钉 | 黄柏、枯矾、白及、五倍子、米粉 |
| 陆琦 | 7 号插药 | 红升丹、枯矾、黄连、冰片、三七 |

(2)作用机制：1956 年福建的钱本忠和李笑凤等先后对枯痔钉的作用机制进行了研究,分别得出枯痔钉插入痔核后产生"角化作用"及"无菌性液化坏死,继而纤维组织新生而告治愈"的结论。1964 年前后钱本忠和邓少杰等通过研制的无砒枯痔钉成功治疗痔的基础上,提出"异物枯痔"并取得成功后得出"异物炎症反应与疮道引流是枯痔钉治疗内痔核的主要机制"的结论。

(3)适应证：各期内痔核和混合痔的内痔部分。

(4)禁忌证：各种急性疾病、严重的慢性疾病、肛门直肠急性炎症、腹泻、痢疾、出血体质患者,孕产妇和哺乳期妇女。

(5)操作方法：患者取侧卧位,充分暴露肛门,常规消毒、铺手术巾。① 显露并固定内痔：采用吸肛器使内痔脱出肛门外,或肛门周围麻醉后使内痔暴露,并予以固定,防止痔核回缩。② 消毒并插钉：消毒痔核表面,根据痔核的大小决定插钉的数目,插入的长度以不穿透痔核为度,为 0.8~1.3 cm,用手或镊子夹持钉的尾部,使与直肠壁平行或不超过 30°的角度,在齿线上 0.1~0.2 cm 插入痔核内,插药时注意不能插入肌层,如有插断,应在原钉孔处补插,插入后尾端露出 0.1~0.2 cm 于黏膜外,其余剪除。③ 插钉的要点：根据内痔核的大小决定插钉的数目,Ⅰ期内痔插 2~3 条,Ⅱ期内痔插 4~7

条,Ⅲ期内痔插 8Ⅲ10 条;首先插痔核的中心点,然后再插左右及下面,插入药均匀,钉与钉间隔约 0.2 cm,不能插入齿线处;插药时先插出现的痔核,再插小内痔,最后插较大的内痔,如分期插钉应在治疗 2 周后再插钉。④ 检查复位包扎:检查插入的枯痔钉是否插入过深或过浅,是否插入肌层。将插好钉的痔核回纳肛内,肛内注入痔疮膏或纳入痔疮栓,外用消毒纱布覆盖并固定。

(6)治疗过程:插入的枯痔钉逐渐崩解变软,12~24 h 全部溶化,2~3 d 痔核胀大,发生无菌性炎症,并逐渐溶解坏死,血管内血栓形成,3~4 d 痔核组织液化并自插钉口排出,炎症逐渐消散,组织纤维化,疮口愈合。

(7)术后处理:① 插钉后 24 h 内应卧床休息,控制大便,防止药钉脱落,或痔体脱出嵌顿。② 治疗后予以 1 周用抗生素预防感染,便后用 1:5 000 高锰酸钾溶液坐浴,肛门注入痔疮膏。③ 插钉后 2 周复查,根据情况如未完全萎缩可考虑再次插钉治疗。

(8)优缺点:① 优点:枯痔钉疗法的近期疗效较好,简单易行,术后无肛门狭窄等后遗症。② 缺点:远期疗效欠理想,复发率高,含砒枯痔钉术后有不同程度的不良反应。

3. 枯痔液　以重庆中医研究所为代表,源于中医枯痔原理,《本草纲目》中硇砂"破结血止痛,去恶肉生好肌,下恶疮息肉之功",石灰"蚀恶肉,白癜疬疡,瘢疵痔疮",而研制成的新 6 号枯痔液,为注射疗法之一,于注射疗法中介绍。

### (三)注射疗法

痔的注射疗法是将具有治疗作用的药物注入痔核内,使痔核发生炎症反应、萎缩或脱落的一种疗法。痔核注射疗法来源于两个方面:一是古代的凝固疗法,早在希波克拉底时期的"烙铁"烧烙痔核,使之凝固。二是公元 1 世纪 Leonidas 使用一种特制的腐枯装置的药液对内痔进行治疗。而真正的内痔注射疗法是 1869 年都柏林 Morgan 把过硫化铁作为注射液注射内痔,但未得到重视。1871 年美国的 Mitchell 使用高浓度的石炭酸橄榄油直接注射在脱出的内痔上,并取得良好的效果。他死后配方被随意增加药物的浓度,而造成感染、坏死、出血等严重并发症,1885 年 S Edwards 通过研究各种浓度的注射剂,最后确定 5% 的油质溶液效果最好,也最安全。

在我国,痔的注射疗法主要从枯痔疗法演变而来的,中医认为"酸可收敛,涩可固脱",中医学把明矾作为药物来治病,是取其"性味酸寒,涩而无毒"的特点,而形成以中药作为注射液的枯痔液。其中有史兆岐的"消痔灵"、李雨农的"新 6 号枯痔液"、任全保的"明矾注射液"、金虎的"291-4 号液"、杨里颖的"痔全息疗法"、贺执茂的"复方诃子注射液"、柏连松的"曙光Ⅰ号"等,并由此发展与之相应的"三步注射法""四步注射法""枯切法""母痔基底硬化法"等注射方法,其后出现改善局部血液循环的"603 消痔液"。根据内痔注射剂对组织作用不同而分为注射活血法、化萎缩法、坏死枯脱法 3 种。

1. 注射活血　以江苏省中医院和江苏省中医药研究院共同研制而成的"603 消痔液"为代表,是以中医"去痹利筋脉"而畅通血流,改善痔局部血循环,达到消痔的目的。其作用机制与硬化法、枯脱法不同。

(1)药理作用:马允慰从 4 个方面进行了动物试验,其作用有:① 用 603 消痔液注射组织后发现 3~7 d 局部有充血,以后并逐渐消退,而未见局部硬结或瘢痕残留,与硬化萎缩剂通过无菌性炎症产生纤维化萎缩不同。② 具有扩张局部血管,增加血管灌流量,改善局部血循环的作用。③ 有抑制肠平滑肌的作用,使直肠肛管平滑肌松弛,解除痉挛。④ 能显著延长血液凝固的作用。

(2)适应证:各期内痔、混合痔之内痔部分、静脉曲张外痔等。

（3）禁忌证：肛管直肠肿瘤、肛门直肠周围脓肿、湿疹、内痔嵌顿、肛管直肠炎、腹泻等禁用，有重要脏器疾患症状明显以及孕妇慎用。

（4）注射方法：Ⅰ、Ⅱ期内痔用黏膜下层高低位注射法，Ⅲ期内痔、混合痔（外痔部分为静脉曲张型）注射硬化萎缩取黏膜下层高低位法和"外肌四点注射法"相结合，单纯静脉曲张性外痔可取"外肌四点注射法"。① 黏膜下层高低位注射法：在痔核的顶端，即痔核最上端，或肛管直肠环部正上方称高位，在痔核本体，齿线附近，向下不超过齿线，其上方至痔中部称低位。上下两部的黏膜均受到药液的充分浸润，但不应将药液注入血管内。② 外肌四点注射法：从肛门外截石位 2、5、7、10 四点位，距肛缘 2～2.5 cm 处，经皮肤穿刺定之引导，使针尖在肛门内括约肌、肛门外括约肌之间平行行进，达肛管直肠环的部位，注药后应使该部位肛管周围的药液均匀分布。

（5）疗效：据江苏省中医院及相关协助单位治疗Ⅱ、Ⅲ期内痔，混合痔 332 例，近期治愈率 92.2%，治疗二度、三度肛裂 162 例，治愈率 95.1%。

2. **注射硬化萎缩疗法**　注射硬化萎缩疗法是目前国内外广泛使用的注射疗法，主要通过将硬化剂注射入内痔，使痔核组织产生无菌性炎症反应，组织纤维化，使痔核萎缩，症状缓解。根据研究，注射硬化法的作用机制可能有以下两方面：① 注射药物后即在痔核的血管周围形成保护层，使痔血管避免排便等因素而出血。注射 2 周后痔核纤维化组织可使血管腔闭塞消除或减轻痔静脉的扩张或充血，使痔体萎缩。这是硬化注射疗法的主要作用。② 痔核纤维化可见已松弛的黏膜借纤维组织固定于肛管的肌壁上，从而消除了痔脱出症状。按照注射硬化剂的成分分为：含矾类注射硬化剂和植物油注射硬化剂。其中含矾类注射硬化剂有：史兆岐的"消痔灵注射液"、任全保的"明矾注射液"、南京中医院的"矾黄注射液"，贺执茂的"复方诃子液"。含植物油的注射硬化剂有：5% 酚甘油或 5% 酚植物油（杏仁油、橄榄油）等。以下介绍两类中有代表性的注射硬化剂用法。

（1）硬化剂的注射方法：根据内痔的不同病理变化和分期，可采用单纯注射法、两重注射法和四步注射法。① 单纯注射法：主要适用于初期内痔。方法是将药液单纯注射于内痔黏膜下层，使内痔硬化或坏死。② 两重注射法：适用于植物油硬化剂。方法是将低浓度植物油 2～3 ml 药物先注射于内痔上方的直肠黏膜下或痔上动脉区，再将高浓度植物油 0.3～0.5 ml 直接注入内痔黏膜下层，使痔上方直肠黏膜粘连固定，痔区硬化萎缩以提高疗效和减少复发。③ 四步注射法：北京的史兆岐提出晚期内痔和静脉曲张型混合痔采用消痔灵四步注射法。

以下介绍几种有代表性的硬化萎缩剂和相应的注射法。

1）消痔灵注射疗法：消痔灵注射液由北京广安门医院史兆岐创制，是根据中医学"酸可收敛，涩可固脱"的理论，以中药五倍子和明矾为主要成分研制而成的。其主要成分为：五倍子（鞣酸）0.25 g，明矾（硫酸钾铝）4 g，枸橼酸钠 1.5 g，低分子右旋糖酐 10 ml，甘油 10 ml，三氯丁醇 0.3 g，蒸馏水加至 100 ml。

消痔灵注射疗法采用四步注射法。第 1 步注射：向内痔以上直肠上动脉区注射消痔灵与 1% 普鲁卡因混合液（1∶1）1～2 ml，将消痔灵注射到内痔上方黏膜下层的动脉附近，使动脉产生无菌性炎症栓塞，可将进入内痔的动脉血流阻断。第 2 步注射：向痔区黏膜下层注射消痔灵与 1% 普鲁卡因 1∶2 混合液 3～5 ml，以痔核弥漫肿胀为度。第 3 步注射：当第 2 步注射完毕，缓慢退针至黏膜下，于痔区黏膜固有层注射 1～2 ml 药液，使黏膜呈水泡状。第 2、第 3 步注射使痔核充分着药，以达到较全面的硬化萎缩。第 4 步注射：用 1∶1 浓度药液在齿线上 0.1 cm 处进针，刺入痔体的斜上方 0.5～

1 cm,做扇形注射,一般在 1～3 ml 之间,故 1 次注射总量 15～30 ml,使洞状静脉硬化萎缩,能显著提高疗效,防止复发。

四步注射法的操作要点:① 注射药液要高低参错,不要在同一平面上,药液集中在同一平面易出现环状瘢痕,引起肠腔狭窄。② 药液分布要均匀,进针后旋转针管,边注射、边退针,药液的分布易均匀,药液集中在一个部位易引起硬结或溃疡坏死。③ 注药深浅要合适,过深进入肌层或过浅注在黏膜浅层,都易引起坏死。注射部位位于黏膜下层和固有膜层。注射时应以痔的中心部进针,针尖通过固有膜层、黏膜层和黏膜下层达到肌层时,即有肌性抵抗感产生,不能再进针。此时应把针尖稍退一下,在痔黏膜下层开始注药,边退针,边旋转针尖注药。痔核出现弥漫性肿胀,提示药液已充盈黏膜下层,即退针至黏膜固有层。此时会出现落空感,是针尖退过增厚的黏膜肌层而产生。在黏膜固有层再注药少量,当黏膜由红色转为淡白,出现清晰的黏膜血管象,即提示着药已合适。若黏膜变为苍白色,血管象消失,即显示注药过量或过于集中。如出现紫暗色,则为刺破血管,黏膜下出血。④ 药量要恰到好处,一般注射消痔灵液,痔上动脉区每个部位宜 2～4 ml,痔区宜 5～10 ml,洞状静脉区宜 2～3 ml,总量 30～50 ml,大型混合痔可注药到 60～80 ml。⑤ 使用消痔灵注射液时必须稀释后方可使用。一般采用 1:1 稀释法,即一份消痔灵液加一份等量 1% 普鲁卡因,对普鲁卡因过敏者可用 1% 利多卡因,使用消痔灵原液注射后易引起坏死或大出血,使用时需特别注意。

2)母痔基底硬化疗法:由山西任全保创制,所用硬化剂的药物组成为明矾、甘油、黄连素、普鲁卡因、苯甲醇等。

适应证:适用于各期内痔和静脉曲张性混合痔。

注射方法:分两步注射,一是母痔基底硬化注射,主要对 3 个母痔区进行注射,重点放在母痔基底上方的黏膜下直肠上动脉分支区(痔动脉区)是本疗法的主要特点。二是内痔注射作为基底注射法的辅助。暴露痔核后,直接将药液注射于内痔中,先注小痔核,后注大痔核,以内痔稍充盈为宜,一次总量 4～6 ml。

注意事项:① 务必将药液注射于内痔核上端的痔动脉区。② 不可将药液注入肛门外括约肌内,以免发生疼痛、水肿和坏死。③ 切勿将药液注射到男性的前列腺和后尿道,或女性的阴道中。四是注射内痔时应将药液注入痔核中,不可注入肌层,以免坏死和肛门内括约肌痉挛性疼痛,也不应注射于齿线以下,以免引起水肿和疼痛。

3)5% 石炭酸植物油:我国上海的喻德洪于 1968 年开始用 5% 石炭酸麻油溶液注射痔核。

适应证:初期内痔最为适宜;Ⅱ、Ⅲ 期内痔,可消除或减轻脱垂;痔术后再度出血或脱出者;老年体弱,或全身合并疾病不严重者也可应用。

注射方法:将针尖刺入痔核黏膜下层约 0.5 cm,一般每个痔核注药 2～4 ml(黏膜松弛严重者可注 6 ml),3 个母痔注射总量为 10～15 ml,注射后黏膜内微血管清晰。每次注射不超过 3 个内痔。

注意事项:① 第 1 次注射剂量要足。② 注射针以 20 号腰穿针为宜,太粗易出血,太细药难注入。③ 低位注射应在齿线上 0.5 cm 处进针,过低药液向下浸润易引起疼痛。④ 注射 24 h 内不应排便,以免痔脱出嵌顿。⑤ 注射部位不宜过深、过浅、过低,以免局部发生疼痛、坏死、出血等。

注射硬化疗法的不良反应及并发症:① 发热:注射硬化疗法治疗后可能伴有发热,一般情况下发热不明显,多于 38℃ 以下,多为术后无菌性炎症或吸收热所致,如患者持续发热,伴有肛门疼痛加重,可能伴有局部感染,应检查局部情况,以便及时处理。② 疼痛:按照注射硬化疗法的操作规程注射药物,治疗后肛门疼痛多不明显,如将硬化剂注入或渗入齿线以下组织内,则术后肛门疼痛剧烈;如注入肌层,可能引起肛门括约肌痉挛及无菌性炎症坏死,局部脓肿形成。③ 坠胀:齿线上黏膜层含有丰富的感受器,感知局部痛、温、压力,硬化剂注射后引起局部无菌性炎症,可引起肛门坠胀,随着 2 周后无菌性炎症逐渐消退,如无局部感染,肛门坠胀感将逐渐缓解和消失。④ 晕厥:有少数病例在注射后可能出现头晕、心慌、出冷汗等表现,可能与空腹引起的低血糖、紧张及迷走神经高张力有关,及时查出原因,对症处理。⑤ 感染:有少数患者可能出现肛门疼痛,并进行性加重,伴有高热,肛门局部肿块伴压痛,血白细胞升高,多为注射后感染。引起感染的原因较多,常见有:硬化注射剂浓度过高,未按合适的浓度注射合适的点位,注射的部位过深,常注入肌层,或药物渗入齿线下,如确诊感染,应及时切开引流。

(2)坏死枯脱法:因本疗法使用的注射药物具有坏死作用,注药后痔核组织坏死、脱落、创面修复而愈。以山西杨里颖的"痔全息注射疗法"、重庆中医研究所的"新 6 号枯痔液"、重庆江杰的"痔核注射压缩疗法"等为代表。

1)痔全息注射疗法:痔全息疗法是由杨里颖研制的一种痔枯痔疗法。该疗法是在传统的枯痔钉、枯痔散疗法和药线结扎疗法的基础上发展而来的。根据中医学的石硫黄"主治夫人阴蚀,疽痔恶血,杀虫治顽癣",痔全息注射液的主药选用石硫黄经过必要的化学处理而制成的水化硫黄,还加入了中药冰片、薄荷,从而具有快速枯痔、止血、杀菌和局部止痛的功效。

痔全息的药理作用:① 快速枯痔与止血作用。枯痔药物所致的组织坏死主要有两方面:一方面是药物直接作用于组织引起蛋白变性,另一方面是药物作用于痔血管和血液有形成分,使之形成血栓阻断远端的组织血液供应,进而促进局部组织坏死。注射痔全息后药物作用迅速、痔核立即发黑坏死,区别于其他枯脱剂渐进性坏死。② 杀菌作用。杨里颖采用平皿肛管试验证实,稀释 1 倍的痔全息对金黄色葡萄球菌、八叠球菌和枯草杆菌均有极强的抑菌作用。采用试管法试验,在稀释 10、50、100 倍的痔全息液中均无细菌生长。③ 局部止痛作用。痔全息注射液中含有冰片和薄荷作为止痛剂,从而有良好的止痛效果,其效果较 2% 的普鲁卡因液强而持久。

适应证:各期内痔、外痔、混合痔、低位直肠息肉及肛裂等。

禁忌证:肛门部恶性肿瘤,血液病,严重心血管病等。

注射方法:① 内痔的注射法:消毒局部麻醉后使内痔脱出肛门外,选用 4 号或 4.5 号小针头的 5 ml 注射器,吸取适量痔全息液,从痔最突点进针,针头斜面向上,浅浅刺入黏膜下层。进针后将黏膜轻轻挑起、缓缓推药,随着药液进入痔核组织,药物作用的部分即刻变为紫黑色并变硬,待药浸面距基底部的正常黏膜约 3 mm 时,停止退药。干棉球按压进针点片刻,观察有无出血点。一次注射不宜超过 4 个,注射后将坏死痔体应及时送回肛门内。嵌顿性内痔:可在局部常规消毒后,予泯痛尔注射液 20 ml,肛门周围多点浸润麻醉下,根据痔核大小,一次性注入痔全息液,务使痔体浸润完全,全部发黑紫,痔体发硬。痔全息治疗内痔时的用量:痔核直径在 0.5 cm 以内,注药量不超过 0.3 ml;直径在 1.0 cm 左右,注药量在 0.5~0.7 ml;直径在 2 cm 左右,用药量在 1.0~1.5 ml;直径在 4.0 cm 左右,用药量在 3.0~4.0 ml。一次总量一般不宜超过 4 ml。② 外痔的注射法:肛门常规消毒后,取泯痛尔注射液或 1% 利多卡因 15 ml 局部麻醉后,用 5 ml 注射器吸取适量痔全息液,浅进针进入皮下,轻轻挑起、缓缓推药,使外痔皮赘胀满即可。以痔核全体变为黑色为足量。如注药后 3~5 min 内,痔核变为暗红色,药浸面距基底部 2 mm 时,停止推药。若使用了止血钳,视痔体全部变色即可放开。③ 混合痔的注射法:消毒后以泯痛尔注射液或 1% 利多卡因液 20 ml 局部麻醉后,暴露整个痔体,用 5 ml 注射器吸取痔全息液适量,从外痔部分进针至皮下,穿过齿线,上达内痔部分之黏膜下层,针头斜面向外,轻轻挑起。先注射内痔部分,使之变黑,退针至齿线下,继续推药,使外痔部分也变暗红色,药浸面距基底部 3 mm,用药量同内痔治疗方法,一次注药的痔数目一般不超过 3 个。如为多个混合痔,可先注射母痔。若同时有炎性外痔,应先行注射。若有静脉曲张性外痔,只注射内痔部分,对外痔部分可用铍针做星状轻轻切刺,处理至皮肤变白变硬即可。

不良反应:① 坏死不全,留下残根痔:注射药量不够,痔核坏死不全,部分脱落。对内痔的治疗中则见治疗后仍有出血或脱出;对外痔的治疗中,常见注射后有疼痛,复查时可见注药区两侧,有红肿质硬的炎性痔块残留,这些症状的出现都是有注药量不足所造成的。② 注射量过量或刺入过深:一些人将坏死和硬化剂方法等同使用,注射时往往刺入过深,注药后不易快速观察痔核颜色变化,这样往往会超过规定注药量,或者使用了较粗的针头(超过 1/2),很容易多注药物,从而造成深而狭窄的创面,不利引流,延误伤口愈合。③ 一个痔核多次刺入,造成药液渗漏,不能达到理想的效果。④ 误注入健康组织时的处理,一旦发生误注,即刻抽取等量的 2% 的利多卡因液,快速注入原部位,并充分按揉,使药物间发生中和反应,可减轻或消除痔全息的坏死作用。

柏连松在临床实践中发现:注射疗法中使用注射药物剂量很小,一般属于坏死剂,注射药物为大剂量,多属于硬化萎缩剂。

2) 新 6 号枯痔液:新 6 号枯痔液由重庆中医研究所李雨农等创制,以硇砂为主要原料,主要成分为氯化钙、氯化铵等,后经改进直接以上二药配制而成。

作用机制:新 6 号枯痔液引起痔核坏死脱落的机制主要是使受药的局部血管内很快形成血栓,从而使远端组织的血液供应阻断,致使组织凝固坏死脱落,其作用机制与传统枯痔散的作用是一致的。

适应证:① Ⅱ、Ⅲ 期内痔,尤其适用于 Ⅲ 期内痔和混合痔。② 嵌顿性内痔未溃烂者适用。③ 内痔合并继发性贫血,一般高血压、心脏病患者亦可应用。④ 肝肾疾病患者应慎用。

操作方法:患者取侧卧位,使肛门充分暴露,常规消毒,麻醉后使内痔翻出肛外,用中号弯血管钳夹住痔核齿线稍上部位并固定,用 4～5 号半的细长针头,在齿线上 0.5 cm 处刺入痔核黏膜下层,较浅为好,将药液注入痔区,使药液由一点扩散至整个痔内,直至该内痔肿大面有小白点为度,称为低位注射或痔体注射。然后边注射边向外退针,于针头将全部退出之前再注入药液少量,拔针可避免针孔出血。如注射完毕,针眼有渗血、渗液者,推回内痔以后就不会有此现象。若有明显出血者,可用细线结扎即可止血。

注射药物注意事项:① 注射时必须严格消毒,注射每个痔核进针前均应消毒进针区 1 次。② 注射枯痔液至 3 个母痔区。③ 在左手示指的控制下,注射针尖应始终限于痔核黏膜下层,宜浅不宜深。深易伤及肠壁肌层,引起不良效果。④ 注射时,应由小及大,以免被注射胀大的内痔将小内痔压向肛内而遗漏。⑤ 注射时,推药应缓慢,其速度以药液从针尖连续点滴而出为准。⑥ 痔核大的,还可在已注射胀大内痔的最上端再消毒,同上法注射,称为高位注射,使注射呈柱状。禁止扇形注射。⑦ 注射位置不可低于齿线上 0.5 cm。注射位置过低,可使药液向肛缘扩散,造成肛缘皮肤坏死,延长治疗时间。

按报道,此法治疗痔疮的近期和远期疗效好、安全、并发症少。

3) 痔核注射压缩法:痔核注射压缩法是将痔核压缩注射剂结合注射压缩法注入痔核内,然后对注射的痔核进行压缩的一种疗法。

痔核压缩注射剂属于坏死剂范畴。在使用时必须结合相应的能控制其坏死剂扩散的操作技术相配合，以避免坏死剂在操作过程中造成不良后果。目前常用的注射压缩剂有明矾压缩疗法、复方奎宁压缩疗法、五倍子注射压缩疗法等。

明矾压缩疗法：方致和等采用18％明矾注射压缩液，注入钳夹后的痔核组织内，使其枯萎、组织坏死，压缩成薄片状的痔干痂，让其自行脱落。该疗法的优点是：安全、无副作用、操作简便、痛苦少、复发率低等。但仅适用于单纯的Ⅰ、Ⅱ期内痔和外痔。

复方奎宁压缩疗法：采用市售的复方奎宁注射液，注入钳夹后的痔核组织内，使痔核组织坏死，然后压缩成透明柔软的薄片状，让其自行脱落。该疗法的优点使：操作简单、痛苦少、异物感轻等，仅适用于Ⅰ、Ⅱ期内痔，因无黏合作用，易形成局部血肿。

痔核压缩疗法与微型痔核钳的配合应用：在痔核的基底部先用止血钳夹住整个痔核后，将痔核压缩液注入被钳夹的痔核内，用压缩钳将痔核组织挤压成薄片状痔干痂，去除痔基底部止血钳，再用微型痔核钳纵行从痔核基底部将整个痔干痂夹住。剪去多余的干痂，按痔核的方向和方位将干痂送回肛内，16 h后除去微型痔核钳。此法只适用于单纯外痔和Ⅰ、Ⅱ期内痔。

鞣酸注射压缩疗法：鞣酸注射压缩疗法是将五倍子提炼浓缩后形成压缩液，结合痔核压缩技术治疗痔核，本法由重庆的江杰创制，适用于内痔、外痔、混合痔。① 鞣酸注射压缩液的药理作用：a. 收敛作用：鞣酸是一种很强的收敛性药物，能中和蛋白质颗粒上所带电荷，同时破坏极性原子团所牵引的蛋白质颗粒周围所形成的一种特殊水化层，使蛋白质颗粒相互接近，失去相互冲撞排斥的作用，促使蛋白质胶体凝集而不可逆的沉淀作用。鞣酸注射进入组织后与组织中的蛋白质结合并凝固，对组织没有腐蚀作用，故不直接引起组织坏死。b. 杀菌作用：鞣酸痔核压缩液具有很强的杀菌作用，在含有0.1％～0.25％浓度鞣酸压缩剂的培养基中，大肠埃希菌、副大肠杆菌、铜绿假单胞菌均未见生长。c. 黏合作用：鞣酸具有收敛作用，注射后的痔核组织经充分压缩后形成薄片状干痂，2 d后干痂变黑变硬，不易分离，避免血肿形成。d. 止血作用：经压缩后的痔核组织的基底部残留极少的压缩液引起基底部组织水肿，基底部血管血栓形成并机化，在脱痂时出血少。e. 无腐蚀性：鞣酸不是腐蚀剂，其药理作用是通过结合组织中的蛋白质，使其中蛋白凝固。压缩液及注入组织后的作用产物沾染周围组织后未见刺激性，不会发生继发损伤或继发皮损。② 鞣酸注射压缩剂的毒副作用：鞣酸注射压缩剂含有水解性鞣质，若操作不妥，被注射入正常组织内，会有部分渗入血流，通过门静脉达到肝小叶，使肝细胞受到广泛的破坏而出现黄疸。在临床上出现过因未按操作规范而引起渗漏，造成肝损害及周围组织广泛性坏死。所以与其他注射压缩剂一样，必须结合相应的注射压缩技术，才能完全杜绝药物的毒副作用。③ 鞣酸注射压缩疗法所致的病理变化：于治疗后取正常组织与坏死组织交界处标本，术后第3、第5、第7、第9、第13日病理检查在苏木精-伊红染色（HE染色）下见病理变化属于一般非特殊性化学物质的破坏，正常组织内可见血管腔内有广泛的血栓形成。④ 鞣酸痔核注射压缩法的操作方法：痔核注射压缩技术是手术一部分，贯穿于手术过程中，规范的操作技术包括悬浮、钳夹、注药、压缩四个步骤。⑤ 麻醉方法：可采用腰俞麻醉、骶管麻醉或肛门局部浸润麻醉。无论采取何种麻醉方式，均以1％利多卡因10 ml或0.75％布比卡因10 ml加医用亚甲蓝注射液1 ml作为基础长效麻醉，术前或术后于旁3、6、9点位皮下深层注射。a. 悬浮：肛门常规消毒及麻醉后，肛门括约肌松弛，肛管内予聚维酮碘（碘伏）消毒，并使内痔核翻出肛外，对手术痔核再次消毒，于内痔、外痔中心注射

1%利多卡因液,使痔核膨胀,内痔黏膜呈现毛细血管征,痔核与基底部正常组织分离,可防止钳夹时损伤基底部肛门内括约肌及深层大血管,减少或避免术后大出血。b. 钳夹:根据痔核的大小选用合适的弯止血钳,或专用的钳夹钳,于悬浮的痔核基底部将整个痔核进行钳夹,贯穿并调整至最佳位置后钳夹紧并上齿,将痔核缓缓轻柔翻出肛门,上端以左手示指包裹钳的顶端,防止黏膜滑脱和损伤对侧黏膜。注意事项:一是钳夹适度,钳夹时既要注意尽可能将痔核全部夹在痔核钳内,又不损伤正常的黏膜和皮肤,避免肛门狭窄。二是钳夹深浅,钳夹过浅,保留痔核过多,术后组织水肿疼痛,复发率高;过深易损伤肛门括约肌及深部血管,脱痂期容易出现大出血,损伤皮肤过多,容易出现肛门狭小。钳夹适度和深浅,关键在于悬浮点选择和悬浮的程度,小内痔或以内痔为主的混合痔只需要内痔悬浮至出现毛细血管征,中等程度的混合痔、外痔和内痔分别悬浮,进针至痔核的中心,使痔核与正常组织完全分离,大内痔则不强调出现毛细血管征,只要痔核主体与基底正常组织分离,否则易伤及正常黏膜,或在外翻痔核时,造成上端黏膜撕裂。在钳夹钳上齿前应根据痔核的大小反复调整钳夹的位置至最佳程度。在悬浮和钳夹时,左手示指和中指压迫痔核的外侧段,使痔核充分暴露,有助于钳夹。三是避免药液的渗漏,在钳夹时应注意是否将痔核黏膜完全与正常黏膜分离夹紧,杜绝黏膜滑脱钳外,钳夹前检查选用的痔核钳夹钳是否松弛,齿口对合有无错位、咬合不紧,尤其特别注意的是压缩过程中压缩钳夹钳,造成钳夹钳断裂,药液渗漏。c. 注药:选择适当的进针点,将鞣酸压缩及注入已被钳夹的痔核内,进针至痔核的中心点,大痔核应反复多次注射至黏膜均匀灰白,或在压缩过程中,根据情况反复补充注药。不要多点进针,防止渗漏,浪费药液。d. 压缩:注药后小的痔核可直接用血管钳反复挤压,挤出多余的药液和凝固的组织液,使痔核成极干的薄痂片。大的痔核可反复挤压和补充药液,使痔核完全变性,蛋白凝固,再行挤压,外覆双层纱布,可加快药液挤出和干痂形成,干痂较小时可直接送回肛内,干痂较大,则剪除部分,可减轻术后干痂引起的肛门坠胀和疼痛。术后检查手术创面及干痂情况,肛内可放置止痛栓或痔疮软膏,减轻术后疼痛及肛门不适。⑥ 鞣酸注射压缩疗法的注意事项:一是合理分配痔核,保留皮肤和黏膜,防止出现肛门狭窄。二是术后 2 d 干痂变黑、干硬,3~4 d 开始分离,7~10 d 完全脱落。脱痂期不能牵拉或剥离干痂,以防大出血。三是如痔核过大或有凝血功能不全,脱痂期予止血药。四是注意掌握手术的适应证和禁忌证。

### (四)外痔的手术方法

外痔位于齿线以下,由脊神经支配,感觉敏锐,定位准确,故齿线下方的痔核采用切除和剥离法,不使用结扎法。外痔手术切除应根据外痔的类型和外痔形态而选择不同的切除法。

1. **血栓性外痔** 血栓性外痔是外痔中最常见的一种,常呈单个发生,发病后 4~5 d 疼痛最明显,7 d 后血栓开始机化,如血栓部分机化或痔体明显缩小,常采取保守治疗。血栓性外痔常用血栓剥离法,放射状切口、剥除血栓及包膜,修剪皮肤,无须缝合,创口自然愈合。术中可根据血栓外痔的大小选择单切口或多切口。

2. **结缔组织外痔** 孤立或单个结缔组织外痔麻醉后用血管钳提起顶部,与基底部切除痔体,修剪皮肤。环形外痔,应根据外痔的形态,在分界处保留足够的肛管皮肤,保持切口引流通畅,充分止血。

3. **静脉曲张性外痔** 一般在痔核内注射适量的麻醉药使其隆起,于隆起最明显处提起皮肤,放射状菱形切除表面皮肤,于切口缘下潜行剥离曲张的静脉团,采用单切口或多切口,引流通畅。

4. **裂痔** 裂痔见于慢性肛裂,由于肛裂引流不畅,裂口远端炎性增生,同时又影响裂口愈合,所以切除肛裂、裂痔和肛门内括约肌切开常同时进行,完全切除裂痔,且引流通畅。

（五）套扎疗法

套扎疗法适用于内痔，始于 20 世纪 50 年代，1954 年 Blaisdell 制成最早的套扎器，1963 年 Barron 首创胶圈套扎器。国内的痔套扎疗法（双钳胶圈套扎法）最早由上海中医药大学附属岳阳中西医结合医院闻茂康的学生洪才裕采用。1964 年黄乃健根据中医传统的结扎疗法设计成内痔套扎器。1977 年上海的喻德洪等制成吸引式核牵拉式套扎器，此后国内众多医家又进行不同的改进，制成各种套扎器。

套扎疗法的原理：应用特制的套扎器械将胶圈套于内痔的基底部，通过胶圈的紧缩作用，阻断痔的血液循环，使痔核发生缺血坏死、脱落，创面修复而愈合。

（六）结扎疗法

结扎疗法是一种传统的中医治疗痔手术方法，早在宋代《太平圣惠方》中就有记载："用蜘蛛丝缠系痔，不觉自落。"至明代时结扎疗法在临床已广泛应用，且发展到用药线结扎，使用范围进一步扩大，由痔疾扩大到赘瘤、脱疽坏死等。痔结扎疗法原理为：以结扎线结扎痔的基底部，阻断痔的血液循环，使被结扎的痔核缺血、坏死并脱落，形成的创面经修复而获痊愈。结扎疗法是中医学中疗效显著、适应证广泛的疗法，治疗痔的近期疗效和远期疗效均优于其他疗法，且术后并发症和后遗症较其他疗法少。

传统的结扎疗法经过不断的改良和优化，逐渐发展成为现代的结扎疗法。结扎疗法最早使用药线或其他线材如缝衣线等，对乳头状痔的疗效较好，对基底部宽大的痔则疗效较差，现在多采用无菌医用缝合 7 号丝线，能承受结扎痔核需要的拉力。结扎方法在新中国成立后经不断的改进，发展成外剥内扎法，即外痔剥离内痔结扎。柏连松回忆：在 20 世纪六七十年代对内痔、外痔解剖尚处于认识不足的阶段，混合痔的结扎疗法多将内痔和外痔部分同时结扎，使患者术后承受剧烈的疼痛。那时多为门诊手术，患者夜间常有因为疼痛就诊，一夜连续就诊四五家医院。随着对肛肠解剖认识的不断深入，经过 20 世纪 80 年代的逐步改进，外痔剥离至齿线上方，再与内痔同时结扎，可避免由于结扎体神经分布的外痔部分产生剧烈疼痛，同时痔手术过程中麻醉方式的不断改进，由初期的中药制剂祖师麻复方制剂止痛，到术后手术创面基底部注射的医用亚甲蓝联合利多卡因长效止痛法，使痔术后疼痛得到根本性的改善。术后肛门创面疼痛评价较其他手术方法明显改善。

柏连松自 20 世纪 70 年代针对结扎疗法治疗混合痔术后大出血等并发症，开始对混合痔的结扎方法进行改进，20 世纪 70 年代前后混合痔各种手术方式术后出现大出血大约在 2%，由于那时多以门诊手术为主，术后患者常于夜间出现大出血，待家属发现患者出现大出血到接受救治需较长时间，给患者的身心带来很大损害。柏连松强调痔结扎的平面不宜过高，使创面过大，排便时创面承受很大的牵拉力，造成创面撕裂出血；内痔结扎的深度不能超过痔疮深部的肛门内括约肌，以免伤及深部血管，在脱线期血管不能充分血栓形成及机化，血栓容易脱落出血。他根据中医"酸可固涩"的理论，从五倍子和明矾中提取有效成分，研制成"曙光 1 号内痔注射硬化萎缩剂"，于结扎后的痔核痔动脉区和痔基底部进行稀释后注射，同样减少了术后大出血的概率。混合痔外痔剥离时注意剥离的高度，位置应当超过齿线上 0.5 cm，位置不应过低，以防疼痛引起括约肌痉挛，造成创面撕裂出血。经过不断改进后逐渐形成混合痔"四联疗法"（即外剥、内扎、注射及长效麻醉疗法）。

结扎疗法适用于内痔或混合痔的内痔部分，因为内痔含有丰富的血管，单纯切除的敞开手术常并发术后大出血。外痔部分则采用切除术。将外痔部分切除剥离至齿线上 0.5 cm 连同内痔部分一起结扎。常见的痔结扎切除术如下。

1. 单纯结扎术　仅以医用丝线结扎,适用于Ⅰ、Ⅱ期内痔。

操作要点:消毒麻醉后,用血管钳将痔核基底部钳夹并牵拉肛门外,以 7 号丝线于基底部结扎痔核。

2. 贯穿结扎术　内痔单纯贯穿结扎术适用于Ⅱ、Ⅲ、Ⅳ期内痔、纤维化内痔。

操作要点:消毒麻醉后手法扩肛,使痔核暴露,以 1% 利多卡因液注射内痔内使之充分膨胀,用中弯血管钳夹住痔核基底部向外牵拉,以圆针双股 7 号丝线于痔核基底部贯穿缝合,将已贯穿痔核的双线在近端单线结扎,在齿线剪一浅表裂缝,再行内痔"回"字形结扎,结扎完毕后,切除部分结扎的内痔。

（七）切除缝合术

将内痔核切除,将创面用肠线连续缝合。

(1) 切除全缝合术式:将内痔和外痔同时切除术,将外痔和内痔的切口创面连续全部缝合。

操作要点:先用血管钳夹住混合痔最突出处向外牵拉,在肛缘外将外痔放射状切开剥离,直至内痔顶端,再用血管钳夹住其根部,"8"字形贯穿结扎,切除被扎的痔核,再用肠线纵行连续缝合全部创面。

(2) 黏膜下痔核切除黏膜术(Parks,1956 年):将外痔和内痔部分切除,缝合内痔部分创面,皮肤部创面开放,可防止肛管狭窄。

操作要点:在痔核黏膜及皮下用麻醉药液浸润麻醉,放射状切开肛管皮肤及痔黏膜,沿切口仔细剥离痔组织,由外向内使痔组织与肛门内括约肌分离,在痔核根部用细肠线结扎,剪除痔核后再用两侧黏膜及部分皮肤复位遮盖创面,用肠线缝合。皮肤部分创面开放。

在上述两种手术的基础上,众多医家根据当时痔理论发展,将上述两种手术进行改良,形成各自特色的手术疗法,以保护肛垫和肛管皮肤。

（八）外剥内扎术

外剥内扎术将外痔剥离至齿线上 0.5 cm,内痔结扎,是目前治疗混合痔最常用的手术方法,此手术方法经过改进用于治疗环状混合痔。常用的手术方法如下。

1. 低位结扎法　低位结扎法(Milligan-Morgan 法,1937 年)是最常用的痔结扎切除术式之一,是传统痔结扎切除术的"金标准",该疗法来源于 Miles 法。

操作要点:麻醉后(常用蛛网膜下腔阻滞麻醉或骶管麻醉),充分暴露痔核,用血管钳夹持母痔核末端部向外牵拉,使痔核间黏膜充分暴露。在外痔部分,先做"V"形切口,注意保留肛管皮瓣,用组织钳提起"V"字形皮瓣,将"V"字形皮瓣下的外痔静脉丛剥离至齿线上方,然后用止血钳夹住内痔部分的基底部,由痔基底部进针,穿越肛门内括约肌下端,由痔顶部中心出针,结扎半侧痔核,再用线同法结扎另半侧痔核,剪除已结扎痔核的线上部分,使肛管和皮肤部创面开放,外盖纱布加压固定。本法在剥离痔块至基底部后,也可以用血管钳横行钳住痔基底黏膜而进行切除。再将断端黏膜在肛门内括约肌下段缝合数针,加以固定。

2. 分段齿形结扎法　1982 年南京的丁泽民在继承祖国传统结扎疗法,吸收开放性痔核切除术的基础上,提出了分段齿形结扎治疗环状混合痔和晚期内痔(4 个痔核以上)的手术方法,取得满意效果,同时较好地避免了肛管狭窄、黏膜外翻等后遗症。

(1) 操作方法：患者取侧卧位，麻醉成功后扩肛至四指，充分暴露后查明内痔部位、数量、形态及肛管内外的病变。根据痔核的形态，设计好痔核分段以及保留肛管皮肤桥、黏膜桥的部位和数量。

手术时，先将设计中的一个痔核，在内痔基底部的痔动脉区，用圆针丝线贯穿结扎内痔顶端的直肠上动脉。再在相应的外痔部分做放射状梭形切口，如外痔部分静脉曲张，可做潜行剥离，尽量减少对正常肛管皮肤的损伤，分离至齿状线上 0.5 cm，用弯血管钳将内痔基底钳夹，丝线钳下结扎，剪去结扎后的大部分痔组织。同时处理其他痔核，然后修整创缘，并将创面适当向外延长，以利引流。

(2) 注意事项：① 一般保留 3～4 条肛管皮桥、黏膜桥，保留要求同开放式痔切除术中所述，皮肤桥和黏膜桥尽可能保留在痔核自然凹陷处，并均匀分布。② 痔核下端分离及结扎顶端的连线不在同一平面，以保证内痔脱落后的创面呈齿形。

丁泽民将分段齿形结扎法与低位结扎法术式比较研究，认为分段齿形结扎法吸取了传统结扎疗法和切除术的优点，提出了合理地保留皮肤桥、黏膜桥的部位及数量；痔核下端分离及结扎顶点的连线不在同一水平面上；选择减张切口等方法，使痔核脱落后创面呈齿形状，避免了环状瘢痕狭窄，减轻了术后疼痛与水肿；在内痔根部的痔动脉区，贯穿结扎内痔顶端的直肠上血管，既可阻滞痔区的血液供应，又起到悬吊作用，可延缓痔的复发。

丁泽民在研究痔核分段齿形结扎疗法的同时，采用自行设计的用铝合金制成的肛门口径测量器，对痔结扎手术前后肛门口径进行了测量，术中记录肛管皮肤切除的范围、保留皮肤桥、黏膜桥的情况。切除范围的记录：考虑肛门的基础口径不同，将肛缘按钟点分为 12 份，切除 1 份，即为 1/12，切除 2 份，即为 2/12。研究结论发现：① 平均每切除 1/12 肛管皮肤，肛门口径平均缩小 0.13±0.04 cm，缩小率为 4.6%。② 对于环状混合痔，间断切除病变，至少应分为三段。在审慎的设计下，可以超过肛管全周的 1/2，但不宜超过 3/5。③ 在切除肛管皮肤范围相同的情况下，保留肛管皮瓣的数量越多，对肛门口径的影响越小。④ 切除肛管皮肤引起的肛门口径缩小率，对不同年龄的病例无显著差异。

3. 四联疗法　四联疗法是柏连松从事中医肛肠病专业 50 年，对传统及现代对混合痔手术疗法不断改进后形成的混合痔手术新疗法，适用于混合痔。

(1) 操作要点：行外痔剥离、内痔结扎、注射硬化萎缩剂及长效麻醉疗法。用组织钳提起设计需要切除混合痔的外痔顶端，自赘皮下缘向齿线方向做放射状细梭形切口，下端至痔体外 0.5 cm，钝性加锐性剥离皮下组织及曲张痔静脉丛，分离皮下组织至齿线上方 0.5～1.0 cm，尽量保留齿线结构。用弯血管钳完整钳夹痔核基底部，用 7 号丝线在止血钳下做"回"字形贯穿缝扎或直接结扎，剪除大部分结扎的痔核，留下适当长度的结扎线以方便术后观察；再运用同样的方法处理其他部位的痔核。分别在截石位 3、7、11 点处母痔的痔动脉区、痔结扎的基底部，用消痔灵与 1% 利多卡因以 1∶1 配成的注射液进行注射，分三步注射：第 1 步，痔核上方的痔动脉区（截石位 3、7、11 点），注射进针角度一般与肛管平行，使痔上动脉硬化萎缩，就可减少痔区的供血，使痔能较彻底地萎缩，同时还可以防止复发；第 2 步，于痔核结扎基底部注射，每处用量 2～3 ml。然后在每个外痔剥离切除创面注射长效麻醉剂（医用亚甲蓝注射液 2 ml＋2% 盐酸利多卡因 10 ml 配成）各为 1～2 ml。修除外痔切口的皮缘，使切口对合。

(2) 特点：柏氏四联疗法较传统外剥内扎术具有明显临床优势，首先是术中外痔部分做放射状细梭形切口，改变以往的"V"形切口，使外痔切口创面明显缩小，采用皮下剥离组织及静脉丛，尽量保留了齿线区的正常解剖和生理功能，尽可能地保留肛管皮肤、齿线及其附近黏膜组织，保持了肛管的完整性,使创面疼痛缓解,术后愈合速度加快。其次,在传统痔外剥内扎术的基础上,增加了在痔动脉区、痔核结扎基底注射硬化萎缩剂"曙光Ⅰ号硬化萎缩剂"(或消痔灵),具有致炎、收敛、止血、止痛、抑菌作用。最后,又增加长效麻醉疗法,可减轻术后肛门局部疼痛,也减少了由疼痛带来的并发症。此手术疗法关键在于定位准确,结扎范围、深度要适度,防止损伤过多,结扎位置避免同一水平面,并注意保留肛垫间的黏膜桥,尽量减少对黏膜的过多损伤,以免形成黏膜脱垂、瘢痕挛缩、肛门狭窄。

　　除上述有代表性的混合痔外剥内扎法,还有以下几种改良法:① 内扎悬吊与外剥内扎悬吊术(胡阶林,1990年):主要用于老年内痔或混合痔伴有内痔黏膜松弛脱垂者。操作要点:对内痔患者,先将痔动脉行高位结扎,内痔贯穿结扎切除,其结扎线与痔动脉结扎线打结,可使直肠黏膜向上悬吊与短缩。混合痔则先将痔动脉高位结扎,再"V"形剪开外痔基底部皮肤,从肛门内括约肌浅面剥离外痔静脉丛至齿线上方,尽量保留 Treitz 肌,连同内痔一同结扎切除后悬吊。② 混合痔外剥内扎保留齿线法(金定国,1991年):先用止血钳夹于内痔部分的基底部,稍向外拉,在痔上动脉区以肠线贯穿结扎两针,不仅能预防术后大出血,而且能使局部黏膜与肌层粘连,继则以丝线在止血钳下做"8"字形贯穿,将内痔部分结扎,注意结扎线的下缘当在齿线上方 0.5 cm 处,而不损伤齿线。③ 外剥内扎注射法:适用于混合痔的治疗。操作要点:先将混合痔翻出肛门外,仔细观察病变全貌,以决定外痔剥离部位及保留合适的肛管皮桥,先注意母痔区有无动脉搏动,如有动脉搏动,需在动脉根部注入 8% 明矾 1～2 ml,以促使动脉硬化萎缩,并用丝线贯穿结扎,外痔剥离部位,尽量以母痔区的外痔部位为剥离区,在其表皮做"V"形切口,并延展到稍过齿线,然后用剪刀在外痔静脉丛下剥离。

　　(九) 痔环切术

　　痔环切术式由 Whitehead 首创。由于本术式在切除痔核的同时也切除了肛门全周的皮肤黏膜,因而是一种非生理性的、破坏性很大的术式,从技术方面来说,其并发症难以避免。故该术式逐渐淘汰。

　　Whitehead 术式:取截石位,蛛网膜下腔阻滞麻醉后,肛门直肠消毒,肛门松弛后,在齿线上 5 mm处环形切开黏膜,然后逐步分离直肠下端黏膜使成一黏膜袖,在分离时要将静脉丛同时从黏膜下层分离下来并加以切除。切除较长的部分黏膜袖,再将黏膜袖均匀拉下,使黏膜袖下缘与齿线上 5 mm 处的切口上缘对合整齐,再用 0 号铬制肠线缝合。术中要注意彻底止血,术毕可在肛管内常规塞入一支包有硬质排气管的凡士林布卷,外盖辅料。

　　痔手术治疗中应注意的有关问题。

　　(1) 关于嵌顿痔的治疗问题:对于嵌顿痔有两种不同的处理意见,传统的认识认为痔嵌顿时痔体充血肿大,痔黏膜充血糜烂,或已出现轻度发炎,恐术后出现感染或局部并发蜂窝组织炎、门静脉炎等,主张先行保守治疗,包括复位、局部敷药等,待组织水肿消退后再行手术治疗。

　　目前认为,在痔嵌顿时,充血糜烂仅限于痔核的黏膜,且充血局限于浅层,局部肿胀为无菌性水肿或伴有肿胀痔核内血栓形成,如行外剥内扎术,能解除局部水肿,使疼痛减轻,能缩短疗程。

　　(2) 妊娠期痔和产妇痔的治疗问题:妊娠期由于痔在妊娠过程中雌激素和孕激素等变化,胎儿压迫盆腔血管而加重,在妊娠 4 个月前任何西药均不宜服用,建议改善饮食,局部温水热敷,改善局部血循环,或进行辨证施治,中药治疗,也能改善局部症状。柏连松认为:在妊娠期全过程,均应慎重使用药物,特别是西药,可根据患者的病情,辨证施治,以清热凉血中草药治疗能收到良好的效果。肛门局部应予温水或中药湿热敷,以促进症状缓解。如患者反复发作,用药后不能缓解,可于妊娠后期(9 个月)予混合痔内扎外剥治疗,术前应与家属及患者充分沟通,取得患者本人、家属及妇产科医生的同意。

(3)关于直肠上动脉分支的结扎问题:有人认为在痔内扎外切术中同时结扎母痔区的直肠上动脉,可以阻断血流,减少术后出血,降低痔术后复发率。也有认为内痔的 12 个点位的血流无明显统计学差别,母痔区的直肠上动脉对内痔形成没有影响,故结扎痔上动脉未必能阻断痔区的血循环及降低痔术后复发率。

(4)关于肛门肛垫在手术中的存在问题:高野正博等认为肛门的关闭和控制机制不完全由肛门括约肌及肛门直肠环完成,而肛管内衬的软组织(即肛垫)的作用也是不可缺少的,如果因各种原因导致肛垫组织损伤、缺损时,即可导致肛门闭合及控制功能下降,因而术中除了保护好肛门括约肌外,还需注重保留肛垫。柏连松认为混合痔手术应当合理保留肛垫,首先应当掌握好痔手术适应证,术中勿过度治疗,防止内痔切除过多、过深,正常情况下肛垫由 Treitz 韧带固定在肛门内括约肌表面,适度的手术治疗不会过度切除肛管内的衬垫组织而引起肛门关闭功能的下降。因为肛垫是人体的固有组织,即使彻底切除肛管的肛垫组织,也不能根治痔和杜绝痔的复发,任何根治痔的努力都是不科学的、徒劳的,反而引起更多的术后并发症和后遗症。

(十)器械疗法

随着现代科学技术水平的迅猛发展,肛肠科的新技术和新器械不断涌现,从早期的电子痔疮治疗机、红外线热治疗仪、微波治疗仪、高频电容场等到 PPH、选择式微创痔吻合术(TST)和多普勒超声下痔结扎术。现将 20 世纪 80 年代以来的痔疮治疗仪简要介绍如下。

1. 红外线治疗仪　根据作用原理分为红外线凝固疗法和红外线温热疗法。

(1)红外线凝固疗法:1985 年 John 用光凝固器发射的短暂红外线治疗内痔,并获得一定的效果。治疗原理:主要是通过红外凝结仪,发射红外光,产生热能,温度达 150℃,将红外光能对准痔核组织发射后,红外光能击中痔核组织表面后黏膜立即出现白色烙印,产生黏膜溃疡,并逐渐愈合,使痔核黏膜出血点愈合,达到治疗痔疮的目的。

(2)红外线温热疗法:红外线热治疗仪的发生器产生红外线的光能,并将光能转化为热能,能促进痔的血液循环,继而缓解内痔症状。

2. 微波　微波是利用高频高压电磁波、超高频或特高频电磁波治疗疾病的一种高频电疗法。将微波发生器产生的微波辐射能通过探头导入组织,被组织吸收后产生生物物理作用。根据微波发射功率和治疗方式,微波的治疗作用分为温热作用、烧灼作用和凝固疗法。

(1)温热疗法:主要通过微波的热效应作用,促进局部血液循环,从而改善痔核的症状。使用功率不应超过 20 W 或 4～8 mA(一般 5 mA),照射时间 5～20 min,最多不超过 20 min。常用于局部红肿热痛的炎性外痔、血栓性外痔、痔嵌顿或痔术后促进创面愈合。

(2)烧灼疗法:使用较高功率,作用于组织后使组织发生炭化坏死。使用功率一般 50～60 mA,最多不超过 80 mA,时间约数秒。多用于息肉或疣的烧灼。

(3)凝固疗法:经微波照射治疗后,使内痔组织发生组织蛋白凝固变性,使痔核纤维化萎缩。主要用于内痔的治疗。

3. 冷冻疗法　使用冷冻设备产生极低温度,作用于组织后使组织发生不可逆性损伤,组织液化坏死、脱落,组织修复达到去除病理组织的疗法。仅适用于各型内痔,禁用于外痔。

4. 电子痔疮机　电子痔疮机是通过电极将直流电导入痔核组织,使电极周围的痔核组织发生蛋白凝固,组织变性坏死,坏死脱落,达到改善痔核症状的疗法。

5. 激光疗法　1977 年起将激光应用于内痔、外痔的治疗。适应证:① 激光治疗适用于各型,例如内痔、外痔以及混合痔。② 用于切开低位肛瘘或高位肛瘘的低位瘘道,并配合挂线疗法治疗高位瘘道。③ 术后创面的修复。

根据作用机制的不同,将激光疗法分为:

(1) 氦-氖激光:主要通过照射法,用激光照射病变区,组织吸收光能,改善局部组织血液循环,从而促进组织新生血管形成,促进组织修复,加速创面愈合。

(2) 高能激光:有二氧化碳激光、红宝石激光器等,照射组织后能产生 200～1 000℃ 的高温和一定的压强,能对被照射的组织产生高热而凝固、气化、炭化,高能激光还具有切割作用,能快速切开组织,同时止血。

6. 高频电容场　高频电容场(HTCP)的作用原理是将痔核夹在两个电极之间,通电后产生的高频震荡电流作用于痔核,使其中的蛋白分子变性凝固,水分子蒸发,电极钳夹部位炭化。

7. PPH　1990 年美国人 Allegra G 由痔环切术受到启发,提出使用吻合器切除环状痔,并在临床实践中取得较好的治疗效果,并由意大利人 Autonio Longo 改进推广。PPH 是以肛垫学说为理论基础的新技术,使用 PPH 吻合器,在齿状线(直肠与肛管的交界线)上方约 4 cm 处将直肠黏膜环形切除,同时使用吻合器环形吻合(吻合口位于齿线上 1～2 cm),使脱垂下移的痔核黏膜回复到正常位置。由于切除的手术区域位于齿线上方,由内脏感觉神经支配的区域,故有疼痛轻、手术快、恢复工作时间快的特点。

(1) 适应证:① 环状脱垂的Ⅲ、Ⅳ期内痔,反复出血的Ⅱ期内痔。② 功能性出口处梗阻型便秘的直肠前膨出,直肠黏膜内脱垂。

(2) 操作要点:蛛网膜下腔阻滞麻醉或骶管麻醉,患者取截石位或折刀位。常规手法扩肛至四指,经肛门放入专用的透明扩肛器,并在肛缘皮下缝合固定扩肛器,取出扩肛器的内栓,放入缝扎器。在齿状线上约 4.0 cm 处用 2-0 缝线或 7 号丝线,通过专用缝扎器顺时针方向旋转并做黏膜下环状荷包缝合,根据痔脱出情况,必要时可做双荷包缝合。检查有无遗漏或是否位于同一平面,取出缝扎器,打开痔吻合器至最大限度,将痔吻合器经扩肛器放入肛管内,吻合器的蘑菇头置于荷包缝合上方,收紧荷包线并打结于中心杆上,用缝线牵引器经吻合器侧孔将缝线拉出并结扎。旋转关闭吻合器,同时牵拉荷包线使脱垂黏膜进入吻合器套管,当完全关闭吻合器时,吻合器上方标志进入安全区,此时,女性患者需进行阴道检查,确保阴道后壁未被牵拉进吻合器内,打开保险,瞬间击发吻合器并保持关闭状态约 20 s 协助止血,逆时针旋转打开吻合器并轻轻取出,检查切除部分为完整的黏膜圈。轻轻放入肛门镜缝扎器,检查吻合环部位是否有出血,如有出血以 3-0 可吸收线做跨吻合环"8"字缝合止血。置入凡士林纱条保护吻合口,留置排气管,拆除缝线,取出肛管扩张器,垫棉纱布包扎。

(3) 注意事项:① 严格掌握 PPH 手术适应证。② 正确缝合荷包是手术的成功关键。荷包缝合应在齿线上方 4.0 cm 处,吻合口应位于齿线上 1～2.0 cm,位置过低常导致创面剧烈疼痛,位置过高则切除的痔黏膜少,且对肛垫黏膜的牵拉和悬吊作用减弱,近期和远期疗效降低。荷包缝合应在痔黏膜下层,防止过浅或过深,过浅容易撕裂,黏膜不能完整切除一圈,过深则切除至肌层,或将直肠周围的组织牵拉进吻合器内,女性防止出现直肠阴道瘘。有学者认为如果痔黏膜脱垂严重,可行双荷包缝合,如单个痔脱垂严重,有学者将 PPH 术与内痔结扎疗法结合。③ PPH 适用于内痔,外痔部分不能使用 PPH,外痔 PPH 术后仍有外痔脱垂,可行外痔剥离至齿线处。④ 手术击发吻合器时女性患者应做阴道检查,防止阴道后壁纳入吻合器内以防出现直肠阴道瘘。临床报道,近年来医源性直肠阴道瘘的发生率有升高趋势。⑤ 术后置入缝合器,仔细检查吻合口有无出血,并应彻底止血。术后应用止血药和抗生素,预防感染,适当控制排便,防止过早排便引起出血。

8. TST　TST 术以分段齿形结扎术为理论基础,运用其合理保留皮肤桥、黏膜桥及结扎区呈齿形分布这一优点,发挥 PPH 技术使用吻合器切除下移肛垫上方黏膜及黏膜下组织达到断流、悬吊,进而恢复其正常的解剖生理结构。TST 最大的优势是保留了正常的黏膜桥,切除部分下移肛垫上方黏膜及黏膜下组织,同样达到了良好的断流和悬吊作用。

(1) 操作要点:观察痔核个数,根据不同的痔核个数选择合适的肛门镜(单孔、双孔或 3 孔)。适当扩肛,以顺利插入肛门镜为准则,拔除内筒,旋转肛门镜,使要切除的痔区黏膜得以充分暴露,固定肛门镜。点状牵引缝合,缝合位置一般距视窗下缘 2 cm 为宜。旋开圆形吻合器至最大位置,将 TST 钉砧头导入并使之置于直肠内,收紧荷包线,将缝线用带线器分别从吻合器两侧孔中拉出。适度牵拉缝线,同时旋紧吻合器,击发吻合器,将吻合器旋开 1/2 至 3/4 圈后移出。仔细检查吻合口处有无出血,如有明显出血,用可吸收线行"8"字缝扎止血。

(2) PPH 术与 TST 术的比较:经研究比较发现,术后并发症(尿潴留、术后疼痛、术后出血、术后肛门坠胀、术后吻合口狭窄)上 TST 组明显优于 PPH 组,且在手术操作中 TST 操作更简便,术中的突发事件(术中大出血、腹膜牵拉反应)更少。

## 【研究进展】

### 一、痔的病因病理学研究进展

20 世纪 80 年代,曾经盛行了数百年的"痔是直肠下端黏膜下层静脉曲张"的概念发生了变化,1983 年在德国科伦堡举行的第 9 届国际痔科专题会议上确立了痔的现代概念,这一概念逐渐被世人接受。我国 2000 年制定了《痔诊治暂行标准》,明确了痔的定义:痔是肛垫病理性肥大、移位及肛门周围皮下血管丛血流淤滞形成的团块。

1975 年 Thomson 提出肛垫下移学说以后,从解剖学、病理生理学、临床实践等各个方面进行研究,肛垫下移学说已成为共识,肥大下移的肛垫由扩大的静脉丛、松弛的 Treitz 肌、弹力纤维、结缔组织等构成,痔组织中能观察到静脉周围的结缔组织变得疏松散乱、胶原弹性纤维破碎断裂,支持组织发生退行性改变,也有人发现脱出痔的上方直肠黏膜下层的结缔组织纤维呈现肥大、崩解和断裂现象。同时观察到肛垫内动静脉吻合发生调节障碍,代谢同样发生改变,微循环发生变化,肥大细胞释放的细胞因子使局部的静脉血管扩张、血流缓慢、肛垫充血更明显,痔的症状不断加重。Hamcock 发现肛门内括约肌和肛门外括约肌反常收缩可能也是痔的致病因素。国内的夏祖宝、张东铭对痔和正常组织的黏膜的病理研究表明痔和正常痔区组织在显微结构上无明显差异。有人使用电镜检查痔黏膜下层中曲张的静脉内皮细胞和基膜,均较正常黏膜下层发生了显著的改变。1991 年国内的丁义山等通过对肛门直肠部微血管树脂铸型标本体视镜及铸型标本离子法镀铂后扫描电镜观察到:黏膜下静脉丛存在母痔区,肛门直肠部微血管形成泵样结构(可能为动静脉吻合部)。近年来对痔的研究已进入细胞分子生物学水平,理由是免疫组织化学染色技术研究痔组织内弹性纤维和微血管密度(MVD)、血管内皮生长因子(VEGF)、一氧化氮合酶(NOS)等的表达情况发现痔病是在创伤、炎症等因素的作用下造成微血管壁肌内皮细胞的脂质过氧化损伤,引起持久强烈的血管舒张,导致局部血管通透性异常增高、血浆外渗、水肿、血管内血液淤滞等病理改变,从而诱发一系列的临床症状。Taweevisit M等通过研究痔组织内的肥大细胞在痔的病理生理学中扮演着重要的作用,特别是在痔的早期和晚期损伤,肥大细胞通过释放化学因子和细胞因子影响痔局部微血管,同样也影响了痔的症状及痔的发展。

### 二、中医对痔病因病机认识的进展

中医对痔的病因病机也有一定的认识。国内孟云辉等认为:随着现代生活方式和生活水平的提高,瘀毒学说在诸多疾病的发病机制中的作用越来越受到重视,并提出了"瘀毒损络"是痔病发病的关键病机,"瘀毒互结"贯穿于肛肠病的始终,总结了肛肠病瘀毒证病机的演变规律,从轻到重分为风热瘀滞证、湿热瘀阻证、瘀毒互结证、瘀毒壅盛证、正虚毒恋证,临床上以祛瘀解毒为基本治则治疗痔病取得了满意的临床疗效。而孙宏普等从临床出发,认为痔的出血多为气血瘀滞引起,确立了活血化瘀止血法结合辨证分型分症进行治疗取得满意效果。他认为:肛肠出血疾病,无论是实证出血、虚证出血、气血瘀滞出血、脾虚气陷性出血等,均是血不归经,溢于经脉之外,均属气血瘀滞范畴,应坚持采用活血化瘀、疏通血脉法治疗,而临床确也取得良好的效果。

### 三、痔的分类和分期

临床上传统的观念是将内痔按其脱出症状将内痔分期,以便于临床诊断和治疗方法的选择。目前对内痔是否分期出现三种意见:反对分期、按病理改变分为五类、将传统的分期进行改良,每种意见均有其出发点。Thomson和Mazier等反对分期,他们认为痔病患者的症状学是唯一的治疗指征,就应当将患者的疼痛、出血或脱出病史作为最重要的问题来处理,无须考虑它们属于哪一期。Sohn主张按病理改变将痔分为出血性痔、痔危象、急性广泛性血栓性痔、内痔、外痔及急性痔病五类。事实上,内痔的分期只是作为内痔临床发展阶段的大致判断方法,只是作为治疗选择的一种参考,必须与痔的病理改变、预后等因素结合起来综合考虑,Ⅰ期内痔的出血和Ⅳ期内痔的出血在病理上都属于血管肿型内痔,在出血症状、伴随症状、近期疗效、远期疗效、预后及对周围痔血管的影响是不一样的,在治疗方法的选择上是完全不一样的,而不应孤立地就某个症状来确定治疗的方法。就内痔的分期与目前痔治疗原则"治疗痔的目的是消除、减轻痔的主要症状,而非根治。解除痔的症状应视为治疗效果的标准"而言,两者并不冲突。

### 四、痔的治疗

目前对痔的治疗原则已经取得比较统一的认识,即"无症状、无体征的痔无须治疗,有症状痔治疗的目的重在消除、减轻痔的主要症状而非根治"。随着社会变革,人们生活方式和习惯改变,中医对痔的认识和辨证将不断地发展,目前有医家根据痔的病症特点认识到瘀在痔病病机中的重要性,在瘀毒互结、气血瘀滞中强调祛瘀的治疗法则,与传统的痔病止血的治疗原则的不同。痔的有创治疗在遵循治疗原则的基础上趋向于微创治疗,传统的中医的痔结扎术和传统的Milligan-Morgan术的不断改良,基于肛垫下移学说而出现的PPH、TST、多普勒超声引导下痔动脉结扎术得到广泛的应用,近年来有学者就痔传统的 Milligan-Morgan 术与 PPH 的疗效进行对照研究及 META 分析,研究分析发现:PPH、TST 在近期效果优于传统的手术方法,而脱出症状、复发、术后并发症等高于传统痔手术方法。

## 【柏氏诊疗特色】

### 一、柏连松对痔的认识

现代研究发现:肛垫是人与生俱来的,是人类固有的,可能是人文明进化而来的结构,是人体正常的结构。当由于各种原因或诱因后出现了肛门出血、脱出症状时才有了痔,从《说文解字》对痔的解释可以看出,痔为病。故柏氏认为当肛垫病理性肥大出现出血、脱出等相关症状时才称为痔,两者概念不能混淆。正是由于上述原因,在治疗时要检查一个原则:治疗痔主要在于消除或减轻痔的症状,任何根治痔的想法都是不科学的,都会过度治疗,而出现各种并发症。

### 二、病因病机的认识

柏氏认为中国古代已经系统全面地阐述了肛肠病发生的病因病机,归纳起来主要是以下几方面:① 风、寒、暑、湿、燥、热是主要的致病因素。② 脏腑本虚是肛肠病发生的内在因素,③ 后天失养尤其是不良生活、排便习惯是肛肠病发展和加重的主要因素。他强调脏腑本虚中的脾胃虚弱较常见,致病因素中湿邪是主要的致病因素。随着现代人生活水平、生活方式、饮食结构的改变,痔的病因病机也有了一定的改变,从痔的症状特点看,要重视瘀在痔的发病机制中的作用。体现在临证时辨证与辨病相结合,重视患者病症、苔、脉,综合考虑,辨证用药。

### 三、柏连松对痔的分类、分期和证候分型的认识

柏氏认为痔应当分类和分期,原因在于痔的不同病理类型表现在其临床症状不同,痔的分期是一种传统的、对痔发展阶段的判断依据,将痔的病理类型表现出的临床症状和痔的发展阶段结合起来,能更好地进行诊断和鉴别诊断。痔的出血和脱出症状既相互独立、又相互影响,在进行辨证时能更准确地判断证候,确定治疗大法,同时又是手术治疗方式选择的依据。

### 四、柏连松对痔中医内治法的观念

柏氏在中医肛肠病专业从医 50 余年,形成了独有的柏氏治疗特色,总结出中药在"在痔不同阶段使用不同治法"治疗痔的规律。确立了"益气健脾、清热利湿"的治疗大法,益气养阴、清热凉血治疗Ⅰ期内痔便血,益气健脾、升提固脱治疗Ⅱ、Ⅲ期以脱出症状为主的内痔,以"曙光Ⅰ号熏洗方"的中药湿热敷方治疗痔术后诸症。临床有治痔的痔病专方、痔血宁合剂、四味痔血汤、曙光Ⅰ号熏洗方、消痔锭(复方消痔栓),其中消痔锭已载入《中国药典》。

### 五、柏连松对小儿痔病的认识

小儿由于机体发育不成熟、脏腑功能娇嫩、病症易实易虚等各种原因,导致小儿出现肛肠疾病,尤其是肛门出血和块物突出,与成人的痔在发病机制、病情演变、预后均有显著的不同。柏氏在治疗小儿肛肠病时重视患儿的抚育、饮食结构、生活习惯、排便习惯、肛门卫生保健的指导和教育,不把药物

治疗放在重要的环节,反对小儿肛门不慎重的手术治疗。

### 六、柏连松对孕产妇痔的认识

1. 孕前痔病的治疗　柏氏重视育龄期女性孕前痔病的保健和治疗,强调饮食习惯、生活方式在孕前期痔病防治中的作用;对症状轻的、药物治疗效果好的,在孕前通过中药辨证用药,使患者的症状得到完全缓解;对重度痔疮,药物治疗效果不明显,孕后症状可能加重的痔,建议孕前考虑手术治疗。

2. 孕期痔的防治　由于孕期是一特殊的时期,柏连松强调痔的防治的重要性,强调健康饮食、良好的生活习惯对孕期预防痔发作的重要性。孕期对药物治疗应慎之又慎,强调中药治疗,清热利湿、养阴安胎、凉血止血、消肿止痛,要求药物中正平和。外用药物多以黄柏膏外敷,肛门外湿热敷,取其方便而速效。如患者急性发作,药物不能取效,在孕8个月后也可手术治疗,但需与患者、家属和产科医师充分沟通,既不可妄施手术,又不能延误治疗时机。

3. 产妇的痔病和便秘的治疗　产后妇女气血亏虚,津液亏虚,无水行舟,大便干结,痔疮发作,不可一味清热凉血,而应益气养阴,养血活血,润肠通便,自然大便润畅,肿痛自消。

### 七、痔的手术治疗

柏氏通过半个多世纪的临床和实践,总结自己多年临床实践经验提出了"治疗痔应以减轻患者痛苦,缩短病程,延缓复发为宗旨"的学术思想,创制了治疗混合痔的四联疗法(外剥、内扎、注射及长效麻醉疗法)。通过研究证明柏氏四联疗法与传统的混合痔外剥内扎术相比,在术后疼痛、不适症状的改善、便血量的减少,较传统的手术方法有明显的优势。

## 附：孕产妇痔

痔是肛垫病理性肥大、移位、肛门周围及黏膜下血管丛血流淤滞而形成的局部血管团块。而孕妇处于一种特殊的生理状态,宋代陈无择在《三因极一病证方论》中说:"夫养胎,须分能所。母为能养,子为所养……若能养者,唯在母,依经所而时养之。"故孕妇痔的发生率较正常女性高。

### 一、孕妇的生理特点

因为孕妇处于特色的生理时期,其生理病理特点如下。

(1) 增大的子宫压迫肠管引起排便障碍,出现便秘,排便努挣易形成痔、肛裂等,或痔的急性发作。

(2) 子宫压迫盆腔的血管如下腔静脉、髂总静脉、髂内静脉可致痔静脉内压增高,血流缓慢、淤滞,静脉扩张。

(3) 孕激素、松弛素等妊娠激素使盆腔血管扩张,动脉血流增加,同时盆腔内肠管的平滑肌松弛,蠕动减弱,导致排便时间延长,腹压增大、直肠肛门和盆底肌肉血液回流受阻。

(4) 妊娠期间孕妇日常活动减弱,增加食物摄入量,高蛋白、高脂肪、低纤维素饮食能直接影响粪便成分,排便次数增多或大便秘结难解,引起或加重肛肠疾病。

(5) 妊娠期间早期常不能正常用药,症状不能及时控制而逐渐加重。

(6) 妊娠期孕妇可能出现血小板降低,诱发痔疮出血。

（7）经阴道分娩者胎头直接挤压下可见肛门扩张，肛门内括约肌、肛门外括约肌被横向压扁下移，肛管黏膜外翻致使肛垫的支持结构断裂及移位。分娩后由于产道裂伤、会阴切开引起疼痛，分娩后产妇气血亏虚，大便秘结，均诱发和加重痔病的发作。

## 二、孕妇痔的预防和治疗

孕妇的痔病重在预防与治疗相结合。

（1）有良好、合理的饮食习惯：孕妇由于处于特殊的生理时期，饮食量增加，高蛋白、高脂肪、低纤维素饮食以满足日益增大的胎儿的需要，容易导致大便次数增加和大便秘结难解，故孕妇应增加膳食纤维，饮食尽量清淡，忌食炙煿辛辣发物，以保持大便松软。润肠通便可服用少量的食用麻油或橄榄油。

（2）养成良好的排便习惯，多以晨起后排便，以免粪便滞留直肠腔内时间过长，水分吸收后大便干结，必要时分次排便。减少卧床时间，适当活动促进肠蠕动，使排便正常。

（3）便后及时清洗肛门，如痔核脱出肛门外，应及时回纳肛内，如自行不能回纳，应及时就医，时间过长后导致痔疮嵌顿坏死。

（4）如肛门外痔疮急性发作，痔出血则以清热凉血中药，如痔宁片或槐角丸等。妊娠期间或产后均不建议服用西药如地奥司明、草木犀流浸液片（消脱止）等。如肛门肿胀疼痛，则使用温盐水予肛门湿热敷治疗，或肛门肿胀痔核外脱予黄柏膏（黄柏、黄芩、黄连等分研末，凡士林调成膏剂）外敷，再予热敷 5～10 min。湿热敷时患者多取侧卧位，屈膝曲髋折刀位，充分暴露肛门。

（5）孕后 4 个月内不建议使用药物，7～8 月内不建议手术治疗。孕 9 个月后相对安全。如患者痔病发作，用药后不能缓解，可考虑手术治疗，术前需与患者本人、家属、妇产科医师充分沟通，且手术以消除痔核症状为主，术前术后用药慎重，保护胎儿。

**参考文献**

［1］中华医学会外科学分会肛肠外科学组. 痔临床诊治指南（草案）［J］. 中华胃肠外科杂志，2004，(5)：415-416.

［2］黄少明，吴印爱，郑镇木，等. 南方某部队 4 935 人肛肠疾病的调查［J］. 第一军医大学学报，1995，15(3)：220-221.

［3］胡捷，刘蓓，朱红军，等. 9 240 例肛肠疾病患者病谱分析［J］. 实用预防医学，2008，15(5)：1385-1387.

［4］于海泉，康合堂，康彦旭. 肛肠疾病流行病学研究报道［J］. 中国现代医生，2009，(2)：116-132.

［5］何洪芹，李梅岭，刘明发，等. 沧州城乡居民痔疮的流行病学调查［J］. 实用预防医学，2012，19(6)：841-843.

［6］柏连松. 简明肛肠病学［M］. 上海：上海科学技术文献出版社，1985.

［7］黄乃健. 中国肛肠病学［M］. 济南：山东科学技术出版社，1996.

［8］刘完素. 宋金元名医全书大成（刘完素医学全书）［M］. 北京：中国中医药出版社，2006.

［9］胡伯虎，李宁汉. 实用痔瘘学［M］. 北京：科学技术文献出版社，1988.

［10］王玉成，谷振春. 常见肛肠疾病［M］. 哈尔滨：黑龙江朝鲜民族出版社，1996.

［11］王冰注. 黄帝内经素问［M］. 北京：人民卫生出版社，2005.

［12］赵立勋. 湿热条辨类解［M］. 成都：四川科学技术出版社，1986.

［13］李雨农. 中华肛肠病学［M］. 北京：科学技术文献出版社，1990.

［14］张东铭. 肛垫［J］. 大肠肛门病外科杂志，1998，(1)：45-49.

［15］张东铭. 痔的现代概念及其解剖生理学基础［J］. 大肠肛门病外科杂志，2000，(1)：57-64.

［16］丁义山.内痔本质的探讨——痔静脉泵功能下降在痔形成中的作用［J］.中国肛肠病杂志,1990,10(3):3.

［17］韩炜,王振军,赵博.痔组织弹性纤维退变和血管生成的机制及其意义［J］.中华胃肠外科杂志,2005,8(1):56-59.

［18］Taweevisit,M. Increased mast cell density in haemorrhoid venous blood vessels suggests a role in pathogenesis［J］. Singapore Med J, 2008,49(12):977-979.

［19］赵卫东,韩庆丰,刘立敏,等.孕产妇痔病的患病情况及危险因素调查研究［J］.中国当代医药,2013,20(11):149-150.

［20］刁飞宇.痔的现代概念及其诊治的现状和展望［J］.广州医药,2007,38(1):14-16.

［21］张东铭.肛肠外科解剖生理学［J］.西安:陕西科学技术出版社,1989.

［22］夏泽华.栉膜区血栓外痔的诊断和治疗［J］.中国中西医结合外科杂志,2009,15(2):184.

# 第八章 肛 裂

## 【概述】

肛裂是位于肛缘和齿线之间的皮肤全层裂开，形成的纵行裂疮，表现为便时肛门周期性疼痛和出血。肛裂为常见的肛肠疾病，在肛门疾患中发病率仅次于痔疮，占肛肠病的 4.12%。肛裂好发于肛管前、后正中线，一般男性肛裂多发生于后正中，女性多发生于前正中。本病患者多为青年和中年人，近年来小儿也较多见。由于小儿未能进行良好的排便训练，可导致便秘，从而使肛门裂伤。随着现代人们饮食结构的改变、生活方式的变化、工作压力的增加，肛裂的发病率有逐年升高的趋向。

我国民间有"十男九痔，十女十痔"之说，此处的"痔"并非专指现代所指定的痔疮，而是低位结肠、直肠和肛门疾病的统称，其中就包括了肛裂。中医文献中并无肛裂病名的记载，对应肛裂症状的中医病名为钩肠痔，首载于明代窦梦麟补辑明代以前外科诸书而成的《疮疡经验全书》。清代祁坤的《外科大成》较详细地记录了钩肠痔的症状和体征："钩肠痔，肛门内外有痔，折缝破烂，便如羊粪，粪后出血，秽臭大痛者。"清代吴谦的《医宗金鉴·外科心法要诀》云："肛门围绕折纹破裂，便结者，火燥也。"描述了肛裂的位置，提出了肛裂的病因病机为火燥，大便干结。清同治年间的《马氏痔瘘科七十二种》是我国的第 1 部痔瘘病专著，第 1 次提出了"裂肛痔"，仍归属于痔的范畴。目前中医和西医业已统一了肛裂的定义和分类。中医学在肛裂的治疗方面积累了丰富的临证经验，包括中医辨证论治、内治法、外治法和手术疗法。

西医对肛裂的认识约有 500 年的历史，1877 年 Molliere 引用了 1689 年肛瘘文献中的一段记载，其中讲到"裂口与痔是不同的疾病：① 痔是肿大的。② 肛裂是小的疼痛性溃疡，使人感到剧痛，但无肿块"。1838 年法国医师 Recamier 首创肛管扩张术治疗肛裂，1871 年 Van Buren 指出老年人肌肉松弛，发生肛裂的可能性小。1919 年 Miles 首次提出"栉膜带"的名称，并于 1930 年首创栉膜带切断术治疗肛裂取得成功，1951 年 Eiesnhammer 提出"栉膜带"的实质是肛门内括约肌下缘痉挛性突出部分，正确地将"栉膜带切断术"命名为"内括约肌切断术"。19 世纪以来，西医学对肛裂的病因、发病机制做了较细致、系统的研究，提出了肛裂发病的多种假说，如外伤学说、感染学说、肛门内括约肌痉挛学说等，从不同的方面阐述肛裂的病因和发病机制。

## 【病因病机】

### 一、中医病因病机

中医学认为，肛裂是由于阴虚津亏、热结肠燥，而致大便秘结，排便努挣，而使肛门皮肤裂伤，湿邪入侵筋络，致局部气血运行不畅，失去气血的荣养而久溃不愈。如《医宗金鉴·外科心法要诀》云："肛门周绕折纹破裂便结者,火燥也。"

## 二、西医病因病理

西医学认为,肛裂是由于大便干结,排便过于用力,引起肛管齿线以下皮肤全层裂开,局部继发感染,肛门括约肌痉挛,裂口引流不畅,并逐渐形成慢性溃疡。

### (一)肛裂的病因

肛裂的发生可能与以下几种因素有关。

1. 解剖学因素 传统的概念认为肛门外括约肌分为皮下部、浅部和深部三层,皮下部肌束环绕肛门呈圆形,位于皮下,皮下部后方的环形肌束横架于肛门外括约肌前部两股肌束之下,形成肛管后部"V"性薄弱点,前方皮下部部分纤维交叉与肛门外括约肌浅部肌束相续,横架于肛门外括约肌浅部两股肌束之下。肛门外括约肌浅部从尾骨起,向前至肛门前方,浅部呈菱形,其上下面由呈环形的皮下部和深部夹着,因而在浅部附着于尾骨部分形成三角形间隙,即 Minor 氏三角,这是一个相对薄弱的区域,再加之肛管后方多为纤维韧带支持,活动性较肛管其他方位的活动度稍差,粪便干结难解努挣时,肛门后侧和前侧的肛管下端的皮肤容易撕裂,如形成慢性损伤后,可反复感染和形成慢性溃疡,继而形成肛裂。也有学者认为肛裂的成因是肛管后正中皮肤潜在性的局部缺血。

2. 肛管局部损伤 肛裂的形成是由于各种因素影响,肛管局部损伤的结果,粪便干结、肛管异物、肛门检查等因素均可直接导致肛管皮肤损伤,手术后创口迁延难愈,也可形成肛裂。

3. 慢性炎症 肛门湿疹、慢性肠炎、非特异性结肠炎、肛窦炎等均可导致肛管皮肤慢性充血、水肿,弹性降低,脆性增加,极易引起肛管皮肤裂伤,且经久难愈而成肛裂。

4. 特发性肛裂 如肿瘤、HIV 及梅毒等均可出现肛门周围病变,上述病变引起的肛裂在肛裂的形态、肛裂的位置与一般肛裂有明显的不同,肛裂浅而多,肛裂多位于侧方。

5. 肛管狭窄 由于先天性肛管畸形、手术、外伤、慢性肠炎等均可造成肛管狭窄,干硬粪便或腹泻次数过多,均可能引起肛管皮肤破裂。王秋林等研究发现:肛裂患者的肛管直径在正常情况下和麻醉下肛管直径均较正常人明显缩小,治愈后与正常人没有明显差异。

6. 肛门内括约肌痉挛 肛门内括约肌痉挛是肛裂形成且难以愈合的主要原因之一。肛裂的基底部恰好为肛门内括约肌的下缘,肛裂刺激裂口底部的肛门内括约肌使之痉挛,产生肛门的周期性疼痛,影响肛裂创面的引流,两者形成恶性循环,导致肛裂难以愈合。剧烈的肛门疼痛,可引起肛门外括约肌强力挛缩,压迫肛门内括约肌,加重了肛门内括约肌痉挛,故有少数患者伴有肛门持续痉挛性疼痛。

7. 分娩因素 分娩是产妇发生肛裂的易患因素之一,多见于阴道分娩,肛管前正中发生肛裂明显增高,可能是胎儿头部经过阴道时肛管前方没有得到良好的保护。

### (二)肛裂的病理

1. 肛裂的病理表现 典型的肛裂的病理表现有以下几种病变。

(1)肛管有纵形全层皮肤溃疡:齿线下方与肛缘之间的皮肤,特别是肌间沟与肛缘之间的皮肤全层裂开。

(2)肥大肛乳头:齿线处由于肛门内括约肌痉挛致引流不畅,炎症刺激导致肛乳头增生肥大。

(3)裂口上端肛窦炎形成。

（4）裂口远端裂痔形成：裂口下方肛缘处因淋巴、静脉回流障碍引起皮肤水肿，炎症增生，逐渐形成结缔组织外痔。

（5）肛管缩窄：由于炎症刺激、肛管括约肌痉挛、组织纤维化改变，肛管缩窄变紧，严重者肛管狭窄。

（6）皮下瘘形成：肛裂底部由于反复炎症刺激，组织增生，形成潜行瘘管，瘘管多浅。

2. 肛裂组织病理改变镜下所见　①Ⅰ期肛裂：皮肤缺损，皮下层胶原纤维排列紊乱，增生不明显，间质中有条索状平滑肌束。血管扩张，炎细胞浸润。②Ⅱ期肛裂：皮肤缺损有溃疡面，皮下层胶原纤维、网状纤维少量增生。平滑肌束中有大量肌原纤维、新生毛细血管和成纤维细胞。血管扩张、充血，炎细胞浸润。③Ⅲ期肛裂：皮肤有明显溃疡缺损，皮下层胶原纤维增生，平滑肌束间有一些胶原纤维增生，深层肌束鞘膜显示网状纤维增生，间质水肿，肉芽增生明显。血管扩张、出血、淤血、血栓形成，炎细胞浸润。

镜下见肛乳头表皮呈乳头状增生，棘细胞层增厚并有空泡形成，部分表皮钉突增生、融合变平。真皮层组织疏松水肿，淋巴管丰富，可见大量炎细胞浸润。真皮组织内胶原纤维轻度增生，并有少量成纤维细胞，未见肌肉组织。

## 【分类】

国内外肛裂分类方法较多，目前主要的分类法介绍如下。

### 一、二期分类法

我国 1975 年全国肛肠学术会议将肛裂分为早期肛裂和晚期肛裂两类。

1. 早期肛裂　病程短，仅在肛管皮肤上有一棱形溃疡，裂口新鲜，底浅，创缘软而整齐，无瘢痕形成，有明显触痛。

2. 晚期肛裂　病程长，反复发作，溃疡底深，边缘增厚，质硬不整齐，基底有梳状硬结，裂口上端伴有肛窦炎、肛乳头肥大，下端常伴有裂痔和潜行瘘道。

另有一种肛裂的二期分类法，急性期又称为新鲜肛裂，慢性期为陈旧性肛裂，国外有以 8 周为分期界限。

### 二、三期分类法

（1）1978 年银川全国肛裂专题学术会议协商制定的标准：①Ⅰ期肛裂：为单纯肛裂，肛裂初发，裂口新鲜，病程短。②Ⅱ期肛裂：溃疡形成期，创缘隆起增厚变硬，有明显溃疡形成，但无其他病理改变。③Ⅲ期肛裂：除已形成慢性溃疡外，并发裂痔、肛乳头肥大、肛窦炎、隐瘘等病理改变。

（2）1993 年制定的《中医各科病证诊断疗效标准》中提出的肛裂三期分类为：①Ⅰ期肛裂：反复皮肤浅表纵裂，创缘整齐，鲜嫩。触痛明显，创面富有弹性。②Ⅱ期肛裂：有反复发作史。创缘有不规则炎性增厚，弹性差。溃疡基底紫红色或有脓性分泌物，周围黏膜充血明显。③Ⅲ期肛裂：溃疡边缘发硬，基底紫红有脓性分泌物。上端邻近肛窦处肛乳头肥大，创缘下端有裂痕，或有皮下瘘形成。

(3) 根据肛裂患者的症状、体征、创面情况、舌、脉进行辨证,将肛裂的病症分为以下类型:① 血热肠燥:大便二三日一行,质干硬,便时滴血或手纸染血,肛门疼痛,腹部胀满,溲黄,检查可见裂口色红,舌偏红,舌苔黄燥,脉弦数。② 阴虚津亏:大便干燥数日一行,便时疼痛,点滴下血,口干咽燥,五心烦热,可见裂口深红,舌质红绛,少苔或无苔,脉细数。③ 气滞血瘀:肛门刺痛,便时、便后尤甚,肛门紧缩,裂口色紫暗,舌色紫暗,脉弦或涩。

## 【临床表现】

### 一、症状

1. 疼痛　肛裂的疼痛是患者就诊的主要症状,且疼痛具有明显周期性特点。排便时肛管括约肌扩张,肛门松弛,肛管皮肤下移,肛裂裂口位于最下端,排便时两侧皮肤牵拉裂口导致肛门疼痛;便后肛门括约肌收缩,肛管复位,挤压肛裂创面,粪便残渣残留肛裂创面内,导致肛门疼痛,排便时疼痛可持续数分钟至数十分钟,逐渐停止或减轻;继之又因括约肌痉挛、收缩,使患者感到剧痛,此期疼痛常继续 0.5 h 至 10 多个小时。最后括约肌疲乏、舒张,疼痛缓解,形成周期性疼痛。金定国等通过对肛裂患者的肛门内括约肌病理研究发现:少数肛裂患者伴有肛门内括约肌内出血,患者便后持续、痉挛性疼痛与肛门内括约肌内出血有关,反复发作可能导致肛门内括约肌挛缩,肛门狭窄等。中医学认为,由于津血不足所致,津少血虚则生风生燥,无以润滑肠道,则大便干结或努挣难下,易擦伤肛管皮肤,使肛门破溃,表现为剧烈疼痛、便血等症,溃后则久不收口。由于长期疼痛、便血,以致气血两亏,抗病能力较弱,邪热蕴阻,易发生炎症,形成肛窦炎、肛乳头炎、皮下瘘,表现为肿胀高突、疼痛剧烈等症。排便时的疼痛是直接损伤或刺激的结果,而其后的持续痉挛性疼痛所引起的括约肌痉挛并挤压着裂损,使肛门括约肌处于较长时间的挛缩状态。

2. 出血　肛裂的出血时有时无,与排便有关。一般出血量不多,粪便干硬时更易出血,大便不干时仅手纸染血;慢性肛裂由于裂口纤维化,排便时可不伴有出血。其出血量的多少与裂损大小、深浅和炎症等有关。

3. 便秘　便秘是肛裂发生的原因之一,肛裂由于疼痛,又可引起便秘,两者互为影响。肛裂患者多系肠热火燥,或阴虚火旺,因而多有便秘,一旦排出干硬的粪便时,引起肛管极度扩张,撕裂肛裂创面,引起剧烈的疼痛。肛裂剧痛使患者产生畏惧心理,人为控制排便,粪便在直肠内滞留时间过长,水分过多吸收,致大便干结,排便疼痛加重,两者形成恶性循环。

4. 瘙痒　肛裂分泌物刺激肛门周围皮肤形成湿疹。中医学认为湿浊不化,湿热乘虚下注,黄水浸淫,刺激肛门周围皮肤而引起瘙痒。

5. 神经症状　长期慢性肛裂患者可伴有一系列类神经症状,消化道敏感性增强,常伴有心情苦闷、焦虑不安、失眠、大便易干结或腹泻,影响患者的日常生活和工作。

### 二、体征

Ⅰ期肛裂可见肛管下端肛缘处新鲜裂口,创底平整,创缘整齐,可有鲜血渗出,无裂痔形成。

Ⅱ期肛裂可见裂口创缘底部有炎性纤维增长,创缘暗红,伴有裂痔形成,可有肛管紧缩。

Ⅲ期肛裂可见裂痔炎性增生,裂口紫暗可有脓性分泌物,裂口对应齿线处肛乳头肥大,或有皮下瘘形成,可有肛管狭小。

肛裂患者常伴有肛乳头增生肥大,便时并可脱出于肛门外。

## 【检查】

1. 肛门检查  因肛门指诊加重肛门疼痛,故如无特殊情况,一般不行肛门指诊。如患者肛门疼痛症状与肛门体征不相符合时需行肛门指诊,以利鉴别,Ⅰ期肛裂可及肛门疼痛,肛管紧缩;Ⅱ、Ⅲ期肛裂可及裂口的肛缘隆起肥厚,触及肥大肛乳头。Ⅲ期肛裂可及创底炎性组织增生。

2. 肛管压力测定  急性肛裂患者由于肛门内括约肌的过度活跃,肛管静息压力相比对照正常人显著升高,并伴有短暂或持久的蠕动迟缓。在慢性肛裂患者中有肛管静息压升高和肛管静息压正常甚至低于正常值,肛裂者为 $127.5\pm42.2$ kPa,正常者为 $86.3\pm34$ kPa,同时肛管收缩波有明显增强。

## 【诊断与鉴别诊断】

### 一、诊断

根据患者的症状和体征,肛裂诊断较明确。应注意患者有无肛门疼痛症状与体征是否相符合。如患者肛裂位于肛管侧面,且多发性,应排除继发性肛裂。

### 二、鉴别诊断

临床上还有引起肛管溃疡的疾病,需与肛裂鉴别。

(一)肛门皲裂

多由肛门湿疹、肛门瘙痒症、肛门皮炎等引起,可发生于肛管的任何部位,裂口浅,仅局限于皮肤表层,疼痛轻,便血少,多以便纸带血,伴有肛门皮肤瘙痒,肛门外皮肤湿疹样改变,皮肤色泽降低,皲裂裂口常位于肛缘外,不伴有裂痔和肥大肛乳头。

(二)肛管结核性溃疡

溃疡创面不规则,边缘不整齐,底部呈暗红色伴干酪样坏死组织,疼痛轻,出血少,无裂痔形成及肛乳头肥大,多有结核病史,伴有低热及消瘦,溃疡面分泌物可见有结核杆菌,病理检查可确诊。

(三)肛管皮肤癌

肛管皮肤癌比较少见,溃疡形状不规则,溃疡底部凹凸不平,上覆污秽,质地坚硬,与周围边界不清,周边组织受浸润,肛门括约肌功能受影响,关闭不全,伴有肛门疼痛,晚期患者可有腹股沟淋巴结肿大。

(四)肛管放射性溃疡

多见于妇科肿瘤放疗后直肠肛门受累,有放射治疗史,肛管皮肤不规则溃疡糜烂,多由血性分泌物渗出,溃疡色暗红,伴有与溃疡不相符合的剧烈疼痛。

(五)性病性肛管溃疡

包括梅毒性、HIV 感染性溃疡及软性下疳。

梅毒性肛管溃疡常见于女性,初期为肛门瘙痒、刺痛,搔抓溃破后形成溃疡,溃疡色红、质地硬,不痛,底灰白常有少量脓性分泌物,按常规肛管溃疡治疗效果不明显,溃疡常位于肛管两侧,或溃疡不位于肛管下端及肛缘处,伴有双侧腹股沟淋巴结肿大。有冶游史,血清检测梅毒抗体和快速反应试验阳性。

HIV 感染性溃疡,肛门疼痛伴有出血,色暗红,出血量较大,检查创面溃疡尚整齐,暗红或鱼肉样色,溃疡多发,可于肛管两侧,血液检测 HIV 抗体阳性。

软性下疳:有多个圆形或卵圆形的溃疡同时发生,质软,有潜行边缘,底部有灰色坏死组织,常伴有少量脓性分泌物,肛门疼痛不明显,双侧腹股沟淋巴结肿大,在阴茎或阴唇常可发现同样的溃疡。溃疡分泌物涂片检查,可检测到软性下疳链杆菌。

## 【治疗】

肛裂的治疗包括内治法、外治法及手术疗法。治疗的目的是消除症状、促使肛裂创面愈合。早期肛裂经过内治法和外治法的治疗后常能愈合,晚期肛裂由于裂痔、肛乳头肥大和皮下瘘形成,用药后肛裂溃疡难以愈合,常需要手术治疗。

### 一、内治法

（一）一般治疗

一般治疗多通过饮食调治,养成良好的饮食、生活、排便习惯,以保持大便通畅。

1. 调理饮食　调整饮食节律,保持良好的生活习惯,进食富含膳食纤维,如粗粮豆类、蔬菜、水果类食物;忌食辛辣发物,如海鲜、辣椒、牛羊肉等食物,禁饮酒、咖啡等饮品,或于睡前口服蜂蜜等润肠食物。

2. 适当服用缓泻剂　如患者通过饮食调节后大便仍干燥,可适当服用缓泻剂以软化大便;热结肠道则短时服用清热通便药,如一清胶囊、黄连上清丸、舒秘胶囊等;津亏肠燥则予润肠通便药如麻仁软胶囊、黄杏润肠片、苁蓉通便口服液;如肠道运行无力,则予行气通便药,如六味安消胶囊、瑞健等药。服用通便药时应注意先从小剂量开始服用,根据药效和排便情况逐渐调整药量,防止剂量过大,引起腹泻,反使肛门疼痛加重。

缓泻剂根据作用机制分为以下几种。

（1）润滑性泻药:常用的有甘油、液状石蜡、蓖麻油、润肠丸等,这类药物大都富含油脂,能够润滑肠道,并阻止肠道水分吸收,可软化粪便,适宜在老年人便秘和急性肛裂患者。

（2）刺激性泻药:常用的有比沙可啶(便塞停)、番泻叶、酚酞(果导)、舒秘胶囊等,这类药物的作用原理是刺激肠管蠕动,阻止肠道水分吸收被吸收,增加水、电解质分泌,润滑肠壁,软化大便。由于部分药物中含有蒽醌类成分,长期服用后,容易形成结肠黑色病变。且这类药物久服后需增加服药量,故这类泻药不宜长期服用。

（3）高渗性泻药:常用的有乳果糖、硫酸镁、聚乙二醇等,这类药物中含有不能分解、吸收的成分,在肠道内形成高渗环境,吸收肠道内水分,体积膨胀,从而软化大便,故服用后需要服用较多的水。

（4）膨胀性泻药:常用的有欧车前纤维素制剂(恺司尔)、金谷维王、非比麸等。这类药物含有纤维素或其衍生物,具有较强的亲水性和吸水膨胀等特点,可使粪便吸水、体积增大,进而促进结肠蠕动使粪便排出,服用后需饮用较多的水,防止大便干结。

（二）中医辨证论治

适用于各期肛裂,通过内治法使患者大便通畅,减少创面出血,缓解肛门疼痛。肛裂的辨证施治,根据患者不同证候分型,将辨病和辨证相结合,采取相应的方药。

1. 血热肠燥　大便二三日一行,质干硬,便时滴血或手纸染鲜血,肛门疼痛,腹部胀满,溲黄,裂口色红,舌偏红,舌苔黄燥,脉弦数。治宜泻热通便,滋阴凉血。常用凉血地黄汤加减。

2. 湿热下注　大便不畅,肛门疼痛,便中带血或滴血,色鲜红,肛门潮湿,身倦神疲,口苦,舌红,苔黄腻,脉濡数。治宜清热利湿。常用四妙丸加减。

3. 阴虚津亏　大便干燥数日一行,便时疼痛,点滴下血,口干咽燥,五心烦热,裂口深红,舌质红,少苔或无苔,脉细数。治宜养阴增液,润肠通便。常用增液承气汤加减。

4. 气滞血瘀　肛门刺痛,便时、便后尤甚,肛门紧缩,裂口色紫暗,舌紫暗,脉弦或涩。治宜行气活血,化瘀止痛。常用六磨汤加桃仁、红花、赤芍等。

5. 血虚肠燥　面色无华,唇甲苍白,大便干燥,便时肛门疼痛,伴有头晕目眩、心悸心慌,舌质淡,苔薄白,脉细数。治宜养血润燥,润肠通便。常用润肠丸加减。

## 二、外治法

1. 坐浴法　将肛门局部浸入温热药液中,以清洁创面、促进局部血液循环、松弛肛门括约肌从而缓解肛门疼痛,可用中药药液、痔疾洗液、温热水等坐浴。

2. 敷药法　早期肛裂创面新鲜,可予白玉膏等以生肌收口,或外敷肛裂膏(虎杖、龙骨、白及等量研粉,用凡士林调成 50％油膏),如慢性肛裂先予九一丹或红油膏祛腐生新,待坏死组织脱落后再予白玉膏生肌收口。

3. 腐蚀法　陈旧性肛裂可用腐蚀法祛除腐败组织,如 20％硝酸银烧灼溃疡创面,使创面腐肉脱落。

4. 局部非类固醇药物和表面麻醉法　局部使用非类固醇药物能够控制疼痛,改善局部症状。局部麻醉药物和用中药制成具有麻醉作用的药膏敷创面,或 1％达克罗宁软膏以麻醉创面,可减轻疼痛,但影响局部药物保守治疗疗效的因素包括肛裂的裂痔和肥大肛乳头。

5. 内括约肌松弛剂和化学性括约肌切开术　根据国外研究,认为急性肛裂伴随肛门内括约肌的活动度增加,并有肛管静息压升高和肠蠕动减低证实,并认为可能由两种机制引起:一种假说认为由于内源性一氧化氮合酶的缺乏,肛门内括约肌的环磷鸟苷和钙通道感受器的缺乏。另一种假说认为肛管压力过高导致交感神经活性过高,α受体阻滞和β受体激动作用失调引起。钙离子通道阻滞剂如硝苯地平和地尔硫卓可用于减低肛管压力,并已被临床广泛应用。一氧化氮具有肛门内括约肌抑制性神经递质的作用,使用 0.2％硝酸甘油药膏敷于肛裂创面能松弛肛门内括约肌,减轻肛门内括约肌痉挛引起的疼痛,被称为可逆性化学性括约肌切开术。化学性括约肌切开术的药物根据作用机制分为:局部用硝酸盐类药物如硝酸甘油类药物,能减低肛门括约肌的张力,而无内括约肌切开术的肛门失禁之虞;钙离子通道阻滞剂局部使用或口服药物如硝苯地平和地尔硫卓,能有效减低肛门括约肌张力;磷酸二酯酶抑制剂如西地那非等,局部使用能使肛门内括约肌松弛;肉毒杆菌毒素能阻断神经肌肉传导,仅能封闭胆碱能神经末梢,如肛裂局部注射能引起骨骼肌收缩。

### 三、有创疗法

有创疗法是指对肛门进行有创伤性的疗法。肛裂的有创治疗包括注射疗法、扩肛疗法和手术疗法,现简要介绍如下。

1. 注射疗法

(1)肛裂局部封闭疗法:于肛裂底部注射长效止痛剂,以止痛和解除肛门括约肌的痉挛,有利于创面引流和愈合。常用的注射剂将长效止痛药物与利多卡因液或布比卡因液混合。常用的注射剂有复方亚甲蓝注射液复方薄荷脑注射液等。

(2)复方亚甲蓝注射液:以医用亚甲蓝注射液 1 ml+1‰利多卡因液 10 ml 混合液。

操作方法:肛门常规消毒后在距肛裂缘外侧约 1.5 cm 处与肛管平行方向垂直进针,进针由浅入深,沿肛裂基底部及两侧做扇形注射,注射药量为 5～10 ml,不可注射入肌肉内。医用亚甲蓝具有脱神经末梢髓鞘,从而阻滞神经末梢的电活动,故能止痛及解除肛门括约肌的痉挛。注射后肛门有局部麻木感,约 2 周肛门皮肤感觉逐渐恢复。

(3)痔全息肛裂枯脱疗法:应用痔全息注射液治疗肛裂,将痔全息注射液注射于肛裂的基底部及裂痔内,使肛裂创面和裂痔干性坏死并脱落,且具有麻醉止痛作用,病变组织脱落,经修复后创面愈合。

操作方法:注射时针头斜面向肛管一侧,沿肛裂皮下平行刺入裂损基底部至齿线,边退针边注药,药物作用处组织颜色变黑,注药量约 0.5 ml,伴有裂痔时退针至裂痔内同时注射。注射药物时要控制药量和深度,防止损伤正常组织。

2. 肛管扩张疗法 肛管扩张疗法治疗肛裂已有近百年历史,在 20 世纪 70 年代被广泛应用于肛裂的治疗,如果扩肛疗法未能掌握治疗的适应证和扩肛的程度,可能造成一定的肛门失禁。

方法:麻醉下以手指扩张肛门,能缓解肛门内括约肌的痉挛,消除肛门痉挛性狭小。适用于早期肛裂,用药效果差者。

操作要点:患者取侧卧位,常规消毒麻醉后,肛管消毒,先以双手示指涂润滑剂后插入肛管,缓慢地向肛管两侧均匀用力以使肛门扩张,并逐渐扩张至 3～4 指,并维持扩肛 3～5 min,同时切除裂痔和肥大的肛乳头,保持创面引流通畅。

注意事项:扩肛过程中动作轻柔,用力均匀,不使用暴力扩肛,以防撕裂肛门括约肌及皮肤、黏膜;不向前后侧扩肛,不宜过度扩肛而引起肛门失禁;老年肛裂患者和肛管张力降低患者均不宜使用扩肛术。

### 四、手术疗法

手术疗法通过切除肛裂、裂痔、肛门内括约肌侧切达到消除病灶、缓解肛门括约肌痉挛,创面修复愈合。适用于慢性肛裂伴有明显裂痔、皮下瘘、肛管狭窄影响创面愈合者。

1. 肛裂切除术 切除肛裂创面炎性坏死组织、增生的纤维结缔组织、裂痔,并切断部分肛门内括约肌,使创面新鲜,通过换药使之自然愈合。

操作方法:消毒麻醉后沿肛裂基底部纵行切开皮肤,并向外延长切口至肛缘外 2.0 cm,向上切至对应齿线上 0.5 cm,切除裂口边缘、基底部的炎性组织、裂痔、肥大肛乳头、感染的肛窦组织、裂口基底部的肛门内括约肌至肛管紧缩感消失,修整创面使引流通畅,充分止血,创面不缝合,创面予德湿康等止血辅料填压创面,加压包扎。术后中药坐浴,每日换药使其创面自然愈合。

2. 肛裂切除缝合术　适用于陈旧性肛裂伴有肛门狭窄者。

操作要点:多用骶管麻醉,在肛裂的正中齿线上 0.3 cm 至肛缘外 0.5 cm 做一纵切口,齿线上切开黏膜下层,肛管皮肤应切至肛门内括约肌,肛缘皮肤切开至外括约肌皮下部,同时切除裂痔和肥大的肛乳头。游离切开的黏膜,使游离黏膜无张力,并可以牵拉至肛缘,在肛缘侧皮下组织游离部分皮肤,将游离的皮肤顶端和黏膜顶部缝合结扎,将形成的半月状创口缝合,缝合处肛缘远端外侧做弧形减压切口。

术后处理:术后控制大便 2～3 d,给予抗生素预防感染。每日换药,6～7 d 拆线。

本法优点:① 促进缝合部创口早日愈合。② 扩大肛门,解除肛门狭小。③ 由于切开的皮瓣向肛内移动,使术后黏膜不至于外翻出肛门。④ 该法既松解了肛门,又不破坏肛管的解剖结构,同时能修复肛管皮肤缺损。

3. 括约肌切开术　通过切开部分肛门内括约肌以松弛消除肛裂引起的肛门内括约肌痉挛,有利于缓解肛门疼痛和松弛紧缩的肛管。1948 年 Gabriel 提出在后中位切断部分肛门内括约肌;Eisenhammer 于 1951 年和 1959 年先后首先提出侧位肛门内括约肌切开术,并证明肛裂的底层由肛门内括约肌形成。Watts(1964 年)等发现,后位肛门内括约肌切断术肛门控制功能有轻度畸形时,可使肛门功能受损。目前括约肌切开术专指肛门内括约肌切开术,内括约肌切开术又分开放性切开术和闭合性切开术,主要有以下几种切开术。

(1) 后位肛门内括约肌切断术:操作要点是患者取侧卧位,消毒麻醉后在双叶肛门镜暴露下在后正中肛裂处切开肛门内括约肌下缘,切口上至齿线,下至肛缘。

(2) 侧位肛门内括约肌切开术:操作要点是消毒麻醉后在肛门左侧或右侧方距肛缘 1～1.5 cm处做弧形切口,长约 2 cm,暴露肛门内括约肌后在直视下将内括约剪断,压迫止血后缝合创面。

(3) 侧方皮下肛门内括约肌切断术:1969 年 Notaras 使用侧方皮下肛门内括约肌切断术,手术仅切断肛门内括约肌,肛门内括约肌切断后仍与皮肤和外括约肌包绕,此时断离处构成桥形,肛门无瘢痕凹沟,能完全闭合。操作要点是消毒麻醉后二叶肛门镜扩张肛门,此时觉得肛门内括约肌像一紧带围绕于二叶镜之叶片,其下缘最易触及。取一钳向上轻轻挤压进肛门内括约肌间沟,增厚的肛门内括约肌下缘即能显露,用一窄片刀在肛门左右中位(3 或 9 点)通过肛门周围皮肤插入,刀片在肛门内括约肌与肛门皮肤之间平刺向头端,直达齿线,然后刀片之锐缘转向肛门内括约肌,向外侧切开约0.5 cm,肛门内括约肌即被切开。当肛门内括约肌完全离断时解剖刀所遇张力立刻解除。于插入点退出解剖刀,从切口处排出血性分泌物,创口不缝合,以便创口内的分泌物渗出。同时切除裂痔和肥大的肛乳头。

注意事项:肛门内括约肌切开术并不适用于有肛门失禁风险的肛裂患者,有肠道损伤、肛管括约肌张力下降的患者,肛门内括约肌切开术引起的肛门失禁与肛门内括约肌切开的位置有一定相关性,肛门内括约肌切开的位置越高,则术后肛门失禁的可能性增加。随机比较研究认为括约肌切开到肛裂顶端水平和齿线水平的效果较好,但发生失禁的概率更高,研究表明:排便功能受损者实施开放式后位括约肌切开术的肛门失禁发病率很高,侧方皮下括约肌开放术的发病率相对较低。

4. 皮瓣移植术　适用于Ⅲ期肛裂伴有肛门狭窄者。操作要点是术前按肛门直肠无菌手术做准备。取截石位,消毒麻醉下扩肛,将肛裂溃疡、裂痔、肛乳头、肛窦、瘘道一次全部切除,同时切断栉膜带和部分肛门内括约肌,创缘修剪整齐,在切口附近的肛缘处游离一块与切除的肛裂大小形状相同的有蒂全层皮瓣,移植在被切除的肛裂创面上,皮瓣与周围皮肤粘连缝合,然后加压固定。为了减张及防止水肿,可在皮瓣中央做 5 mm 的切口,术后肛管粗细以能自然伸入一示指为度,术后控制排便 4～5 d,排便前 1 d 以液状石蜡灌肠,便后及时更换敷料,5～7 d 后拆线。

## 【研究进展】

### 一、病因病机方面的进展

#### (一)中医对肛裂病因病机认识的进展

中医学认为肛裂是由于热结胃肠,或大便秘结,排便努挣,使肛门皮肤裂伤,湿邪入侵筋络,致局部气血运行不畅,失去气血的荣养而久溃不愈。许大湖认为:外感湿热邪气,内积醇酒肥甘,以致湿热蕴结肠胃肠,下注肛门生痛,痛溃不愈而成裂隙。

#### (二)西医学对肛裂病因的认识进展

传统观点认为肛裂是由于大便干结等外伤和肛门的解剖因素所致。感染因素被认为是慢性肛裂的主要因素。但有人总结 20 年来治疗的 1 391 例慢性肛裂,有 1 313 例找不到明显的损伤因素,认为粪便所产生的氨和汗水中的氢离子协同对肛门周围皮肤产生强烈的刺激作用,导致感染发生。现代概念认为肛裂还与精神因素、一氧化氮代谢失常、肛门内括约肌神经丛退变、神经肽变化等因素有关,一氧化氮参与了肛裂的形成,故予硝酸甘油药膏以抑制肛门内括约肌痉挛。

### 二、肛裂的病理机制

实践证明,肛裂患者的肛门内括约肌呈现持续的高张高压状态,肛管测压显示肛裂患者的肛管最大静息压高于正常人群。肛管静息压的升高导致肛管皮肤及皮下组织血流灌注指数下降。Schouten等应用多普勒血流观察仪观察到肛裂患者后正中的低灌注,经肛门内括约肌侧切后血流灌注增加。研究还观察到肛裂患者肛管内超慢波活动,其临床意义尚有待阐明。

金定国等发现:肛裂的患者在肛管括约肌内有出血,可能与继发肛裂便后剧烈疼痛、肛裂后继发肛管狭窄有关。

### 三、肛裂的治疗

#### (一)肛裂的非手术治疗

1. 肛裂的中医药治疗　中医中药在肛裂的治疗中体现在内治和外治法两方面。

(1)内治法:内治法重视患者的整体性、个体性和灵活性,通过辨证将肛裂分为热结肠燥、湿热下注、阴虚肠燥、阴血亏虚等四型。同时还出现了肛裂的治疗专方。利用经方芍药甘草汤的酸甘化阴、缓急止痛的作用,治疗病态生理-中枢-末梢性肌肉痉挛,或因肌肉痉挛引起的疼痛,取得较好的疗效。

(2)外治法:肛裂的外治法主要体现在中药的熏洗疗法和中药外敷疗法。中药熏洗可使药力直达病所,借药力和热力缓解肛门括约肌的痉挛引起的局部疼痛、改善局部血液循环和淋巴循环,促进创面修复,同时克服了口服中药引起的胃肠道不适。中药外敷疗法主要通过中药膏剂和散剂敷于创面,达到清热解毒、活血消肿、除湿止痒、止痛止血和生肌收口的作用。

2. 化学性括约肌切开术　使用化学药物作用于肛门括约肌,使肛门括约肌松弛,降低肛管静息压。

(1) 一氧化氮供体:研究证实,通过非肾上腺素能、非胆碱能途径可引起肛门内括约肌松弛的介质为一氧化氮,局部使用一氧化氮供体可降低肛管压力。Lund 等研究显示肛裂创面应用 0.2%三硝酸甘油 8 周能明显降低肛管最大静息压,但不明显增加肛管皮肤血流。

(2) 肉毒杆菌毒素:是一种神经毒素,能可逆性阻止突触前轴突末梢释放乙酰胆碱。将肉毒杆菌毒素注入肛门内括约肌与肛门外括约肌可使肛门内括约肌松弛,对肛门外括约肌无松弛作用。通常至少注射 15 U 肉毒杆菌毒素 A 才能使肛管最大静息压明显下降。

(3) 钙通道阻滞剂:钙通道阻止剂能降低肛管静息压。

相对于手术治疗,化学性括约肌切开术具有无长期肛门失禁和无须住院的优点。

(二) 手术治疗

手术治疗肛裂主要有肛门内括约肌切断术、肛裂切除术和皮瓣移植术。肛裂不能愈合的主要原因之一是肛门内括约肌痉挛,通过肛门内括约肌的切断可缓解肛门内括约肌痉挛,降低肛管内压,切开肛门内括约肌同时切开部分肛门外括约肌。皮瓣移植术主要适用于慢性肛裂伴肛门狭小者。特别是肛门内括约肌切断术在选用切断方式、切开部位等没有统一的手术标准,医生根据患者病情的具体情况个性化手术治疗。肛门内括约肌切断术如切断平面过高,会引起肛门不完全性失禁。

## 【柏氏诊疗特色】

### 一、柏连松对肛裂病因病机的认识

柏连松认为:肛门后部及前部不如两侧坚强,容易损伤,便秘时,用力努挣更易撕裂,肛管上部栉膜也可因长期炎症刺激,使纤维组织增生变厚,形成环状栉膜带,失去弹性,使肛管紧缩,妨碍括约肌的松弛。柏氏将肛裂证候分为三型:血热肠燥型、阴虚津亏型、湿热下注型,临证时血热肠燥型予凉血地黄汤合黄连解毒汤加减,气阴两虚型予补中益气汤合青蒿鳖甲汤加减,湿热下注型予三妙丸合草薢渗湿汤加减。

### 二、肛裂的手术治疗

柏氏主张肛裂手术以右后肛门内括约肌闭合侧切术+肛裂裂痔肛乳头切除术,侧切口不缝合,压迫止血防止局部血肿,控制排便约 36 h,创面予三石散粉生肌收口。方法简廉,效果显著。

**参考文献**

[1] 王爱华,谢涛. 178 例陈旧性肛裂临床分析[J]. 安徽中医临床杂志,2000,(6):528-529.

[2] Law WL. Ambulatory stapled haemorrhoidectomy: a safe and feasible surgical technique [J]. Hong Kong Med J, 2003,9(2):103-107.

[3] Maestre Y. Cold or hot sitz baths in the emergency treatment of acute anal pain due to anorectal disease? Results of a randomised clinical trial [J]. Cirugía Espanola (English Edition),2010,88(2):97-102.

[4] D'Ugo S. Medical and surgical treatment of haemorrhoids and anal fissure in Crohn's disease: a critical appraisal

[J]. BMC Gastroenterology, 2013,13(1): 47.

[5] Sanchez R. A. Open lateral internal anal sphincterotomy under local anesthesia as the gold standard in the treatment of chronic anal fissures: a prospective clinical and manometric study [J]. Rev Esp Enferm Dig, 2004, 96(12): 856 - 863.

[6] Gagliardi G. Optimal treatment duration of glyceryl trinitrate for chronic anal fissure: results of a prospective randomized multicenter trial [J]. Techniques in Coloproctology, 2010,14(3): 241 - 248.

[7] McCallion K. Progress in the understanding and treatment of chronic anal fissure [J]. Postgraduate Medical Journal, 2001,77(914): 753 - 758.

[8] Kuehn HG. Relationship between anal symptoms and anal findings [J]. International Journal of Medical Sciences, 2009,6(2): 77 - 84.

[9] Steele S. R, R. D. Madoff. Systematic review: the treatment of anal fissure [J]. Alimentary Pharmacology and Therapeutics, 2006,24(2): 247 - 257.

[10] 何国交. 肛管后方松解术治疗陈旧性肛裂 610 例[J]. 广西中医药,1999,(4): 19 - 20.

[11] 许大湖,朱梅,吕浩礼. 肛裂病因新解与防治心得[J]. 陕西中医,2002,(11): 1055 - 1056.

[12] 韩宝. 肛裂的病因、临床表现、分类和治疗[J]. 人民军医,1994,(8): 9 - 10.

[13] 陈琴. 肛裂的非手术治疗研究进展[J]. 光明中医,2012,(1): 199 - 201.

[14] 刘贵生,翟希望. 肛裂国内外治疗近况[J]. 大肠肛门病外科杂志,1995,(4): 58 - 59.

[15] 鲁顺明,许爱莲,乔相莲. 肛裂手术方法的选择及评价[J]. 内蒙古科技与经济,2001,(4): 138 - 138.

[16] 张延龄. 肛裂治疗的进展[J]. 国外医学(外科学分册),1997,(3): 144 - 146.

[17] 姜巨高. 肛门后侧内括约肌潜行切开术治疗慢性陈旧性肛裂 360 例[J]. 河南中医,2003,23(7): 50 - 50.

[18] 李文宏. 后方内括约肌切断术治疗肛裂 200 例临床观察[J]. 中国药物与临床,2009,(11): 1121 - 1122.

[19] 杨正兵. 慢性肛裂患者肛门内使用硝酸异山梨酯的病理生理变化及临床疗效[J]. 国外医学(消化系疾病分册), 1997,(2): 117.

[20] 张桂霞. 慢性肛裂诊治进展[J]. 现代医药卫生,2008,24(22): 3411 - 3412.

[21] 熊之焰. 切扩加原位括约肌切断术治疗陈旧性肛裂临床疗效观察(附 60 例报告)[J]. 中国医师杂志,2004,(6): 825 - 826.

[22] 皮德宗,常青. 切扩术治疗陈旧性肛裂 112 例报告[J]. 中国中西医结合第七次大肠肛门疾病学术会议,沈阳, 2000: 337 - 338.

[23] 刘海. 三联疗法治疗肛裂 86 例临床观察[J]. 四川中医,2004,(8): 82 - 83.

[24] 刘成伟,潘素滢. 原位切开松解术治疗陈旧性肛裂 430 例[J]. 广西中医药,2003,26(4): 24 - 25.

[25] 张强. 痔、瘘、裂术后创面疼痛治疗概况[J]. 河北中医,2011,33(7): 1086 - 1089.

[26] 黄乃健. 中国肛肠病学[M]. 济南: 山东科学技术出版社,1996.

[27] 彭军良. 中医药保守治疗肛裂进展[J]. 世界中医药,2013,8(5): 589 - 591.

[28] 周义林. 纵切横缝术治疗慢性肛裂、肛门狭窄 32 例报告[J]. 四川省卫生管理干部学院学报,2009,(1): 75.

[29] 杨彬. 纵切横缝治疗Ⅲ期肛裂 63 例[J]. 四川医学,2006,27(8): 850 - 850.

# 第九章 肛门直肠周围脓肿

## 【概述】

肛门直肠周围脓肿简称"肛周脓肿",是指肛管直肠周围间隙发生急慢性感染而形成的脓肿。本病属于中医学"肛痈""脏毒""悬痈""坐马痈""跨马痈""盘肛痈""鹳口疽"等;也称肛门周围痈疽(痈为阳证,疽为阴证),为湿热积聚于足太阳膀胱经所致。

由于发生的部位不同,中医学和西医学都有不同的名称,中医学称生于肛门内外的痈疽为"脏毒",也叫"肛痈";肛门会阴之间的为"悬痈";生于尾膂穴高骨上的为"鹳口疽";生于阴囊两旁,大腿根部近股缝的称"跨马痈"等。

西医学称生于肛门旁皮下的为肛门旁皮下脓肿,生于坐骨直肠窝的为坐骨直肠窝脓肿,生于骨盆直肠间隙的为骨盆直肠间隙脓肿等。

本病的特点是:自溃或刀溃后常形成肛瘘,虽然各种年龄均可发病,常以20～40岁青壮年发病最多,男性多于女性,婴儿、老年人发病较少。本病是一种发病急、痛苦长、可伴有全身症状的肛肠疾病。

关于本病最早的论述见于《灵枢·痈疽》,其云:"发于尻,名曰锐疽,其状赤坚大,急治之,不治,三十日死矣。"所谓锐疽即肛痈,是中医学最早的有关肛门直肠周围脓肿的病名。南宋末期,陈自明在《外科精要》首次将本病命名为"痈",谓"谷道前后生痈,谓之悬痈"。明代薛己校注的《外科精要》中明确提出了治悬痈的原则与方法,确立了对本病的初起予以消散,成脓期予以托毒外出,成脓后予以及时排脓,排脓后予以补益托毒的基本原则。明以后,许多医家对本病做了多方面的探索,有对本病名称的记载,如"肛痈""脏毒""悬痈""坐马痈""跨马痈""盘肛痈""鹳口疽"等,有对本病症状、病情发展、疾病预后的深入观察。明末清初中医学对肛门直肠周围脓肿的外治法主要有三个方面的特色,一是在切开时十分重视对肛门皮肉的保护及肛门功能的保护,当时已认识到了肛门部解剖与功能方面的特殊性。如清《辨证录》云:"肛门之肉,不比他处之肉,肛门之皮,不比他处之皮,此处之皮有纵有横,最难生合,况大便不时出入。"所以他们认为手术切开等要审情而行:"刀针挂线切勿轻用。"二是提出了比较详尽的切开排脓方法,如《医门补要·外症用刀针法》记载了"用响铜打的铍刀"和"火针"排脓的具体方法。三是外用药得到了较为广泛的使用。如《医门补要》中在对肛门直肠周围脓肿切开后或火针烙开后,主张"内插药捻,外贴膏药"。

在19世纪以前,西方外科医生多误认为肛门直肠周围脓肿与其他体表感染性疾病一样是由外伤感染所致。1973年Winslow JB最早报道肛窦和肛腺;1979年Shafik提出了中央间隙感染学说,补充并丰富了肛门直肠周围脓肿的病因;1980年法国解剖学家Herman和Desfosses重新发现和证实肛窦和肛腺,此后人们才对肛门直肠周围感染的病因学、病理学有了新的认识。1957年我国张庆荣在《中华外科杂志》上著文进一步明确了肛门直肠周围脓肿和肛瘘与肛窦、肛腺感染之间的密切关系。1958

年 Eisenhammer 根据肛腺解剖学的资料与 Parks 提出了有关肛门直肠周围感染的"隐窝腺感染学说",并提出把肛门周围脓肿分为腺源性脓肿和非腺源性脓肿两种。这一学说的提出是对肛门直肠周围脓肿认识发展过程中的里程碑。1978 年 Eisenhammer 报道了他根据这一理论研究并设计的肛门直肠周围脓肿一期切除术,可一次手术而治愈,未有后遗肛瘘者。所以,目前许多学者认为彻底清除感染的原发病灶(内口),是根治肛门直肠周围脓肿和防止后遗肛瘘的关键。但如果病情重、发展快、脓肿范围过大、过深,一次根治易损伤过多的正常组织,从而破坏肛门局部解剖结构,影响肛门功能时,还是主张分次手术。

## 【病因病机】

### 一、中医病因病机

中医学认为,本病多因过食肥甘、辛辣、醇酒等物,致湿热内生,下注大肠,蕴阻肛门;或肛门破损染毒,致经络阻塞,气血凝滞而成。也因肺、脾、肾亏损,湿热乘虚下注而成。如《外科证治全书》曰:"脏毒者,醇酒厚味,勤劳辛苦,蕴毒流注肛门,结成肿块。"又如《血证论》曰:"是以大肠为病,有由中气虚陷,湿热下注者,有由肺经遗热于大肠者……""胃若不输湿热于大肠,从何而结为脏毒哉。"《医门补要》又曰:"盖劳碌忍饥,或负重远行,及病后辛苦太早,皆伤元气,气伤则湿聚,湿聚则生热,热性上炎,湿邪下注,渗入大肠而成口漏,时流脓水。"《素问·生气通天论篇》认为"营气不从,逆于肉里,乃生痈肿。"

### 二、西医病因病机

1. 感染性因素　大部分肛门直肠周围脓肿的感染病灶来自肛腺感染,常见的致病菌有大肠埃希菌、链球菌、金黄色葡萄球菌、铜绿假单胞杆菌。由于肛腺开口于肛窦(肛隐窝),所以肛窦的损伤和感染引起肛窦炎,继而肛腺水肿阻塞,导致肛腺体发炎,扩散至肛门直肠周围形成脓肿。有些肛门直肠周围脓肿可直接来源于肛裂、直肠炎、血栓痔破裂、内痔或直肠脱垂药物注射后。也可来源于血循环或直接外伤。少数病例还可来源于直肠狭窄、溃疡性结肠炎或克罗恩病。而营养不良、贫血、糖尿病、结核、痢疾等病症,又常常是致病的诱因。

2. 医源性因素　临床上属医源性引起的肛门直肠周围脓肿也不少见。如因操作不当或药剂不洁感染形成黏膜下脓肿;直肠周围注射化学药物刺激,引起组织坏死,造成直肠周围脓肿;乙状结肠镜检查,造成腹膜穿孔感染,引起直肠后间隙脓肿等。

3. 手术后因素　临床上亦可见到肛门直肠手术引起感染,而形成的直肠周围脓肿,以及尿道术后感染、会阴部术后感染、产后会阴破裂缝合后感染、尾骶骨骨髓炎术后感染等引起的脓肿。

4. 其他　直肠内异物损伤后感染、放线菌病、直肠憩室炎感染、肛管直肠癌破溃或波及深部的感染及身体虚弱、抵抗力低下,或患有慢性消耗性疾病,或营养不良,都是肛门直肠周围脓肿的发病原因。

## 【分类】

### 一、按部位分类法

1. 肛提肌下脓肿　即低位脓肿,包括肛门旁皮下脓肿、坐骨直肠间隙脓肿、低位马蹄形脓肿等。

2. 肛提肌上脓肿　即高位脓肿,包括骨盆直肠间隙脓肿、直肠后间隙脓肿和高位马蹄形脓肿等。

## 二、按感染病菌分类

1. 非特异性肛门直肠周围脓肿　有大肠埃希杆菌、金黄色葡萄球菌、链球菌、厌氧菌等混合感染引起。

2. 特异性感染　临床较为少见,以结核性脓肿为主。

## 三、按脓肿的最后结局分类

1. 非瘘管性脓肿　凡与肛窦、肛腺无关,最终不残留肛瘘者,均属非瘘管性脓肿。

2. 瘘管性脓肿　即为经肛窦、肛腺感染而致,最后遗留肛瘘者。

## 四、临床实用分类

可分为肛门旁皮下脓肿、黏膜下脓肿、坐骨直肠间隙脓肿、骨盆直肠间隙脓肿、直肠后间隙脓肿、马蹄形脓肿、括约肌间脓肿。

## 【临床表现】

发病男性多于女性,尤以青壮年为多。主要表现为肛门周围疼痛、肿胀、有结块,伴有不同程度发热、倦怠等全身症状。

由于脓肿的部位和深度不同,症状也有差异。如肛提肌以上的间隙脓肿,病变部位深隐,全身症状重,而局部症状轻;肛提肌以下的间隙脓肿,病变部位浅,局部红、肿、热、痛明显,而全身症状较轻。

1. 肛门旁皮下脓肿　发生于肛门周围的皮下组织内,局部红、肿、热、痛明显,脓成按之有波动感,全身症状轻微。

2. 黏膜下脓肿　发于黏膜下层,主要在直肠下段,其远端可达肛门瓣平面,向上则往往超过肛管直肠环。初期常觉直肠部沉重或饱满感,当脓肿扩大时,可有钝性酸痛或跳痛,大便时加重。偶有里急后重感。全身症状可有发热、头痛、食欲不振等。直肠指诊,直肠壁上有一表面光滑而又规则的隆起。成脓后穿刺可以抽出脓液。

3. 坐骨直肠间隙脓肿　发于肛门与坐骨结节之间,感染区域比肛门皮下脓肿广泛而深。初起仅感肛门部不适或微痛,逐渐出现发热、畏寒、头痛、食欲不振等症状,随后局部症状加剧,肛门有灼热或跳痛,在排便、咳嗽、行走时疼痛加剧,甚则坐卧不安。直肠指诊,肛管患侧饱满,有明显压痛,或有波动感。

4. 骨盆直肠间隙脓肿　位于肛提肌以上,腹膜以下,病变部位深隐,局部症状不明显,有时仅有直肠下坠感,但全身症状明显。直肠指诊,可触及患侧直肠壁处隆起、压痛及波动感。

5. 直肠后间隙脓肿　症状与骨盆直肠间隙脓肿相同,但直肠内的坠胀感更加明显,尾骨部可产生钝痛,并可放射至下肢,在尾骨与肛门之间有明显的深部压痛。直肠指诊,直肠后方肠壁处有触痛、隆起和波动感。

本病一般 5～7 d 成脓,若成脓期逾月,溃后脓出灰色稀薄,不臭或微臭,无发热或低热,应考虑结核性脓肿。

## 【检查】

1. 血常规　白细胞、中性粒细胞升高及 C 反应蛋白可有不同程度的增加。
2. 超声波检查　肛门周围及直肠腔内超声不仅能准确地判断脓肿是否形成，更能清晰地显示脓腔的范围、深度、大小、位置及与肛门括约肌和肛提肌的关系；观察脓肿周边血流动力学特征、血流供应情况，尤其对低位脓肿的诊断具有较高的诊断价值，具有方便、快捷、经济、可行性高的优点，故目前临床上运用广泛。
3. MRI　其诊断肛管区域病变的一大优势是它可以清楚地显示肛管区域诸肌肉的解剖关系，使脓肿分布一目了然。对马蹄形脓肿或高位脓肿能更精确地提供脓肿与周围组织的解剖关系，为手术提供所需的解剖资料。
4. 螺旋 CT 三维重建　可以客观逼真地反映肛门周围组织立体结构，其能够提供目前为止术前最为全面的影像学资料供外科手术参考。通过直接扫描获得的断层 CT 图像可判断脓肿附近结构受侵犯的程度，通常用于判断炎症侵及的范围。

## 【诊断与鉴别诊断】

### 一、诊断

肛门直肠周围脓肿的诊断一般并不困难，诊断依据如下。
1. 症状　患者肛门疼痛，甚则坐卧不宁，严重影响生活及工作，可伴有发热恶寒。深部脓肿患者疼痛不明显，表现为肛门坠胀、排尿不畅等。结核性肛门直肠周围脓肿患者可有发热、盗汗、咳嗽等症。
2. 体征　肛门局部可见红肿，局部灼热触压痛，或有应指感，或溃口溢脓；深部脓肿肛内指诊检查时，可触及患处黏膜隆起，有压痛，脓成后有应指感。
3. 实验室检查　肛门周围及直肠腔内超声、MRI 等检查也是诊断本病的重要依据。

### 二、鉴别诊断

1. 肛周毛囊炎、疖、汗腺炎　病灶仅在皮肤或皮下，因发病与肛窦无病理性关系，破溃后不会形成肛瘘。
2. 骶骨前畸胎瘤继发感染　有时与直肠后部脓肿相似。肛门指诊直肠后有肿块，光滑，无明显压痛，有囊性感。X 线、CT 或 MRI 检查可见骶骨与直肠之间的组织增厚，或见骶前肿物将直肠推向前方，使骶直间隙增大，肿物内有散在钙化阴影、骨质、牙齿。
3. 骶髂关节结核性脓肿　病程长，有结核病史，病灶与肛门和直肠无病理联系。X 线、CT 或 MRI 检查可见骨质改变。
4. 坏死性脓肿　肛门直肠脓肿若不及时治疗最终导致严重的并发症：脓毒败血症、气性坏疽，甚至死亡。

5. 骨髓移植后肛门直肠周围脓肿　肛门周围感染是骨髓移植后的少见并发症。其处理与一般血液病相同。切口愈合时间很长。

6. 艾滋病患者的肛门直肠周围脓肿　获得性免疫缺陷综合征患者肛门直肠周围非常容易感染，有学者认为发病率为 34%。所以要慎重处理。若已经形成脓肿，只适合于分期切开引流。

## 【治疗】

### 一、内治法

采用中医辨证论治法。

1. 热毒蕴结证

[主症] 肛门周围突然肿痛，持续加剧，伴有恶寒发热，便秘溲赤，肛门红肿，触痛明显，皮肤焮热，舌红，苔薄黄，脉数。

[治法] 清热解毒。

[方药] 仙方活命饮、黄连解毒汤加减。若有湿热之象者可合用萆薢渗湿汤。

2. 火毒炽盛证

[主症] 肛门周围肿痛剧烈，持续数日，痛如鸡啄，难以入寐，伴恶寒发热，口干便秘，小便困难；肛门周围红肿，按之有波动感或穿刺有脓，舌红，苔黄，脉弦滑。

[治法] 清热解毒透脓。

[方药] 透脓散加减。

3. 阴虚毒恋证

[主症] 肛门周围肿痛，皮色暗红，成脓时间长，溃后脓出稀薄，疮口难敛，伴有午后潮热，心烦口干，盗汗，舌红，苔少，脉细数。

[治法] 养阴清热，祛湿解毒。

[方药] 青蒿鳖甲汤合三妙丸加减。肺虚者加沙参、麦冬；脾虚者加白术、山药、扁豆；肾虚者加龟甲、玄参，生地改熟地。

### 二、外治法

1. 药物外敷法

（1）初起：实证用金黄膏、黄柏膏外敷，病变部位深隐者，可用金黄散调糊灌肠，虚证用冲和膏或阳和解凝膏外敷。

（2）成脓：宜早期切开引流，并根据脓肿部位深浅和病情缓急选择手术方法。

（3）溃后：用九一丹纱条或药线引流，脓尽后改用生肌散纱条。日久成瘘者，按肛瘘处理。

2. 熏洗法　主要用于病程长，炎症范围大，波及范围深，手术未能全部切开肿块硬结的术后患者；也可用于发病初期全身症状较轻者。中药熏洗有较强的抑菌作用和较强的渗透作用，会增强药物的清热解毒、凉血祛瘀、消肿止痛、消散托毒、祛腐生肌之效，直接作用于患处，充分发挥药物的治疗作用，而药液的充分灌洗不仅能清除脓液及坏死组织，还减少了创面换药时机械刺激引起的疼痛不适。常用药物有痔疾洗液或苦参汤等加减治疗。

3. 保留灌肠法　对于深部脓肿和范围巨大的脓肿,可予金黄散调糊或中药汤剂保留灌肠,具有清热解毒、消肿止痛、消散托毒等作用。

4. 中药坐浴　《外科正宗》认为:"坐浴可流通气血,散瘀化滞,解毒脱腐,消肿止痛。"肛门直肠周围脓肿术后,在控制感染及止血的同时,配合中药坐浴是治疗肛门直肠周围脓肿术后红、肿、痛、脓性分泌物的最佳选择。中药坐浴能使药物直接作用于创面,借助热力,促使血液循环加快,达到和增强消炎止痛、清热解毒、排除脓血、去腐生肌、大便通畅等作用,从而有利于创口早期愈合。

### 三、手术疗法

（一）手术方法

1. 脓肿一次切开法

[适应证]浅部脓肿。

[操作方法]取截石位,在腰俞麻醉或局部浸润麻醉下,局部常规消毒,于脓肿处切口,切口呈放射状,长度与脓肿等长,使引流通畅,同时寻找齿线处感染的肛窦或内口,将切口与内口之间的组织切开,并搔刮清除,以免形成肛瘘。

2. 一次切开挂线法

[适应证]高位脓肿,如由肛窦感染而致坐骨直肠间隙脓肿、骨盆直肠间隙脓肿、直肠后间隙脓肿或马蹄形脓肿等。

[操作方法]取截石位,在腰俞麻醉下,局部常规消毒,于脓肿波动明显处,或穿刺抽脓,确定部位,做放射状或弧形切口,充分排脓后,以示指分离脓腔间隔,然后用过氧化氢水或生理盐水冲洗脓腔,修剪切口扩大呈梭形(可切取脓腔壁送病理检查)。然后用银质球头探针,自脓肿切口探入并沿脓腔底部轻柔地探查内口,另一示指深入肛内引导协助寻找内口,探通内口后,将银质球头探针引出,以橡皮筋结扎于球头部,通过脓腔拉出切口,将橡皮筋两端收拢,并使之有一定张力后结扎,创口内填塞红油膏纱条,外敷纱布,宽胶布固定。

3. 分次手术

[适应证]体质虚弱或不愿住院治疗的深部脓肿。

[操作方法]切口应在压痛或波动明显部位,尽可能靠近肛门,切开呈放射状或弧状,需有足够长度,用红油膏纱条引流,以保持引流通畅。待形成肛瘘后,再按肛瘘处理。病变炎症局限和全身情况良好者,如发现内口,可一次手术,以免二次手术。

（二）术后处理

酌情应用清热解毒、托里排脓的中药或抗生素,以及缓泻剂。每次便后药液坐浴,换药。挂线者,一般约 10 d 自行脱落,可酌情紧线或剪除,此时创面已修复浅平,再经换药后,可迅速愈合,无肛门失禁等后遗症。各种方式的手术后,需注意有无高热、寒战等,如有则应及时处理。

（三）手术中的注意事项

(1) 定位要准确,一般在脓肿切开引流前应先穿刺,待抽出脓液后,再行切开引流。

(2) 浅部脓肿可行放射状切口,深部脓肿应行弧形切口,避免损伤括约肌。

(3) 引流要彻底,切开脓肿后要仔细探查脓腔,分开脓腔内的纤维间隔以利引流。

(4) 预防肛瘘形成,术中如有条件,应切开原发性肛窦炎(即内口),可预防肛瘘形成。

（四）预防与调护

（1）保持大便通畅，注意肛门清洁。

（2）积极防治肛门病变，如肛窦炎、肛腺炎、肛裂、肛乳头炎、直肠炎、内外痔等。

（3）患病后应及早治疗，防止炎症范围扩大。

## 【研究进展】

（一）单纯脓肿切开引流术

适用于已成脓的肛门直肠周围脓肿，尤其是病程长、范围大、位置深的肛门直肠周围脓肿，是传统的、目前国内应用较为广泛的手术方法，同时也受到国内外学者的推崇。但这种方法有着术后复发和肛瘘形成的弊端。

（二）肛门直肠周围脓肿一次性根治术

1. 一次切开根治术　适用于低位脓肿，因脓肿手术操作时患者疼痛感剧烈，故单纯运用局部麻醉难以取得良好的效果，临床常用蛛网膜下腔阻滞麻醉或配合静脉麻醉，于脓肿波动最明显处做一放射状切口或弧形切口，切口应超过脓腔范围，以超过脓腔位置 0.5～0.8 cm 为宜，充分引流脓腔后，在示指引导下运用探针仔细轻柔探查内口位置，在探针引导下切开脓腔与探针之间皮肤及皮下组织，手指或血管钳钝性分离肌间隔，如内口不明显，难以确定，可在探针与左示指间最高点薄弱处穿出，后切开内外口之间组织。术中要彻底清除脓腔壁组织和感染的肛窦、肛腺、导管，注意刮除腐肉组织，但不宜用力过大，以免破坏脓腔的自然保护壁，造成炎症的扩散。一次性根治术治疗低位脓肿广泛应用于临床，但不是对所有的低位脓肿患者都适用，对年老体弱、基础疾病较多的患者，应"急则治其标"，采用单纯的切开排脓，以处理临床症状为主，待炎症控制后酌情再次手术治疗。

2. 一次性切开挂线术　适用于高位肛门直肠周围脓肿。高位脓肿肛门周围皮肤与周围皮肤常无明显差异，在借助影像学资料确定范围及深度后，在脓肿对应的肛门周围皮肤或距肛缘 2.0 cm 处做一放射状或弧形小切口，止血钳钝性分离肌间隔，切口的大小以示指顺利探入为宜，如内口位置较低也可选择2～3 个切口。如内口在肛门直肠环 1/2 以上者需做挂线处理，即由内口穿出橡皮筋拉紧缚扎，能最大限度地保护肛门功能，缩短愈合时间，降低大出血风险。也可于内口与脓腔最高位连线中上 1/3 交界处或中 1/2 处挂线，必要时还可配合置管引流，先虚线，再挂实，高位脓肿多能按期愈合。

3. 多切口及置管引流　适用于高位多间隙脓肿与后马蹄形脓肿。在波动或压痛明显处做一小切口，充分引流出脓液后加大切口，作为主切口，以示指顺利进入切口为宜，示指或止血钳钝性分离肌间隔，根据脓腔范围做几个辅助切口，两相邻切口之间保留皮肤桥长度在 2～3 cm，可在各辅助切口与主切口之间置入丝线、引流条等，同时根据脓腔深度和形态置入引流管，在打开内口的同时，向上延伸 0.3 cm 左右或结扎内口两侧的黏膜，能大大提高手术成功率。

4. 一次切开对口引流术　适用于马蹄形脓肿或感染范围较大的坐骨直肠窝脓肿及骨盆直肠窝脓肿。即在查明脓腔与内口关系后，连同内口一次切开部分脓肿，此为主灶切口，然后在脓腔远端波动明显、组织薄弱处即脓腔的端点沿肛管纵轴方向切开长 2～3 cm 梭形切口（不切断括约肌），此切口为开窗，开窗切口与主灶切口之间有脓腔相通。表面有皮肤桥存在，形成对口引流的形势，清除脓腔内坏死组织，放入纱条或乳胶管使之贯通两切口，引流通畅。该法具有一次性切开、损伤组织少、伤口引流通畅、愈合快、瘢痕组织小等优点。

（三）不损伤括约肌手术

1. 内口缝闭提脓化腐法　通过手术缝合内口以避免粪便等对创面的刺激,以减少术后污染的机会,运用中医提脓化腐药清除脓腐组织,促进肉芽组织的生长,加快创面的愈合。

2. 直肠内壁挂线术　将中医挂线疗法与 Shafik 肛肠解剖概念相结合,挂线途径为原发内口→中央间隙→括约肌间隙→直肠周围间隙,这条通道全程切开,挂线仅切割直肠内壁,避开了肌束,最大限度地保存了括约肌功能。

3. 不损伤括约肌挂线法　先行脓肿引流,引流通道选择在肛门内、外括约肌之间,待引流充分,脓腔缩小后再行挂线治疗。

（四）微创材料封堵术

微创材料封堵术的主要方法是采用各种材料封堵内口,使内口修复完全封闭,从而达到治愈目的。目前报道较多的封堵材料有脱细胞异体真皮基质(ADM)和医用生物胶蛋白。ADM 的使用方法为,根据脓腔大小修剪材料,将材料拉入内口后缝合,外口开放。医用生物胶蛋白是作为乳白色凝胶物,经过自带导管系统输送到脓腔顶端,导管边送边退,达到封堵效果。

（五）肛门直肠周围脓肿负压引流术

负压伤口治疗包含封闭负压引流和负压辅助闭合伤口两个关键技术。作用机制是增加血运,减少渗液,达到抑制细菌和促进肉芽生长的作用。

## 【柏氏诊疗特色】

肛门直肠周围脓肿在临床上以实证为主,根据辨证辨病相结合的原则,柏连松在长期临床实践中,总结出在疾病的不同阶段,分别采用凉血清热解毒、清热解毒透脓和益气养阴、清热解毒的治则进行治疗。

### 一、治疗原则

1. 初期治疗原则　凉血清热解毒。选用黄柏、牡丹皮、赤芍、蒲公英、金银花、半枝莲、虎杖、水牛角片、鲜生地。治疗肛痈初期,热毒蕴结,症见肛门周围突然肿痛,持续加剧,肿块质硬,伴有恶寒、发热、便秘、溲赤者。

2. 成脓期治疗原则　清热解毒透脓。选用生黄芪、炙穿山甲片、皂角刺、当归尾、桃仁、薏苡仁、黄柏、赤芍、牡丹皮、虎杖。针对肛痈成脓期火毒炽盛者,主要症状为肛门周围肿痛剧烈,持续数日,痛如鸡啄,难以入寐,伴恶寒发热等。

3. 溃后治疗原则　益气养阴,清热解毒。选用黄芪、太子参、炒白术、北沙参、天花粉、麦冬、杭白芍、炙鸡内金、香谷芽、黄柏、牡丹皮、虎杖。肛痈溃后或结核性脓肿,气阴两亏、热毒内蕴者以此治之。方中黄芪、太子参、炒白术益气健脾;北沙参、天花粉、麦冬、杭白芍养阴清热;黄柏、牡丹皮、虎杖泻火解毒。

### 二、外治

1. 初期　金黄膏或黄柏膏外敷。位置深隐者,可用金黄散 30 g,用藕粉少许,调成薄糊状保留灌肠。

2. 成脓期　宜早期切开引流,根据脓肿部位深浅和病情的缓急,选择不同的手术方法。

3. 溃后　用九一丹纱条引流,脓尽后改用生肌散纱条。日久成瘘者,按肛瘘处理。

由于本病发生初期多属湿热下注,经络阻滞,气血凝滞,故治疗拟清热利湿、活血散结、消痈排脓为主。自拟经验方透脓消痈方,组成:黄柏、牡丹皮、虎杖、桃仁、薏苡仁、赤芍、穿山甲、水牛角片。方中用黄柏、虎杖、牡丹皮以清热利湿、泻火解毒;穿山甲、赤芍、桃仁、薏苡仁以活血散结通络;水牛角片清热凉血解毒。本方对肛门直肠周围脓肿初期局部红肿灼热,结块疼痛,按之无波动感,伴小便短赤、大便干燥、苔黄或黄腻、脉弦数等症的患者,治疗效果比较显著。本方具有双向作用,对脓肿初起,未成脓者,可消散;对发病数日难以消散者,可加速其成脓,以缩短病程。脓成未溃者,可配合使用生黄芪、皂角刺、当归等,增加透脓托毒作用,促使脓肿破溃。

**参考文献**

[ 1 ] 黄乃健. 中国肛肠病学[M]. 济南:山东科学技术出版社,1998.

[ 2 ] 陈少明. 肛肠外科学[M]. 上海:上海古籍出版社,2011.

[ 3 ] 赵浩翔. 肛门直肠周围脓肿治疗研究现状[J]. 中国医药指南,2007,5(12):625 - 627.

[ 4 ] 陈冬梅. 一次性根治术治疗肛周脓肿 81 例临床疗效观察[J]. 中国现代药物研究,2011,1(5 - 2):113.

[ 5 ] 乔庆国. 一次性切开引流治疗肛周脓肿 52 例临床分析[J]. 河北医学,2008,18(2):219 - 220.

[ 6 ] 张庆伟,樊克敏. 肛周脓肿的外科治疗[J]. 结直肠肛门外科,2009,15(2):129.

[ 7 ] 阮超群. Ⅰ期根治肛周脓肿临床分析[J]. 中国现代实用医学杂志,2008,7(12):11 - 12.

[ 8 ] 陈玉根,李国年. 改良切开挂线法治疗高位肛周脓肿 41 例[J]. 长春中医学院学报,2005,21(2):20 - 21.

[ 9 ] 孙继东,李士国,张丽. 保留皮桥、结扎内口治疗多间隙肛周脓肿 158 例分析[J]. 潍坊医学院学报,2006,8(4):308 - 309.

[10] 陈邑岐,钱剑秋. 一次性切开挂线对口引流治疗高位肛周脓肿体会[J]. 现代中西医结合杂志,2006,15(2):207 - 208.

[11] 阮超群,蒋慧娟. Ⅰ期根治肛周脓肿临床分析[J]. 中国现代实用医学杂志,2008,7(11):34 - 35.

[12] 胡虞乾. 肛周脓肿中西医结合治疗近况[J]. 广西中医学院学报,2005,8(4):99 - 101.

[13] 刘春斌. 中西医治疗肛周脓肿临床研究进展[J]. 中医药导报,2013,19(3):96 - 97.

[14] Mcclatchie G. An epidemiological database system [J]. 1978,9(1):11 - 24.

[15] Eisenhammer S, Reilly JC. The anorectal fistulous abscess and fistula [J]. Dis Colon Rectum, 1966(9):91.

[16] Shafik A. A new concept of the anatomy of anal sphincter mechanism and the physiology of defecation [J]. Coloproctology, 1990,12(6):369.

# 第十章　肛　　瘘

## 【概述】

　　肛瘘是肛门直肠瘘的简称,是指直肠、肛管与肛门周围皮肤相通的管道,中医称之为肛漏。肛瘘是肛门周围脓肿破溃后的继发病,一般由原发性内口、继发性外口、内口与外口之间相通的管道三部分组成,但也有只有内口或外口者。肛瘘是临床常见的疾病,在我国发病占肛门直肠疾病的1.67%～3.6%,国外为8.0%～25.0%。任何年龄、性别均可发生,但以青壮年多见,男性多于女性,婴幼儿发病者亦不少见,主要见于男孩,女孩少见,男孩与女孩的比例为5∶1。

　　我国是认识"瘘"病最早的国家。瘘之病名,最早见于《山海经·中山经》"合水多鳝鱼,食之不痈,可以为瘘"。战国时期的《庄子·则阳篇》有"并溃漏发,不择所出"。《淮南子》有"鸡头已瘘"。《周易》有"瓮散漏"。《素问·生气通天论篇》有"陷脉为瘘"。古人依据本病主要症状是脓血污水,不时淋漓而下,如破顶之屋,雨水时漏,而命名为漏或瘘。《备急千金要方》:"何谓九漏? 一曰野狼漏,二曰鼠漏,三曰蝼蛄漏,四曰蜂漏,五曰蚍蜉漏,六曰蛴螬漏,七曰浮疽漏,八曰瘰漏,九曰转脉漏。"《丹溪心法》有"漏者,诸瘘之遗漏也。野狼瘘、鼠瘘、蝼瘘、蛄瘘、蜂瘘、蚍蜉瘘、蛴螬瘘、浮疽瘘,是尔。析而言之,三十六种,其名目又不同焉"。可见瘘可发于人身各处,因证候不同而有许多命名。《神农本草经》首将本证命名为"痔瘘"。《疮疡经验全书》称为"漏疮"。《东医宝鉴》则称为"瘘痔"。《太平圣惠方》曰:"夫痔瘘者,由诸痔毒气,结聚肛边,有疮或作鼠乳,或生结核,穿穴之后,疮口不合,时有脓血,肠头肿痛,经久不差,故名痔瘘也。""肛漏"之名则见于清代《外证医案汇编》,是近百年才采用的。民间又俗称为"偷粪老鼠疮",似出于古代"鼠瘘"之名。《奇效良方》有"且夫痔与漏,初致之由虽同,所患之病实异,初生肛边成癥不破者曰痔。破溃而出脓血,黄水浸淫,淋漓久不止者,曰漏"之说。西医称瘘为"fistula",来源于拉丁文,意为芦管、水管。

## 【病因病机】

### 一、中医病因病机

　　中医认为肛瘘的形成与以下因素有关。

　　(1) 外感风、热、燥、火、湿邪所致。如《河间六书》:"盖以风热不散,谷气流溢,传于下部,故令肛门肿满,结如梅李核,甚至乃变而为瘘也。"《本草纲目》:"漏属虚与湿热。"

　　(2) 痔久不愈所致。《诸病源候论》:"痔久不瘥,变为瘘也。"

　　(3) 与饮食醇酒厚味、劳伤忧思、便秘、房劳过度有关。《备急千金要方》:"肛门主肺,肺热应肛门,热则闭塞,大便不通,肿缩生疮。"《丹溪心法》:"人唯坐卧湿地,醉饱房劳,生冷停寒,酒面积热,以致荣血失道,渗入大肠,此肠风脏毒之所由作也。"《外科正宗》:"夫脏毒者,醇酒厚味,勤劳辛苦,蕴毒流注肛门结成肿块。"

（4）与局部气血运行不足有关。《薛氏医案》:"臀,膀胱经部分也,居小腹之后,此阴中之阴,其道远,其位僻,虽太阳多血,气运难及,血亦罕到,中年后尤虑此患。"

至于病变过程,《内经》已认识到是由"营气不足,逆于肉理,乃生痈肿"及"陷脉为瘘"。《千金翼方》则具体指出瘘是痈疽的后遗疾患:"一切痈疽,皆是疮根本所患,痈之后脓汁不止,得冷即是鼠,是以漏方次之,大须急救之。"《奇效良方》指出：至于失治而成漏者,成漏而穿臀者及有穿肠成孔、粪从孔中出者,或肛门四围,生数枚,脓血浸淫,若莲花者,都是复杂瘘。

## 二、西医病因病理

### （一）病因

西医认为肛瘘是肛门直肠周围脓肿的后遗疾患。肛门直肠周围脓肿 95％来源于肛门腺感染,其引起的原因主要如下。

1. 肛门直肠周围脓肿 肛门直肠周围脓肿是形成肛瘘的最主要原因,系由污染粪便滞留肛窦产生肛腺炎引起,95％以上的肛瘘皆由此引起。

2. 肛门直肠损伤 外伤,吞咽骨头、枣核、鱼钩等异物,肛门镜检查等损伤肛管直肠,细菌侵入伤口即可引起。

3. 肛裂 反复感染可并发皮下瘘。

4. 会阴部手术 内痔注射误入肌层或手术后感染,产后会阴缝合后感染,前列腺、尿道手术后感染等,均可波及肛门直肠引起脓肿及瘘。

5. 结核 结核病并发结核性肛瘘者,主要为吞咽结核菌引起,少数也可血行感染引起。

6. 炎症性肠病 包括溃疡性结肠炎、克罗恩病,伴发肛瘘者较多。

7. 直肠肛管癌 波及深部常常并发肛瘘。

8. 血行感染 糖尿病、白血病、再生障碍性贫血等,因机体抵抗力降低,常由血行感染引起肛瘘。

9. 其他 淋巴肉芽肿,放射菌病,尾骶骨骨髓炎,直肠、乙状结肠憩室炎等,也可引起肛门直肠周围脓肿及肛瘘。

10. 免疫 肠道黏膜具有特异性免疫和非特异性免疫复合性防御机构。消化道的酸碱度、黏液、肠运动、上皮剥离以及酶等为非特异性防御机制。此外,肛腺分泌的黏液潴留于肛窦内预防异物进入,同时润滑排便。当黏膜绒毛功能不全或因腹泻使局部黏液被冲刷,局部防御力降低,肛窦易感染性增强,导致发病。

### （二）肛瘘的发病机制学说

1. 肛窦感染学说 1880 年法国解剖学家 Herman 和 Desfosses 发现和证实肛窦和肛腺,并提出肛腺感染可导致肛瘘的假说。Eisenhammer（1956 年）和 Parks（1961 年）提供了组织学证据予以证实与支持。因而,肛窦感染学说成为大多数学者接受的肛瘘发病学说。

肛腺开口于肛窦,位于腺窦的底部。正常肛窦较浅（1～2 mm）,异常肛窦可深达 3～10 mm。一般情况下,肛窦呈闭合状态,当发生腹泻时稀便易进入肛窦而引起肛窦炎。肛窦一旦发生感染,便扩张松弛,肠腔污物更易进入肛窦内。炎症进一步发展,通过肛腺管穿过肛门内括约肌蔓延至肛腺引发肛腺炎,即形成括约肌间脓肿。然后,脓肿就可沿联合纵肌的固有间隙向周围蔓延,向上形成高位括约肌间脓肿,穿过肛肠环则形成骨盆直肠间隙脓肿,向下经括约肌间沟进入肛门周围皮下形成皮下间隙脓肿,向外穿过肛门外括约肌形成坐骨直肠间隙脓肿,向后可形成肛管后间隙脓肿或直肠后间隙脓肿。根据该学说,脓肿、肛瘘的原发灶就是感染的肛窦即内口,故手术中为求一期根治,彻底治愈肛瘘,必须彻底清除感染的肛窦、肛腺及其导管。

2. 中央间隙感染学说 从 20 世纪 60 年代起,有些学者陆续对"肛窦腺感染学说"提出质疑。Goligher 曾观察 29 例肛门直肠周围脓肿或肛瘘与肛窦(内口)的关系,发现仅有 5 例证实脓肿(或肛瘘)与肛窦相通,由此他认为肛窦腺感染学说对肛瘘不完全适用。埃及学者 Shafik 认为,肛腺是胚胎期肛直窦发育的遗迹,而不是真正的腺体。肛直窦是由肛管直肠套叠而成,如果出生后继续保留或部分内闭,即可在肛管黏膜下出现上皮样管状物,即所谓"肛腺"。并提出中央间隙对应的肛管皮肤有其解剖特点:① 此处皮肤借纤维隔与中央间隙直接相连,较坚硬,缺乏弹性。② 皮肤深面是肛门内括约肌下缘与肛门外括约肌皮下部之间的间隙,缺乏肌肉的支持。③ 研究资料证实,正常人有 10% 的栉膜区深层发现有上皮细胞群,该细胞是胚胎期肛直窦的遗迹,对病菌易感性强。因此,与中央间隙相邻的肛管皮肤最易为外伤感染(如硬便擦伤),当栉膜区皮肤受损后,细菌就可与这些细胞结合进而沿括约肌间沟侵入中央间隙。根据对肛门解剖和排便机制的研究,Shafik 于 1980 年提出中央间隙感染学说,认为细菌入侵肛门周围组织的门户并不是肛窦腺,而是破损了的肛管上皮;原发性脓肿不是沿肛腺形成的括约肌间脓肿,而是在中央间隙内先形成中央脓肿,继而沿纵肌纤维向其他间隙蔓延形成肛瘘。这一理论很好地解释了肛门直肠周围脓肿(即所谓中央间隙脓肿)发生率较高的临床现象。在临床手术时要求清除中央间隙的坏死组织,以达到根治脓肿、肛瘘的目的。

3. 肛瘘与免疫学 从解剖角度上讲,肛窦呈漏斗状,其底部有肛腺管开口。肛腺属顶浆分泌腺,其分泌物中含丰富的多糖体,肛窦内除肛腺分泌物外还有来自肠道的 IgA,正常情况下肛窦内的黏液可防止异物浸入,起到抗菌作用。当人体抵抗力下降时,病菌即可入侵引起炎症。肛管自移行上皮至肛腺内有分泌 IgA 细胞,若肛管区发生炎症,则 IgA 分泌亢进起防御作用。一旦由于炎性损害造成上皮化生,破坏了 IgA 细胞,则已入侵的细菌向纵深发展,给炎症广泛蔓延提供条件。由此可见,肛瘘与免疫因素有关,而肛瘘的复杂性、长期性和自然愈合率低等特点,本身就说明全身或局部免疫功能低下,是肛瘘发病或愈而复发的重要因素。

4. 肛瘘与性激素 1976 年 Takatsuki 提出,雄激素分泌过量可能与男性好发肛瘘有关。临床上新生儿肛瘘较多(男性多),儿童极少,青壮年男性最多,老人罕见。主要原因是新生儿母体雄激素和新生儿副肾雄激素较强有关,青春期人体自身性激素开始活跃,随即一部分皮脂腺,尤其是肛腺开始发育增殖,男性较女性明显,而老年人雄激素水平下降,肛腺萎缩,肛腺感染机会减少。

肛瘘形成大致要经过四个阶段:

第 1 阶段,肛窦、肛门瓣感染发炎。开始仅限于局部的炎症,这时若未能及时治疗,炎症即可以向肛门周围蔓延。

第 2 阶段,炎症从局部的肛窦和肛门瓣开始,逐渐蔓延扩散,形成肛门直肠周围炎。如果炎症不能得到控制,就可能侵入到抗病能力低的组织间隙之中。

第 3 阶段,由于肛门直肠周围组织间隙的抗病能力下降,便成为病菌入侵、扩散、积聚繁殖的地方,致使这里的组织容易感染发炎,正不胜邪,而形成肛门直肠周围脓肿。若肛门直肠周围脓肿在早期能够处理得当,往往可使脓肿消散治愈,不遗留后遗症;如延误早期的治疗时机或处理不当,组织坏死脓液可顺其局部间隙扩散,使病情加重复杂化,因此应尽早手术切开引流,使脓液排出,控制炎症发展。

第4阶段,肛门直肠周围脓肿自行破溃或经切开引流换药处理后,脓腔虽逐渐缩小,但溃疮却久不收口,这时腔壁已形成结缔组织增生的坚硬管道壁,中间遗留之空隙,这就是瘘道,脓液经常顺从瘘道流出,反复感染,反复发作,经久不能自愈,而成为瘘管。

肛瘘是不可能不治自愈的,究其原因可能有以下一些。① 内口与原发感染灶继续存在,脓肿虽然破溃或已切开引流,但原发感染源如肛窦炎或肛腺感染依然存在,肠腔内容物还可从内口继续进入瘘管。② 肛门部不能静养,脓腔不易黏合,排粪、排尿时,因括约肌收缩或因炎症刺激肛门括约肌,使肛门括约肌经常处于痉挛状态。③ 肠腔中的粪便、肠液和气体继续进入瘘管,形成长期慢性炎症及反复感染,管腔难以闭合。④ 脓腔引流不畅,或外口缩小,时闭时溃,脓液蓄积腔内,使管壁结缔组织增生变厚,形成纤维性管壁,管壁难以愈合,且管道常弯曲狭窄,导致引流不畅。⑤ 管道多在不同高度穿过肛门括约肌,括约肌收缩阻碍脓液排出,以致引流不畅。

因此,肛瘘不但无法"不治自愈",而且如果刚开始时得不到规范的治疗,还容易出现久治不愈、反复发作的现象。因此必须去专业医院治疗,而且要根据疾病类型,采取相应的治疗方法。

## 【分类】

中医学对肛瘘的分类较多,有不少形象描述。如《外科大成·下部后》中说:"漏有八。肾俞漏,生肾俞穴。瓜瓤漏,形如出水西瓜瓤之类。肾囊漏,漏管通于囊也。缠肠漏,为其管盘绕于肛门也。屈曲漏,为其管屈曲不直,难以下药至底也。窜臀漏、蜂窝漏,二症若皮硬色黑,必内有重管,虽以挂线,依次穿治,未免为多事。通肠瘘,唯以此漏用挂线易于除根。是以有善恶之分也。"

西医学,由于分类方法的不同,而有不同的名称,常见的分类方法有以下几种。

### 一、按内口、外口分类

1. 内外瘘　内口、外口和瘘道均存在,临床上最多见。
2. 内盲瘘　只有内口而无外口的肛瘘。
3. 外盲瘘　只有外口而无内口的肛瘘。

### 二、按病变程度分类

1. 单纯性肛瘘　只有1条瘘管,内外口直通的肛瘘。
2. 复杂性肛瘘　瘘管和外口有两条或两个以上,但内口可以是1个或多个的肛瘘。

### 三、按病变的深浅分类

1. 低位肛瘘　肛瘘管道位于肛门外括约肌深层以下的肛瘘。
2. 高位肛瘘　肛瘘管道位于肛门外括约肌深层或耻骨直肠肌以上的肛瘘。

### 四、按病变的部位分类

1. 皮下瘘　瘘道位于肛门周围皮下,多由于肛裂感染引起。

2. 黏膜下瘘　瘘道位于直肠黏膜下,多由于直肠黏膜损伤,或痔注射术后局部感染所致。

3. 内外括约肌间瘘　可分为低位肌间肛瘘和高位肌间肛瘘。

4. 坐骨直肠窝(肛提肌下)肛瘘　由坐骨直肠窝脓肿发展而来。

5. 骨盆直肠窝(肛提肌上)肛瘘　由骨盆直肠窝脓肿发展而来。

### 五、按病因和病理性质分类

1. 非特异性肛瘘　即化脓性肛瘘,临床较常见。局部红肿热痛较明显,脓液黏黄稠,味恶臭。

2. 特异性肛瘘　又可进一步分为结核性肛瘘、梅毒性肛瘘和放线菌性肛瘘三种。

### 六、Parks 分类法

按瘘管与括约肌的关系,将肛瘘分为四类(图 10-1)。

1. 括约肌间肛瘘　多为低位肛瘘,最常见,约占 70%,是肛管周围脓肿的后遗症。瘘管只穿过肛门内括约肌,外口常只有 1 个。

2. 经括约肌肛瘘　可以为低位或高位肛瘘,约占 25%,为坐骨直肠窝脓肿的后遗症。瘘管穿过肛门内括约肌、肛门外括约肌浅部和深部之间,外口常有数个,并有支管互相沟通。

3. 括约肌上肛瘘　为高位肛瘘,少见,约占 5%,瘘管向上穿过肛提肌,达肛管直肠环水平,然后向下至坐骨直肠窝而穿透皮肤,外口距肛门较远。由于瘘管常累及肛管直肠环,故治疗较困难。

4. 括约肌外肛瘘　为高位肛瘘,最少见,为骨盆直肠间隙脓肿合并坐骨直肠窝脓肿的后果。瘘管穿过肛提肌,直接与直肠相通。这种肛瘘多为非腺源性感染,而是由于克罗恩病、肠癌或外伤所致,所以治疗时需要首先治疗原发病。

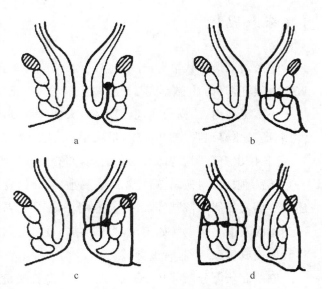

**图 10-1　Parks 分类图**
a. 括约肌间肛瘘;　 b. 经括约肌肛瘘;
c. 括约肌上肛瘘;　 d. 括约肌外肛瘘

### 七、国内分类法

目前,国内多按病变程度,即 1975 年全国肛肠协作组河北衡水会议拟定的肛瘘诊断标准进行分类。

1. 单纯性肛瘘

(1) 低位单纯性肛瘘:仅有 1 个瘘管,1 个内口和 1 个外口之完全瘘。内口在齿线处,管道通过肛门外括约肌浅部或浅部以下。

（2）高位单纯性肛瘘：仅有1个瘘管，内口在齿线或齿线以上，管道行径在肛门外括约肌深层以上，或穿行于直肠黏膜下，而不穿过肌肉者（包括内盲瘘及全内瘘）。

2. 复杂性肛瘘

（1）低位复杂性肛瘘：瘘管在肛门外括约肌深层以下，有2个或2个以上的外口和管道。

（2）高位复杂性肛瘘：有2个以上管道或支管和空腔，其主管道通过肛门外括约肌深层以上，有1个或2个以上内口。

3. 马蹄形肛瘘　瘘管环行，外口在肛门部两侧，内口多在截石位6点或12点处。又有前位、后位、前后位马蹄形肛瘘之分。

（1）前位马蹄形肛瘘：瘘管环行，外口在肛门前方两侧扩散到会阴及阴道，内口位于肛门前方。

（2）后位马蹄形肛瘘：瘘管环行，管道向肛门后两侧扩散，距肛缘较远较深，有多个外口，多数瘘管管腔相互贯通，内口位于肛门后侧。

（3）前后位马蹄形肛瘘：瘘管环行围绕肛管，外口肛周一圈都有，少则几个，多则几十个，大面积被侵犯，管道行径复杂。

## 【临床表现】

中医对肛瘘症状早有详细描述。如《诸病源候论》描述的症状有谷道赤痛，肛边肿核痛，发寒热，肛边生鼠乳，时时出脓血等。《疮疡经验全书》记载更为具体，云："脏毒者，生于大肠尽处肛门是也……蓄毒在内，流积为痈，肛门肿痛，大便坚硬则肿痛，其旁生小者如贯珠，大者如李核，煎寒作热，疼痛难安，热盛则胀，翻凸虚浮，早治早愈，失治溃烂。"此即肛瘘急性发作或并结缔组织型外痔。《医学入门》指出有穿阴者，即直肠阴道瘘，并有："在痔则有穿肠、穿肾、穿阴者。又有无痔，肛门左右别生一窍，流出脓血，名为漏，窍在皮肤者易愈，脏腑损者难治。"这里的漏颇似马蹄形肛瘘。《外科正宗》描述的悬痈又颇似结核肛瘘，云："夫悬痈者，三阴亏损、湿热结聚而成。此穴在于谷道之前，阴器之后，又谓海底穴也。初生状如莲子，少痒多痛，日久渐如桃李，赤肿焮痛，欲溃为脓，溃后轻则成漏，重者沥尽气血变成痨瘵，不起者多矣。"

肛瘘症状可分局部和全身症状。在非急性炎症期，主要以局部症状为主。急性炎症期和反复发作的复杂性肛瘘，可伴有全身症状。

1. 病史　可发生于各种年龄和不同性别，但以成年人为多见。通常有肛门周围脓肿反复发作史，并有自行溃破或切开引流的病史。

2. 流脓　局部间歇性或持续性流脓，久不收口。最初形成的肛瘘流脓较多，有粪臭味，色黄而稠；久之，则脓水稀少，或时有时无，呈间歇性流脓。当外口阻塞或假性愈合，瘘管内脓液积存，局部肿胀疼痛，甚至发热，以后封闭的瘘口破溃，症状方始消失。由于引流不畅，脓肿反复发作，也可溃破出现多个外口。较大较高位的肛瘘，常有粪便或气体从外口排出。

3. 疼痛　当瘘管通畅时，一般不觉疼痛，而仅有局部坠胀感。如果外口自行闭合，脓液积聚，可出现局部疼痛；如果溃破后脓水流出，症状可迅速减轻或消失。但也有因内口较大，粪便流入管道而引起疼痛，尤其是排便时疼痛加剧。

4. 瘙痒　由于脓液不断刺激肛门周围皮肤，常感觉瘙痒，肛门周围潮湿不适，皮肤变色，表皮脱落,纤维组织增生和增厚,有时形成湿疹。

5. 排便不畅 复杂性肛瘘经久不愈,可引起肛门直肠周围形成大的纤维化瘢痕或环状的条索,影响肛门的舒张和闭合,大便时感到困难,有便意不尽的感觉。

6. 全身症状 在急性炎症期,可伴有发热、寒战、乏力等全身感染症状。复杂性肛瘘反复发作时,可出现消瘦、贫血、体虚等长期慢性消耗症状。

## 【并发症】

1. 瘘口瘘管增加 肛瘘的多次反复发作,脓液可穿破管壁顺括约肌间隙蔓延,而成多发性复杂性肛瘘,不但给治疗带来困难,而且也影响到肛门的生理功能。

2. 危及周围脏器 可形成直肠阴道瘘、直肠尿道瘘或直肠膀胱瘘等。

3. 肛门失禁 任由肛瘘发展,可对括约肌造成严重损伤,甚至可能造成肛门失禁等并发症。

4. 癌变 多数肛瘘不会癌变,但少数患者可导致恶性病变,其导致癌变的原因有以下几个方面。

(1) 长期的慢性炎症刺激:长期的炎症存在,使得脓性分泌物以及粪便从瘘管排出,从而刺激细胞异常增生,导致恶性病变。

(2) 细菌感染:细菌长期存在于瘘管内,特别是铜绿假单胞菌或结核菌感染,缠绵不愈,可导致癌变。

(3) 药物刺激:长期大量地使用各种局部外用药,经常刺激局部,导致癌变。

总之,肛瘘应早诊断,早治疗,防止病情复杂化甚至癌变。

## 【检查】

### 一、一般检查

1. 视诊 首先,观察脓液情况对判定肛瘘性质有很大帮助。如脓汁稠厚而多,表明有急性炎症;血样分泌物,表示脓肿破溃不久;脓水清稀或呈米泔样分泌物,可能有结核菌感染;脓液色黄而臭,多属大肠埃希菌感染;混有绿色脓汁,表示有铜绿假单胞菌混合感染;分泌物质黏如胶冻样,可能有恶性改变。

其次,观察外口形状、多少和部位。一个外口并且距肛门边缘又近,表明瘘管简单;外口数多且距肛缘较远,说明瘘管复杂。

对于外口与内口的关系许多学者做过研究,前人将其总结为"索罗门定律(Salmon's law)"或"哥德索规则(Goodsall's rule)",即:患者取截石位,经肛门中部画一横线,如外口在横线之前,距肛门缘不超过 5 cm,则其管道较直,内口多在对应位置齿线上;如外口距肛门缘超过 5 cm 或外口在横线之后,则管道多弯曲向后,内口多位于后正中齿线上。一般外口距肛门近者,管道较浅;距肛门远,管道较深。但这只是一般规律,临床所见常复杂多变,需进行全面检查、分析才能准确定位(图 10 - 2)。

2. 指诊 首先触摸肛门外瘘管走向和深浅。从外口开始向肛缘检查,轻摸可触到明显条索状瘘管,说明瘘管较浅;重压才能感到条索状物或不甚明显,表示瘘管较深。如瘘管走向弯曲,内外口不在相对部位,是弯曲瘘;条索较直,内外口在相对部位,为直瘘。辨别瘘管走向和深浅后,将指循其走向

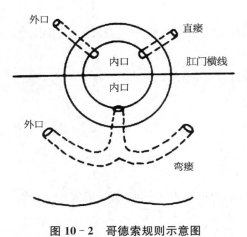

图 10－2 哥德索规则示意图

伸入肛门触摸内口,如在齿线触到硬节或凹陷,应疑是内口。初步确定内口后,再从内口向直肠黏膜触摸,如直肠壁附近有分支瘘管应检查其长短和部位。肛门触诊还应检查括约肌松紧及其功能。

肛门周围视诊可见外口,常为一乳头状突起或是肉芽组织的隆起,挤压有少量脓液排出,多为单一外口,在肛门附近。也有多个外口,外口之间皮下瘘管相通,皮肤发硬并萎缩。也有多个外口位于两侧,瘘管成马蹄形。指诊在病变区可触及硬结或条索状物,有触痛,随索状物向上探索,有时可扪及内口。若外口不整齐,不隆起,有潜行边缘,肉芽灰白色,或有干酪样稀薄分泌物,应怀疑为结核性肛瘘。

## 二、辅助检查

1. 探针检查　探针检查的目的是弄清瘘管走行方向及内口位置。先将探针从外口顺瘘管走向探入,另示指伸入肛内接触探针尖端,确定内口部位。如瘘管弯曲,可将探针弯曲成与瘘管相似弯度,有时能顺利探入内口。如管道弯曲度过大或有分支不易探通,可注入亚甲蓝溶液或龙胆紫溶液检查,或在手术中边切开瘘管边检查内口。探针是检查和治疗肛瘘的一种重要工具,应备有粗细不同、软硬不等探针,以适应不同类型瘘管。使用探针时必须轻柔,避免强力,以防造成人为假道。

2. 肛窦钩检查　以窥器伸入肛门,可见有红肿炎症的肛窦,内口多在此处。用肛窦钩反复检查肛窦,不难找到内口。探时忌用暴力,以免穿破正常肛窦,造成新的感染内口。

3. 亚甲蓝检查　用肛门镜把纱布条放入肛内,拿出肛门镜后,再将装有亚甲蓝溶液的针管套上小儿头皮注射用塑料管,将塑料管插入瘘管外口,插入一定深度后将外口周围用纱布紧压,加压往管内注入亚甲蓝。然后从肛内拉出纱布条,如有染色,即证实有内口,并可确定其部位。手术中再沿染色部位切开瘘管,即可准确找到内口。也可用龙胆紫代替亚甲蓝。

4. 瘘管牵拉法　在麻醉下钳夹肛瘘外口向外牵拉,手指触摸肛管齿线处,有牵动感伴有内陷,即可断定内口的位置。同时还可观察到肛门皮肤的变形,确定瘘管的走行情况。

5. X线造影　为确定复杂性肛瘘的瘘管走向、分支、空腔分布及内口位置,可由外口注入碘化油等造影剂,行 X 线正侧位摄片,进行观察分析。若怀疑有尾骶骨、髂骨或腰椎结核所致肛瘘,或因骶前畸胎瘤破溃成瘘时,还应做 X 线骨盆摄影,以鉴别诊断。骨结核可见骨质破坏。畸胎瘤可见钙化点、骨骼及牙齿等,常有直肠向前移位。

6. 内镜检查　包括肛门直肠镜及乙状结肠镜检查等。检查时应注意有无瘢痕、炎症、出血点、分泌物、结节、溃疡、内痔及肥大乳头等。内口处一般可看到有充血、水肿、瘢痕、凹陷或结节等。

7. 病理检查　病理检查是确定肛瘘性质的重要措施。应对可疑病例术前及术后取活组织进行病理检查,以早期确定肛瘘有无癌变,是否是结核等。

8. 腔内超声　腔内超声具有实时显影的优点,根据肛瘘瘘道与正常组织超声显像之不同,腔内超声图像能较准确地显示肛瘘主管之位置、走向、支管个数及其分布,还能够准确地显示波及腔隙的位置、范围、个数及其与肛管直肠、肛门括约肌之间的关系。但是腔内超声作为一种侵入性检查,当瘘管合并感染或肛裂时,患者无法忍受,再者超声穿透度有限,对某些高位复杂肛瘘的分支瘘管走行的检出率较低。

9. 计算机断层扫描(CT) 螺旋 CT 采用横断面扫描,能清晰观察肛门括约肌、肛提肌、肛旁、盆腔、盆壁的情况和病变范围,可以立体地多角度观察复杂性肛瘘的位置、形态、边缘、长度及其分支,有无与直肠相通,以及无效腔、窦道的大小、形态等,不会发生解剖结构的重叠成像,因此能清楚地显示肠道内外的情况,通过直接扫描获得的断层 CT 图像进行三维重建。但是 CT 对软组织的分辨率较低,难以显示复杂性瘘管内口,影响了对高位瘘管和盆底组织的分辨。

10. 核磁共振(MRI) 由于 MRI 能多平面、多角度和高分辨率地显示病变,准确描绘肛门内括约肌、肛门外括约肌、肛提肌的解剖结构,并显示肛瘘与肛门周围组织的关系,明确肛瘘侵犯肛门内括约肌、肛门外括约肌及肛提肌的位置、范围、程度,因此其对指导肛瘘手术作用肯定。尤其对复杂性高位肛瘘、马蹄形肛瘘等临床难以确诊的疑难病例的诊断,具有绝对的优越性和准确性,已成为多数医学中心评价复杂性肛瘘的金标准。

## 【诊断与鉴别诊断】

### 一、诊断

(1) 主要症状是肛门周围溃破流脓,刺激皮肤可引起肛门周围潮湿、瘙痒。如瘘管引流通畅,一般不觉疼痛;如外口封闭,有脓液积存则疼痛,排便时加重。

(2) 局部肛门视诊可见肛门周围硬结或破溃口,或有脓性分泌物从破溃口流出。肛门外指诊可触及自外口至肛内走行的条索状物,肛内指诊可触及硬结或凹陷。

(3) 有肛周脓肿病史。

(4) 病情常反复发作,病程较长,最长者可达几十年。

### 二、鉴别诊断

1. 肛周化脓性汗腺炎 肛周化脓性汗腺炎是皮肤及皮下组织的慢性炎症性疾病,常可在肛门周围皮下形成瘘道及外口、流脓,并不断向四周蔓延。检查时可见肛门周围皮下多处瘘管及外口,皮色暗褐而硬,肛门内无内口,常常被误诊为肛瘘。主要区别是化脓性汗腺炎的病变在皮肤及皮下组织,病变范围广泛,可有无数窦道开口,呈结节状或弥漫性,但窦道均较浅,不与直肠相通,切开窦道后无脓腔及瘘管。

2. 肛门周围皮肤疖 初起表现为局部红肿疼痛的小结节,逐渐肿大,呈锥形隆起。数日后,结节中央组织坏死而变软,出现黄白色脓栓,红肿疼痛范围扩大,脓栓脱落,排出脓液,炎症渐消而愈,如果多个疖同时发生,称为疖病,如果发生瘘管,病变较浅,不与肛门相通。

3. 骶前畸胎瘤 骶前畸胎瘤是胚胎发育异常的先天性疾病,多在青壮年时期发病,初期无明显症状,如肿瘤增大压迫直肠可发生排便困难。如果继发感染,可从肛缘与尾骨之间溃破并留有外口,指诊常可触及骶前有囊性肿物感,而无内口。X 线摄片,可见骶骨和直肠之间有肿块,内有不定型的散在钙化阴影,可见骨质或牙。手术可见腔内有毛发、牙齿、骨质等。

4. 骶尾部囊肿　骶尾部囊肿是一种先天性疾病。常为表皮囊肿或皮样囊肿。位于骶骨前直肠后间隙。多在青春期 20～30 岁发病,无感染时,常无症状,有时感觉骶尾部胀痛,如果囊肿长大或继发感染,则出现发热、局部红肿、疼痛等症状。溃破或切开引流后,形成窦道,无内口,其鉴别要点是骶尾部囊肿多有患处胀痛,其瘘口多在臀中缝或其附近,距肛缘较远而离尾骨尖较近,有上皮组织向瘘口内延伸,瘘口凹陷,不易闭合。如果囊肿较大,直肠指诊时可发现骶前膨隆,可触到囊性肿物,表面光滑,界限清楚。病理检查可确诊。

5. 肛管直肠癌　肛管直肠癌晚期,溃烂后也可形成瘘管,但其特点是肿块坚硬呈菜花状,溃疡深大,分泌物为脓血、恶臭,持续性疼痛。病理检查可确诊。

6. 骶尾部骨结核　具有发病缓慢,无急性炎症,破溃后流清稀脓液,久不收口,创口凹陷,食欲不振,低热,出汗,咳嗽等结核病特有症状。X 线摄片,可见骶尾部骨质损害和结核病灶。

7. 会阴部尿道瘘　这种瘘管是尿道球部与皮肤相通,常在泌尿生殖三角区内,排尿时尿由瘘口内流出。瘘外口位置多数与肛瘘相似,但其由瘘外口排出者为尿液。尿道瘘常有外伤史和尿道狭窄,且不与直肠相通,肛管和直肠内无内口。

## 【治疗】

### 一、治疗原则

(1) 应把保护肛门括约肌及肛门功能作为总的原则。治疗方法无论如何,都应当把保护肛门括约肌及正常肛门功能作为一个总原则。除癌变者外,手术中都应力求不严重损伤肛门括约肌,以免造成肛门失禁。为此应研究各种保存括约肌的手术。

(2) 针对肛门腺感染是肛瘘形成的主要原因,应把彻底切除感染的原发病灶,即感染的肛窦、肛门腺导管和肛门腺作为肛瘘根治的关键。1878 年 Chiari 发现了肛腺。1880 年法国解剖学家 Herrmann 与 Desfosses 首先提出了肛门腺在肛门周围感染中的意义,但是并未引起当时临床医学家的重视。直至 20 世纪,Johnson(1914 年),Lockhart Mammery(1929 年),Gordor Watson 与 Dodd(1935 年)以及之后美国 Hill、Shryock 与 Rebell(1943 年),Kratzer 与 Dockerty(1947 年)等,从胚胎学、组织学和比较解剖学诸方面对肛腺进行了更深入研究之后,才引起了临床学家的重视。美国 Nesselrod,南非的 Eisenhammer(1956 年),英国 Parks(1961 年)等人进一步从临床上证实了肛腺在肛瘘感染和发生过程中的作用,才使外伤感染是形成肛瘘的陈旧观点,逐渐为人们所抛弃,为肛瘘的防治揭开了新的一页。1948 年 Dunphy 提出切断近肛窦处一段肛腺管对根治肛瘘有重要作用。1961 年 Parks 通过对 30 例肛瘘病例组织活检,发现 90% 是肛腺感染所致,因此,提出了以彻底切除感染的肛窦、肛腺导管和肛腺为重点,不切断肛门括约肌的肛瘘挖除术,成了近代各种肛瘘括约肌保存手术的基础。近代学者几乎一致认为彻底切除感染的原发病灶——感染的肛窦、肛腺导管和肛腺是肛瘘根治手术中成败的关键。而肛瘘复发的主要原因就在于对原发病灶的处理不彻底。认识到这一点对肛瘘根治率的提高有很大意义,可以说是肛瘘治疗中的一个划时代的进步。

(3) 根据肛瘘主要是"肌间瘘性脓肿"的新理论,在肌间寻找瘘道并清除病灶。1958 年 Eisenhammer 根据肛腺解剖学和临床资料,提出了肛瘘主要是分布在肛门内括约肌、肛门外括约肌间的肛腺感染所引起的"肌间瘘性脓肿"的新理论。通过统计资料,他发现 97% 的肛门周围脓肿和肛瘘都发生在肛门内括约肌、肛门外括约肌之间,然后沿联合纵肌的终末纤维向四周蔓延形成不同部位的脓肿。向上可达直肠周围,形成高位肌间脓肿和骨盆直肠间隙脓肿;向下可穿肛门外括约肌皮下部,形成肛门直肠周围脓肿;向外可穿肛门外括约肌达坐骨直肠窝,形成单侧或双侧的坐骨直肠窝脓肿。他的这一新见解,为肛瘘的分型、治疗开创了新的基础,根据他的理论,采用肛门内括约肌切断术暴露肌间脓肿治疗肛瘘获得了良好疗效。富士原彰等进一步报道,肛门腺导管的分布走行,68%在齿状线下方,28%在齿状线上方,4%在上下方。因此,沿着肛腺管在肌间蔓延的脓肿大多数在齿状线下方。近代肛瘘的分类,如英国 Stomark 医院、日本隅越幸男、埃及 Shafik 等的分类,都是依据 Eisenhammer 的理论提出来的。所以可以说"肌间瘘性脓肿"的提出是肛瘘治疗理论和实践上的一个重大进展。

## 二、内治法

中医对肛瘘的治疗有丰富经验,方法有内治法、切开法、脱管法、挂线法等数种。

在《内经》整体观念和辨证施治精神指导下,《外科正宗》提出了一套内外兼治、整体与局部并重的方法,认为:"痈疽虽属外科,用药即同内伤。古之以外科推为杂病之先,盖此伤人迅速,关系不浅,故特设于前也。且如痈疽、脑项疔毒大疮,情势虽出于外,而受病之源实在内也。及其所治,岂可舍于内而治外乎? 所以外不起者内加托药,表热甚者内必清解,血虚宜用四物汤,气虚宜用四君子,脉虚足冷温中,脉实身热凉膈。以此推之,内外自无两异。"并具体指出:"初起寒热交作,大便坠痛,宜用轻剂解散。已成内热口干,大便秘结、脉沉实而有力者,当下之。肛门肿痛,常欲便而下坠作痛者,导湿热兼泻邪火。肛门焮肿疼痛,小便涩滞,小腹急胀者,清肝、利小水。出脓腥臭,疼痛不减,身热者,养血、健脾胃、更兼渗湿。脓水清稀,脾胃虚弱,不能收敛者,滋肾气、急补脾胃。"《外科正宗》还介绍了预后:"初起肿痛,红色光亮,疼痛有时,肛门不坠,便和者易。已成焮赤肿痛,发热不渴,小便不数,辗转自便者顺。已溃脓稠,色鲜不臭,焮肿渐消,疼痛渐减,能食者顺;溃后脓水渐止,新肉易生,不疼多痒,疮口易干者顺。初起坚硬漫肿,内陷闭痛,小便频数,大便秘结者险。已成疼痛日甚,肿连小腹,肛门闭紧,下气不通者重。已溃臭水淋漓,疼痛不减,肿仍不消,身热唇焦者逆。"《医宗金鉴》亦认为应辨明内外阴阳——属阳易治,属阴难医。

施治原则及方药如下。

(1) 初起宜用消法,以祛邪为主,《外科启玄》曰:"消者灭也,灭其形症也。"应用时,针对病因、病情运用不同的方法,清热解毒是最常用的,如黄连解毒汤、五味消毒饮等。

(2) 中期宜用托法,以扶正祛邪并重,补益气血、托毒透脓。如托里消毒散、透脓散等。

(3) 后期脓出之后宜用补法,以扶正为主,恢复人体正气,助养新肉生长。通常分为益气、养血、滋阴、助阳四法。常用方剂四君子汤、四物汤、六味地黄丸、附桂八味丸等,阴虚热蒸成瘘者,宜用青蒿鳖甲汤等。

## 三、外治法

### (一)切开法

《五十二病方》中即有:"巢塞者,杀狗取其胕,穿篇入直(直肠)中,炊(吹)之,引出,徐以刀去其巢。"用牵拉法使肛瘘病灶暴露之后,加以切除的肛瘘牵引切开术。唐《备急千金要方》亦有:"破痈口当令上留三分,近下一分针之。"可见对脓肿的切开术很早已应用。《薛氏医案》等皆主张脓成者,宜及时切开,不可包脓养疮,其中有:"凡疮毒已结不起者,但可补其气血,使脓速成而针去,不可论内消之法。"《医学心悟》亦有:"脓已成熟、无暇待灼艾火照者,即宜用刀法开之……不得姑息因循,俾毒气越烂越深也。"《外科正宗》主张:"凡疮毒既已成,当托其脓;脓既已成,当用针通,此举世自然之良规也。必当验其生熟、浅深、上下而针之。"《外科图说》还发明了镰形刀切开法。

（二）脱管法

宋代《太平圣惠方》即有将砒溶于黄蜡,捻为条,纳痔瘘疮窍之记载。明代《医学入门》《外科正宗》等均有介绍:一种是将药视瘘疮大小深浅,做成棒或条,插入窍内。另一种是药放在纸中,插入瘘管,蚀去恶肉,用生肌散等收口。

（三）挂线法

首见于明代《古今医统》引《永类钤方》挂线术:"至于成漏穿肠串臀,支分节派,中有鹅管,年久深远者,卒未可以易窥也。虽有三品锭子溃烂生肌,亦皆治其近浅之漏耳。其深远者,必是《永类钤方》挂线治法,庶可通达而除根矣。"并有:"予患此疾一十七年,遍览群书,悉遵古法,治疗无功,几中砒毒,寝食忧惧。后遇江右李春山,只用芫根煮线,挂破大肠,七十余日,方获全功。病间熟思,天启斯理,后用治数人,不拘数疮,上用草探一孔,引线系肠,外坠铅锤,悬取速效。药线日下,肠肌随长,僻处既补,水逐线流,未穿疮孔,鹅管内消……线落日期,在疮远近,或旬日半月,出二旬,线既过肛,如锤脱落,以药生肌,百治百中。"清代《外科图说》又创造探肛筒、过肛针、弯刀等,使挂线法更为完善。

## 四、手术方法

（一）肛瘘挂线术

挂线疗法指利用橡皮筋或药线的机械作用（药线尚有药物腐蚀作用）,使结扎处组织发生血供障碍,逐渐压迫坏死;同时结扎线可作为瘘管引流物,使瘘管内渗液排出,防止急性感染发生。在表面组织切割的过程中,基底创面同时开始逐渐愈合。此种逐渐切割瘘管的方法最大优点是肛门括约肌虽被切断,但不致因括约肌收缩过多而改变位置,一般不会造成肛门失禁。本疗法简便、经济,不影响肛门功能,具有瘢痕小、引流通畅等优点。

［适应证］适用于距离肛门 4 cm 以内,有内、外口的低位肛瘘;某些肛管直肠环未纤维化的高位肛瘘;或作为复杂性肛瘘切开或切除疗法的辅助方法。

［禁忌证］肛门周围有皮肤病患者;有严重的心脏、肝脏、肾脏、肺脏疾患,高血压,血液病,肺结核,梅毒,或极度虚弱者;有癌变者。

［操作步骤］患者取侧卧位使病侧在下或截石位。常规消毒,先在球头探针（银质或铜质）尾端缚扎一橡皮筋,再将探针从瘘管外口轻轻地向内探入,将示指伸入肛管并在齿线处找到内口,并将探针连同橡皮筋导出。提起橡皮筋,切开瘘管内、外口之间的皮肤及皮下组织,拉紧橡皮筋,并在其与组织接触部位钳夹,用粗丝线双重结扎之。松开止血钳,用油纱条填塞伤口止血、引流,外盖纱布,宽胶布固定。如果以药线挂线时,将药线收紧后,打一二扣活结,以备以后紧线;也可将药线的一端穿入另一段药线内,由肛门牵出,使线在瘘管周围成为双股线,然后收紧,打一活结,每隔 1～2 d 紧线 1 次,直至挂线脱落。

（二）肛瘘切开术

［适应证］低位单纯性肛瘘和低位复杂性肛瘘;高位肛瘘位于肛管直肠环以下部分。

[禁忌证] 高位肛瘘；肛门周围有皮肤病患者；有严重的心脏、肝脏、肾脏、肺脏疾患，高血压，血液病，肺结核，梅毒，或极度虚弱者；有癌变者。

[操作步骤] 患者取侧卧位使病侧在下或截石位。常规消毒，轻度扩肛，将探针从瘘管外口轻轻插入，从内口穿出，沿探针走行切开皮肤和皮下组织及瘘管外壁，使整个瘘管完全切开，用刮匙将瘘管壁上的坏死组织和肉芽组织刮除，修剪创口两侧的皮肤和皮下组织，形成一口宽底小的创面，使引流通畅，充分止血，创面填塞油纱条，纱布覆盖固定。

（三）肛瘘切除术

[适应证] 管道已经纤维化的低位肛瘘。

[禁忌证] 高位肛瘘；肛门周围有皮肤病患者；瘘管仍有酿脓现象存在者；有严重的心脏、肝脏、肾脏、肺脏疾患，高血压，血液病，肺结核，梅毒，或极度虚弱者；有癌变者。

[操作步骤] 用探针从外口轻轻插入，经内口穿出。用组织钳夹住外口的皮肤，切开瘘管外口周围的皮肤和皮下组织，再沿探针方向用剪刀或电刀剪除皮肤、皮下组织、管壁、内口和瘘管周围的所有瘢痕组织，使创口完全敞开。充分止血后，创口内填以油纱条，纱布覆盖固定。

（四）肛瘘切除缝合术

[适应证] 适用于单纯性或复杂性低位肛瘘，如触到瘘管呈硬索状，则效果更好。

[禁忌证] 高位肛瘘；肛门周围有皮肤病患者；瘘管仍有酿脓现象存在者；有严重的心脏、肝脏、肾脏、肺脏疾患，高血压，血液病，肺结核，梅毒，或极度虚弱者；有癌变者。

[操作步骤] 术前需做肠道准备，手术开始同肛瘘切除术，要尽量切除干净瘘管组织，确信无任何肉芽组织及瘢痕组织遗留，皮肤及皮下脂肪不能切除过多，然后用丝线做全层间断缝合，若创面较深，可选用"8"字形缝合法或"U"形缝合法，伤口要完全缝合对齐，不留死腔。

（五）高位挂线、低位切开（或切除）术

[适应证] 适用于高位肛瘘。

[禁忌证] 肛门周围有皮肤病患者；瘘管仍有酿脓现象存在者；有严重的心脏、肝脏、肾脏、肺脏疾患，高血压，血液病，肺结核，梅毒，或极度虚弱者；有癌变者。

[操作步骤] 手术开始同肛瘘切开（或切除）术。肛管直肠环以上的管道采用挂线，肛管直肠环以下的管道采用切开或切除。

（六）肛瘘截根术

[适应证] 多发性外口的肛瘘，数个外口通于1个内口者。

[禁忌证] 肛门周围有皮肤病患者；瘘管仍有酿脓现象存在者；有严重的心脏、肝脏、肾脏、肺脏疾患，高血压，血液病，肺结核，梅毒，或极度虚弱者；有癌变者。

[操作步骤] 选择距肛门最近的1个外口纳入探针，寻找内口，并切开挂线（方法同挂线术）。分别于其他外口纳入探针，探明无另外的内口后，以刮匙搔刮管壁，清除腐肉后，放置油纱条引流，外盖敷料，包扎固定。也可将其他分支瘘管切开。

（七）断管挂线术

[适应证] 内、外口之间距离较长的肛瘘。

[禁忌证] 肛门周围有皮肤病患者；瘘管仍有酿脓现象存在者；有严重的心脏、肝脏、肾脏、肺脏疾患，高血压，血液病，肺结核，梅毒，或极度虚弱者；有癌变者。

［操作步骤］自外口纳入探针，寻找原发内口，从肛内引出探针，探针头部系上丝线和橡皮筋（方法同挂线术）。在距离肛缘外 1.5 cm 处皮肤向探针做一切口，向下分离，与探针交通，回撤探针，从该切口拉出丝线和皮筋。将橡皮筋两端之间皮肤切开，拉紧橡皮筋结扎。远段管道以刮匙搔扒，挂上浮线对口引流。

（八）改道挂线术

［适应证］铁蹄形肛瘘。

［禁忌证］肛门周围有皮肤病患者；瘘管仍有酿脓现象存在者；有严重的心脏、肝脏、肾脏、肺脏疾患，高血压，血液病，肺结核，梅毒，或极度虚弱者；有癌变者。

［操作步骤］自一外口纳入探针，寻找原发内口，然后于内口同一部位肛缘外 1 cm 处皮肤做切口与探针相通，退出探针，从该切口拉出橡皮筋，纵向切开橡皮筋间皮肤，拉紧橡皮筋钳夹并扎紧。以刮匙搔扒两侧瘘管，挂浮线对口引流。

（九）分期紧线术

［适应证］多发内口瘘。

［禁忌证］肛门周围有皮肤病患者；瘘管仍有酿脓现象存在者；有严重的心脏、肝脏、肾脏、肺脏疾患，高血压，血液病，肺结核，梅毒，或极度虚弱者；有癌变者。

［操作步骤］有 2 个以上内口的肛瘘，不宜同时收紧橡皮筋，而应逐个紧线使其分期脱落，以防肛门括约肌功能减退。自外口纳入探针，寻找原发内口，从肛内引出探针头，系上丝线及橡皮筋，切开皮肤，扎紧橡皮筋，方法同挂线术。继续沿切口以探针寻找内口，发现另有内口，则挂以浮线引流。待第 1 处橡皮筋脱落后，再根据肛门括约肌功能情况于第 2 处紧线。

（十）经内口探查根治术

［适应证］内盲瘘，内口明确者。

［禁忌证］肛门周围有皮肤病患者；瘘管仍有酿脓现象存在者；有严重的心脏、肝脏、肾脏、肺脏疾患，高血压，血液病，肺结核，梅毒，或极度虚弱者；有癌变者。

［操作步骤］拉开肛门，暴露内口，将探针折弯，经内口逆行探查瘘道，至皮肤最薄弱处，切开内瘘盲端，引出探针，然后行挂线术、切开术或切除术。

（十一）皮肤造口探查根治术

［适应证］内盲瘘，皮下条索清晰者。

［禁忌证］肛门周围有皮肤病患者；瘘管仍有酿脓现象存在者；有严重的心脏、肝脏、肾脏、肺脏疾患，高血压，血液病，肺结核，梅毒，或极度虚弱者；有癌变者。

［操作步骤］内盲瘘无外口，内口不明确时，忌盲目探查内口，宜从皮肤造口，再以探针上行探查，即可正确处理内口。在内盲瘘皮下条索的最外侧端处造口，钝性分离至条索部位，以探针探查管道，沿管道上行，探查到原发内口，然后行挂线术、切开术或切除术。

（十二）黏膜造口根治术

［适应证］外盲瘘。

［禁忌证］肛门周围有皮肤病患者；瘘管仍有酿脓现象存在者；有严重的心脏、肝脏、肾脏、肺脏疾患，高血压，血液病，肺结核，梅毒，或极度虚弱者；有癌变者。

［操作步骤］外盲瘘无内口或内口处于暂时闭合状态，术时可于黏膜最薄处上方造口切开或挂线，

使原发内口在挂线范围之内得以根治。探针自外口纳入,循瘘管探索,并以示指伸入肛门协助探查内口,可感到有极薄黏膜层与探针头相隔,探针于此处沿直肠纵轴上推约0.5 cm,稍用力穿出探针,然后行挂线术、切开术或切除术。

(十三)肛瘘剔除术(Parks术)

[适应证] 括约肌间瘘。

[禁忌证] 高位肛瘘;肛门周围有皮肤病患者;瘘管仍有酿脓现象存在者;有严重的心脏、肝脏、肾脏、肺脏疾患,高血压,血液病,肺结核,梅毒,或极度虚弱者;有癌变者。

[操作步骤] 对肛瘘内口的感染肛窦从上方0.5 cm到肛门上皮,做一卵圆形切口,切除部分肛门内括约肌,彻底清除肛门内括约肌下脓肿,创面开放,再从外口剜除瘘管,使呈口大底小的洞状开放创面,保存肛门括约肌不切断,创面开放愈合。

## 【研究进展】

目前,国内外治疗肛瘘的难点主要在于解决肛瘘的根治与保护肛门功能之间的矛盾。最低限度地减少肛门的损伤,保护肛门功能是越来越多的学者所追求的。故而微创手术理念倍受关注,虽然这些手术方法可能存在操作繁琐、治疗费用高、复发率高的问题,但功能的保护是至关重要的。手术前公正地评估病情、选择适应病情的术式亦是必备的,肛瘘的微创手术可尽量避免术后肛门畸形、狭窄、失禁等并发症,势必成为肛瘘治疗的主流。目前常用的微创手术有以下几种。

(一)括约肌间瘘管结扎术

括约肌间瘘管结扎术(ligation of intersphincteric fistula tract,LIFT)是在括约肌间隙进行结扎和离断瘘管的技术。该方法包括结扎切断括约肌肌间瘘管,刮除其余瘘管内的所有肉芽组织,缝合肛门外括约肌的缺损。该术式的特点是经肛门内括约肌、肛门外括约肌间入路,有效地保留了肛门内括约肌、肛门外括约肌。优点是在不损伤肛门功能的前提下治愈肛瘘,缺点是操作繁琐,仍然存在复发率高的问题。虽然LIFT手术的成功率仍有待肯定,但其手术方法对于肛门功能的保护是毋庸置疑的。

(二)黏膜皮瓣推移术

黏膜皮瓣推移术治疗高位复杂性肛瘘是一种并发症较少,疗效较确切的术式,通过清除感染灶,闭合内口,利用切口上方游离直肠黏膜肌瓣或切口下方游离肛管皮瓣修复肠壁缺损,使直肠内细菌不能再进入瘘管管道,不损伤括约肌,失禁风险低,创面小,避免锁眼样畸形,可重复治疗。手术成功的关键在于保证黏膜瓣或皮瓣的血供,血供不足是失败的主要原因。

(三)纤维蛋白胶封堵术

其手术关键是在正确彻底清除内口和管壁坏死组织的前提下,应用生物蛋白胶彻底黏堵内口,封闭瘘管,以达到瘘管的闭合。该术式因其不损伤肛门括约肌,操作简单,无明显后遗症,可重复治疗,因而在国外应用较为广泛。纤维蛋白胶是一种活性液体的混合物,包括纤维蛋白原、纤连蛋白原、Ⅷ因子、抑肽酶。当在肛瘘中使用纤维蛋白胶封闭时,可以刺激成纤维细胞移动、增殖和活性,纤连蛋白作为成纤维和多能上皮细胞的基地,当生物胶降解后成为正常的修复细胞,周围组织的胞质素原活化成为胞质素。纤维蛋白胶治疗肛瘘失败的主要原因是纤维蛋白胶的脱出及由于炎性组织不完全清除导致的肛瘘复发。

### （四）生物补片内口封闭瘘道填塞术

生物补片内口封闭瘘道填塞术具有减轻患者疼痛、缩小创面、减少术后肛管缺损等优势。随着生物技术的发展和各种医用生物材料的不断改进，脱细胞真皮基质医用组织补片逐渐应用到肛瘘的内口封堵和瘘道的填塞，实验证实具有良好的生物相容性和应用安全性，具有微创、痛苦小、疗程短和不损害肛门功能及外形的优势。

### （五）肛瘘栓

肛瘘栓是由美国库克医疗股份有限公司（Cook Medical Incorporated）开发的用以治疗肛瘘的方法，是使用来自猪小肠黏膜组织的可吸收生物材料，作为支架刺激植入者损伤部位的组织修复和重建。国内使用脱细胞异体真皮基质，剪裁成肛瘘栓治疗低位肛瘘。肛瘘栓治疗虽能最低限度地损伤肛门功能，但有较高的复发率，临床实用性仍需进一步摸索。

### （六）拖线疗法

拖线疗法是根据中医学"腐脱生新"的理论，吸收现代外科"微创"理念而改进的术式，颇具中医特色。该术式通过合理清除肛瘘的内外口，管道对口拖线引流达到治疗肛瘘的目的。该术式不直接切开病灶涉及区域的皮肤和过多切除周围组织，特别是肌肉组织，最大限度地避免了肛门周围组织的损伤，有效地保护了肛门直肠正常的形态和功能的完整，保持肛门外括约肌和肛门内括约肌反射的完整，以及最大限度地减少瘢痕组织引起的肛管缺损，从而避免了肛门失禁、肛门狭窄及肛门畸形等常见并发症。此手术方法可提高患者的生活质量，是一种安全的手术方法。

### （七）吻合器直肠黏膜切除术

2006 年，Perez 等首次报道采用吻合器直肠黏膜切除术治疗高位括约肌外肛瘘。术中在过氧化氢溶液外口注射明确内口的情况下，采用两个半荷包，分别缝合在内口上下缘，采用吻合器切除内口周围黏膜的同时吻合封闭内口，阻断原发病灶内口继续感染，使直肠内容物不能进入瘘管管道，达到治疗肛瘘的目的。该术式的优点是操作简便，微创，不损伤括约肌，有效保护肛门功能，术后恢复快，痛苦小。缺点是费用高，仅适合于内口在齿线以上的高位括约肌上或括约肌外肛瘘。此方法掌握了吻合器直肠黏膜切除术治疗作用的精髓，开创了吻合器直肠黏膜切除术治疗肛瘘的先河，值得借鉴。

### （八）视频辅助治疗术

视频辅助治疗肛瘘在 2011 年由 Meinero 等首次提出。视频辅助治疗术的主要特色是完全由直接置入腔内进行观察，精确识别瘘管解剖，通过瘘管镜识别内口，在直视下电灼瘘管壁。此外，瘘管镜还可以确认任何可能复发的瘘道或慢性脓肿，昂贵的技术和设备增加了手术的消费，但是住院时间短（当日出院），术后恢复时间短，最重要的是视频辅助治疗术是括约肌保留术，手术创伤极其微小。但仍缺乏大规模的报道，临床实践有待观察。

## 【柏氏诊疗特点】

### 一、高位复杂性肛瘘——手术根治，保护肛门功能，配合中药内外并治

高位复杂性肛瘘的治疗是当今肛肠外科的难题之一。首先，其治疗的困难之处在于保护肛门功能与降低复发率始终是一对相互制约的矛盾，即要彻底清除病灶使引流通畅而达根治，势必损伤括约肌而

影响肛门的括约功能。若要保护好肛门功能，又存在病灶清理不彻底，引流不通畅，"保留"和"清除"始终是一对矛盾。其次，高位复杂性肛瘘术后创面大，疼痛明显，愈合缓慢，病程长，也是急待改善的问题。

中医肛肠病名家柏连松，在长期的中医临床实践中，针对高位复杂性肛瘘治疗存在的一系列难点，经过长期临床实践、探索、总结、改进、完善，逐渐形成了较全面的治疗高位复杂性肛瘘的独到方法及经验。

1. 手术方法不断完善，根治肛瘘，保护肛门功能　为了保护肛门功能，对于高位复杂性肛瘘的手术治疗一般都采用挂线疗法，取挂线的慢性切割、异物刺激、引流等综合作用，勒开瘘管。以往都是用橡皮筋贯穿瘘管管腔后，两端拉紧，用丝线结扎拉紧橡皮筋根部。柏连松在临床操作和术后发现，由于橡皮筋本身的质量及消毒，有时在手术过程中或术后换药时会自行断裂，如果重新再贯穿的话，给手术医师的操作带来困难，同样也给患者增加痛苦。为克服这个不足之处，柏连松潜心研究，独创了"双线切挂法"，就是橡皮筋、丝线交错加固结扎挂线的手术方法，在保证疗效、保护肛门功能的基础上，又简化了操作步骤，缩短了手术时间。

近年来柏连松仍不断进行探索，借鉴西医学的解剖学原理，在原有手术基础上又提出新术式"隧道法"治疗高位复杂性肛瘘，使该病的手术方法日臻完善，已在临床取得了满意疗效。所谓"隧道法"，就是彻底切除感染的原发病灶——感染的肛窦、肛腺导管和肛腺，低位瘘管切除呈开放创面，高位瘘管（即肛管直肠环后方及上方的瘘管）潜行剥离切除呈隧道状。其优点是：不损伤括约肌，根据解剖学原理，对于肛瘘的肛管直肠环后方及上方的瘘管部分，只切除瘘管而保留以括约肌为主的正常组织，对于剥离切除而形成的隧道状创面做成向外的引流创面，因为肛瘘的高位末端多为盲端，与直肠不通，而且此处已远离肛管高压区（即距肛缘 1～2 cm 处的肛管部分），因此没必要挂线处理，只需旷置引流即可。对于肛瘘的肛管直肠环下方部分，完全切开切除，呈开放式创面，目的也是为了有利于高位旷置隧道状创面引流通畅，以利于创面愈合。从而保护了肛门功能，防止了高位复杂性肛瘘术后常见肛门失禁的后遗症，而且由于肛管直肠环上方直肠壁保持完整，防止了术后肛门变形、漏液，同时避免了橡皮筋钝性切割瘘管的疼痛，而且肛内创面小，患者排便时刺激小，疼痛轻。

2. 术后中药内外并治，充分体现中医特色和优势，减轻患者痛苦，缩短疗程　柏连松强调对于高位复杂性肛瘘，不能认为手术操作成功就可达到治愈，因为术后换药护理及手术治疗同等重要。柏氏主张术后一般不用特殊药物，特别是抗生素，可选用清热利湿、活血散瘀中药煎汁熏洗或湿热敷创面，使局部腠理疏通，气血流畅，从而减少创面渗出、促进创面愈合、减轻创面疼痛；后期可酌加益气滋阴药，进一步促进创面愈合。根据创面的不同生长阶段选用不同的药物换药，初期腐肉未脱、渗液较多时用红油膏等祛腐生肌药膏，必要时可加用提脓祛腐药，如九一丹、八二丹等，但中病即止，不可久用；中期腐肉脱尽后改用三石散油膏、白玉膏等生肌长肉药膏；后期肉芽长平后用生肌散、三石散等长皮收口散剂，直至创口完全愈合。还可以配合益气健脾、散瘀止痛的中药口服扶正祛腐生新，加速术后恢复。

总之，柏氏提倡治疗高位复杂性肛瘘应以根治、保护肛门功能为主旨，同时运用中医中药特色和优势，内外并治，辨证用药，促进创面愈合，减轻患者痛苦，缩短疗程。

## 二、小儿肛瘘——中药治疗，控制感染，减少复发，促其自愈

临床上婴幼儿肛门直肠周围脓肿和肛瘘不少见，0.5%～4.3%的肛瘘和肛门直肠周围脓肿患者为儿童，但关于婴幼儿肛门直肠周围脓肿和肛瘘的报道比较少。患儿家长第一时间大多去儿童专科

医院求诊,早期一般予抗生素治疗,脓熟后切开排脓,形成肛瘘后再行肛瘘手术治疗,基本与成人肛瘘的治疗措施差不多。但由于婴幼儿肛门直肠周围脓肿和肛瘘发病情况有其特殊性,如采取成人肛瘘的常规治疗,不仅带给患儿较大的痛苦,而且治疗效果不甚理想,术后复发率高,且有一定的后遗症,引起患儿家属很大的焦虑不安。

柏连松认为小儿肛门直肠周围脓肿、肛瘘有其自身的特点,和成人的肛门直肠周围脓肿、肛瘘不尽相同,所以治疗用药及手术上也和成人不同,不主张草率采取手术,宜中医中药口服、外用治疗,疗效显著。

(1) 小儿肛门直肠周围脓肿、肛瘘的病因病机为:胎毒未清,湿热之毒内伏,且易受六淫之湿热之邪侵袭,内伏外发而发病。

众所周知,肛门直肠周围脓肿、肛瘘公认的直接病因是细菌感染。除此之外,婴幼儿患病又可能与以下因素有关:① 小儿骶骨曲发育尚未成形,两侧坐骨结节距离较近,加上肛门内括约肌紧张度弱,粪便易直接压迫肛管齿状线,损伤肛管黏膜,导致细菌侵入。② 局部机械损伤也是婴幼儿肛瘘形成的一个重要因素,婴幼儿肛门括约肌较松弛,肛管较短,在腹泻和擦大便时易致肛管直肠黏膜外翻,皮肤娇嫩,受尿布等擦伤后易发生感染而继发肛瘘。③ 小儿常因尿布皮炎,刺激肛门周围皮肤,致使毛囊、汗腺、皮脂腺感染,形成肛门周围皮下脓肿与肛窦相通而形成肛瘘。④ 肛腺的发育和功能主要受人体性激素调节,新生儿或婴幼儿体内有一段时期雄激素的水平较高,由于雄激素的作用引起新生儿皮脂腺特别发达,一过性分泌过盛,易引起皮脂腺炎,感染后形成肛门直肠周围脓肿与肛窦相通。⑤ 新生儿免疫功能不全,因此容易致肛门周围感染,形成肛瘘,临床观察其好发月龄恰是其免疫功能薄弱期,多于出生后 6 个月内发病。

柏连松从传统的中医理论出发,认为小儿肛门直肠周围脓肿、肛瘘虽病位局限在肛门及肛门周围,但是和患儿体质、全身状况密切相关。胎毒未清,湿热之毒内伏,且易受六淫之中湿热之邪的侵袭,内伏外发,为小儿肛门直肠周围脓肿、肛瘘的主要病因病机。

婴幼儿在养胎时,受母体秽浊相传,尤其是湿热之邪,蕴积成毒,出生后其"气血未充,脏腑未实,脾常不足",为稚阴稚阳之体,此内伏湿热胎毒必会在外邪引动后发出,内外相招,相合为病,下注魄门,留阻于肛管直肠周围,气血瘀滞,结聚成肿,热毒化腐成脓,形成痈肿。正如《证治准绳·幼科》认为乳母恣食辛辣煎炒,或七情内火妄动,致儿生后发为疮疡肿毒。

(2) 小儿肛门直肠周围脓肿、肛瘘有其不同于成人肛瘘的发生特点,而且大多有自愈倾向。柏连松认为小儿肛门直肠周围脓肿、肛瘘有以下发生特点。

1) 发病多在 1 岁以内,甚至半岁之内。小儿骶尾弯曲度较正常成人浅,直肠呈垂直位,且婴幼儿肛提肌及盆内筋膜发育不完善,不能支持直肠于正常位,婴幼儿排便时直肠黏膜易外翻,娇嫩的肌肤易于擦破,细菌侵入而发生感染。而且,现代免疫研究发现,新生儿肠道局部免疫的主要成分为 sIgA,新生儿早期直肠黏膜 sIgA 分泌缺如或减少,导致直肠黏膜屏障不完善,而由母乳带来 sIgA 先多后少,直肠黏膜屏障防御系统要到 1 岁以后才完成。因此,1 岁以内甚至半岁以内婴幼儿的肛门周围感染发生较多。

2) 发病部位多表浅,深部脓肿不多见,一般为单发。小儿肛腺导管多局限于黏膜下层,故小儿肛门周围感染多为皮下及肛门直肠周围脓肿,内口大多在肛腺处,侵犯骨盆直肠间隙及肌间隙则很少见。而且基本都为单纯性直行瘘管,很少出现复杂性肛门直肠周围脓肿和肛瘘。

3）发病部位以肛门两侧多见。小儿肛腺数目较成人多,尤其新生儿可达到 50 个。而婴幼儿肛腺的分布与成人又有不同,5 岁以下小儿肛腺多无规律地散布于肛门周围,故小儿肛痈发生部位并不局限在肛门后侧,而以 3 点及 9 点多见。

4）多见于男婴。肛腺是无毛囊脂腺,集中发生在人类内胚层与外胚层(黏膜与皮肤)的交界处及其移行部位,肛腺类似脂腺,作为性激素的靶器官之一,它的发育与功能受个体性激素的调节。新生儿或乳幼儿的某一时期雄激素水平较高,新生儿的脂腺特别发达,加上外因感染则发生肛门直肠周围脓肿,尤其是男婴由于睾丸产生的雄激素,使皮脂腺分泌更为旺盛,所以小儿肛门直肠周围脓肿、肛瘘多见于男婴。随着新生儿发育成长,其一过性的雄激素水平下降,受其调节的肛腺分泌也随之下降,所以儿童期肛门直肠周围脓肿的发病率大幅降低。

5）大部分患儿经保守治疗可治愈。由于上述小儿肛门部的解剖特点、肛门直肠周围脓肿及肛瘘的发病特点,随着患儿的发育成长,其一过性发达的肛腺和其他脂腺群随之萎缩,肛门生理结构逐渐成熟,肛瘘自愈可能性大,柏连松认为小儿肛瘘 99％能自愈。

（3）小儿肛门直肠周围脓肿、肛瘘的治疗原则:不宜过早手术,宜中药治疗,控制感染,减少复发,促其自愈。

由于大部分小儿肛门直肠周围脓肿、肛瘘有自愈倾向。而且小儿肛门、臀部肌肉没发育完全,随着年龄增长会不断生长发育。如果手术不当,局部缺损严重,随着患儿的生长发育,会引起肛门畸形,甚至两侧臀部不对称。所以柏连松不主张过早做根治手术,而宜采用中药口服外用,控制感染,使症情稳定,不发作,随着患儿发育成长,逐渐自愈。一旦肛瘘已形成,并且没有自愈可能了,可等患儿稍大些再手术,可行瘘道切开术或挂线治疗。

针对小儿肛门直肠周围脓肿、肛瘘"胎毒未清,湿热之毒内伏,内伏外发"的病因病机,柏连松治疗本病,以清泻内伏之湿热胎毒为主旨。首选药物为土茯苓,柏连松谓之"清胎毒之要药"。

土茯苓首载于《滇南本草》,甘淡、气平,入肝胃经。《本草纲目》称其为"阳明本药,健脾胃,强筋骨,去风湿,利关节,止泄泻,治拘挛骨痛,恶疮痈肿。解汞粉、银朱毒"。柏连松首先用其解毒除湿之功效,祛除内伏胎毒,使症情稳定,减少甚至控制肛门直肠周围脓肿发作的次数。其次用其健脾止泻之功效,《本草拾遗》亦谓其可"调中止泄"。临床发现小儿肛瘘多伴有喂养不当或饮食不规律等导致的腹泻,当患儿腹泻时,肛门括约肌变得松弛,肛窦变浅,多糖类黏液减少,易于细菌侵入。所以在祛湿热胎毒的同时,予以健脾止泻,积极预防腹泻。总之,柏连松认为土茯苓无毒无味,健脾益气,清热解毒,除湿利水,集补泻清利于一身,既能渗利湿浊之邪,又能化湿浊而使之归清,更可贵的是其"败毒祛邪,不伤元气"。

由于小儿脏腑幼嫩,各种生理功能尚未成熟,为"稚阴稚阳"之体,所以柏连松对小儿用药,组方精简,药味少,一般 3～4 味。除了首选的土茯苓,另外常选用清热利湿、解毒消痈的黄柏、虎杖、金银花、蒲公英等药。至于药量,应根据患者月龄,酌情用量,5～15 g 不等。

小儿汤药煎服法也与成人不同,每剂中药一般水煎 1 次即可,取汁 30～50 ml,随着年龄增大,可酌情增量。然后不定时地给患儿喂服,以患儿能接受为度,一日之内使之服完即可,而不要求像成人一样分两次顿服。如果患儿因中药味苦拒绝,可在汤药中加适量的糖,不会影响药效。药渣再次水煎,取药汁清洗或湿热敷肛门患部,借助药力与热力的作用,使局部腠理疏通,气血流畅,同时使药液中的有效成分通过体表直接作用于机体,直达病所,药效直接、迅速,从而加强清热利湿、解毒消痈功效。

治疗期间,如患儿已闭塞的肛瘘外口出现饱满隆起,下见脓疱,周围无明显红肿,家长可自行用牙签或缝针消毒后,挑破瘘外口,使脓液排出即可。周围外敷清热消肿的黄柏膏,宜少宜薄,因为婴幼儿皮肤娇嫩,脓液及药膏的刺激易继发皮肤湿疹。如果红肿范围大,患儿哭闹频繁,需至医院行切开排脓。

治疗期间,母乳喂养婴幼儿母亲也应忌服海腥发物、牛羊肉等辛辣炙煿之品,以免婴幼儿食母乳后,造成间接刺激,使胎毒加重或病情缠绵不愈。症情稳定后患儿仍要适当忌口,忌服海腥发物、牛羊肉等辛辣炙煿之品。

柏氏主张患儿坚持中药汤剂口服,保持症情稳定,肛瘘无红肿流脓,瘘口闭合甚至凹陷,维持10～12个月,就能停止治疗,一般都能随着生长发育,自然愈合。

如肛瘘反复感染,没有自愈可能了,等患儿稍大些可行手术,柏氏主张患儿5岁之内不采取手术。由于婴幼儿肛瘘基本都为单纯性瘘道,且瘘管短,走向直而无迂回,内外口浅,很少出现复杂性肛瘘,所以柏氏主张,肛瘘患儿可行肛瘘切开术或挂线治疗,以开放引流,手术范围不必过大,术后预后良好,出现并发症和术后复发的机会并不多。加之婴幼儿处在生长旺盛时期,手术后组织修复迅速,一般2～3周能完全愈合。

肛瘘切开术,一般不必要行扩大切除及剥离瘘管壁,只需切开内外口及整根瘘道,修剪创口成"V"状使引流通畅即可。在术中探查内口动作要轻柔、准确。小儿肛门周围肌肉结缔组织疏松,发育不健全,因而探查内口要轻柔,以免造成假性瘘管;可用左手小指在肛内引导以寻找准确内口,若摸不清时,则于对应位齿线上肛窦为内口。

挂线法是中医治疗肛瘘的传统疗法之一,早在明代就已广泛应用,古代多用药线,现今主要应用具有弹性的橡皮筋,挂线后通过橡皮筋自身张力缓慢勒开肛瘘管道,使其逐渐愈合,又称慢性切开法。此法操作简单,疗效确切,对组织损伤轻,引流通畅,痛苦少,换药护理方便,愈合后瘢痕小,不会发生肛门变形,无明显后遗症,不易出现肛门失禁。但是,小儿肛瘘挂线,由于肌肉幼嫩,其松紧度要适当,不宜拉得太紧,以免过早勒断肌肉,起不到保护肛门括约肌功能的作用。

术后采用肛门洗剂熏洗坐浴,对肛门及会阴部无刺激、无过敏、无副作用。通过药物加热,作用于肛门皮肤,改善局部血运,促进血液循环,使静脉及淋巴回流通畅。改善局部营养,解除括约肌痉挛,加快局部炎症、瘀血、水肿的吸收,再配合阶段性选用中药药膏局部换药,从而达到清热解毒、活血祛瘀、消肿止痛、祛腐生肌之功效,促进创口早日愈合。

(4) 预防也不容忽视:综上所述,柏氏认为对本病的预防也不容忽视,可从以下几方面着手。① 尽量采用母乳喂养,减少便秘或腹泻的发生。对于混合喂养或人工喂养的婴儿要提倡合理喂养,每2次喂奶之间要加饮白开水或适量的蜂蜜水、鲜果汁水,添加辅食后要加适量蔬菜泥,以保持排便通畅,并预防消化不良所致的腹泻。② 提高卫生水平,加强婴幼儿会阴部护理。每次大小便后应及时更换尿布,防止让尿粪长时间浸渍会阴部。换尿布时,应从前向后擦,从观察发现,一般向前擦,可见肛窦全部翻开,遇到腹泻、红臀的婴儿,肛门较松,更易损伤。要多清洗,少干擦,避免用粗糙的尿布抹拭肛门,适当用些爽身粉扑在皮肤皱褶处,保持会阴部干燥。婴幼儿特别是新生儿宜用暴晒或熨过的相对无菌的柔软尿布。③ 早期诊断,治疗肛窦炎,是预防肛门直肠周围脓肿和肛瘘的有效方法。

### 三、克罗恩病肛瘘——不宜手术,中药治疗,控制病情,维持稳定

克罗恩病发病率于欧美人群中较高,既往我国十分少见,尽管目前仍缺乏国内相关权威数据,但近年来我国该病的发病率有明显上升的趋势。肛门周围丰富的淋巴组织可以解释肛门周围克罗恩病多发的原因,克罗恩病患者肛门周围病变的发生率,文献报道从 3.8%~ 80.0%不等,这可能源于不同的诊断标准。克罗恩病患者的肛门周围表现,包括无痛的肛裂、多发性肛瘘、脓肿、溃疡和皮赘,其中以肛门直肠周围脓肿、肛瘘发生率最高。结肠和直肠被侵犯时,肛瘘的发生率明显增加,多数发生于急性活动期与进展期,并通常表现为复杂性肛瘘。克罗恩病患者多数肛瘘原因不明,其中的低位肛瘘可视为腺源性肛瘘中的括约肌间瘘;具有高位内口或复杂瘘道的高位复杂性肛瘘与非克罗恩病患者的腺源性肛瘘不同,它们有复杂的相互连通的管道,尽管部分瘘管最初表现的是单纯性肛瘘。由于存在克罗恩病的病理基础,该类肛瘘患者的临床特点与一般肛瘘患者有较大差异,治疗较为困难,复发率较高,且病情迁延发展可致严重并发症。

柏氏认为克罗恩病肛瘘治疗的目的是减轻局部症状,保护肛门功能。症状的有无是决定治疗的重要因素,仅有体征而没有症状不应强行治疗。治疗的程度取决于症状和体征的严重程度以及潜在的病理性质。柏氏主张患者在西医5-氨基水杨酸、糖皮质激素、免疫调节剂或生物制剂等内科治疗的基础上,配合中药辨证施治,全身调理,往往能提高疗效,保持症情稳定,逐渐减少西药用量,而且疗效持久。

柏氏认为本病病因为先天禀赋不足,后天脾胃功能不健;病机为本虚标实,本虚为脾肾亏虚,标实为湿、痰、热、瘀、毒,主要是湿热之邪为患。治疗当补虚、泻实两者兼顾,基本方药:黄芪、党参、炒白术、怀山药健脾益气,制何首乌、山茱萸滋补肝肾,共用补益脾肾、补虚治本;苍术、黄柏、仙鹤草、白花蛇舌草、半枝莲、虎杖等为清热解毒利湿,为泻实治标。

柏氏认为,克罗恩病的局部肛瘘不宜手术治疗,因为存在克罗恩病的病理基础,即使手术后创面也难以愈合,适宜采取长期脓肿引流的方法,引流的原则是在尽可能避免括约肌损伤的同时获得足够而充分的引流,可限制和减轻症状,保护括约肌的功能,是最行之有效的方法。

## 附: 直肠阴道瘘

直肠阴道瘘,是指直肠与阴道间有瘘管相通,出现粪便从阴道排出为主要表现的一种疾病,中医属"粪瘘、阴吹、交肠病"范畴。

### 一、病因

（一）先天性因素

肛门、肛管和直肠是由内胚层、中胚层和外胚层发生,胚胎发育时期两侧中胚层的皱襞融合成尿直肠膈,将内胚层、泄殖腔分成两部,前部是泌尿生殖窦,以后生成泌尿生殖器官;后部是后肠,演变成直肠。阴道后壁由泌尿生殖窦的上皮生成。在胚胎发育早期,尿生殖膈形成或下降过程发生障碍,则形成先天性直肠阴道瘘。

（二）后天性因素

（1）医源性损伤:如妇科、产科、肛肠科手术,电灼、外力或医用异物存留等。近年来,直肠阴道瘘

的病因有所变化。医源性因素中,产伤是常见的原因之一,在发达国家阴道分娩直肠阴道瘘发生率为0.06%~0.1%,在发展中国家这一比例更高。肛肠手术中吻合器的使用逐渐增多,所致的直肠阴道瘘也有增加趋势。

(2) 先天性畸形。

(3) 炎症性肠病:多为克罗恩病所致。

(4) 感染:肛门直肠周围脓肿、痔注射术后感染、前庭大腺脓肿等。

(5) 盆腔恶性肿瘤:肿瘤侵蚀或放射治疗的损伤。

(6) 其他穿入或闭合性损伤:如骑跨伤或性侵亦均可形成此种瘘。

## 二、临床表现

### (一)症状特点

(1) 大便时粪便从阴道内流出,尤其是稀便时更为明显,瘘孔较小者,虽不见粪便从阴道排出,但有阴道排气现象。

(2) 少数患者由于局部分泌物的刺激,可发生慢性外阴炎,有瘙痒、渗液和皮疹。

(3) 新生儿出生后即有,多合并有先天性肛门闭锁或狭窄,成人多有明显的致病原因。

### (二)专科检查

1. 新生儿直肠阴道瘘　正常肛门位置多为皮肤覆盖,平坦无肛门或仅有一小孔。哭闹时可见患儿粪便从阴道内排出,用阴道窥器检查可发现瘘孔,也可在指诊时触及,用子宫探子检查瘘口,另一手指伸入肛门内,指端可触及探子头。

2. 成年人直肠阴道瘘　瘘孔较大,可见大便从阴道排出,检查时,瘘孔较大者,可在阴道窥器暴露下看到,或指诊触及;瘘孔较小者,或只可见到一处小的鲜红的肉芽组织,可用子宫探子(或探针)探查瘘口,另一手指伸入肛门时,指端可触及探子头。

## 三、临床分类

### (一)根据病因分类

可分为先天性、后天性两种。先天性直肠阴道瘘,出生后即有;后天性直肠阴道瘘,多因产伤、妇科手术、炎症性肠病、肿瘤、放疗、痔注射感染等所致。

### (二)根据瘘口位置高低分类

1. 低位直肠阴道瘘　直肠侧的瘘口在肛管,阴道侧的瘘口在后阴唇系带处或前庭处。

2. 中位直肠阴道瘘　直肠侧的瘘口在直肠下段,阴道侧的瘘口在后阴唇系带至宫颈水平。

3. 高位直肠阴道瘘　直肠侧的瘘口在直肠上段,阴道侧的瘘口在阴道后穹窿附近。

### (三)根据瘘大小分类

直肠阴道瘘的大小为1~2 cm直径,可以分为3型。

1. 小型　瘘口直径<0.5 cm。

2. 中间型　瘘口直径0.5~2 cm。

3. 大型　瘘口直径>2.5 cm。

（四）分类进展

目前,国际上常用分类方法是根据瘘口在阴道内的位置、大小及病因,将直肠阴道瘘分为单纯型和复杂型。

1. 单纯型瘘 发生于阴道的中低位,直径<2.5 cm,可为1个瘘口,也可为2个或2个以上瘘口,多由创伤或感染因素引起的瘘。

2. 复杂型瘘 发生于阴道高位,直径>2.5 cm,多由炎症性肠病、放疗或肿瘤引起的瘘。

## 四、辅助检查

1. 影像诊断造影剂X线片检查 从阴道内注入造影剂,然后摄正、侧位片,以显示瘘管,并提示瘘管的位置。

2. 亚甲蓝染色检查 在阴道窥器下检查,如可疑有直肠阴道瘘,则先在直肠内相应部位放一干净纱条,在可疑部位涂上亚甲蓝,如纱条上有染色即可确诊。

## 五、诊断要点

以下几项有一项者,即可确诊。

1. 症状 粪便从阴道内流出。

2. 专科检查 在阴道窥器下可看到瘘口,或用子宫探子检查瘘口,肛门内指端可触及探子头。

3. 辅助检查 X线造影检查或亚甲蓝染色检查。

## 六、鉴别诊断

1. 直肠癌 直肠前壁癌性坏死穿通直肠阴道隔可形成瘘道,直肠癌有便血、体重减轻及大便次数增多、排便不尽感、便意频繁、里急后重等症状,肛门指诊可触及肿块,病理检查可确诊。

2. 克罗恩病的穿孔期 克罗恩病有腹痛、腹泻、腹部包块病史,内镜检查可见直肠黏膜充血、水肿、溃疡、肠腔狭窄、假性息肉形成以及卵石状的黏膜相,病理检查可确诊。

3. 慢性阴道炎 瘘口较小之后天性直肠阴道瘘和慢性阴道炎均可表现从阴道内流出分泌物。可通过阴道窥器检查,或亚甲蓝染色及造影剂检查来鉴别。

4. 子宫颈癌穿孔期 可通过妇科检查发现可疑肿块,病理检查可确诊。

5. 放射性直肠阴道瘘 既往有放疗史。

## 七、治疗

（一）非手术治疗

(1) 对暂时不宜做手术治疗的患者,要保持瘘管的引流通畅,防止粪便及脓性分泌物积留在局部。

(2) 适当运用抗生素,预防粪便污染所致的阴道炎、尿道炎及泌尿生殖系统的逆行感染。

（二）手术治疗

直肠阴道瘘一般均需要进行手术治疗,常用手术方式如下。

1. 经肛门修补术 1902年,Noble首先应用经肛门直肠推移瓣治疗直肠阴道瘘。具体步骤如下。

第1步：患者取俯卧折刀位,常规消毒肛门周围术野、铺巾。行麻醉使肛管松弛满意,用自制肛门拉钩将肛门向两侧拉开,暴露肠腔和瘘口,然后在瘘口周围直肠黏膜下注射肾上腺素盐水,以减少术中出血,自直肠侧向阴道侧切除瘘口和管壁组织,自瘘口向上做顶端窄基底宽的直肠瓣,长约 4.0 cm,包括黏膜、黏膜下层及部分肌层,以保证血供和无张力,用可吸收线横向缝合直肠肌层,再将直肠瓣向下牵拉覆盖瘘口创面,用可吸收线间断缝合直肠瓣两侧和顶端。肛内用纱条填压。

第2步：患者取截石位,常规消毒会阴术野和阴道。用扩阴器暴露阴道侧瘘口,在瘘口周围阴道黏膜下注射肾上腺素盐水,用剪刀沿瘘口周围阴道黏膜向下做潜行分离,游离阴道黏膜,使阴道黏膜缝合无张力,用可吸收线间断缝合阴道肌层。

2. 直肠黏膜移动瓣修补术　患者取折刀位,在充分扩肛后,用小直角拉钩暴露及外翻肛管以上肠内瘘口,先探查直肠阴道瘘为多孔瘘或单孔瘘,然后电刀电烧直肠黏膜瘘口处,用可吸收线缝闭瘘口,距瘘口上方 0.5 cm 以电刀游离矩形直肠黏膜瓣。根据瘘口大小确定游离黏膜瓣的大小,一般宽 1.2～2.0 cm,长 2～3 cm。然后,将游离黏膜瓣向下缝于瘘口下的正常黏膜或齿状线,使黏膜瓣完全覆盖直肠瘘口。阴道侧瘘口不缝合,起引流作用。其优点是手术操作简单、损伤小,术后恢复快,不需切断括约肌,不会引起肛门失禁,不需做保护性造口。成功的关键是利用直肠黏膜移动瓣无张力缝合直肠壁,闭合瘘管在直肠侧的开口,把复杂的手术变成简单的黏膜对黏膜的吻合,同时使用电刀可减少出血,避免注射肾上腺素盐水引起黏膜坏死,因而可减少复发。

3. 经阴道修补术　术中在阴道黏膜下注射肾上腺素盐水,便于向瘘口四周切开,并充分游离直肠阴道间隙,显露直肠壁上下范围 3 cm 以上,彻底切除瘘口四周瘢痕至健康正常的直肠壁,注意确切止血。在直肠壁无张力下用可吸收线施行横行、间断、定点、一层式外翻缝合瘘口直肠壁,间断式内翻连续缝合阴道黏膜。妇科医师习惯采用经阴道修补,但直肠内高压力区无法解决,复发率较高。

4. 经会阴修补术　患者取截石位,用碘伏消毒会阴部皮肤、阴道和直肠,充分扩肛。在阴道后缘处做一 4～5 cm 弧形切口,锐性分离阴道后壁和直肠前壁之间的间隔组织,直至瘘口以上 2～3 cm。对于既往曾行手术治疗者,则完全分离瘢痕组织,直至 1～2 cm 正常组织为止;切断瘘管,显露直肠、阴道的肌层和两侧肛提肌之边缘,彻底止血后分层缝合直肠黏膜、直肠肌层、阴道黏膜及阴道肌层。在阴道壁和直肠壁之间的间隙内放置橡皮片引流条,最后用丝线间断缝合会阴部切口。本术式同样没有解决直肠内高压区问题,也易导致肛门周围感染,且患者痛苦较大。

5. 经肛门括约肌修补术(即 Mason 术)　患者取俯卧位臀部抬高,从骶尾关节至肛缘做一直切口,分组切断肛门外括约肌,从肛门后缘向上剪开直肠后壁,显露直肠前壁的瘘口。充分切除瘘口四周的瘢痕组织后,以锐性分离法分别解剖出直肠壁和阴道壁。先做阴道壁的间断内翻缝合,后做直肠壁的间断内翻缝合,均为两层内翻缝合。最后缝合切开的直肠后壁、盆底肌和各组肛门外括约肌等。据文献报道,本术式最严重的并发症是肛瘘和肛门失禁,发生率分别为 3.8% 及 18%。

## 八、预防措施

除针对其他常见病因的预防措施外,预防直肠癌术后形成直肠阴道瘘非常重要,主要措施如下。

(1) 术中一定要将直肠阴道隔充分分离,有足够的空间完成吻合器吻合。

(2) 击发吻合器前经盆腔和阴道检查阴道壁,避免被吻合器夹住,必要时用压肠板等挡住阴道壁。

(3) 击发吻合后除检查吻合器上切割圈是否完整外,还要注意有无阴道组织残片。

（4）吻合后常规检查阴道后壁的完整性。

（5）手法吻合时应注意前壁进针深度，避免缝穿阴道全层。

（6）对于有放疗史、同时切除部分阴道、超低位吻合等高危患者，可以考虑行近侧肠道预防性造口，以避免发生严重的感染。

**参考文献**

［1］柏连松，王裘祚，朱秉宜.实用中医肛肠病学［M］.上海：上海科学技术文献出版社，1988.

［2］胡伯虎，李汉宁.实用痔瘘学［M］.北京：科学技术文献出版社，2000.

［3］韩宝，张燕生.中国肛肠诊疗学［M］.北京：人民军医出版社，2011.

［4］陈智.大肠肛管外科学［M］.石家庄：河北科学技术出版社，1998.

［5］张庆荣.肛管大肠手术图解［M］.天津：天津科技翻译出版公司，1999.

［6］王昱.柏连松教授治疗高位复杂性肛瘘的临床经验［J］.陕西中医，2008，29（10）：1359.

［7］王昱.柏连松教授治疗小儿肛瘘经验撷要［J］.甘肃中医，2009，22（10）：18.

［8］徐孟廷，陈富军.肛瘘的诊断现状［J］.现代中西医结合杂志，2009，18（8）：936.

［9］曹亮，杨柏霖.影像学检查在肛瘘诊断中应用的研究进展［J］.南京中医药大学学报，2012，28（2）：198.

［10］蔡丽霞，王业皇.肛瘘的微创治疗研究［J］.长春中医药大学学报，2013，29（1）：105.

# 第十一章 直肠脱垂

## 【概述】

直肠壁部分或全层向下移位,称为直肠脱垂(rectal prolapse)。直肠壁部分下移,即直肠黏膜下移,称黏膜脱垂或不完全脱垂,多见于小儿,以6个月至7岁为发病高峰,无性别差异,5岁内常能自愈。直肠全层向下移位,脱出肛外的称为完全脱垂,严重的部分乙状结肠向下套入直肠内脱出肛门,肛管随着外翻,多见于成年人。男性20~40岁高发,女性50~70岁高发。若下移的直肠壁在肛管直肠腔内称内脱垂,下移到肛门外称外脱垂。

直肠脱垂,通俗的称为"脱肛"。在中医学中属于盘肠痔、重叠痔、脱肛痔、截肠等范畴。我国是世界上最早记述直肠脱垂的国家。1973年长沙马王堆汉墓出土的我国最古老的方书《五十二病方》中就有:"人州出不可入者……倒县(悬)其人,以寒水麦(溅)其心腹,入矣。""人州出"就是直肠脱垂,这是世界上最早对直肠脱垂及其还纳方法的记载。脱肛之病名,首出《神农本草经》。晋代皇甫谧《针灸甲乙经》亦有"脱肛,气街主之"。国外学者认为这是世界上对直肠脱垂的最早命名。

## 【病因病机】

### 一、中医病因病机

《诸病源候论》有:"脱肛者,肛门脱出也,多因久痢后大肠虚冷所为。肛门为大肠之候,大肠虚而伤于寒,痢而用气喎,其气下冲,则肛门脱出,因谓脱肛也。"《难经》有:"病之虚实者,出者为虚,入者为实。"《中藏经》有:"大肠者,肺之腑也,为传送之司,号监仓之官。肺病久不已,则传入大肠,手阳明是其经也。寒则泄、热则结……实热则胀满而大便不通,虚寒则滑泄不定。"《备急千金要方》有:"若腑伤寒,则肛门开大行洞泄,肛门凸出,良久乃入。"

据此,历代医家认为,脱肛一证,多属虚寒,肺虚则肠下,脾胃虚则气陷,肾气不足,元气不实则固摄无力,皆可使广肠外脱,出而不入。至于引起的原因则有先天不足,小儿、老人脏气不实,妇女产育过多,以及久痢、久泻、色欲伤肾、酒食伤脾、久咳伤肺等。如《疮疡经验全书》有:"肺与大肠相为表里,故肺脏蕴热则肛闭结,肺脏虚寒则肛脱出。此至当之论。又有妇人产育过多、力尽血枯、气虚下陷及小儿久痢,皆能使肛门脱出。"《医学入门》有:"脱肛全是气下陷,《难经》曰,病之虚实,入者为实,出者为虚。肛门脱出,非虚如何? 劳倦房欲过度及产育用力,久痢久泻,小儿叫呼耗气,俱有此证。"《疡科心得集》亦有:"夫脱肛之证,有因久痢久泻,脾肾气陷而脱者;有因中气虚寒,不能收而脱者;有因酒湿伤脾,色欲伤肾而脱者;有因肾气本虚,关门不固而脱者;有因湿热下坠而脱者。

又肛门为大肠之使,大肠受寒受热,皆能脱肛。老人气血已衰,小儿气血未旺,皆易脱肛。"《景岳全书》论述最详:"大肠与肺为表里,肺热则大肠燥结,肺虚则大肠滑脱,此其要也。故有因久泻、久痢,脾肾气陷而脱者;有因中气虚寒,不能收摄而脱者;有因劳役吐泻,伤肝脾而脱者;有因酒湿伤脾,色欲伤肾而脱者;有因肾气本虚,关门不固而脱者;有因过用寒凉,降多亡阳而脱者;有因湿热下坠而脱者。然热者必有热证,如无热证,便是虚证。且气虚即阳虚,非用温补多不能效。凡小儿元气不实者,常有此证。"

对于脱肛病理,明《医方考》有:"泻久则伤气,下多则亡阳,是气血皆亏矣,故令广肠虚脱。"明确指出脱出的是广肠(直肠),认为由全身气血亏损引起。

由上可见,中医对于脱肛病因、病理的认识,既重视局部的致病因素,更重视全身整体的状况,侧重于"虚"是致病的主要原因。

## 二、西医病因病理

### (一)病因

直肠脱垂的病因目前尚不明确,西医学多认为整体功能状况特别是神经系统功能低下对发生脱垂的影响很大,而局部因素例如解剖结构缺陷或功能不全、肠源性疾病、腹压增加等都是造成脱垂的主要条件。一般认为发病可有以下几种因素。

1. 解剖因素 小儿骶尾弯曲度较正常浅,直肠呈垂直状,当腹内压增高时直肠失去骶骨的支持,易于脱垂。某些成年人直肠前陷凹处腹膜较正常低,当腹内压增高时,肠襻直接压在直肠前壁将其向下推,易导致直肠脱垂。

2. 年老体弱因素 体质虚弱、年老久病、营养不良,骨盆直肠间隙与坐骨直肠间隙内脂肪减少;或者多次分娩,骨盆及肛门肌肉张力减退,松弛无力,致使直肠周围组织失去对直肠支持固定作用,造成直肠脱垂。

3. 长期腹内压力增加 长期便秘、腹泻、慢性咳嗽、气喘、尿路结石、前列腺增生等均可使腹压持续增加,直肠下移造成脱垂。

4. 脱出性疾病诱发 由于Ⅱ～Ⅲ期内痔、直肠息肉等经常脱出,牵拉直肠黏膜下移,容易引起黏膜与肌肉层分离造成直肠黏膜脱垂。

5. 肛管直肠部神经、肌肉损伤 突然外伤或手术不慎,损伤了腰骶部神经或严重破坏了肛管直肠环组织,均能使肛门括约肌松弛无力,直肠肛管向下移位,造成直肠黏膜、直肠及肛管脱垂。

### (二)病理

直肠脱垂的典型病理解剖特征包括:① 直肠子宫陷凹加深。② 直肠与骶骨岬分离,呈垂直状态。③ 乙状结肠冗长。④ 肛提肌分离。⑤ 肛门括约肌松弛。

### (三)发病机制学说

目前关于直肠脱垂的发病机制,目前主要有以下几种学说。

1. 滑动疝学说 1912 年由 Moschcowitz 提出,本学说认为直肠脱垂是直肠盆腔陷凹腹膜的滑动性疝。在腹腔内脏的压力下,盆腔陷凹的腹膜皱襞下垂,后将覆盖于腹膜部分的直肠前壁压于直肠壶腹内,形成肠套叠,并由肛门脱出。

2. 肠套叠学说 1968 年由 Broden 及 Snellmen 等提出。本学说认为直肠脱垂并不是滑动性疝,而是乙状结肠与直肠套叠;并证实直肠套叠开始于乙状结肠和直肠的交界处,套叠后,乙状结肠及直肠的固定点将被向下牵拉,直肠逐渐被拉向远端,当肠套叠向下进行到两侧直肠侧韧带处,因此处有较强的筋膜附着,套叠通过较为困难,但由于腹内压反复增加以及排便时用力,致使侧韧带逐渐变弱,套叠通过此处,由肛门突出。

以上两种学说,近年来随着医学科学技术的不断进展,结合高新的检测手段,已被临床广泛重视,尤其按肠套叠学说理论,采用手术治疗直肠脱垂已获满意效果。

## 【分类】

直肠脱垂的分型颇多。其中代表性的有 Tuttle(1903 年)的二型三度法,Beahrs(1972 年)二型三度法,Ripstein(1972 年)四期法,荒川(1979 年)五型法,现代分类法。

（一）Tuttle 二型三度法

(1) 仅为直肠黏膜脱出的不完全直肠脱垂。

(2) 直肠全层全周脱出的完全直肠脱垂。在完全直肠脱垂中又分为三度：Ⅰ度为直肠脱出时伴肛管外翻者;Ⅱ度为肛管位置正常,仅有直肠脱出者;Ⅲ度为仅在直肠内发生隐蔽性套叠下垂,不脱出于肛门外者。实际上是 4 型的分类。

（二）Beahrs 二型三度法

(1) 不完全性直肠脱垂(直肠黏膜脱垂)型。

(2) 完全性直肠脱垂(直肠全层脱垂)型。又根据脱垂的程度将后者分为三度：Ⅰ度为直肠壶腹内的肠套叠;Ⅱ度为直肠全层脱垂但肛管位置正常;Ⅲ度为直肠、部分乙状结肠合并肛管脱垂。

（三）Ripstein 四期法

第 1 期,直肠壶腹内的肠套叠(隐性脱垂)。

第 2 期,增加腹压时直肠脱出,但能自行复位。

第 3 期,直肠脱垂后不能自动复位。

第 4 期,因劳累、咳嗽等,也可发生直肠脱垂。

（四）荒川五型法

(1) 不完全直肠脱垂：仅有直肠黏膜及部分直肠壁脱出者(痔核脱出除外)。

(2) 完全直肠脱垂：直肠壁全层及全周脱出者。

(3) 不显性直肠脱垂：上部直肠下垂套叠于膨大的下部直肠,肛门外无脱出者。

(4) 完全直肠脱垂并有周围脏器脱出者。

(5) 其他类型的直肠脱垂。

（五）现代分类法

根据中华中医药学会肛肠专业委员会 2002 年 11 月于厦门通过的直肠脱垂的诊断标准(试行草案)进行分类,分为两型。

(1) 一型：不完全性直肠脱垂,即直肠黏膜脱垂。表现为直肠黏膜层脱出肛外,脱出物呈半球形,其表面可见以直肠腔为中心的环状的黏膜沟。

(2) 二型：完全性直肠脱垂,即直肠全层脱垂。脱垂的直肠呈圆锥形,脱出部分可以直肠腔为中心,呈同心圆排列的黏膜环形沟。

二型根据脱垂程度分为 3 度:

Ⅰ度:直肠壶腹内的肠套叠,即隐性直肠脱垂,排粪造影呈伞状阴影。

Ⅱ度:直肠全层脱垂于肛门外,肛管位置正常,肛门括约肌功能正常,不伴有肛门失禁。

Ⅲ度:直肠和部分乙状结肠及肛管脱出于肛门外,肛门括约肌功能受损,伴有肛门不全性或完全性失禁。

## 【临床表现】

《千金方》《诸病源候论》等述及的症状有:肛门脱出,肛门凸出,良久乃入等。明代《奇效良方》描述了"肛门突出……至于出数寸者"。《外科证治全书》还描述了脱出后发生坏死、溃烂的重症,曰:"大肠头出寸余,痛苦之极,干则自落,落则又出,肠尽则死。"

但多数医学家常将轻度脱出与痔脱出混为一谈,《诸病源候论》中的"又有气痔,大便难而血出,肛亦出外,良久不肯入"。颇似痔脱出,然后明代陈文治《疡科选粹》中又有:"若肛门肿痛、便难强力则肛出不收者为气痔。"又颇似脱肛,总之鉴别不清。古人所谓的"脱肛痔""肠痔""盘肠痔"等是痔还是脱肛也不易搞清。这是历史条件造成的不足之处。

### 一、症状

1. 脱出　大便时有块状物脱出,便后可自行回缩。病情迁延日久,脱出物逐渐增长、变粗,不能自然回缩,需用手法推回。重者在咳嗽、久站、行走、下蹲时都会脱出。

2. 坠胀　初期内脱垂阶段,患者自觉肛门部下坠不适,常有排便不尽感和大便不通畅感。由于黏膜脱垂致直肠或结肠脱出,压迫肛门,出现肛门坠胀和腰骶不适感,严重时有便意频繁、里急后重等症状。

3. 出血　一般无此症状,偶尔大便干燥、衣裤摩擦刺激,肠黏膜发生充血、水肿、糜烂,大便时有滴血、粪便带血或手纸带血,但出血量少。

4. 潮湿瘙痒　因肛门括约肌松弛,有黏液自肛门溢出,以致肛门周围潮湿,分泌物反复刺激肛门周围皮肤而引起瘙痒。

5. 嵌顿　肛门直肠脱出不能及时还纳,脱垂的黏膜充血、水肿,致肛门括约肌痉挛而出现嵌顿,使肿胀疼痛加重,甚至出现局部坏死及肠梗阻。

6. 失禁　晚期患者,常伴有肛门不全失禁或完全失禁。

7. 便秘和腹泻　由于患者恐惧排便而久忍大便,可导致便秘;患者反复脱出,直肠黏膜受刺激和损伤,导致炎症或溃疡可引起腹泻。

### 二、体征

1. 黏膜或肠管脱出　直肠黏膜脱出,脱出物为淡红色,有放射状纵沟,触之柔软,有弹性,易出血;直肠全层脱出,脱出物呈圆锥状、淡红色,可见环状有层次感的黏膜皱襞,触之较厚,无弹性,肛门松弛;部分乙状结肠套入直肠与肛管直肠一起脱出的严重直肠脱垂,脱出物呈圆锥状,触之很厚,肛门极

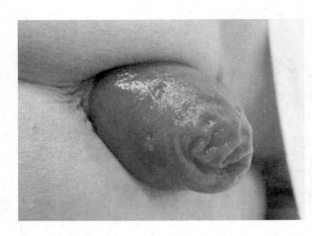

**图 11 - 1  直肠脱垂**

度松弛甚至失禁(图 11 - 1)。

2. 肛管外翻  部分乙状结肠套入直肠与肛管直肠一起脱出的严重直肠脱垂或者发病时间较长的直肠全层脱出,可有肛管外翻。

## 【检查】

### 一、一般检查

（一）视诊

内脱垂阶段肛门外观无明显改变。外脱垂初期,蹲位检查,脱出黏膜呈环状外翻,颜色鲜红;脱垂中期肛门松弛,脱出物呈锥形,表面可见环状沟纹,黏膜颜色暗红,有时可见出血点和溃疡;脱垂日久,肛门括约肌萎缩,肛门收闭不全形成洞状,脱出物如圆筒状,反褶沟和环状沟消失,黏膜紫红,可见静脉怒张和糜烂面。

（二）触诊

直肠指诊可以检查肛门括约肌功能,还可以查清脱垂反折沟的有无,脱垂部分的长短粗细,以及肛管直肠或附近器官有无其他病变等。脱垂初期触之黏膜柔软,并能摸到反折沟;脱垂中期触之黏膜较硬,肛管和反折沟逐渐消失;脱垂后期触之黏膜硬且疼痛,反折沟完全消失。反折沟消失标志着肛管完全脱出。

### 二、辅助检查

因直肠脱垂患者的临床症状和体征表现较明显,本辅助检查主要适用于较难诊断的直肠内脱垂。

1. 排粪造影  排粪造影是模拟患者排便时对其肛管直肠部做静态和动态的检查,能显示肛管直肠部的器质性病变和功能性异常。排粪造影对诊断直肠内脱垂有举足轻重的地位,但要依赖其来判断内脱垂中的全层直肠套叠还是直肠黏膜脱垂,多数学者持有不同意见。且直肠内脱垂患者多伴有出口梗阻型便秘疾病,如会阴下降综合征、直肠前突等。鉴于此,用排粪造影结合盆腔造影或盆腔、阴道、膀胱及排粪同步造影能有效诊断直肠内脱垂或伴随疾病。

2. 肛管直肠压力测定  直肠黏膜脱垂时肛管压力会降低,而全层直肠套叠时肛管静息压和咳嗽压均显著降低。肛管内全层直肠套叠静息压低于直肠内全层直肠套叠,但主动收缩时间均显著延长。

3. 钡剂灌肠  判断是否合并存在冗长的结肠、结直肠的良恶性肿瘤、憩室、炎症等器质性疾病。

4. 结肠传输试验  判断是否合并慢传输型便秘。

5. 内镜检查  包括肛门镜和结肠镜。内镜检查不能发现直肠脱垂,因为插入肠腔的过程正是复位的过程,但可在内脱垂、内套叠及外脱垂折叠处见孤立性直肠溃疡、糜烂红斑,可被误诊为直肠炎性疾病。

6. 直肠腔内超声  直肠腔内超声检查在直肠内脱垂可发现黏膜上皮增厚,同时判断肛门内括约肌厚度及直肠内外的异常病变。

7. 动态磁共振(DMR)  DMR 的多层显像力、高度软组织分辨率能有效弥补排粪造影在显示直肠周围软组织能力上的欠缺,但价格较昂贵。

## 【诊断与鉴别诊断】

### 一、诊断

本病诊断要点:① 排便时赘物脱出肛门外,轻者可自行还纳,重时不能还纳。常有肛门下坠及大便排不尽感。② 令患者蹲位做排便动作时,可见直肠黏膜呈放射性或环状脱出。③ 直肠指诊括约肌松弛。④ 脱出肿物嵌顿时,可见黏膜充血、水肿、溃疡和出血等。

直肠外脱垂诊断不难,患者蹲下做排粪动作,腹肌用力,脱垂即可出现。部分脱垂可见圆形、红色、表面光滑的肿物,黏膜呈放射状皱襞、质软,排粪后自行缩回。若为完全性脱垂,则脱出物较长,呈宝塔样或球形,表面可见环状的直肠黏膜皱襞。直肠指诊感到括约肌松弛无力。如脱垂内有小肠,有时可听到肠鸣音。

直肠内脱垂诊断较困难,需行排粪造影协助诊断,但当患者诉直肠壶腹部有阻塞及排粪不全感时应疑本病。

### 二、鉴别诊断

1. 肠套叠 直肠脱垂的实质虽然是一种肠套叠,但和一般的肠套叠不同,后者多有严重的腹痛,但直肠脱垂病例腹痛者极为少见,两者的鉴别主要在套叠部位不同和有无严重腹痛。一般的肠套叠发生在结肠与乙状结肠,部位较高,而直肠脱垂则发生在直肠与乙状结肠交接部,部位较低。

2. 内痔脱出 直肠脱垂,特别是直肠黏膜脱垂从古至今常与内痔脱出混为一谈,被统称为脱肛。实则两者是完全不同的疾病,内痔脱出物为充血肥大的痔块,呈梅花状或环状,可见有出血,痔核之间有凹陷的正常黏膜。而直肠黏膜脱垂,脱出物是直肠,有明显的放射状纵形沟纹和直肠环圈,色淡白或淡红,无出血,指诊时可有括约肌松弛。

3. 直肠黏膜外翻 肛管皮肤缺损或环切术后引起黏膜外翻,易与直肠黏膜垂出混淆,前者有痔、肛瘘手术史,脱出的黏膜为片状或环状,因长期擦损,可有明显的充血、水肿和分泌物增多,用手推之不能还纳入肛,色鲜红,而直肠黏膜脱出可还纳入肛,色淡红,两者不难鉴别。

4. 直肠息肉脱出 带蒂息肉可脱出肛门外,呈球形或分叶状,多有糜烂、出血,但触之呈实质感,质中等。直肠指诊可扪及息肉及其蒂,直肠腔正常,而直肠脱垂的肠腔在脱垂顶端的中心部位。

5. 肛管直肠癌晚期 肛管直肠癌的晚期,也可出现肿块隆突脱出肛门外,但有明显恶臭,形如菜花,坚硬不平,有大量脓血性分泌物、剧痛等癌肿特征,与直肠脱垂完全不同。

6. 小肠滑动疝 脱出的直肠前壁有显著而巨大的疝囊,可听到肠鸣音,叩诊为鼓音,触诊可摸到脱出的囊状物中有肠曲,粪块,脱出物光滑,有活动性。

## 【治疗】

直肠脱垂应根据患者的年龄、脱垂种类和全身情况而选择不同的治疗方法。在儿童,直肠脱垂是一种自限性疾病,可在5岁前自愈,故以非手术治疗为主。纠正造成脱垂的原发因素和局部处理并举。如因直肠息肉、膀胱结石、腹泻、便秘、痢疾、百日咳等疾病引起的脱垂,治愈原发疾病后,脱垂即可自愈。局部处理包括建立定时排便习惯,纠正便秘,用吊带将纱布垫固定在肛门两侧阻止肛门下移,针灸和局部用药等。如不能治愈,可进行注射治疗。

成人直肠黏膜脱垂应以注射疗法为主。必要时可配合针灸或括约肌电刺激疗法,对肛门括约肌松弛者也可采用肛门直肠紧缩术或括约肌折叠术。

成人完全性直肠脱垂可选用注射疗法和手术疗法。注射疗法在我国应用广泛,取得了很好的经验,为完全性直肠脱垂的非手术治疗开创了途径。手术疗法的术式虽然有很多种,但总的原则是还纳脱出的直肠将其与周围组织固定,缝缩强化松弛的骨盆及肛门括约肌群,将乙状结肠下部与直肠固定,闭锁直肠子宫凹陷,切除过长肠管使直肠恢复正常的状态,而不引起合并症、后遗症及不复发等。为此,应综合多种最合适的术式加以运用,才能取得理想的疗效。

## 一、内治法

即以内服中药辨证论治的方法。《景岳全书》认为当以升阳固涩为治则:"《内经》曰,下者举之。徐之才曰,涩可去脱。皆治脱肛之法也。故古人之治此者,多用参、芪、归、术、川芎、甘草、升麻之类,以升之补之。或兼用北五味、乌梅之类以固之涩之。仍外用熏洗收涩之药,则无有不愈。"《丹溪心法》指出:"此治之必须温肺脏、补肠胃,久则自然收矣。"《薛氏医案》则强调需辨证施治:"脱肛,属大肠气血虚而兼湿热。有久痢气血俱虚而脱者,有因肺虚而脱者,有因中气虚而脱者,有因肾虚而脱者。湿热者,升阳除湿汤;血热者,四物加芩、连、槐花;血虚者,四物加白术、茯苓;久痢者,补中益气汤加酒炒芍药;中气虚陷者,前汤加半夏、炮姜、茯苓、五味子;肾虚者,六味丸;虚寒者,八味丸。"临床常见的证候有中气下陷、湿热下注、肾虚失摄等型。

(1)中气下陷脱出者:常见于病后体虚、老人、产妇,脱出肠段一般不能自行还纳,需用手托回,咳嗽、劳动或增加腹压即可脱出,面色、口唇多淡白,气短,倦怠,舌淡,少苔,脉虚。治宜补中益气,升举固脱,方用补中益气汤或提肛散。

(2)肾虚失摄脱出者:常有腰膝酸软、遗精阳痿、排便困难、头昏眼花、肛门松弛、小便频数、舌淡胖嫩或舌红少津、脉沉细或细数尺弱等证。肾阳虚者,肾气丸加锁阳、巴戟天、鹿茸等温阳固脱。肾阴虚者,六味地黄丸加女贞子、黑芝麻、黄精、麦冬等养阴通便。

(3)湿热下注脱出者:多见于痢疾、百日咳、热泻或内热便秘患者,或湿热蕴蓄大肠,或肺移热于大肠,或内热便结,致使直肠脱出肛外,症见热泻或便秘、肛门坠胀、红肿疼痛、口渴喜饮、面赤唇红、舌质红、苔黄腻、脉弦数等。治宜清热除湿,方用景岳约营煎、升阳除湿汤之类。

《证治要诀》认为对脱肛日久者,还可用磁石疗法,有:"脱肛一证,最难为药。热则肛门闭,寒则肛门脱。内用磁石研末,每二钱,食前米饮调下,外用铁锈磨汤温洗。"

## 二、外治法

### (一)熏洗法与外敷法

常用的有熏洗法和外敷药法等。多采用酸收固涩药物,取其"酸能收敛,涩能固脱"。如《医方考》有:"熊胆五分、孩儿茶三分、冰片一分,共为细末,乳调涂肛上,热汁下而肛收矣。"《景岳全书》:"一方用五倍子末三钱,明矾末二钱,水二碗,煎沸热洗,立收。"《本草纲目》有:"矾石之用有四……治诸血痛脱肛阴挺疮疡,取其酸涩而收也。""五倍子为末,先以艾绒卷倍子末成筒,放便桶内,以瓦盛之。令病者坐于桶上,以火点着,使药烟熏入肛门,其肛自上。随后将白矾为末,复搽肛门,其肛自紧,再不复脱。"治疗小儿脱肛,《世医得效方》有"五倍子、朴硝、大腹皮煎水洗,以赤石脂末掺在芭蕉叶上,托入"的用法。明代方贤《奇效良方》文蛤散"治大肠虚寒,肛门脱出不收,或用力太过及小儿叫呼久痢后,皆脱肛"。用"文蛤(即五倍子)不拘多少,上为细末,水煎汁浸洗,更入白矾、蛇床尤佳,洗后用赤石脂为末少许掺在芭蕉叶上,频用托入。或脱出有长尺许者,以两凳相并,中空一尺,以瓷瓶盛药水满,与凳相平,令病人仰卧,所脱浸在瓶中,逐日换药水,如此浸缩为度"。用法颇为实际。熏洗和敷药对直肠脱垂的充血、水肿和糜烂等症,有收敛、止血、消肿、消炎功效。

（二）针灸法

针灸对小儿直肠脱出和部分成人直肠黏膜脱出有较好效果。针后加灸或结合电刺激有增强肛门括约肌收缩功能,改善局部症状的作用。常用穴位有:百会、长强、提肛、气海、足三里、天枢等。其中以提肛穴疗效较好。提肛穴位于肛门两侧,即肛门截石位3、9点位,旁开肛门5分位置。针刺时向同侧腹股沟方向刺入1.5～2寸,强刺激,使肛门有紧缩感或酸麻胀疼感。也可以接上电疗器加强刺激。《备急千金要方》云:"病寒冷脱肛出,灸脐中,随年壮。脱肛历年不愈,灸横骨百壮。又灸,龟尾七壮。"《景岳全书》云:"长强穴,灸三壮愈;脐中,随年壮;百会,灸三壮,治小儿脱肛。"

（三）手法回复法

直肠脱出后,需立即回复,如脱出时间较长,局部充血肿胀,则回复困难。治疗时取侧卧位,黏膜涂以润滑剂,将脱出部分缓慢推入,再将示指伸入肛门内,检查是否推到括约肌上方。如因疼痛,回复困难,可在局部麻醉下进行。治疗后患者应卧床休息2～3d,使其不再脱出。

（四）激光疗法

主要原理是插入直肠周围后除直接焊接作用外,产生无菌性炎症使直肠固定。优点是快速疗效好,无注射术产生的疼痛,不易发生感染、脓肿、直肠坏死和出血等现象。

（五）注射疗法

将药物注射于直肠黏膜下层,使黏膜与肌层粘连;注射到直肠周围间隙,使直肠壁与周围组织粘连固定。此法对儿童效果良好,对成人配合肛门紧缩手术也可治愈。如用药量过多,浓度过大时,可能引起直肠黏膜或直肠周围组织坏死,甚至感染和形成脓肿。

曾用的注射药物有:95%乙醇、50%葡萄糖、5%鱼肝油酸钠、5%石炭酸油剂、镁制剂等多种。近年来,我国采用中药制剂,如消痔灵注射液、明矾注射液等治疗完全性直肠脱垂取得了良好效果,从而扩大了注射疗法的适应证。

1. 直肠黏膜下注射法

[适应证] Ⅰ、Ⅱ度直肠脱垂且无明显肛门松弛者。

[禁忌证] 直肠急性炎症、腹泻、排便次数多者,不宜使用。

[手术步骤] 患者取屈膝侧卧位,常规消毒术区,铺无菌巾,麻醉使肛门松弛后,再次消毒直肠黏膜,在肛门镜下,以抽好硬化剂的针管套5号细针头,在齿线上1cm开始,刺入黏膜下层,呈多点状或多柱状注射,使药液均匀地分散在黏膜下层,通过无菌性炎症产生纤维粘连,直到乙直肠交界处的附着点固定。注射量以黏膜充盈隆起,毛细血管显露清晰为度。点状注射时各点之间保持间距0.5～1cm,柱状注射时可注药3～5条。注射完毕,再次消毒,外盖无菌纱布。一次总量,消痔灵1:1浓度

(消痔灵原液 1 份加入 1‰利多卡因 1 份)30~40 ml,明矾注射液 10~20 ml。

2. 直肠周围注射法

[适应证] Ⅱ、Ⅲ度直肠脱垂。

[禁忌证] 肠炎、痢疾、腹泻和肛门直肠周围急性炎症患者,不宜使用。

[操作步骤] ① 常规消毒会阴部皮肤及肠腔,铺手术巾。② 在截石 3、6、9 点肛缘处做局部浸润麻醉,麻醉深度宜在提肛肌以下。提肛肌以上不麻醉,是为了观察当药液注入骶骨直肠间隙和直肠后间隙,患者有无异常感出现。如药液误注到骨盆神经丛或骶神经,则会出现腿痛、骶骨痛、下腹部痛,则应更换注射部位。③ 右侧骨盆直肠间隙注射:在截石位 9 点肛门皮缘外 1.5 cm 处,用 6 号针头(长 8 cm)做皮下穿刺,经肛门外括约肌至提肛肌,当通过提肛肌有落空感时,即进入骨盆直肠间隙。此时,用左手示指伸入直肠壶腹,触摸针尖部位,证实针位于直肠壁外侧,未穿通直肠时,再将腰穿针全部刺入,并用手紧压针柄,针全长 7.5 cm,加压后可深入 1 cm,约进入 8.5 cm。在准确定位后再将消痔灵液注入骨盆直肠间隙。注药时应边退针,边注药,使呈扇形均匀分布。一侧总量为 10~18 ml(消痔灵)。④ 左侧骨盆直肠间隙注射:更换腰穿针头及手套后,依前法,在左侧截石位 3 点处穿刺定位并注药。⑤ 直肠后间隙注射:更换穿刺针头及手套。在肛门与尾骨间皮肤中点穿刺,针刺沿骶骨曲进行。为使穿刺部位正确,用另一手示指伸入直肠壶腹引导,针进入 6~7 cm。证实针未穿通直肠壁、未穿入骶骨前筋膜,活动于直肠壁后,即表示已达直肠后间隙。方可边注药,边退针。注药量为 5~7 ml(消痔灵)。以上 3 个部位总量在 25~45 ml。

注意事项:注射疗法最严重的并发症是术后感染,一旦发生术后感染,轻则形成高位直肠间隙脓肿或黏膜下脓肿,重则并发脓毒血症,可危及生命。所以术前、术后均应给予抗生素预防感染。为防止感染还应注意以下几点:① 严格执行无菌操作。② 正确掌握操作方法。要反复熟悉肛管直肠及其周围组织的解剖,注意绝不能将药液误注入肠壁肌层、骶前筋膜和腹腔内,不能刺穿肠壁,这是防止感染的关键。③ 药液要严格消毒,选用合理浓度,一般以低浓度、大剂量为宜。高浓度易引起坏死、感染和大出血。

（六）提肛运动

肛门内收上提运动,每次肛门放松、收缩运动 50~100 下,每日 2 次以上。

## 三、手术治疗

凡采用非手术疗法治疗失败的病例,都可考虑采用手术治疗。直肠脱垂的手术分为两大类:经腹部或经会阴部手术。一般来说,对于全身情况较好的成人完全性直肠脱垂的患者可选择经腹手术,而全身情况差或老年患者或急性嵌顿脱垂患者应考虑经会阴手术。伴有以下病情者为禁忌证:① 伴有严重的心、肺、肝、肾疾病及血液病者。② 伴有痢疾或腹泻者。③ 妊娠头 3 个月及临产期孕妇。

（一）经腹术式

术前准备同"结直肠病开腹手术"。常用术式选择如下。

1. 缝线固定术　1939 年 Pemberton 和 Stalker 第 1 个描述了直肠固定术治疗直肠脱垂的方法。此式,将直肠充分游离,乙状结肠固定于前腹壁的腹膜上,目的是维持一个向上的牵引力,但复发率较高,约 35%。1959 年,Cutait 描述了骶前直肠缝线固定术,进腹后,显露直肠膀胱陷凹,提起乙状结肠和直肠,充分游离直肠至盆底和尾骨尖平面,避开骶前神经丛和静脉丛以防损伤,将直肠上提、拉紧、缝合固定在骶骨岬的骨膜上。

2. 经腹前位直肠悬吊固定术 即 Ripstein 术。Ripstein 最初的脱垂修复是为说明在直肠子宫陷凹的滑动疝,通过封闭疝囊、折叠肛提肌、用筋膜阔韧带增强这个"薄层",然后将直肠的两边固定在骶骨上。接着他又放弃了修复盆底的努力,而通过使用聚四氟乙烯(teflon)补片完成直肠本身的悬吊。他将聚四氟乙烯网带围绕直肠,后缘固定于骶骨下的骶前筋膜上,并与直肠前壁缝合,避免直肠垂直接受腹腔压力。本术式适用于骶骨直肠分离或是有严重直肠内套叠者。此手术不需切除肠管,将直肠提高后悬吊固定于骶前筋膜,恢复了直肠贴近骶骨的正常弧度,手术不复杂,复发率及手术病死率均低,对于大便失禁的疗效是肯定的,但是对于严重便秘者不适合,其原因可能是直肠前方的网片会引起直肠狭窄加重便秘。

3. 经腹直肠后悬吊固定术 又称 Wells 术、聚乙烯醇(ivalon)海绵后方植入术,这最初是 1959 年 Wells 阐述的。此种术式在英国比较受欢迎,因为顾虑到前方悬吊物阻塞,许多外科医师支持后方悬吊,Wells 的术式特别选择了聚乙烯醇海绵,术中游离直肠至肛管直肠环后壁,部分切断直肠侧韧带,将此海绵薄片剪成"十"字形,置于骶骨前,缝合到骶骨凹内,直肠上拉,置薄片前,缝合直肠侧壁与薄片,前壁开放 2～3 cm,以免造成直肠狭窄、粪便嵌塞及悬吊阻塞。治疗的机制一般认为是聚乙烯醇置入后易与组织合成一体,在组织里刺激纤维化,产生软骨性的固定作用,使直肠变硬,有效防止直肠套叠形成及直肠脱垂发生,复发率及手术病死率均较低。

4. 阔筋膜直肠固定术 又称 Orr 术、直肠骶骨悬吊术,由 Orr 于 1947 年提出。该术式是建立在这样的假说之上的:直肠与周围组织固定结构松弛,并且有较深的直肠子宫陷凹的存在是脱垂的病理学特征,两者导致直肠过于活动,以致腹部内容物对会阴部产生持续的压力。手术步骤就是首先悬吊直肠到骶骨岬,其次是消除直肠子宫陷凹。用 2 条长 10～12 cm、宽 1～2 cm 的大腿外侧阔筋膜,分别固定于腹膜反折处的直肠与骶岬上方筋膜,并闭合直肠膀胱陷凹或直肠子宫陷凹,手术中需要做 2 个切口。

5. 耻骨直肠肌悬吊术 又称 Nigro 术,最初是 Nigro 在 1970 年阐述的,是用聚四氟乙烯网带将直肠下端悬吊在耻骨梳上。Nigro 认为由于耻骨直肠肌失去收缩作用,不能将直肠拉向前方,盆底缺陷加大,肛直角消失,直肠呈垂直,以致直肠脱出。因此他主张重建直肠悬带,用大弯钳由膀胱前间隙、向下至左侧闭孔水平、进入直肠下端左后方的直肠后间隙,将聚四氟乙烯网带中段与直肠下端后及侧方缝合固定,并将直肠拉向前方,松紧度要恰到好处,最后将聚四氟乙烯带缝合于耻骨梳韧带上,重建了"肛直角"。直肠指诊可触及此悬带,但是没有收缩作用。本术式能够改善膀胱功能。但是手术操作难度大,需要有经验的医师进行手术,主要并发症为出血和感染。

6. 直肠前切除术、直肠乙状结肠部分切除术 即 anterior resection 术。直肠前切除术最初是 1951 年 Conyers 等提出的,Muir、Bacon、Beahrs 和 Hill 都支持这一术式,认为内套叠和冗长的直肠乙状结肠不合适的定位是最初的解剖学缺陷,盆底肌薄弱和肛门括约肌松弛通常成为诱因。手术切除了冗长脱垂的乙状结肠和直肠上段,可拉直肠管并且改善便秘症状,骶前放置引流可促进纤维化和瘢痕形成,从而固定直肠。前切除术不需异物置入或是直肠悬吊,为大家所熟悉和频繁采用的术式,是治疗完全性直肠脱垂的重要选择,远期效果好。

7. 经腹直肠后固定术加左侧结肠切除术 即 Frykman-Goldberg 术,直肠前切除术加直肠缝线悬吊固定术。最初是由 Karulf 等 1955 年描述的,术中游离直肠到肛提肌,保留充足血运,并使直肠保持向上的张力固定于骶骨,消除直肠子宫陷凹,并间断丝线缝合直肠与盆腔内筋膜,最后切除冗长的乙状结肠和上部直肠,断端吻合,并辅以直肠后固定,加强了术后疗效,改善了术后功能。可能的术后并发症主要是肠梗阻、吻合口漏、骶前静脉丛大出血。本术式没有植入外源物质而引起感染的危险。尤其适用于便秘并且能够耐受经腹手术者。该术式临床效果良好,复发率低,一般对耐受良好的患者列为首选,正被外科医师越来越多地应用。

(二)经会阴术式

术前准备同"肛门病手术",经会阴手术亦有数十种,现将常用术式归纳如下。

1. 经会阴直肠黏膜切除及肠壁肌层折叠缝合术　即 Delorme 术,由 Delorme 等在 1900 年提出。他于肛门外做直肠黏膜袖状切除,将脱垂全部脱出,黏膜下注入盐水,距离齿线 1～2 cm 环形切开黏膜到黏膜下层,将黏膜由肌层分离成为袖状,直到脱垂顶端,并将黏膜完全切除。再将 6 条缝线穿过脱垂底部黏膜边缘并穿过数处肌层,由顶部黏膜边缘穿出,结扎后使肌层折叠,黏膜对合。这种术式多用于治疗内套叠。对于低位较小的脱垂是比较理想的,年老体弱生命有限伴脱垂症状者也适合这种术式。本术式不引起便秘,改善了肛门括约肌和直肠的感觉功能,可能源于其降低了术后便秘问题的发生。但是其也存在着不尽如人意的地方,长期复发率高,可能源于手术只切除了部分脱垂,没有治疗根本的解剖学缺陷,也没有治疗盆底及出口处的缺损,术后会阴下降仍然存在。

2. 经会阴直肠乙状结肠部分切除术　即 Altemeier 术。本术式最初由 Mikulicz 于 1889 年提出,而倍受欢迎的是 1971 年 Altemeier 做的改良的会阴切除术。术中经肛门切除脱垂冗长的肠管并吻合,可同时修补滑动性疝及肛提肌。本术式无吻合口瘘,避免了因悬吊支持材料而发生盆腔脓肿的危险,且不会出现经腹手术所带来的泌尿生殖系统问题,但长期效果不佳,复发率 5%～20%。但复发患者可再行本术式,且并发症少。由于大部分患者可在 24 h 内出院,且不需全身麻醉,所以手术可于门诊实施。虽然复发率较之经腹切除稍高,但是发病率及费用低,而且能够容易、安全地重复实施。主要适用于年老体弱不能耐受经腹手术者以及脱垂肠段较长、嵌顿不能复位或是肠管已经坏死者。

3. 肛管环缩术　即 Thiersch 术。1891 年,Thiersch 首先用银线环植入肛门部皮下,紧缩松弛的肛门括约肌,12 周后取出。该手术能在局部麻醉下完成,手术操作简单,损伤少。但是不能解除引起直肠脱垂的诸多原因,而且术后出现粪便嵌顿、植入环断裂或松弛、置环处溃疡感染、急性脱垂等并发症较多,疗效不满意,复发率很高。后来外科医师尝试了很多材料改良本术式,如筋膜、肌腱、尼龙、聚丙烯、聚四氟乙烯等,这些材料都不易断裂,且并发症少。但本术式适应证少,对于轻度直肠脱垂和年老体弱不能耐受其他手术者可作为一种辅助性姑息治疗。

4. PPH 术　1993 年 Longo 发明了 PPH 术,治疗重度内痔脱垂并应用于临床,随后国内文献相继报道应用吻合器 PPH 治疗直肠内脱垂,亦获得良好疗效。该术式对直肠黏膜脱垂和 I 度完全性直肠脱垂效果好,方法是在齿状线上 3 cm 做荷包缝合,对侧可做 1～3 个牵引线,吻合器导入,切割吻合一次完成。对于 II 度完全性直肠脱垂由于脱出的组织较多,可在齿状线上 2 cm,4 cm 处做双荷包缝合以便切除更多组织。该术式创伤小、手术时间短、恢复快,因此目前该种术式应用越来越多,尤其对心肺功能较差的患者可选择该种术式。

## 【研究进展】

在直肠脱垂治疗的进展中,腹腔镜手术(laparoscopic surgery)是最新的进展。随着腹腔镜手术广泛应用于外科临床,国外腹腔镜手术治疗直肠脱垂报道较多,出现了直肠、结肠切除术,直肠缝线固定术及直肠悬吊术多种方法,支持这种术式的人认为,腹腔镜手术具有技术操作简易、患者舒适、术中出血少、术后肠功能恢复快、住院时间短、并发症少等诸多优点。腹腔镜直肠固定术和切除固定术治疗脱垂的结果都很好,在年老体弱者身上都能安全实施。腹腔镜术式缩短了住院期,老年人耐受良好。腹腔镜修复直肠脱垂,结合了开放性腹部手术疗效好和微创手术复发率低的双重优点,很有可能代表了未来直肠脱垂经腹手术的发展方向,但在被广泛接受之前有待进一步研究。

## 【柏氏诊疗特色】

上海中医药大学附属曙光医院柏氏肛肠科对直肠脱垂的治疗特色,主要是针对Ⅰ、Ⅱ度直肠脱垂应用中医特色,内外并治。

### 一、内治法

以益气、升提、健脾为主,如补中益气汤、八珍汤、十全大补汤或单味参芦。常用药物:黄芪、党参、升麻、柴胡、怀山药、炒白术、仙鹤草、制黄精、山茱萸等。有炎症者,可加黄柏、虎杖等。

### 二、外治法

1. 垫棉法 适用于儿童,直肠脱垂回纳后用宝塔形敷料塞于肛门,再用胶布固定成"井"字形。

2. 外敷法 五倍子 10 g、五化龙骨 60 g、木贼草炭 60 g,上药研细末,掺药少许托纳。

3. 熏洗法 ① 生香附 10 g、荆芥 10 g、五倍子 10 g,上药煎煮 1 000 ml 熏洗,如有炎症可加金银花 10 g、黄柏 10 g。② 大皂荚 60 g、荔子草 60 g、枳壳 60 g、徐长卿 60 g,加水煎煮 3 000 ml,温热时浸洗。③ 以苦参汤加石榴皮、枯矾、五倍子,煎水熏洗,每日 2 次。

4. 曙光Ⅰ号黏膜下注射法 ① 适应证:Ⅰ、Ⅱ度直肠脱垂。② 禁忌证:直肠炎、腹泻、肛门直肠周围炎、持续性腹压增加疾病。③ 注射药物:曙光Ⅰ号注射液稀释液(曙光Ⅰ号:1‰利多卡因=2:1)。④ 操作方法:取侧卧位,局部消毒后行肛门局部麻醉,使肛门松弛,将直肠黏膜暴露肛外,或在肛门镜下,齿线上方 1 cm,环形选择 2～3 个平面,每个平面选择 4～6 个点,各点距离相互交错,每点注射 1～2 ml。注射完毕,用塔形纱布压迫固定。⑤ 注意事项:一是进针不能太深,如进针有阻力,表示刺入肌层,应将针稍后退,一般以进针有落空感,无出血为宜,边注射边向外退针。二是注射浓度不能过高,剂量不能太大,防止局部组织坏死,甚则进一步造成感染或坏死噬破血管引起大出血。

**参考文献**

[1] 柏连松,王袭祚,朱秉宜. 实用中医肛肠病学[M]. 上海:上海科学技术文献出版社,1988.

[2] 胡伯虎,李汉宁. 实用痔瘘学[M]. 北京:科学技术文献出版社,2000.

[3] 何永恒,凌光烈. 中医肛肠科学[M]. 北京:清华大学出版社,2011.

[4] 张庆荣. 肛管大肠手术图解[M]. 天津:天津科技翻译出版公司,1999.

[5] 卢鹏,刘连杰,傅传刚. 直肠脱垂的诊断和治疗[J]. 中国实用外科杂志,2005,25(2):126.

[6] 潘少骅. 直肠脱垂的诊治近况[J]. 结直肠肛门外科,2007,13(3):203.

[7] 王丽娜,翁文采,权力,等. 直肠脱垂的 X 线排便造影分型及其临床应用价值[J]. 中国现代医生,2012,

50（27）：95.

［8］李华山，李国栋.消痔灵双层四步注射治疗成人完全性直肠脱垂117例［J］.大肠肛门病外科杂志，2003，
　　9（3）：183.

［9］任翔英，汤浩.吻合器在直肠脱垂治疗中的应用［J］.现代实用医学，2003，15（7）：447－448.

［10］郑新，郑志杰，周本世，等.PPH治疗直肠黏膜脱垂及直肠前突所致出口梗阻型便秘［J］.腹部外科，2004，17（5）：
　　298－299.

# 第十二章 炎症性肠病

炎症性肠病(inflammatory bowel disease，IBD)是一组病因不明的慢性肠道炎症性疾病,包括溃疡性结肠炎(ulcerative colitis，UC)和克罗恩病(Crohn's disease，CD),两者组织损伤的基本病理过程相似,但可能由于致病因素及发病具体环节不同,其组织损害的表现不同。过去 50 年,西方发达国家 IBD 的患病率一直居高不下,成为学者们的研究热点,近年一些研究显示我国 IBD 患者呈逐渐增多的趋势,相关研究也逐渐增多。在中医中药方面的研究也取得一定的成绩。

## 第一节　溃疡性结肠炎

### 【概述】

溃疡性结肠炎(UC)是一种原因不明、主要发生在结肠黏膜层的炎症性病变,由 Wilks 及 Moxon 于 1875 年首先报道。1973 年世界卫生组织医学科学国际组织委员会将本病定名为特发性结肠炎,又称慢性非特异性 UC,以区别各种特异性炎症。但由于临床的一致性,目前,国内外仍多用溃疡性结肠炎这一病名。病理上以结肠黏膜溃疡糜烂、隐窝脓肿等表现,病变范围主要在乙状结肠、直肠,也可向上扩展至左半、右半结肠,甚至全结肠,以黏液脓血便、腹痛、腹泻、里急后重为主要临床症状,病情常反复,多数病程缓慢、迁延,有时急性发作或爆发。可产生严重的局部和远处的肠外并发症。国内发病率呈逐年上升趋势,各年龄段均可发病,但以中青年居多,无明显的性别差异。治疗仍以内科治疗,防止复发为主,顽固性、急性发作、持续大出血可手术治疗。

临床流行病学资料显示,北美和欧洲北部 UC 发病率最高,南美、东南亚、非洲、澳大利亚等地发病率较低,国内发病年龄以 20～40 多见,一般在 70% 以上,性别无明显差异。这一现象除与南北地理位置的差异有关外,也不能除外各地卫生保健、工业化程度、环境卫生、卫生立法等因素的影响。UC 发病率的地域差异也可能是由各国人群遗传背景不同所致,但环境因素的作用似乎更为重要,从低发病率国家移居至发达国家的人群发病率上升。早期在美国和斯堪的纳维亚半岛进行的流行病学研究发现 UC 在秋冬季节易发。此外,使用非甾体抗炎药(NSAID)、口服避孕药等药物、巨细胞病毒(CMV)感染或其他感染、假膜性肠炎、饮食因素等均可促进 UC 的发生。同时也存在对 UC 起保护作用的环境因素,如以母乳喂养婴儿、幼年期寄生虫感染、吸烟、阑尾切除等,均能不同程度地降低 UC 发生率。

## 【病因病机】

### 一、中医病因病机

中医认为 UC 的病因病机多与湿热、虚(脾虚、肾虚、脾肾虚)、气(气郁)、瘀有关。主要致病因素为湿热。病理基础以脾虚为本,湿热、肝郁、瘀血为标。

1. 与肝、脾、肾的关系　外感六淫,内伤七情,或饮食不节,恣食生冷,醉饱入房,自戕脏腑之气,以致脾胃受伤,运化失司,湿热内蕴,下注大肠,则生泄泻。六淫之气伤人,肠胃功能失调皆能致泻,湿邪为发病的主要因素,且常兼夹寒、热、暑等病邪,湿邪影响脾胃运化,脾恶湿喜燥,湿盛则脾不能正常运化而成泻矣。董建华认为 UC 病位在肠,同时与肝、脾、肾密切相关,分别施以调肝健脾助运等方法,配以灵活化裁,取效颇捷。

2. 与外感六淫的关系　外感六淫之中,湿邪是 UC 的主要致病因素,尤以湿热之邪为主要致病之因。暑湿热毒侵入脾胃,湿热郁蒸,肠胃之气血阻滞,气血与暑湿热相搏结,化为脓血黏液,风邪客于肠胃,脾胃受损,升降功能失调是 UC 的基本病理变化。正如《内经》所说:"春伤于风,邪气留连,乃为洞泄。""春伤于风,夏生飧泄。""久风入胃中,则为肠风、飧泄。"

3. 与气血瘀滞的关系　现在有许多学者认为气血瘀滞在 UC 发生中具有特别重要的意义。孙韦义用益气活血化瘀中药治疗 UC 取得满意疗效,无疑说明了这种认识的正确性。穆淑清也认为 UC 为湿热毒邪入侵肠腑,伤及肠壁脉络,使之气血瘀滞,血败肉腐化为黏液脓血,并形成大小不等的溃疡。

### 二、西医病因病机

UC 病因病机的研究国内外学者做了大量的工作,目前认为该病的发病与自身免疫的异常和遗传因素有密切的关系,而精神因素、饮食不洁、微生物感染等可能只是诱因。

（一）UC 的免疫学机制

目前西医学对于 UC 的研究表明免疫功能紊乱是导致 UC 的关键环节。主要包括以下几个方面。

1. 自身免疫　大多数学者认为 UC 是一种自身免疫性疾病,与肠道菌群失调有密切关系。临床上 75％UC 患者血清中可检测到抗中性粒细胞胞浆抗体(ANCA),而在 UC 患者中 ANCA 呈家族聚集现象,故 ANCA 有望成为 UC 较特异性的血清标记物。

2. 细胞因子在 UC 的作用　细胞因子是指机体的免疫细胞(如 T 细胞、B 细胞、巨噬细胞和单核细胞等)和非免疫细胞(如血管内皮细胞、表皮细胞和成纤维细胞等)合成和分泌的一组具有广泛生物活性的小分子多肽。

（1）促炎性细胞因子:由单核细胞及巨噬细胞产生,参与细胞介导的免疫反应,包括白介素(interleukin, IL)家族中的 IL-1、IL-6、IL-8、IL-12、IL-18 及肿瘤坏死因子-$\alpha$(TNF-$\alpha$)和干扰素(IFN),他们对肠道发挥促炎症性作用,并充当黏膜损伤的介质。其中 IL-8 是一种强有力的中性粒细胞趋化因子和活化因子,主要生物学作用是趋化并激活中性粒细胞,TNF-$\alpha$ 主要由巨噬细胞及 T 细胞产生,具有活化单核巨噬细胞、刺激内皮细胞表达多种黏附分子等作用。其引起肠道黏膜损伤的机制包括生成白三稀、氧自由基及释放血小板活化因子,诱导细胞内诱生型一氧化氮合酶 mRNA 的表达及四氢生物蝶呤的生成,促使一氧化氮生成增多而引起细胞损伤。TNF-α 还通过激活半胱天冬蛋白酶导致肠道内淋巴细胞凋亡,降低肠黏膜的免疫功能。

(2)抗炎症性细胞因子:主要由 T 细胞产生,参与体液免疫反应,包括 IL-4、IL-10 和 IL-13 等,他们主要以抗炎的方式起作用。

3. 与疾病活动相关的生化因素

(1)髓过氧化物酶(MPO):MPO 是中性粒细胞嗜酸性颗粒产生的一种重要过氧化物酶,主要存在于嗜中性粒细胞和单核粒细胞。MPO 循环利用的经典途径是通过氧化卤素离子生成次卤酸;后者对于宿主防御以及炎症的发生、发展非常重要。而且次卤酸具有很强的抗微生物作用,可直接影响机体的免疫功能。

(2)过氧化物酶(SOD):SOD 是反映细胞功能和机体抗炎症反应的指标,能有效地清除氧自由基,从而抑制肠组织中脂质过氧化反应并稳定细胞膜。

4. 与疾病活动相关的凝血因素

(1)凝血酶原片段 1+2(prothrombin fragment1+2,F1+2)及 D-二聚体:两者均是血栓前状态分子标志物。D-二聚体是交联纤维蛋白降解后形成的特异性的最小片段,在高凝状态和血栓形成的病理情况下明显增高,能够特异性表明体内存在频繁的纤维蛋白降解过程。F1+2 是凝血酶原水解生成凝血酶过程中释放出的肽链。研究发现 UC 患者活动期 F1+2 及 D-二聚体含量均较缓解期明显升高,有易形成血栓的倾向,其可以应用于临床作为监测 UC 病情的指标。

(2)血小板平均容积及血小板颗粒膜蛋白-140(GMP-140):血小板不仅参与血液凝固的各个环节,还与炎症的发生发展有密切关系。UC 患者血小板激活可能与肠系膜血管受损有关。GMP-140 作为 P 选择素家族的重要成员之一,是体内血小板活化的敏感指标,与多种炎症细胞的活化和浸润密切相关,在炎症反应中起重要作用。

(3)C 反应蛋白(CRP):研究发现,活动性 UC 的中、重度患者 CRP 均较对照组升高。

(二)遗传因素

本病在欧美国家多见,UC 的家族聚集性最早是在 20 世纪 30 年代被报道的,阳性家族史是 UC 最大的独立危险因素。UC 患者一级亲属的 UC 患病率为 5.7%~15.5%,是正常人的 5 倍甚至更多。单卵双生子同患 UC 的一致性高达 16%,双卵双生子则为 7%。研究证明遗传因素 UC 为多基因疾病。目前较多证据表明 2、6 号染色体与 UC 易感相关。

(三)环境因素

近几十年来,UC 发病率持续增高,该现象首先出现在社会经济高度发达的北美、北欧,继而是西欧、南欧,最近出现在日本、南美。此现象提示饮食、吸烟或暴露于其他尚不明确环境因素在 UC 发病中具有重要作用。

(四)感染因素

微生物在 UC 发病中的作用一直受到重视,但至今尚未找到某一特异微生物病原与 UC 有恒定关系。Yamamoto-Furusho 的研究显示,墨西哥 UC 发病率的增加与蠕虫感染减少有关,而蠕虫能防止机体免疫失调的发生,刺激辅助性 T 细胞(Th2)分泌 IL-4、IL-5、IL-9、IL-13 等,从而可能在肠道炎症中起一定的保护作用。幽门螺杆菌(Hp)具有诱导免疫耐受、限制炎性反应的作用,能抑制自身免疫性疾病的发生,Hp 感染对 UC 发病具有保护作用。

## 【分类】

### 一、西医分类

按临床表现和过程可分 4 型。

1. 初发型  症状轻重不一,既往无 UC 史,可转变为慢性复发型或慢性持续型。

2. 慢性复发型  症状较轻,临床上最多见,治疗后常有长短不一的缓解期。复发高峰多在春秋季,而夏季较少。在发作期结肠镜检查,有典型的 UC 病变,而缓解期检查仅见轻度充血、水肿,黏膜活检为慢性炎症,易误为肠易激综合征。有的患者可转为慢性持续型。

3. 慢性持续型  起病后常持续有轻重不等的腹泻、间断血便、腹痛及全身症状,持续数周至数年,其间可有急性发作。本型病变范围较广,结肠病变呈进行性,并发症多,急性发作时症状严重,需行手术治疗。

4. 急性暴发型  国内报道较少,约占 UC 的 2.6%,国外报道占 20%。多见于青少年,起病急骤,全身及局部症状均严重,高热、腹泻每日 20～30 次,便血量多,可致贫血、脱水与电解质紊乱、低蛋白血症,衰弱消瘦,并易发生中毒性结肠扩张、肠穿孔及腹膜炎,常需紧急手术,病死率高。

### 二、中医分型

慢性非特异性 UC,具有病程长、反复发作、迁延不愈等特点。其中各个证型一般都具有泄泻、腹痛、黏液脓血便和不同程度的里急后重等共同证候。除此以外,在辨证分型时,还要抓住各证型的特殊证候(以下证型均省略共同证候)。

1. 实证

(1) 湿热内蕴型:主症为便中夹脓带血,里急后重,身热,舌苔黄腻,脉滑数。兼症为肛门灼热,胃痞纳呆,大便秽臭,小便短赤。

(2) 气滞血瘀型:主症为肠鸣腹胀或腹痛拒按,面色晦暗,舌紫或有瘀斑、瘀点,脉弦涩。兼症为泻下不爽,嗳气食少,胸胁胀满。

2. 虚证

(1) 脾肾两虚型:主症为久泻不愈,形寒肢冷,食减纳呆,腰膝酸软,遇寒加重,舌淡、苔白、脉沉细。兼症为少气懒言,腹中隐痛喜按,腹胀肠鸣,五更泄泻。

(2) 阴血亏虚型:主症为午后低热,头晕目眩,失眠盗汗,舌红少苔,脉象细数。兼症为腹中隐痛,心烦易怒,神疲乏力。

3. 临床分型

(1) 大肠湿热:起病较急,腹痛即泻,泻下急迫如注,便味臭秽,血随便下。或泻下黄色水样便,或脓样黏液便,腹胀肠鸣,肛门灼痛。或可伴有寒热,心烦口干而不欲多饮,食欲不振,小便赤涩短少,舌苔黄腻,脉象滑数。

(2) 寒湿凝滞:腹泻,便下赤白黏冻,白多赤少,或为纯白冻,腹痛拘急,里急后重,口淡乏味,中脘痞闷不渴,头痛身困,小便清白,舌质淡,苔白腻,脉濡缓。

（3）食滞胃肠：腹痛即泻，泻下痛减，少顷复又痛泻，泻下粪便臭如败卵，腹痛拒按，肠鸣，脘腹胀满，嗳气酸臭、厌食或呕吐，舌苔垢浊或厚腻，脉滑。

（4）毒热壅盛：发病急骤，壮热口渴，头痛烦躁，胸脘满闷不食，呕吐恶心，腹痛剧烈，后重特甚，腹泻，下利脓血，多为紫红色，或呈血水状，便次频频，舌红绛，苔黄燥，脉滑数或疾，甚至昏迷痉厥。

（5）瘀阻肠络：下利日久，便下粪少，大便时稀时干，便后不尽，夹有黏冻或黯血，或下血色黑有光如漆，腹部刺痛，痛有定处，以左侧少腹为多，按之痛甚。可扪及条索状瘀块，面色暗滞，舌边有瘀斑或舌质暗红，脉沉涩。

（6）肝郁脾虚：腹泻，或便秘和腹泻交替发作。时作时止，每因恼怒而发作或加重。发作则腹痛欲泻，泻后痛减，矢气频作，大便溏薄，黏液较多，时夹脓血，日行3～4次，左少腹坠胀或里急后重，伴纳差，胸脘痞满，噫气不舒，性情急躁等，舌质红，苔薄白而腻，脉弦。

（7）脾气虚弱：大便时溏，迁延反复，完谷不化，劳累则便溏加重，饮食减少，食后脘闷不舒，稍进油腻厚味食物，则大便次数明显增加，面色萎黄，神疲倦怠，或腹胀有下坠感，甚则脱肛不收，舌淡苔白，脉细弱。

（8）脾虚湿困：大便溏薄，脓血杂下，夹有黏液，久而不止，日行3～6次，腹胀纳差，自重倦怠，腹痛隐隐，舌质淡，苔白腻，脉沉缓。

（9）脾胃虚寒：下利日久，便下清冷稀薄，带有白冻或便下欠爽不化，每遇受寒或食入生冷发作，腹部隐痛，喜暖喜按，肠鸣腹胀，四肢欠温，舌淡苔白，脉沉迟。

（10）寒热错杂：便溏时发时止，日久不愈，发作时便泻夹有黏液或见脓血，里急后重，腹痛，饮食减少，倦怠怯冷，舌质淡，苔腻，脉细。

（11）气阴亏虚：疲乏头昏，五心烦热，腹胀不适，大便干结，临厕努挣乏力，舌质偏暗少苔，脉细弱。

## 【临床表现】

UC可发生在结直肠的任何部位，以直肠和乙状结肠多见，也可累及升结肠和结肠的其他部位，或累及整个结肠。少数全结肠受累并可侵及末端回肠，受累的肠管多限于距回盲瓣10 cm以内的末端回肠。

### 一、临床症状

UC患者临床结肠黏膜呈充血、水肿，并可以形成多数大小不等、容易出血的溃疡，严重者大段结肠可无正常黏膜。发病时多见以下症状。

1. 腹泻　病初症状较轻，粪便表面有黏液，以后便次增多，重者每日排便10～30次，粪中常混有脓血和黏液，可呈糊状软便。

2. 腹痛　多局限左下腹或下腹部，轻症者亦可无腹痛，随病情发展腹痛加剧，排便后可缓解。里急后重系由于炎症刺激直肠所致，并常有骶部不适。

3. 便血　主要由于结肠黏膜局部缺血及溶解纤维蛋白的活力增加所致。一般为小量便血，重者可呈大量便血或血水样便。

　　除了上述介绍的,UC 患者还多有厌食、饱胀、嗳气、上腹不适、恶心、呕吐等症状出现。容易并发肠狭窄、中毒性肠扩张等病症,严重的还有癌变的风险。全身表现多见于急性暴发型重症患者,出现发热、水电解质失衡、维生素、蛋白质丢失、贫血、体重下降等。

## 二、体征

　　左下腹或全腹压痛,可扪及降结肠特别是乙状结肠呈硬管状,并有压痛,有时腹肌紧张,肛诊可发现肛门括约肌痉挛,指套有黏液或血性黏液分泌物,直肠有触痛。

## 三、病理形态

　　(1) 大体形态:UC 是以黏膜为主的炎症,浆膜层一般完整,外观光滑、光泽,血管充血,肠管缩短,以远端结肠和直肠最明显,一般看不到纤维组织增生;肠管黏膜表面有颗粒感、质脆,广泛充血和出血,有多个浅表性溃疡,沿结肠带呈线状分布或呈斑块状分布。严重者可见黏膜大片剥脱,甚至暴露出肌层,黏膜病变呈连续性,从直肠或乙状结肠开始,常常远段重,近段轻;左半结肠重,右半结肠轻。黏膜表面还可见到许多大小不等、形态各异的炎性息肉,以结肠多见,直肠则较少见。有时可见到炎性息肉相互粘连而形成的黏膜桥。

　　(2) 组织形态:黏膜和黏膜下层高度充血、水肿,炎性细胞弥漫性浸润,主要为中性粒细胞、淋巴细胞、浆细胞和巨噬细胞。初起炎症限于黏膜,在上皮和腺体受损后炎症可发展到黏膜下层,一般不累及肌层和浆膜层。中性粒细胞浸润肠上皮,可导致隐窝炎和隐窝脓肿,上皮细胞增殖,杯状细胞减少或消失。小溃疡多位于黏膜层,呈弥漫性分布,底部可达黏膜下层,极少累及全层,溃疡底仅见薄层肉芽组织。

## 【检查】

### 一、实验室检查

　　1. 粪便检查　活动期以糊状黏液、脓血便最为常见,镜下检查有大量的红细胞、脓细胞,其数量变化常与疾病的病情相关。涂片中常见到大量的多核巨噬细胞。UC 患者大便隐血试验可呈阳性。

　　2. 红细胞沉降率(ESR)　UC 患者在活动期时,ESR 常升高,多为轻度或中度增快,常见于较重病例。但 ESR 不能反映病情的轻重。

　　3. 白细胞计数　大多数患者白细胞计数正常,但在急性活动期,中、重型患者中可有轻度升高,严重者出现中性粒细胞中毒颗粒。

　　4. 血红蛋白　50%～60%患者可有不同程度的低色素性贫血。

　　5. C 反应蛋白(CRP)　正常人血浆中仅有微量 C 反应蛋白,但轻度炎症也能导致肝细胞合成和分泌蛋白异常,因此,CRP 可鉴别功能性与炎症性肠病。

　　6. 免疫学检查　一般认为免疫学指标有助于对病情活动性进行判断,但对确诊本病的意义则有限。在活动期,血清中 IgG、IgA 和 IgM 可升高,T/B 值下降。在一些 UC 患者中,IL-1 与 IL-1 受体(IL-1R)的比值较正常人和其他炎症患者为高。炎症性肠病的组织中 IL-1 含量增加,而且其含量与病变的活动性成正比。有资料表明,炎症性肠病中巨噬细胞处于高度活跃状态,并分泌 TNF-α,

而测定 TNF-α 对了解 IBD 患者病变的程度与活动度具有重要意义。

### 二、辅助检查

1. X 线检查　X 线检查一直是诊断 UC 的重要方法,即使应用结肠镜后,其在诊断和鉴别诊断方面仍具有独有的价值,是 UC 诊断的重要措施。

腹部平片:在临床上已很少应用腹部平片诊断 UC,其最重要的价值在于诊断中毒性巨结肠。对中毒性巨结肠患者应每隔 12～24 h 做 1 次腹部平片检查,以监测病情变化。钡剂灌肠检查:钡灌肠检查是 UC 诊断的主要手段之一,但 X 线检查对轻型或早期病例的诊断帮助不大。气钡双重对比造影明显优于单钡剂造影,有利于观察黏膜水肿和溃疡。

2. CT 和 MRI 检查　以往 CT 很少用于肠道疾病的诊断,而近几年随着技术的提高,CT 可模拟内镜的影像学改变而用于 UC 的诊断。MRI 检查费用昂贵,对肠道疾病诊断效果差,但在诊断 UC 的肠腔外病变和并发症方面可能有一定价值。

3. 结肠镜检查　结肠镜检查是诊断 UC 最重要的手段之一,既可直接观察结肠黏膜的变化,可确定病变的基本特征和范围,又能进行活组织检查,因此,可以大大提高诊断 UC 的准确率,对本病的诊断有重要价值。此外,在 UC 癌变监测过程中也起着十分重要的作用。但病变严重并疑将穿孔、中毒性结肠扩张、腹膜炎或伴有其他急腹症时,应列为结肠镜检查的禁忌证。内镜下黏膜形态改变主要表现为糜烂、溃疡和假息肉形成,黏膜粗糙呈细颗粒状,黏膜血管模糊,质脆易出血;病变反复发作者可见到假息肉、结肠袋消失、肠壁增厚等表现。

(1) 在活动期:受累的同一肠段的改变几乎均匀一致。初期主要是黏膜充血、水肿,血管纹理紊乱、模糊,半月襞增厚,肠管常呈痉挛状态;随后黏膜面变粗糙,出现弥漫分布、大小较一致的细颗粒,组织变脆,有自然出血或接触出血,腔内有黏液性分泌物;进一步发展则黏膜出现糜烂,伴有许多散在分布的黄色小斑,乃隐窝脓肿形成后脓性分泌物附于腺管开口所致;而后黏膜面形成许多溃疡,溃疡较小而表浅,呈针头样、线形或斑片状,形态不规则,排列无规律,围绕肠管纵轴和横轴相互交错,这是 UC 内镜下的重要特征。周围黏膜亦有明显充血糜烂等炎性反应,几乎无正常残存黏膜可见。

(2) 在缓解期:内镜的主要表现为黏膜萎缩和炎症性假息肉。病情较轻者,炎症消退后肠黏膜充血、水肿也逐渐消失,溃疡缩小呈细线状或愈合消失,渗出物吸收;慢性持续型或复发缓解型病例,肠黏膜出现萎缩性改变,色泽变得苍白,血管纹理紊乱,黏膜正常光泽丧失,略显干燥,残存黏膜小岛可因上皮和少量纤维组织增生可形成假性息肉。

(3) 在晚期:严重且反复发作的 UC 者,可出现结肠袋消失,肠管缩短,肠腔狭窄,黏膜面粗糙呈虫咬样,形成 X 线上所谓铅管样结肠。暴发性 UC 是引起中毒性巨结肠最常见的原因。内镜检查可见病变累及全结肠,正常形态消失,肠腔扩大,结肠袋和半月襞均消失,黏膜明显充血、糜烂、出血并见溃疡形成,大片黏膜剥脱。因肠壁菲薄,必须指出爆发性 UC 合并中毒性巨结肠时应禁忌内镜检查,否则极易引起穿孔或使病变进一步加重。

4. 超声显像　因肠腔内气体和液体的干扰,超声显像难以得到满意的结果,因此,超声显像被认为不适用于胃肠疾病的检查,但仍有学者致力于超声在胃肠疾病诊断中应用价值的探索。研究者提出 UC 的主要超声征象是肠壁增厚,范围在 4～10 mm(正常为 2～3 mm);同时可显示病变的部位、范围和分布特点。

## 【诊断与鉴别诊断】

### 一、诊断

由于 UC 是一种非特异性炎性疾病,临床表现多种多样,难以找到典型的临床特征做出诊断,我国 2007 年在山东济南召开的"中华医学会第 7 次全国消化病学术会议"上做出了《对我国炎症性肠病诊断治疗规范的共识意见》,根据国际诊断标准结合我国具体情况提出了 UC 的诊断标准。

（1）排除细菌性痢疾、阿米巴结肠炎、血吸虫病、肠结核、CD、放射性肠炎等原因明确的结肠炎症。

（2）具有典型的临床表现,并至少有内镜或 X 线的特征性改变中的 1 项。

（3）临床症状不典型,但有典型的肠镜或 X 线表现或经病理活检证实。

### 二、鉴别诊断

（1）慢性细菌性痢疾:常有急性细菌性痢疾病史;抗菌药治疗有效;粪便培养可分离出痢疾杆菌,结肠镜检查时采取黏液脓血培养,阳性率较高。

（2）慢性阿米巴肠炎:病变主要侵犯右侧结肠,亦可累及左侧结肠,有散在性溃疡,溃疡较深,边缘潜行,溃疡间的黏膜多属正常,粪便可找到阿米巴的滋养体或包囊,通过结肠镜采取溃疡面渗出物或溃疡边缘处的活体找到阿米巴,阳性率较高;抗阿米巴治疗有效。

（3）CD:其临床表现腹痛、腹泻、发热等症状与 UC 颇为近似,有时,不经组织学检查或其他特殊检查,单凭临床表现鉴别则十分不易。CD 病变主要侵犯回肠末端,腹痛多位于右下腹或脐周,里急后重少见,粪便常无黏液、脓血。腹部肿块、瘘管形成、肛门及直肠周围病灶较多见;X 线钡剂造影检查于回肠末端可见线样症;乙状结肠检查多属正常,若累及直肠或结肠时,可见病变部分黏膜呈卵石样隆起,有圆形、纵行线状或匐行性溃疡,多无渗出性或接触性出血,病变呈节段性分布,黏膜活组织检查对诊断有帮助。

（4）肠结核:肠结核者,大多伴有肺或其他原发结核病灶,多在结肠右侧,便血甚少见,有结核性病理特征与临床表现,粪中可检出结核杆菌,正规抗结核治疗效果较好。

（5）直肠结肠癌:多见于中年以后,多数直肠癌于肛门指诊时能触到肿块,脱落细胞学。结肠镜及 X 线钡灌肠检查对鉴别诊断有帮助,活检可确诊。但要注意结肠癌和结肠炎可以并存。

（6）过敏结肠炎:常伴有结肠以外的神经性症状;本病腹泻为持续性或反复发作性,粪便可有黏液,但无脓血,常规检查除稀便或不成形外,无其他病理成分。结肠镜和 X 线钡灌肠检查可见结肠激惹性增加,但无器质性病变。本病需较长时间观察,除外消化系统及消化系以外的有关疾病后才能诊断。

（7）放射性肠炎:表现为肠道炎性病变,溃疡形成,硬化性变,狭窄或坏死等。患者均有腹腔脏器接受放疗病史可资鉴别。

（8）缺血性肠炎:多见于老年人,由动脉硬化而引起。突然发病,下腹痛伴呕吐,24～48 h 后出现血性腹泻、发热、白细胞增多,重症者肠坏死穿孔发生腹膜炎,轻者为可逆性过程,经 1～2 周至 1～6 个月的时间可治愈。有可能钡灌肠 X 线检查时,可见指压痕征、假性肿瘤、假性憩室、肠壁的锯齿状改变及管腔纺锤状狭窄等。内镜下可见由黏膜下出血造成的暗紫色隆起,黏膜的剥脱出血及溃疡等可保持与正常黏膜的明显分界。病变在结肠脾曲处者较多。

(9) 结肠粪性溃疡：结肠粪性溃疡是坚硬粪块充塞结肠所引起的肠黏膜溃疡和出血，主要鉴别特征是：便秘，体弱，长期卧床，脱水以及经常使用导致便秘的抗酸药，如氢氧化铝或碳酸钙等。肛门指诊或乙状结肠镜检查多能发现坚硬粪块。患者可经常有便意而不能排粪或排不尽。个别病例也有腹泻者。

(10) 其他还需与结肠息肉病、结肠憩室病、真菌性结肠炎等鉴别。

## 【并发症】

1. 中毒性巨结肠　中毒性巨结肠是严重并发症。见于急性暴发型 UC 及急性重症型患者。其发生率约 2%，患者出现间歇性高热，精神萎靡呈重症中毒状态，腹部很快膨隆，有压痛，肠鸣音减弱或消失。由于结肠快速扩张，肠壁变薄，血运障碍，易发生肠坏死穿孔，病死率极高，可达 30%～50%。

2. 结肠穿孔　多在中毒性巨结肠扩张基础上发生。穿孔后导致弥漫性腹膜炎或局限性脓肿，穿孔部位多在乙状结肠或结肠脾曲处。患者多出现高热及感染中毒症状，腹胀、左侧腹部广泛肌紧张。X 线透视或平片检查膈下常有游离气体。

3. 下消化道出血　直肠、结肠可广泛渗血，绝大多数表现为血便、脓血便。有时少数病例（约占 4%）可出现下消化道反复大出血，1 次出血量很多，可达数千毫升，甚至出现休克，需紧急手术治疗。

4. 直结肠癌　癌变发生率为 0.7%～8%，甚至可高达 13%，比一般人口高 5～20 倍。病程在 10 年以上、全结肠有广泛病变以及青少年、儿童期发病者，其癌肿发病率明显增高。癌肿可发生在全结肠的任何部位，5%～42% 为多中心癌，且分化程度较低，多为低分化黏液癌，呈皮革状浸润肠壁生长，所以预后差。

5. 直肠和结肠绞窄　直肠和结肠绞窄是晚期并发症，但很少造成肠梗阻。

6. 内瘘　肠腔与肠腔或肠腔与其他空腔脏器（如膀胱、阴道等）互相粘连，形成内瘘；肠腔与皮肤相通形成外瘘，虽较少，但偶有发生。

7. 肛门及肛周疾病　如肛裂、直肠周围脓肿、肛瘘、痔脱出等。

8. 肠外表现　肠道外症状多见于急性期患者。

(1) 关节症状：与腹泻伴同的多关节疼痛，为非侵袭性，不遗留退行性变损或功能障碍。

(2) 皮肤症状：多见于小儿，有结节性红斑、脓皮症、坏死性丘疹等。

(3) 眼部症状：有虹膜炎、色素层炎、葡萄膜炎的相应表现。

(4) 肝的症状：为本病常见的一种表现，呈现为因肝大而致的肝区不适或隐痛，肝脏损害随病变程度和病变范围的变化而呈平行关系。

(5) 小胆管周围炎。

## 【治疗】

### 一、内治法

(一) 一般治疗

1. 休息　暴发型和急性发作期患者应卧床休息，密切观察病情变化，直至热退及腹泻停止后再逐渐恢复活动,慢性持续性轻型病例经努力不能完全缓解时,也可从事力所能及的适度活动。

2. 饮食与营养 患者发作期间不要吃粗纤维多的蔬菜,水果及谷类,不可饮酒及食用过多的调味品,每日蛋白摄入量最好能达到 2 g/kg 体重,总热量为 2 500～3 500 kcal。严重腹泻时可只进流质饮食。一般患者可不限制饮食种类,可进低渣饮食;重症或病情恶化者应予禁食,给予口外营养疗法。通过静脉高价营养疗法,从静脉补充大量的蛋白质和热卡,促使全胃肠道休息,达到正氮平衡和临床症状明显减轻。

3. 解痉止痛 腹痛、腹泻部分原因是肠痉挛,故解痉药能缓解此类症状。可服用匹维溴铵片 50 mg,每日 3 次,或阿托品肌内注射。

4. 纠正贫血 出血及血浆蛋白过低时,可酌情输注全血、血浆或水解蛋白等,病情活动期,尤其正在大出血时,不可口服铁剂,因其非但不能立即奏效反而可加剧腹泻。病情缓解及出血停止时,可服铁剂治疗。

（二）中医辨证论治

中医根据不同的证型可进行辨证治疗。

（1）大肠湿热:治拟清热除湿。葛根芩连汤加减。

（2）寒湿凝滞:治拟温化寒湿,调气和血。胃苓汤加减。

（3）食滞胃肠:治拟消食导滞,调和脾胃。保和丸加减。

（4）毒热壅盛:治拟清热解毒,凉血宁血。白头翁汤合黄连解毒汤加减。

（5）瘀阻肠络:治拟化瘀通络,止痛止血。少腹逐瘀汤加减。

（6）肝郁脾虚:治拟抑肝扶脾,理气化湿。逍遥散合痛泻要方加减。

（7）脾气虚弱:治拟补中益气,升阳止泻。补中益气汤加减。

（8）脾虚湿困:治拟健脾益气,化湿和中。参苓白术散加减。

（9）脾胃虚寒:治拟温中健脾,散寒祛湿。理中汤加味。

（10）寒热错杂:治拟扶正祛邪,调理寒热。连理汤加减。

（11）气阴亏虚:治拟益气养阴,健脾补肾。参芪地黄汤加减。

（三）西药治疗

1. 抗生素

（1）磺胺类:首选胃肠道不易吸收的磺胺药,其中以水杨酸偶氮磺胺吡啶(SASP)效果最佳。口服后在肠内分解为磺胺吡啶及 5-氨基水杨酸,对结肠肠壁组织有特别亲和力,起到消炎作用。多用于轻型及中型患者。开始剂量为 0.5 g,每日 4 次口服。每隔 2～3 d 增加 1 g,直到获得临床疗效。每日总量一般为 3～6 g,个别可高达 8 g。病情稳定后,维持量为每日 1.5～2 g,治疗必须持续 4 周以上,以后每隔 3～5 周减量 1 次,直至每日服用 1～2 g 为止,维持至少 1 年。然后考虑停药,以降低复发率。对停药后易复发者,可选定最小剂量做长期维持治疗,有效率在 8% 以上。本药副作用有恶心、呕吐、头晕、头痛和全身不适,偶有引起白细胞减少、关节痛、皮疹、溶血、蛋白尿及胰腺炎等。副作用发生与药量有关,日用量 4 g 以上者,副作用显著增多。其他磺胺类药物和琥珀酰磺胺噻唑、肽酰磺胺噻唑及复方磺胺甲噁唑等亦可应用。近来用美沙拉嗪较多。

（2）抗生素:轻中毒患者不可用抗生素。急性暴发型及中毒性结肠扩张者,应用广谱抗生素,用前应做细菌培养。青霉素类、氯霉素、可林达霉素、妥布霉素、新型头孢类和头孢唑林钠均可酌情选用。为了避免胃肠道症状,抗生素不宜口服。

(3) 甲硝唑:1975 年 Ursing 首先报道了甲硝唑治疗肠道炎症性疾病的疗效。1976 年以后国内报道渐多,一般用法以每日 1 200 mg 分 3～4 次口服,疗程 3～6 个月,未见有严重副作用的报道。病程越短疗效越好,1 年以上病程者有效率在 60%～70%。

2. **糖皮质激素和促肾上腺皮质激素**　这类药物能抑制炎症和免疫反应,缓解毒性症状,特别是鉴于本病某些常见并存疾患和关节炎、葡萄膜炎和结节性红斑等,激素治疗近期疗效较好,有效率可达 90%。再者,激素还能增加患者食欲,改善患者情绪。泼尼松每日 15 mg,小剂量维持可明显减少复发率。一般用于以上治疗无效,急性发作期或暴发性病例。并发腹膜炎或腹腔内脓肿形成者不宜应用。在用药过程中要注意低血钾和主观症状的缓解好转可能掩盖病变的继续发展,甚至发生肠穿孔。

(1) 口服皮质激素:病情活动较明显,病变广泛者,可用泼尼松每日 40～60 mg,分 3～4 次口服。病情控制后逐渐减量至每日 10～15 mg,一般维持半年以后停药。如口服糖皮质激素 2～3 周未见疗效,应考虑改用促肾上腺皮质激素。

(2) 局部用药:病变限于直肠乙状结肠者,用栓剂或灌肠法,部分患者可从病变黏膜吸收药物而致全身起作用。可选用:① 含氢化可的松 10 mg 的肛门栓剂,每日 2～3 次。② 琥珀酸氢化可的松 50～100 mg 或泼尼松龙 20～40 mg 溶于 50～100 ml 液体中,每日 1～2 次保留灌肠,亦可同时加用 SASP 及适量的普鲁卡因或中药煎剂中,10～15 d 为 1 个疗程。

(3) 静脉用药:对暴发型、严重活动型及口服无效者可采用。静脉滴注促肾上腺皮质激素或糖皮质激素,一般前者疗效较佳,用量为每日 25～50 IU。氢化可的松的用量是每日 200～300 mg,亦可用半琥珀酸钠氢化可的松 200～300 mg,疗程一般为 10～14 d,于病情控制后,改用口服制剂。

(4) 联合用药:病情较重,病变范围较广者,可采用口服及直肠或静脉及直肠联合给药。

3. **免疫抑制剂**　如上述治疗无效或疗效不佳,又无手术适应证,可考虑选用硫唑嘌呤,6-巯基嘌呤(6-MP)、环磷酰胺等,以减低类固醇诱导缓解所需剂量。6-MP 每日 1.5 mg/kg,分次口服,硫唑嘌呤每日 1.5～2.5 mg/kg,分次口服,疗程约 1 年。但其疗效迄今尚未能肯定。本类药物毒性大、副作用多,特别是对骨髓造血功能有影响,用药过程中应定期抽查血象。

4. **外科治疗**　多数轻型患者的病变局限于直肠或乙状结肠部位,经休息、饮食控制和药物等内科治疗可以得到控制,但对一些严重发作、病变范围广泛和出现严重并发症的患者常需要进行外科手术治疗。

## 二、外治法

### (一)中药直肠给药疗法

1. **湿热为主的实证**　可选用白头翁 30 g,苦参 25 g,败酱草 20 g,大黄 15 g,地榆 15 g,白芷 15 g,薏苡仁 30 g。主治:实证患者。症状以腹泻,便下脓血,血色鲜红,腹痛拒按,里急后重,肛门灼热为特点。肠镜检查:肠黏膜充血水肿明显,见有溃疡。

2. **寒湿为主的实证**　可选用苍术 15 g,白术 10 g,薏苡仁 15 g,桂枝 10 g,木香 10 g,当归 10 g,艾叶炭 10 g,白及 10 g。主治:寒湿为主的偏实证患者。症状以腹泻,便下黏液白冻兼有血液,腹痛拒按喜温,里急后重为特点。肠镜检查:肠黏膜水肿、糜烂、溃疡,附有分泌物。

3. **瘀阻为主的实证**　可选用血竭 10 g,儿茶 10 g,山楂炭 15 g,大黄炭 10 g,白及 15 g。主治:肠络瘀阻为主的患者,症状以腹泻便下脓血,血色晦暗或成块,腹痛拒按,舌质暗红,脉涩。肠镜检查:肠黏膜充血色暗、糜烂、溃疡。

4. 脾肾虚弱型灌肠方　党参 15 g,黄芪 15 g,山药 20 g,薏苡仁 15 g,补骨脂 15 g,附子 10 g,当归 10 g,白及 15 g,五倍子 10 g。主治:脾肾虚弱为主的虚证,症状以腹泻日久、频数、便下黏液为主,腹痛隐隐,喜按喜温为特点。肠镜检查:肠黏膜慢性炎症为主。

5. 灌肠通用方　① 重楼 10 g,公丁香 5 g,煎水 100～150 ml,加冰硼散 1 g,锡类散 0.3 g。② 0.5%～1%普鲁卡因 150 ml 加生肌散 1 g、云南白药 0.5～1 g、青黛 5 g。③ 熊油 20 g、植物油 50 g、硼砂 5 g,加温搅匀装入如导尿管的容器内缓缓注入肠内。

6. 操作事宜　保留灌肠应选择在临睡前进行,预先嘱患者排空大小便,静卧 15 min 左右后实施灌肠,操作者应做到轻、慢、柔以减少管壁对肠黏膜的刺激。

(1) 体位:给药时,患者应取左侧卧位。给药后应保持膝胸卧位 0.5 h,再取左侧卧位,后右侧卧位,臀部应垫高,在给药后一般应静卧数小时,以减轻肠黏膜受到刺激、肠蠕动增加产生的痉挛,防止药液过早排出,至痉挛减轻后,可适当活动,促进药液尽快吸收。病变在直肠下端,下床活动可早些。

(2) 导管插入深度:一般插入 15～30 cm 为宜。太浅则药液外渗,使进药量不足,又不便保留,影响疗效,太深则易使肠黏膜摩擦受损,加重病损。

(3) 药量:灌肠液的多少要因人而异,如病变部位距肛门较近,范围较小,则灌肠液宜少,相反如病变范围较广泛,则灌肠液宜多些,但也不能灌的太多,否则反不易取得应有效果。一般以每次 30～40 ml 为宜。对高位病灶患者,药量可酌情加至 100 ml 左右;注意药量应由少渐多,根据患者的适应能力,逐渐加量。

(4) 药液保留时间:保留时间越长,疗效越佳,所以要求药液浓煎,一般最少保留 4 h 以上,最好在晚上临睡前用药,保留到次日早晨。或可在使用粉剂时加入适量藕粉调成糊状,保留效果较水剂为好。

(5) 药液温度:一般而言,药温应保持在 40℃左右,但应因人、因时做适应性变化。如冬季温度应偏高,可在 45℃左右;夏季温度应偏低,可在 38℃左右。湿热阻滞型患者,药温偏低,虚寒性患者药温偏高。

(6) 疗程:一般 2 周为 1 个疗程,休息 2 d 后继续应用,疗程的长短与复发率的高低有很大关系,因此在治疗过程中,当取效果后,仍需坚持一段时间,以 1 个月为 1 个疗程,一般在用药 2～3 个疗程后,逐渐减少灌肠的次数,由原来的每日 1 次改为隔日 1 次或每周 2 次,直至半年左右再停用。

(二) 针灸推拿

(1) 大肠湿热型:取下脘、合谷、内庭穴,均用泻法。

(2) 饮食积滞型:取璇玑、足三里、胃俞、大肠俞、中脘穴,均用泻法。

(3) 脾胃虚寒型:取天枢、大肠俞、中脘、气海穴,均用灸法、补法。

(4) 脾虚湿盛型:取脾俞、水分,均用灸法;取阴陵泉、公孙,均用泻法。

(5) 肝郁脾虚型:取脾俞、胃俞、足三里,均用补法;太冲、行间,均用泻法。

(6) 久泻,脾肾阳虚型:可用隔药灸、隔盐灸、隔姜灸等灸法。

(7) 邪实、偏热、暴泄之患者:可用黄连素穴位注射。

(8) 维生素 $B_1$、维生素 $B_{12}$、维生素 $K_3$,阿托品加普鲁卡因(或仅用其一)、樟脑油、胎盘组织液等药品注射穴位、水针治疗本病,亦可酌情选用。

（9）拔火罐：一般于脾俞、肾俞、中脘、关元、天枢等穴位处拔火罐。

（10）耳针：取小肠、大肠、脾、胃、肾、肝、交感等穴,可针刺,也可贴敷。

（11）推拿患者先取坐位,用拇指平推下背部两侧足太阳膀胱经循行部位,约 10 min;继之掐揉脾俞、胃俞、足三里。再让患者俯卧,用掌摩腰部两侧,约 5 min,最后点揉命门、肾俞、大肠俞、八髎等穴。若恶心、腹胀摩上腹部与脐周围,并取上脘、中脘、天枢、气海穴做点揉。

### 三、饮食调理

饮食上要摄入高热量、高营养、少纤维、少刺激、低脂肪、易消化的食物,对可疑不耐受的食物,如虾、鳖、花生等应避免食用;牛奶可导致腹泻加重,应避免服用牛奶及奶制品;忌食辣椒,忌冰冻、生冷食物,戒烟酒。也可食物调理。

（1）健脾止泻糕：鲜山药 250 g,赤小豆 150 g,芡实 30 g,白扁豆 20 g,茯苓 20 g,乌梅 4 枚,果料及白糖适量。制法：赤小豆成豆沙加适量白糖。茯苓、白扁豆、芡实共研成细末,加少量水蒸熟。鲜山药去皮蒸熟加入上粉,拌匀成泥状,在盘中一层鲜山药粉末泥,一层豆沙,6～7 层,上层点缀适量果料,上锅再蒸。乌梅、白糖熬成脓汁,浇在蒸熟的糕上。分食之有健脾止泻之功。

（2）百合粥：芡实、百合各 60 g。上两味药放入米粥内同煮成粥,主治脾虚泄泻。

（3）紫苋菜粥：紫苋菜 100 g,白米 50 g,先用水煮苋菜,取汁去滓,用汁煮米成粥,晨起做早餐服之。

（4）银花红糖茶：金银花 30 g,红糖适量,泡水饮用。

（5）石榴皮红糖茶：石榴皮 1～2 个,红糖适量,泡水饮用。

（6）车前草 60 g,灶心土 60 g,生姜 3 g,水煎服。

## 【研究进展】

UC 的诊断仍以电子纤维结肠镜检查诊断为主要手段。随着免疫检测水平的提高,认为 UC 的病因病机与自身免疫的变化及遗传因素有密切关系,其结果最终表现在结肠黏膜层的免疫反应,引起结肠黏膜的炎性病变,从而形成溃疡。在临床上可利用免疫指标的变化来观察 UC 病情的进展并依此来调整用药。治疗上内科治疗为主,包括美沙拉嗪、激素等,持续的中药治疗对于防治 UC 的复发有较好的作用,近期有些外科医生认为早期手术的治疗对于广泛严重的 UC 患者很有必要。

## 【柏氏诊疗特色】

柏连松则认为 UC 属"痢疾""泄泻",其病因不外有内因、外因、不内外因三端,早在《三因极一病证方论·泄泻叙论》曰:"湿热之气,久客肠胃,滑利而下,皆外所因;喜则散,怒则激,忧则聚,惊则动,脏气隔绝,精神本散,必致溏泄,皆内所因;其如饮食生冷,劳逸所伤,皆不内外因。"UC 以脾虚或脾肾虚为本证,以肝郁湿热、血瘀等为标证,临床多见本虚标实,虚实相兼,气血同病。柏连松认为 UC 患者久病体弱,脾胃虚弱,运化失健,水湿不化,湿浊内生,湿热内蕴,下注大肠所致,故治则以益气健脾、清热化湿为主。代表方：黄芪 30 g,党参 30 g,白术 12 g,白茯苓 12 g,黄柏 9 g,马齿苋 30 g,白花蛇舌草 30 g,怀山药 30 g,扁豆衣 9 g,香谷芽 30 g,鸡内金 9 g。

# 第二节 克罗恩病

## 【概述】

克罗恩病(Crohn's disease,CD)是一种病因尚不明的胃肠道慢性非特异性、溃疡、坏死性炎症,常伴有炎性肉芽肿性疾病。临床以腹痛、腹泻、腹块、瘘管形成和肠梗阻为特点,可伴有发热、贫血、营养障碍以及关节、皮肤、眼、口腔黏膜、肝脏等肠外损害。因其病因尚不明确,迄今尚无能完全治愈 CD 的有效方法,多数患者常反复发作,迁延不愈。本病以欧美国家常见,亚非国家少见。发病年龄多在 15～30 岁,但首次发作可出现在任何年龄组,男女发病比例接近。本病在欧美国家多见,我国本病发病率不高,但有增加趋势。CD 由 Crohn 于 1932 年首先描述,曾先后命名为末段回肠炎、局限性肠炎、肉芽肿性小肠结肠炎。1973 年世界卫生组织医学科学国际组织委员会将本病正式定名为 Crohn's disease,先后译为克隆病、克隆氏病等,2000 年全国炎症性肠病学术研讨会上,正式确定其译名为克罗恩病。CD 在中医学中尚无某一病名与其完全相应,古代医籍中的"腹痛""泄泻""积聚""便血""肠痈"等与其症状类似。

尽管 CD 的发病率在欧洲北部及北美等一些高发病率区域趋于稳定,但是在一些既往发病率偏低的区域,如欧洲南部及亚洲等,CD 的发病率也在逐年增高,同时出现低龄化。儿童 IBD 患者中,CD 较 UC 更为常见,在一项调查中显示,儿童 CD 患者每年的发病率为(0.2～8.5)/10 万,大多数患者表现出慢性间歇性病程,13％表现出持续发病,同时 50％患者在病程中需要糖皮质激素治疗。一般认为,CD 各年龄段均可发病,高发年龄为 15～30 岁。CD 可出现在消化道的任何部位,30％～40％的患者仅累及小肠,30％～40％的患者可累及回肠和结肠,10％～20％仅为结肠受累,少部分仅累及上消化道。

## 【病因病机】

### 一、中医病因病机

中医学认为本病发病与感受外邪、饮食劳倦、情志内伤、脾胃虚弱等因素密切相关,古代文献及现代研究表明,中医药治疗有较好的疗效。CD 在中医学中尚无某一病名与其完全相应,古代医籍中的"腹痛""泄泻""积聚""便血""肠痈"等与其症状类似。湿邪内蕴、气血壅滞、脾肾亏虚是 CD 的病机关键,本虚标实、虚实夹杂是共同特点,本虚责之脾肾气虚或脾肾阳虚,标实责之湿热壅滞、肝气郁结或气滞血瘀。

### 二、西医病因病机

CD 病因不明。目前认为本病的发生与多种致病因素的综合作用有关,包括免疫、感染因素及遗传因素等。

（一）免疫因素

CD目前已十分明确具有免疫异常，是一种第Ⅳ型变态反应的累及肠黏膜免疫系统的疾病。在组织培养中，患者的淋巴细胞对正常结肠上皮细胞有细胞毒作用，患者血清中有抗结肠上皮细胞抗体或病变组织中存在抗原抗体复合物，激素治疗能使病情缓解。最近还发现CD患者血清中存在啤酒酵母菌抗体，出现率为63%左右，而UC患者未发现该抗体，认为该抗体可能为CD的特异性抗体，这些说明CD与免疫反应有关。其免疫激活主要限于胃肠道。胃肠道内有大量的抗原物质存在，如致病菌、正常菌群、毒素、病毒、食物及饮料等。所有这些肠内容物均可能是潜在的免疫源，CD的这种免疫反应可能更多地被肠内容物所诱导。CD患者黏膜中主要为具有1型辅助T细胞（Th1）表型的$CD_4^+$，其特征是产生干扰素和IL-2（而UC主要为Th2表型）。Th1细胞因子可激活巨噬细胞，进而产生IL-12、IL-18和巨噬细胞移动抑制因子。这些细胞因子在自我循环中又可进一步刺激Th1，并且激活的巨噬细胞还可产生TNF-α、IL-1、IL-6等炎症细胞因子，呈现为T细胞免疫效应功能增强。细胞因子根据其作用分为促炎细胞因子和抗炎细胞因子，促炎细胞因子包括IL-1、IL-6、IL-8、IL-12、TNF-α及干扰素-γ（IFN-γ）等，在炎症反应的诱导和延续中起主要作用。抗炎细胞因子包括IL-4、IL-5、IL-10及IL-13等，促炎细胞因子和抗炎细胞因子的失衡在CD发生和发展中起重要作用。有研究发现，CD的病变部位组织中IL-1、IL-6、IL-8及TNF-α等细胞因子增高，并与病变活动性有关。

（二）感染因素

Ambrose于1984年培养CD患者的肠系膜淋巴结和肠绒毛，结果有56%的CD患者分离出肠道细菌，而正常对照组只有17%为阳性。1988年，Gorbach抽吸空肠液，检测厌氧菌的浓度，结果1/3的CD患者厌氧菌浓度特别高，而在有瘘管和狭窄处抽出的肠液厌氧菌浓度尤为突出。近来，人们已将注意力集中到副结核分枝杆菌（一种引起牛肠炎的微生物）和麻疹病毒，认为他们可能是CD的病因。然而，用微生物学、免疫学或分子生物学技术，无论是直接检查病变组织的微生物，还是间接证明他们存在的研究，多只有阴性或没有说服力的结果。因此，目前的研究只是发现本病的发生与感染有关，但未发现该病的特异病原体。

（三）遗传因素

大量的临床资料显示，CD患者的亲属发病率高于普通人群，CD患者一级亲属的CD患病率为2.2%~16.2%。阳性家族史高达35.2%，单卵双生子共患率高于双卵双生子，白人的发病率高于黑人、拉丁美洲人及亚洲人。提示本病的发病有明显的种族差异和家族聚集性，存在着遗传易感性。从遗传方式上看，此病既不符合常染色体显性遗传，也不符合常染色体隐性遗传，可能是多基因位点调控的复杂基因异质性疾病。为此，人们对CD基因进行了大量的研究，于1996年发现并证实，CD的基因易感位点位于第16条染色体的着丝点附近，近年对CD易感基因位点的搜寻取得了很大的进展，NOD2（CARD15/IBD1）被确定为CD易感基因后，一系列CD易感基因位点相继被证实。其中IL23R、PTPN2同时与其他自身免疫性疾病相关。说明CD与某些疾病可能有共同的触发点。

（四）代谢异常

1. 糖代谢异常　Belmiro等对炎症和非炎症CD患者的肠黏膜中葡糖氨基聚糖类（glycosaminoglycans，GAGs）进行了生物化学和免疫组织化学分析，结果发现在炎症CD患者结肠组织中发现的GAGs合成增加,并推测其可能是恢复肠黏膜完整性的潜在机制之一。

2. 脂类代谢异常 Hrabovsky 等检测所有基本的脂类代谢的参数水平都下降,7-烯胆烷醇水平明显降低、角鲨烯明显升高,菜籽甾醇水平明显降低,表明活动期 CD 患者出现明显的脂质紊乱,同时出现明显的低胆固醇血症,并伴随着胆固醇合成和吸收过程的变化。

3. 蛋白质代谢异常 CRP 评价 CD 的活动性对于临床治疗来说十分重要,CRP 是炎症和组织损伤的敏感的标志物。

## 【分类】

### 一、西医分类

1. 急性阑尾炎型 主要有右下腹痛、发冷、发热等症状,但本型白细胞不高,右下腹可触及包块,病程较长,起病缓慢。

2. 肠梗阻型 有腹部阵发性绞痛、呕吐、肠鸣音亢进等症状,但本型病程较长,右下腹可触及包块,病情较一般急性肠梗阻轻。

3. 穿孔性腹膜炎型 肠穿孔后炎症累及腹膜,表现为腹痛、腹肌紧张、肠鸣音减弱、腹部压痛及反跳痛。但本病起病缓慢,病情不如其他内脏穿孔凶猛和严重。

4. 出血型 以便血为主,尤其在直肠病变时,40% 有出血。但大量出血较少见。

5. 其他类型 肠炎型以慢性腹泻为主。但本病有腹部包块可触及。

### 二、中医分型

1. 脾虚湿阻型 大便时溏时泻,完谷不化,饮食减少,腹痛喜按,面色萎黄,形体消瘦,神疲乏力,舌淡苔薄白腻,脉细弱。

2. 肝郁脾虚型 右少腹或脐周胀痛,痛则欲便,便后痛减,大便稀溏,胸胁胀闷,抑郁恼怒或情绪紧张时易于发生腹痛、腹泻、腹鸣,矢气频作,纳呆,舌淡苔薄,脉弦。

3. 脾肾阳虚型 病久迁延,反复泄泻,黎明腹痛,肠鸣即泻,泻后痛减,形寒肢冷,腰膝酸软,舌淡,脉细沉。

4. 气滞血瘀型 腹部积块,固定不移,腹部胀痛或刺痛,大便溏泄,胃纳不振,形体消瘦,神疲乏力,舌质紫暗或有瘀点,脉细涩。

## 【临床表现】

本病大多隐匿、缓渐,从发病至确诊往往需数月至数年。病程呈慢性,长短不等的活动期与缓解期交替,有终生复发倾向。少数急性起病,可表现为急腹症,酷似急性阑尾炎或急性肠梗阻。本病临床表现在不同病例差异较大,多与病变部位、病期及并发症有关。

### 一、临床症状

1. 腹痛 为最常见症状,多位于右下腹或脐周,间歇性发作,常为痉挛性阵痛伴腹鸣。常于进餐后加重,排便或肛门排气后缓解。腹痛的发生可能与肠内容物通过炎症、狭窄肠段,引起局部肠痉挛有关。腹痛亦可由部分或完全性肠梗阻引起,此时常伴有肠梗阻症状。出现持续性腹痛和明显压痛时,提示炎症波及腹膜或腹腔内脓肿形成。全腹剧痛和腹肌紧张,可能系病变肠段急性穿孔所致。

2. 腹泻 亦为本病常见症状之一,主要由病变肠段炎症渗出、蠕动增加及继发性吸收不良引起。腹泻先是间歇发作,病程后期可转为持续性。粪便多为糊状,一般无脓血或黏液。病变涉及下段结肠或肛门直肠者,可有黏液血便及里急后重。

3. 发热 常见的全身表现之一,占 5%～10%,与肠道炎症活动及继发感染有关。以间歇性低热或中度热常见,少数呈高热伴毒血症。也有少数患者以发热为主要症状,甚至在较长时间不明原因发热之后才出现消化道症状。

4. 便血 少见,偶见大出血,甚至连续性大出血,与维生素 K 缺乏及继发性肝损害影响凝血因子的生产有关。

5. 腹部包块 见于 10%～20%患者,由于肠粘连、肠壁增厚、肠系膜淋巴结肿大、内瘘或局部脓肿形成所致,多位于右下腹与脐周。固定的腹块提示有粘连,多已有内瘘形成。

6. 其他症状 表现为恶心、呕吐、消瘦、贫血、低蛋白血症和维生素缺乏等。

7. 肠外表现 本病可有全身多个系统损害,因而伴有一系列肠外表现,包括:杵状指(趾)、关节炎、结节性红斑、坏疽性脓皮病、口腔黏膜溃疡、虹膜睫状体炎、葡萄膜炎、小胆管周围炎、硬化性胆管炎、慢性肝炎等,淀粉样变性或血栓栓塞性疾病亦偶有所见。

## 二、病理形态

CD 将病理变化分为急性炎症期、溃疡形成期、狭窄期和瘘管形成期(穿孔期)。本病的病变呈节段分布,与正常肠段相互间隔,界限清晰,呈跳跃区(skip area)的特征。急性期以肠壁水肿炎变为主,慢性期肠壁增厚、僵硬,受累肠管外形呈管状,其上端肠管扩张。黏膜面典型病变有:① 溃疡:早期浅小溃疡,后成纵行或横行的溃疡,深入肠壁的纵行溃疡即形成较为典型的裂沟,沿肠系膜侧分布。肠壁可有脓肿。② 卵石状结节:由于黏膜下层水肿和细胞浸润形成的小岛突起,加上溃疡愈合后纤维化和瘢痕的收缩,使黏膜表面似卵石状。③ 肉芽肿:无干酪样变,有别于结核病。肠内肉芽肿系炎症刺激的反应,并非 CD 独有;且 20%～30%病例并无肉芽肿形成,故不宜称为肉芽肿性肠炎。④ 瘘管和脓肿:肠壁的裂沟实质上是贯穿性溃疡,使肠管与肠管、肠管与脏器或组织(如膀胱、阴道、肠系膜或腹膜后组织等)之间发生粘连和脓肿,并形成内瘘管。如病变穿透肠壁,经腹壁或肛门周围组织而通向体外,即形成外瘘管。

## 【并发症】

以肠梗阻最常见,其次是腹腔内脓肿,可出现吸收不良综合征,偶可并发急性穿孔或大量便血。中毒性巨结肠罕见。直肠或结肠黏膜受累者可发生癌变。肠外并发症有胆石症,系胆盐的肠内吸收障碍引起;可有尿路结石,可能与脂肪吸收不良使肠内草酸盐吸收过多有关。脂肪肝也颇常见,应与营养不良及毒素作用等因素有关。

## 【检查】

### 一、实验室检查

1. 血液检查　可见白细胞计数增高,红细胞及血红蛋白降低。血细胞比容下降、ESR 增快、黏蛋白增加、白蛋白降低。血清钾、钠、钙、镁等可下降。

2. 粪便检查　可见红、白细胞,隐血试验呈阳性。

3. 肠吸收功能试验　因小肠病变做广泛肠切除或伴有吸收不良者,可做肠吸收功能试验,以进一步了解小肠功能。

### 二、辅助检查

1. 胃肠钡剂造影　必要时结合钡剂灌肠,可见多发性、跳跃性病变,呈节段性炎症伴僵硬、狭窄、裂隙状溃疡、瘘管、假息肉和鹅卵石样改变等。X 线小肠造影通过观察小肠的病变,确定肠腔狭窄部位。

2. 腹部超声、CT、MRI　可显示肠壁增厚、腹腔或盆腔脓肿、包块等。

3. 结肠镜检查　可见节段性、非对称性的黏膜炎症、纵行或阿弗他溃疡、鹅卵石样改变,可有肠腔狭窄和肠壁僵硬等。

## 【诊断与鉴别诊断】

### 一、诊断标准

我国 2007 年在山东济南召开了"中华医学会第 7 次全国消化病学术会议"上做出了《对我国炎症性肠病诊断治疗规范的共识意见》,根据国际诊断标准结合我国具体情况提出了 CD 的诊断标准:本病好发青壮年,可发生于消化道任何部位,但最多见于回肠末端及其邻近的结肠。患者有如下症状:① 长期不明原因的发热并伴有腹痛、腹泻。② 右下腹扪及包块伴压痛。③ 反复便血。④ 腹泻与便秘交替,伴消瘦、长期低热、贫血、ESR 增快。⑤ 肠梗阻尤其是位于回肠末端者。⑥ 肛门部病变如溃疡,瘘管或肛裂等,指检直肠壁增粗或有溃疡,应考虑本病。⑦ 如具有典型的临床表现,并至少有内镜或 X 线的特征性改变的,也可考虑本病。⑧ 临床症状不典型,但有典型的肠镜或 X 线表现或经病理活检证实的,可以确诊。

### 二、鉴别诊断

1. CD 与肠结核的鉴别　诊断 CD 应首先排除肠结核。肠结核患者既往或现有肠外结核史,临床表现少有肠瘘、腹腔脓肿和肛门病变,内镜检查病变节段性不明显、溃疡多为横行,浅表而不规则。组织病理学特征对鉴别诊断最有价值,肠壁和肠系膜淋巴结内大而致密且融合的干酪样肉芽肿和抗酸杆菌染色阳性是肠结核的特征。不能除外肠结核时应行抗结核治疗。亦可做结核菌培养、血清抗体检测或采用结核特异性引物行聚合酶链反应(PCR)检测组织中结核杆菌 DNA。

2. CD 与白塞病的鉴别　推荐白塞病国际研究组的诊断标准:① 反复发生口腔溃疡。② 反复发生生殖器溃疡。③ 眼病。④ 皮肤病变。⑤ 皮肤针刺试验阳性(无菌穿刺针刺入患者前臂,24～48 h后出现＞2 mm 的无菌性红斑性结节或脓疱)。确诊需有第 1 项加其他两项特征。

3. 其他需鉴别的疾病　包括缺血性结肠炎、显微镜下结肠炎、放射性肠炎、转流性肠炎、药物性肠病(如 NASID)、嗜酸细胞肠炎、恶性淋巴瘤和癌等。对于一些难以与 CD 鉴别的疾病,应密切随访观察。

4. UC 与 CD 的鉴别　UC 和 CD 根据临床表现、内镜和组织学特征不难鉴别。临床上前者为结肠性腹泻,常呈血性,口炎与腹块少见;后者腹泻表现不定,常有腹痛和营养障碍,口炎、腹块与肛门病变常见。内镜与影像学上,前者为直肠受累,表现为弥漫性、浅表性结肠炎症;后者以回肠或右半结肠多见,病变呈节段性、穿壁性、非对称性,典型者可见鹅卵石样改变、纵行溃疡与裂沟等。组织学上,前者为弥漫性黏膜或黏膜下炎症,伴浅层的糜烂溃疡;后者为黏膜下肉芽肿性炎症,呈节段性分布或灶性隐窝结构改变、近段结肠偏重等特征。对于结肠炎症性肠病一时难以区分 UC 与 CD 者,临床可诊断为 IBD 类型待定(type unclassified, IBDU),观察病情变化。未定型结肠炎(indeterminate colitis,IC)诊断常在病理检查未能确诊时使用。中性粒细胞胞质抗体(ANCA)与酿酒酵母菌抗体(ASCA)检测有助于两者鉴别。

## 【治疗】

本病尚无特殊治疗方法。无并发症时,支持疗法和对症治疗十分重要,可缓解有关症状。活动期宜卧床休息,给高营养、低渣饮食。严重病例宜暂禁食,纠正水、电解质、酸碱平衡紊乱,采用肠内或肠外高营养支持。贫血者可补充维生素 $B_{12}$、叶酸或输血。低蛋白血症可输清蛋白或血浆。补充多种维生素、矿物质可促进体内酶类和蛋白质的合成,同时具有保护细胞膜的作用。

### 一、内治法

#### (一)中医辨证论治

1. 脾虚湿阻型　治拟健脾助运,化湿止泻。用参苓白术散。
2. 肝郁脾虚型　治拟健脾化湿,疏肝理气。用痛泻要方加味。
3. 脾肾阳虚型　治拟温肾健脾,化湿止泻。用四神丸加味。
4. 气滞血瘀型　治拟理气活血,通络消积。用桃仁承气汤加味。

#### (二)西药治疗

1. 水杨酸偶氮磺胺吡啶(sulfasalazine, SASP)和 5-氨基水杨酸(5-ASA)　适用于慢性期和轻、中度活动期患者。主要是通过抑制前列腺素合成而减轻其炎症。治疗剂量为每日 4～6 g,分 4 次服用,一般 3～4 周见效,待病情缓解后可逐渐减量至维持量,即每日 1～2 g,维持多久说法不一,多数主张连续应用 1～2 年。一般认为 SASP 不能预防 CD 复发。对不能耐受 SASP 或过敏者可改用 5-ASA。

2. 肾上腺皮质激素　常用于中、重症或暴发型患者,对不能耐受口服者,可静滴氢化可的松或甲基泼尼松龙或 ACTH,14 d 后改口服泼尼松维持。通常在急性发作控制后尽快停用,也可采用隔日口服泼尼松或合用 SASP 或 5-ASA 作为维持治疗。对直肠、乙状结肠、降结肠病变可采用药物保留灌肠,如氢化可的松琥珀酸盐、0.5%普鲁卡因,加生理盐水,缓慢直肠滴入,也可与 SASP、5-ASA 或锡类散等药物合并使用,妊娠期也可应用。

3. 免疫调节剂  对磺胺药或肾上腺皮质激素治疗无效者,可改用或加用其他免疫抑制剂,如硫唑嘌呤、6-MP、环胞素、他克莫司(FK506)等。也可合用免疫增强剂,如左旋咪唑、干扰素、转移因子、卡介苗及免疫球蛋白。

4. 英夫利昔单抗的疗效  近年的临床试验肯定了英夫利昔单抗对 CD 的疗效,其优势主要是治疗顽固性 CD(激素联合免疫抑制剂治疗无效或仍然有激素依赖)可能有效,且可以使肠道病变明显减轻或愈合。

5. 其他药物  甲硝唑(灭滴灵)、广谱抗生素、分离的丁细胞和单克隆抗体、生物制剂如英夫利昔单抗等也可应用,但上述各药的疗效评价不一。

## 二、外治法

中药灌肠:黄连、苍术、苦参、槐花、大黄等药物水煎后灌肠。

## 三、外科手术

当 CD 出现腹部肿块肠梗阻、肠穿孔、腹腔脓肿、瘘管形成时均要考虑手术治疗。

## 【研究进展】

CD 是一种第 Ⅳ 型变态反应的累及肠黏膜免疫系统的疾病,已十分明确。诊断以内镜检查为主,治疗上以控制病情发作和解除并发症的内科治疗为主,手术的治疗是姑息性的,主要用于有 CD 并发症或内科治疗失败的患者。

## 【柏氏诊疗特色】

柏连松则认为由于 CD 以腹泻、腹痛为主要表现,其病机主要与脾胃有关,脾胃升降反作,清浊相混,清气在下则为飧泄,土虚木乘则为腹痛,"不通"是病机关键,寒、热、湿、食、气、血等阻滞胃肠,耗伤脾胃,不通则痛,日久则变生积聚、肠痈等疾患。治疗以益气健脾、活血化瘀为主。代表方:黄芪 30 g,党参 30 g,怀山药 30 g,黄柏 9 g,白术 12 g,白茯苓 12 g,鹿衔草 30 g,虎杖 30 g,枳壳 9 g,桃仁 9 g,香附 6 g,延胡索 9 g,丹参 30 g。

# 第三节  非特异性直肠炎

## 【概述】

直肠炎轻者仅黏膜发炎,重者炎症累及黏膜下层、肌层,甚至直肠周围组织;有时只是一部分直肠黏膜受累,有时直肠黏膜全部发炎,也可累及结肠部分黏膜都有炎症。直肠炎常见于体质虚弱抵抗力低下,心、肺、肝、胃肠道疾病,呼吸道感染、传染病后,大便秘结、腹泻、痔,肛管直肠脱垂,肛瘘、息肉病、肛门直肠狭窄、直肠肿瘤、直肠损伤、异物等,都可使直肠发炎,严重的需立刻到医院进行手术治疗。

## 【病因病机】

### 一、中医病因病机

中医认为直肠炎与"湿热内蕴""饮食停滞""脾胃虚弱"和"虫积湿滞"有关。直肠炎常见于饮食不慎如过度饮酒、过食刺激性强的食物等,不适当的长期服用导泻之品,肛门内腐蚀性药物过多,浊气之毒均可引起直肠炎。长期食用寒热温凉、辛甘苦酸咸四气五味食物,致使机体饮食停滞,气机升降失调,脾胃虚弱,气滞血瘀,肝气郁结,致使患者常有焦虑、忧郁、紧张、多疑等精神心理改变,加速该病的发生。

### 二、西医病因病机

1. 机械性刺激损伤　最为常见的病因是直肠内异物损伤。未消化的骨片、木片或其他带有锐利角的各种异物可直接损伤直肠黏膜而发生直肠炎。此外,发生严重便秘时的坚硬粪便块,可引起直肠炎。

2. 慢性炎症刺激　长期的慢性炎症可能是引起肛门直肠炎的要素。如慢性细菌感染、阿米巴痢疾、慢性非特异性结肠炎、憩室炎等,使得黏膜发生肉芽肿、炎性变和假息肉阶段而发生炎性变。痔疮、肛瘘、肛裂、化脓性汗腺炎、毛囊炎等长期刺激肛门皮肤,也可引起炎性变。性病所致:不洁性交,使肛门部患了尖锐湿疣或乳头状纤维瘤,长期摩擦刺激,可引起炎性变。

3. 良性肿瘤恶变　这种疾病也是直肠炎发病原因之一,一般直肠家族性息肉病、直肠腺瘤、乳头状瘤等,在一定条件下,也可导致恶性病变。

4. 饮食因素　高脂肪、高蛋白、低纤维素的饮食与直肠炎发病有关。这是因为高脂肪食物可使胆汁分泌增多,促进肠道细菌生长,而胆醇、胆盐在厌氧菌作用下,形成不饱和胆固醇,如脱氧胆酸和石胆酸增加,这两种致炎物数量增加,促进直肠炎发病。

5. 免疫功能异常　人体免疫功能异常,如细胞免疫功能抑制在患者中普遍存在,随着细胞免疫反应性的降低,炎症的发生率就增高,细胞免疫功能的抑制是炎症发生发展的一个主要因素。

## 【分类】

### 一、西医分类

（一）临床分类

1. 急性直肠炎　急性直肠炎的全身症状有发热、食欲不振。局部症状主要表现为肛门内胀热灼痛、便意频繁、粪便混有黏液及血丝、里急后重、排尿不畅、尿频。镜检的特点是:直肠黏膜深红色、肿胀,呈纵形皱褶,皱褶间有分泌物。

2. 慢性直肠炎　便秘与腹泻交替,便中含有黏液及血丝,大便时肛门口灼痛。因分泌物刺激,肛门周围表皮脱落,有时成裂口发痒,下腹部胀满不适,食欲不振,体重减轻,全身不适。指诊可触到直肠黏膜弹性减弱,粗糙呈颗粒状突起或有瘢痕。直肠镜检查可见黏膜水肿、肥厚,色黄白,被覆黏液,擦去黏液,可见黏膜表面不光滑,个别部位有糜烂。

3. 放射性直肠 直肠流血,为鲜红或暗红色,多在排便时流出,一般是少量出血,偶尔大量出血。破溃后有坏死组织脱落排出,有臭味,肛门直肠部酸痛或灼痛,以后因括约肌受刺激而出现里急后重。

4. 结核性直肠炎 患者感觉直肠部不适,有时便秘、腹泻交替,随病情进展,症状多以腹泻为主,粪便呈稀水样、混有脓血、味臭,里急后重,下腹痛,腹胀,食欲不振,消瘦。

5. 溃疡性直肠炎 有间歇性的直肠小量出血,有些患者表现为便秘,大多是因为有了炎症的直肠痉挛所致。也有些患者虽患有溃疡性直肠炎,但其并没有便血的症状,而只是排便次数增多且为不成形的软便,且多发生在早晨,要排 2~3 次不成形软便,而在一日的其余时间则与正常人一样。肛门镜可见单个或多个溃疡面。

(二)直肠炎的临床分度

1. Ⅰ度 偶见便血,黏膜水肿,排便不规则,稀便或便秘。

2. Ⅱ度 常见便血,黏膜肥厚、直肠狭窄,排便困难,尚可用药物缓解。

3. Ⅲ度 全血便、溃疡或接管形成,直肠狭窄,排便严重困难,甚至梗阻。

## 二、中医分类

直肠炎大多由湿热壅结、脾肾阳虚、气血两虚、气滞血瘀、饮食失调、劳累过度、精神因素而诱发。

1. 腹泻型 泄泻,大便不成形,腹痛,便血,黏液便,脓血便,肠鸣及排便不畅,不尽,里急后重,伴有消瘦、全身乏力、恶寒、头昏等症。

2. 便秘型 大便秘结,如羊屎样,排便不畅、不尽,甚则数日内不能通大便,有一部分患者原有长期腹泻史,伴有腹痛、消瘦、口干、腹胀贫血等症,易恶变。

3. 腹泻便秘交替型 大便时干时稀,时有黏液,便血,伴有腹痛、腹胀等症。

## 【临床表现】

直肠炎的症状有腹泻、腹痛、腹胀等,便秘与腹泻交替,便中含有黏液及血丝。直肠炎也可引起强烈的肛门疼痛,因此当出现肛门疼痛时,应认真诊断,通过电子肛肠镜找出病因,对症治疗。

## 【并发症】

1. 肛窦炎 直肠炎在没有及时治疗的时候,可能引发肛窦炎等肛肠病,并有继发肛门直肠周围脓肿的危险。

2. 肠狭窄 很多都发生在病程持续长达 5~25 年以上的患者,一般无症状征兆,严重时会引起肠梗阻,在本病出现肠狭窄时,要警惕肿瘤,及时鉴别良性恶性,才可对症治疗。

3. 肠息肉、结肠恶变 直肠炎超过 5 年,肠道溃疡面在炎症的长期刺激下容易异常增生,引发肠息肉,1 cm 以上肠息肉恶变率极高。

4. 肛管炎 这是最常与直肠炎并发的疾病,常与直肠炎并称为肛管直肠炎,肛管炎久拖不治亦有恶变危险。

5. 缺铁性贫血 便血是本病的主要临床表现之一,便血的多少也是衡量病情轻重的指标,长期慢性出血可引起缺铁性贫血。

## 【检查】

1. 指诊　可触到直肠黏膜弹性减弱,粗糙呈颗粒状突起或有瘢痕。

2. 直肠镜检查　可见黏膜肿胀、肥厚,表面呈粗糙颗粒,有少量黏液,萎缩性直肠炎镜下可见黏膜干燥、色灰白,黏膜下可见血管网。

3. 细菌培养和活体组织检查　可确定病因诊断。

## 【治疗】

### 一、调理

患者适当休息,进清淡、少渣、营养丰富、无刺激性的食物,并做到心情愉快,劳逸结合。

### 二、内治法

(一)中药内治法

(1)慢性期体虚无力,以排黏液为主:常用方剂有太子参、炙黄芪、白术、甘草、罂粟壳、白芍、石榴皮、明矾,水煎内服,每日 2 次。

(2)慢性直肠炎急性发作:予以清热解毒,润肠通便。里急后重,便次多者用枳实导滞丸清理荡积。

(3)急性期伴有发热,以清热解毒为主。方用黄连、黄柏、黄芩、栀子、赤芍、白头翁、秦皮、马齿苋、金银花炭、木通,水煎内服,每日 2 次。

(4)急性期伴有稀便,大便次数频繁者,以清热理肠为主。常用方剂:粉葛根、黄连、黄芩、滑石、车前子、木香、金银花炭、焦槟榔、甘草,水煎内服,每日 2 次。

(二)西药治法

(1)水杨酸偶氮磺胺类药物:一般用 SASP 作为首选药物,适用于轻型或重型经肾上腺糖皮质激素治疗已有缓解者,疗效较好。

(2)肾上腺糖皮质激素:适用于暴发型或重型患者,可控制炎症,抑制自体免疫过程,减轻中毒症状,有较好疗效。常用氢化可的松,或地塞米松每日静脉滴注,疗程 7~10 d,症状缓解后改用泼尼松龙口服,病情控制后,递减药量,停药后可给 SASP,以免复发。

### 三、局部治疗

1. 直肠黏膜水肿者　可用生理盐水、0.5%~1%鞣酸、1:5 000 高锰酸钾溶液灌洗直肠。括约肌、肛提肌痉挛者,可将温橄榄油注入直肠内。直肠黏膜萎缩变干者,可每晚于直肠内注入 0.5%薄荷油适量。临床上,用蜂蜜、芝麻油各 50~100 ml 和黄霉液 50~100 ml,隔 1 d 交替保留灌肠,每日 2 次,有很好的疗效。西咪替丁、锡类散,加上氧氟沙星或者甲硝唑(这两个交替灌肠)灌肠治疗。禁忌辛辣刺激、油腻、生冷食物。

2. 中药灌肠　枯矾、赤石脂、炉甘石、青黛各 50 g,梅花点舌丹 5 g,每次取药粉 10 g,加温水 50 ml,适量加入藕粉保留灌肠。

### 四、直肠炎预防

1. 防止措施　避免肛交可以防止直肠炎通过性交来传播;减少摄入咖啡因、奶类食品和高脂食品。人造甜味佐料可以降低直肠炎的发病概率。有研究证明大肠溃疡与经常食用以上食物存在着联系;各种减压的方法,例如瑜伽、太极和深层放松同样能降低患直肠炎的概率。研究证实在重压的情况下会引起肠内壁的发炎,可能会引起发炎性肠道疾病。

2. 预防并发症　直肠炎的并发症可以由溃疡的形成引起并造成严重的出血。由大肠溃疡引起的直肠炎有可能发展成更广范围的结肠和胃肠其他部分的溃疡。

## 【研究进展】

直肠炎的病因主要是机械性刺激损伤和慢性炎症刺激直接损伤直肠黏膜而发生直肠炎,此外,结肠炎的患者也可累及直肠发生直肠炎。诊断以电子肛肠镜检查为主。治疗直肠炎最主要是局部外用给药或者保留灌肠,还可根据情况配合内服药。

## 【柏氏诊疗特色】

柏连松则认为由于此类疾病多见于胃肠湿热、气虚下陷,应以健脾补肾、益气除湿为治本之法,清热解毒、活血化瘀为治标之用,辨证施治。对直肠炎反复发作的患者可以选用中药制剂的理气舒肠方,湿热壅结灌肠治疗效果比较好,治愈不易复发,同时要注意饮食和生活习惯。代表方:黄芪 30 g,党参 30 g,黄柏 10 g,虎杖 30 g,白术 12 g,白茯苓 12 g,薏苡仁 12 g,鸡内金 9 g,焦山楂 9 g、焦六曲 9 g。灌肠方:黄柏 15 g,五倍子 15 g,生大黄 15 g,白及粉 3 g(烊冲)。

**参考文献**

[1] 中华中医药学会.溃疡性结肠炎诊疗指南[J].中国中医药现代远程教育,2011,10(9):126-128.

[2] 陈宇,林一帆,王长洪,等.健脾解毒化瘀方对大鼠实验性溃疡性结肠炎细胞因子的影响[J].中国中西医结合消化杂志,2012,20(5):206-209.

[3] Meier J, Sturm A. Current treatment of ulcerative colitis [J]. World Journal of Gastroenterology, 2012,17(27): 3204-3212.

[4] Noma T. Helper T cell paradigm: Th17 and regulatory T cells involved in autoimmune inflammatory disorders, pathogen defense and allergic diseases [J]. Nihon Rinsho Meneki Gakkai Kaishi, 2010,33(5): 262-271.

[5] Hamer HM. Effect of butyrate enemas on inflammation and antioxidant status in the colonic mucosa of patients with ulcerative colitis in remission [J]. Clin Nutr, 2010,29(6): 738-744.

[6] 陈白莉,陈瑜君,高翔,等.235 例炎症性肠病患者首次接受糖皮质激素治疗的临床疗效分析[J].胃肠病学和肝病学杂志,2013,22(1): 66-70.

[7] 王振江,王伟明.中西医结合治疗合并精神症状溃疡性结肠炎 40 例临床观察[J].中华实用中西医杂志,2011,

4(24)：9-10.

[8] 姚钦恩.中西医结合治疗溃疡性结肠炎疗效评价[J].现代诊断,2012,23(4)：228-229.

[9] 李建华,蔡北源.加味连理汤对溃疡性结肠炎小鼠肠黏膜细胞因子的影响[J].新中医,2012,44(5)：142-144.

[10] Cosnes J. Smoking, physical activity, nutrition and lifestyle: environmental factors and their impact on IBD [J]. Dig Dis, 2010,28(3)：411-417.

[11] Chen BL. Chen YJ, Gao X etc. The natural history of first course of corticosteroid therapy for 235 patients with inflammatory bowel disease [J]. Chinese Journal of Gastroenterology and Hepatology, 2013,22(7)：66-70.

[12] China Association of Chinese Medicine. Ulcerative colitis clinical guidelines [J]. Chinese Medicine Modern Distance Education of China, 2011,10(9)：126-128.

[13] 李懿璇,李世荣,李俊霞,等.英夫利昔单抗-类克在激素抵抗及激素依赖溃疡性结肠炎治疗中的应用[J].世界华人消化杂志,2012,20(21)：1987-1992.

[14] Li YX, Li SR, Li JX, et al. Efficacy of infliximab in the management of steroid refractory of steroid dependent ulcerative colitis [J]. World Chinese Journal of Digestology, 2012,20(21)：1987-1992.

[15] Aiberto Biondi. Surgical treatment of ulcerative colitis in the biologic therapy era [J]. World Journal of Gastroenterology, 2012,18(16)：1861-1870.

[16] 苏小友.溃疡性结肠炎的辨证治疗[J].实用中医内科杂志,2012,26(12)：29-30.

[17] 何新颖,唐志鹏,张亚利.肠上皮屏障与炎症性肠病研究进展[J].世界华人消化杂志,2008,16(29)：3316-3320.

[18] 黄晓燕,张涛,宋雅芳.温肾降浊化瘀方对溃疡性结肠炎 CD14,rLR4-NF-zB 通路的影响[J].世界华人消化杂志,2012,20(14)：1229-1233.

[19] 李娜.中西医结合治疗溃疡性结肠炎 36 例观察[J].实用中医药杂志,2012,28(10)：848-849.

[20] 陈文刚,陈建权,刘建平,等.泄浊解毒方对溃疡性结肠炎大鼠 Toll 样受体怯因子-KB 信号通路的影响[J].江苏中医药,2012,44(2)：67-68.

[21] Manabu Shiraki, Takayuki Yamamoto. Steroid sparing strategies in the management of ulcerative colitis: efficacy of leuko cytapheresis [J]. World Journal of Gastroenterology, 2012,18(41)：5833-5838.

[22] Su XY. Syndrome differentiation and treatment for ulcerative colitis [J]. Journal of Practical Traditional Chinese Internal Medicine, 2012,26(12)：29-30.

[23] Sarra M, Pauone F, Macdonald Tr, et al. IL-23/IL-17 axis in IBD [J]. Inflamm Bowel Dis, 2010,16(10)：808-813.

[24] Kono T, Kaneko A, Hira Y, et al. Anti-colitis and adhesion effects of daikenchuto via endogenous adrenomedullin enhancement in Crohn's disease mouse model [J]. J Crohns Colitis, 2010,4(2)：161-170.

[25] 高国强.四鲜汤保留灌肠治疗慢性溃疡性结肠炎 66 例[J].中国中医急症,2010,19(2)：313-314.

[26] Liu XD. Syndrome differentiation and treatment for 72 patients of ulcerative colitis [J]. Clinical Journal of Chinese Medicine, 2012,4(1)：99.

[27] Shen W. Durum SK. Synergy of IL-23 and Th17 cytokines: new light on inflammatory bowel disease [J]. Neurochem Res, 2010,35(6)：940-946.

[28] Hu WQ, Lu GZ. Clinical observation of Qing Kui Yu Yang decoction oral and retention enema for ulcerative colitis of 32 patients [J]. Jiangsu Journal of Traditional Chinese Medicine, 2011,43(7)：43-44.

[29] 刘向东.辨证与辨病结合治疗溃疡性结肠炎 72 例疗效观察[J].中医临床研究,2012,4(1)：99.

[30] Xiao JB, Lai XL. Integrated traditional Chinese and western medicine treatment for ulcerative colitis [J]. Practical Clinical Journal of Integrated Traditional Chinese and Western Medicine, 2011,11(6)：56.

[31] 胡嬉婧,路广晃."清溃愈疡汤"内服加中药灌肠治疗溃疡性结肠炎 32 例临床观察[32].江苏中医药,2011,43(7)：

43－44.

[32] 冯乖慧.中药保留灌肠治疗溃疡性结肠炎 78 例[J].实用中医内科杂志,2011,25(10)：48.

[33] 李姿慧,王健,王又闻,等.参苓白术散对脾虚湿困型溃疡性结肠炎大鼠血清 EGF、SOD、MDA 的影响[J].世界华人消化杂志,2012,20(5)：410－413.

[34] 徐伟.中西医结合治疗溃疡性结肠炎 85 例临床观察[J].内蒙古医学杂志,2012,44(9)：1117－1118.

[35] Feng GH. Decoction retention enema for ulcerative colitis of 78 patients [J]. Journal of Practical Traditional Chinese Internal Medicine, 2011,25(10)：48.

[36] 肖建兵,赖晓霖.中西医结合治疗溃疡性结肠炎[J].实用中西医结合临床,2011,11(6)：56.

[37] 周春和,高玉华,高社光,等.椒梅连理汤抗慢性溃疡性结肠炎的实验研究[J].环球中医药,2012,5(8)：565－568.

[38] 施丽婕,杨强,垢敬,等.化瘀通阳灌肠方对溃疡性结肠炎患者高凝状态的影响[J].中华中医药杂志,2012,27(8)：2155－2157.

[39] 李鲜明,宗士群,杜立阳,等.青黛颗粒对溃疡性结肠炎实验大鼠血清白细胞介素-6 和 10 水平的影响[J].中国中西医结合消化杂志,2011,19(2)：81－87.

[40] 李海龙,吴玉泓,楚惠媛,等.久泻灵冲剂对溃疡性结肠炎大鼠结肠病变氧化损伤的影响[J].中国中医药信息杂志,2009,16(9)：29－31.

[41] 刘思邈,唐艳萍.清热利湿法治疗大肠湿热证溃疡性结肠炎 30 例[J].中国中西医结合外科杂志,2012,18(5)：441－444.

[42] 罗世英,钟志国,莫通.槐白散对溃疡性结肠炎小鼠氧化损伤的影响[J].福建中医药,2010,41(4)：47－50.

[43] 王小莲,郭军雄,马丽,等.痛泻柴升方对肝郁脾虚型 UC 大鼠 MPO、SOD 和 MDA 的影响[J].中医研究,2011,24(11)：17－19.

[44] 周红光,陈海彬,吴勉华.从 Toll 样受体,核因子-KB 信号通路探讨中药免疫调节作用机制[J].中国中西医结合杂志,2010,30(8)：884－887.

[45] Choi SY, Hur SJ, An CS, et al. Anti-inflammatory effects of inonotus obliquus in colitis induced by dextran sodium sulfate [J]. J Biomed Biotechnol, 2010,20(10)：899－900.

[46] Araki Y. Mukaisyo K, Sugihara H. et al. Increased apoptosis and decreased proliferation of colonic epithelium in dextran sulfate sodium induced colitis in mice [J]. Oncol Rep, 2010,24(4)：869－874.

[47] 安贺军,王新月,于玫,等.益气活血解毒法对溃疡性结肠炎复发患者血浆血栓烷 $B_2$ 和 6-酮-前列腺素 $F_{1\alpha}$ 水平及比值的影响[J].中国中西医结合消化杂志,2009,17(6)：351－353.

[48] 郑红斌,郭婷婷,钟海平,等.麦芽纤维对溃疡性结肠炎大鼠盲肠内酪酸菌及血液中酪酸含量的影响[J].中华中医药杂志,2011,26(12)：2945－2947.

[49] 詹原泉,吕永慧.肠炎清对湿热内蕴型肠黏膜受损时菌群失调的影响[J].中国中西医结合消化杂志,2012,20(3)：126－128.

[50] 刘启泉,苏晓兰,杜艳茹,等.兰茵凤扬化浊解毒方对溃疡性结肠炎患者血小板功能状态的影响[J].辽宁中医杂志,2010,37(8)：1536－1537.

[51] 梁金花,郑科文,金大伟.黄芪多糖对溃疡性结肠炎大鼠肠道菌群调节作用的研究[J].中国中医药科技,2012,19(4)：331－332.

[52] 刘伟,刘允,张春阳,等.注射用丹参粉针剂治疗溃疡性结肠炎患者出凝血时影响[J].中华中医药学刊,2011,29(10)：2304－2305.

[53] 谢晶日,张冰,刘朝霞.Toll 样受体 4 与溃疡性结肠炎相关性研究[J].中华中医药学刊,2012,30(7)：1452－1454.

[54] 左玲,郑学宝.溃疡性结肠炎的免疫学机制及中医药对其影响[J].现代中西医结合杂志,2009,18(7)：815－817.

[55] Mizoguchi A, Mizoguchi E. Animal models of IBD: linkage to human disease [J]. Curt Opin Pharmacol, 2010,

10(5)：578-587.

[56] Hansen JJ, Holt L, Sartor RB. Gene expression patterns in experimental colitis in IL-10 deficient mice [J]. Inflamm Bowel Dis, 2009,15(6)：890-899.

[57] 中华医学会消化病学分会炎症性肠病学组.炎症性肠病诊断与治疗的共识意见(2012年广州)[J].中华内科杂志,2012,51(10)：818-831.

[58] 罗成华,Wexner SD,刘庆森.美国与中国两组结直肠克罗恩病患者临床表现及病情严重程度比较[J].中华胃肠外科杂志,2010,13(6)：424-426.

[59] Chen YW, Ge WS, Xu LM. Mir-200b is involved in intestinal fibrosis of Crohn's disease [J]. International Journal of Molecular Medicine, 2012(4)：601-606.

[60] Feagins LA, Holubar SD, Kane SV. Current strategies in the management of intra-abdominal abscesses in Crohn's disease [J]. Clinical Gastroenterology and Hepatology, 2011(10)：842-850.

[61] Abe Y, Murano M, Murano N. Simvastatin attenuates intestinal fibrosis independent of the anti-inflammatory effect by promoting fibroblast/myofibroblast apoptosis in the regeneration/healing process from TNBS-induced colitis [J]. Digestive Diseases and Sciences, 2012(2)：335-344.

[62] 冉志华,童锦禄.影像学技术在克罗恩病诊断中的应用[J].中华消化杂志,2011,31(3)：186-190.

[63] Rahal K, Schmiedlin RP, Adler J. Resveratrol has antiinflammatory and antifibrotic effects in the peptidoglycan-polysaccharide rat model of Crohn's disease [J]. Inflamm Bowel Dis, 2012(4)：613-623.

[64] Baert F, Moortgat L, Van Assche G. Mucosal healing predicts sustained clinical remission in patients with early-stage Crohn's disease [J]. Gastroenterology, 2010,138(2)：463-468.

[65] 廖南生,任建安,范朝刚.克罗恩病并发症的特点与治疗[J].中华消化外科杂志,2011,10(1)：57-59.

[66] Yoc J, Perez CER, Nie WX. TNF-alpha induces upregulation of EGFR expression and signaling in human colonic myofibroblasts [J]. American Journal of Physiology-Gastrointestinal and Liver Physiology, 2012(8)：G805-G814.

[67] D'Haens GR, Panaccione R, Higgins PD. The London Position Statement of the World Congress of Gastroenterology on biological therapy for IBD with the European Crohn's and Colitis Organization：when to start, when to stop,which drug to choose, and how to predict response [J]. American Journal of Gastroenterology, 2011,106(2)：199-212.

[68] Kuhara T, Yamauchi K, Iwatsuki K. Bovine lactoferrin induces interleukin-11 production in a hepatitis mouse model and human intestinal myofibroblasts [J]. European Journal of Nutrition, 2012(3)：343-351.

[69] Krishnan K, Arnone B, Buchman A. Intestinal growth factors：potential use in the treatment of inflammatory bowel disease and their role in mucosal healing [J]. Inflammatory Bowel Diseases, 2011(1)：410-422.

[70] 史济华,刘炜,陆星华.CT小肠成像对克罗恩病的诊断价值[J].中国医学科学院学报,2009(4)：498-502.

[71] Cheon JH, Kim ES, Shin SJ. Development and validation of novel diagnostic criteria for intestinal Behcet's disease in Korean patients with ileocolonic ulcers [J]. American Journal of Gastroenterology, 2009, 104(10)：2492-2499.

[72] 中华医学会消化病学分会炎症性肠病协作组.对我国炎症性肠病诊断治疗规范的共识意见(2007年,济南)[J].中华消化杂志,2007,27(8)：545-550.

[73] Peretti N, Loras DI, Kassai B. Growth hormone improve short bowel syndrome intestinal autonomy：a pediatric randomized open-label clinical trial [J]. Journal of Parenteral and Enteral Nutrition, 2011(6)：723-731.

[74] 朱维铭,李毅,余超.肠部分切除后吻合方式对克罗恩病术后复发的影响[J].中华胃肠外科杂志,2011,14(3)：168-170.

［75］Kosmidis C，Anthimidis G. Emergency and elective surgery for small bowel Crohn's disease ［J］. Techniques in Coloproctology，2011,15(1)：S1 - S4.

［76］曹磊,朱维铭,李毅.克罗恩病住院病人的营养风险筛查[J].肠外与肠内营养,2013,(2)：78 - 80.

［77］Vadan R，Gheorghe LS，Constantinescu A. The prevalence of malnutrition and the evolution of nutritional status in patients with moderate to severe forms of Crohn's disease treated with infliximab ［J］. Clinical Nutrition，2011(1)：86 - 91.

［78］Peyrin-Biroulet L，Loftus EV Jr，Colombel JF. The natural history of adult Crohn's disease in population-based cohorts ［J］. American Journal of Gastroenterology，2010,105(2)：289 - 297.

［79］左芦根,李毅,王宏刚.术前营养不良对克罗恩病病人术后并发症和复发的影响[J].肠外与肠内营养,2012,19(3)：129 - 131.

［80］顾晋.应该正视胃肠手术后并发症的防治[J].中华胃肠外科杂志,2012(1)：313 - 316.

［81］高翔,何瑶,陈瑜君.试验性抗结核治疗鉴别肠结核与克罗恩病的临床与内镜分析[J].中华消化内镜杂志,2011(8)：446 - 451.

［82］顾清,欧阳钦,张文燕.克罗恩病与肠结核临床及病理特征的对比研究[J].中华内科杂志,2009(4)：291 - 294.

［83］杨雪,王新月,朱立.从肺论治法对溃疡性结肠炎大鼠结肠 VIP 水平的影响及意义[J].中国中医基础医学杂志,2011(3)：282 - 283.

［84］周波,朱立,王新月.大鼠克罗恩病肺损伤的病理学和肺功能变化[J].世界华人消化杂志,2012(3)：824 - 831.

［85］孙慧怡,王新月,吴健.溃疡性结肠炎肺功能损害和肺与大肠的表里关联性[J].中国中西医结合杂志,2011(5)：591 - 594.

［86］新月,孙慧怡.基于肺与大肠相表里理论探讨从肺论治溃疡性结肠炎[J].北京中医药大学学报,2011(3)：153 - 155.

［87］刘占举.肠菌、天然免疫及适应性免疫与炎症性肠病[J].医学新知志,2009,19(2)：73 - 74.

［88］陈灏珠.实用内科学[M].北京：人民卫生出版社,2006.

［89］郭玉波.中西医结合治疗溃疡性结肠炎直肠炎 100 例临床分析[J].齐鲁医学杂志,2008,21(3)：248 - 249.

［90］中华医学会消化病学分会.对炎症性肠病诊断治疗规范的建议[J].中华消化杂志,2001,2(4)：236 - 239.

［91］马丽丽.连栀矾溶液加锡类散保留灌肠治疗慢性溃疡性直肠炎疗效观察[J].西北药学杂志.2013,28(4)：416 - 417.

［92］任春碧,赵君.健曲安奈德对溃疡性直肠炎患者白细胞介素-4 和高迁移率族蛋白 $B_1$ 的影响观察[J].中国医药导报,2013,10(30)：81 - 82.

［93］韩志军,赵长胜.中西医结合治疗溃疡性结肠直肠炎疗效分析[J].结直肠肛门外科,2013,19(2)：111 - 112.

［94］杜文武,张亚峰.中西医结合治疗溃疡性结肠直肠炎疗效观察[J].西部中医药,2011,24(9)：80 - 81.

［95］Meier J，Strm A. Current treatment of ulcerative colitis ［J］. World J Gastroenterol，2011,17(27)：3024 - 3212.

［96］Walsh A，Mabee J，Trivedi K. Inflammatory bowel disease ［J］. Prim Care，2011,38(3)：415 - 432.

［97］高洁,牛丽辉,马娟春,等.痛泻宁灌肠剂保留灌肠治疗慢性直肠炎 60 例临床观察[J].河北中医,2013,6(35)：837.

［98］Qin YH，Dai SM，Tang GS，et al. HMGBI enhances the proinflammatory activity of lipopolysaccharide by promoting the phosphorylation of MAPK p38 through receptor for advanced glycation end products ［J］. J Immunol，2009,183(10)：6244.

［99］彭洪,林中超,王程颉.IL - 4 和 IL - 6 在溃疡性直肠炎中的表达及其意义[J].西部医学,2010,12(22)：2271 - 2273.

# 第十三章　肠易激综合征

## 【概述】

肠易激综合征(irritable bowel syndrome，IBS)为一种与胃肠功能改变有关，以慢性或复发性腹痛、腹泻、排便习惯和大便性状异常为主要症状而又缺乏胃肠道结构或生化异常的综合征，常与胃肠道其他功能性疾病如胃食管反流性疾病(GERD)和功能性消化不良(FD)同时存在。中医属"腹痛""腹泻""便秘"范畴。因肝气郁滞，肝气犯脾，肝肾两虚，影响脾主运化功能，导致气机升降失调。

IBS是临床常见的胃肠功能性疾病，据流行病学调查，世界范围内普通人群中有典型IBS症状的患者高达5%～25%。IBS可发生于任何年龄，以20～50岁为多，女性在20岁和50岁左右呈现高峰，男性在30岁呈现高峰，女性多于男性，约占3/4。国内潘国宗等按照Manning标准，大规模抽样调查显示，城市居民IBS患病率为10.5%，乡村IBS的患病率为6.14%。熊理守等按罗马Ⅱ标准在广东大规模调抽样调查显示，广东省IBS患病率达5.67%。

## 【病因病机】

### 一、中医病因病机

中医学没有IBS这一病名，根据临床表现可归属于泄泻、腹痛、便秘、滞下、休息痢、郁证、肠澼等病症范畴。病因主要有情志失调、外邪内侵、素体虚弱、饮食不节等几个方面，其病位在大肠，发病主要与肝胆的疏泄、脾胃的运化和升清降浊功能及肾的温熙、主司二便功能失调有关。

1. 情志失调　导致肝木乘脾是本病发病的一个主要病因与病机。IBS多由情志失调而诱发，中医七情，喜、怒、忧、思、悲、恐、惊，其中肝与情绪恼怒变化关系最为密切。《医方考》曰："泻责之脾，痛责之肝，肝责之实，脾责之虚，脾虚肝实故令痛泻。"多数人认为本病其病在肝，其标在肠，其制在肝，肝郁脾虚是其主要的临床证型，病理性质为寒热错杂，正虚邪实。情志失调致肝郁气滞，肝脾不调引起肠道气机不利，肠道传导失司而导致腹痛、腹泻、便秘诸症丛生。如张弘认为本病以肝郁脾虚为主要病机，而又有肝郁、脾虚及肝郁脾虚并重之分，以肝气郁滞为主时与痉挛性结肠炎相似，以脾虚为主时与无痛性腹泻相似，两者并重时则与西医学混合型相似。有的认为此病与肝、脾、胃三脏有关，而关键在肝，且认为IBS腹痛便秘乃气滞血瘀引起。柏连松则认为肝郁脾虚中，脾阴虚亦起重要作用，脾阴亏虚机体适应力下降，脾胃不耐重负，稍食油腻生冷则生泄泻。

2. 脾胃虚弱　脾胃虚弱是导致IBS的另一主要病因病机。由于素体脾胃有病或形体劳役，思虑过度均能损伤脾胃，脾失健运可出现腹胀，脾虚湿滞，脾失统摄，则可出现腹泻。此外亦有人认为IBS

与脾肾阳虚有关,如董晓明认为 IBS 脾肾阳虚为根本,而肝郁只为诱因。有的认为肾阳不能温运脾阳,湿浊内生,阻滞气机是 IBS 的病机之一。

## 二、西医病因病机

IBS 临床表现复杂,呈多样性,主要以腹痛或腹部不适、排便习惯和大便性状异常且腹痛或腹部不适与大便异常具有相关性为特征,诊断主要依靠临床症状和排除器质性疾病。自 1944 年 Pare 首先提出 IBS 这一术语以来有关 IBS 的病因、病理及发病机制的现代研究已有 50 余年的历史,但由于其临床表现复杂,呈多样性,症状反复发作而无特异性,故关于 IBS 的病因及发病机制至今尚未完全明了。

1. 精神因素 IBS 患者症状的发作与加剧均与情绪紧张密切相关。如严重的焦虑、抑郁、紧张、激动和恐惧等因素影响自主神经功能调节,引起结肠运动与分泌功能障碍。国内有报道 IBS 因情绪紧张等因素诱发的占 45%,国外有人报道高达 80%。

(1)儿童时期有胃肠失调常延续到成年发生 IBS。追踪儿童反复腹痛者 6～8 年后 1/3 发生 IBS,1/3 仍具多种功能性胃肠症状,1/3 无症状。腹泻型 IBS 患者 80% 仍具有儿童期的胃-结肠反射过敏。

(2)IBS 患者中,具急性菌痢史者较多,通过粪便反复病原检查,不能证实为慢性菌痢,而被认为系痢疾后结肠功能失调,此常以"痕迹反应"解释。

(3)所谓"旅行性腹泻"患者中,虽部分由于感染因素所致,但多次因旅行而致泻者,多属 IBS,系由于旅行中情绪因素、生活及饮食改变所致的肠道功能失调。

2. 饮食因素 饮食不当或饮食习惯的改变可诱发本证,如过食生冷、嗜食辛辣、香燥之品等;脂类食物对结肠运动功能影响较大;高蛋白饮食常可导致腹泻;进食纤维过多的食物可引起功能紊乱。

3. 内分泌机制 IBS 存在着多种胃肠激素及神经介质的分泌异常。已有报道 IBS 患者有血浆或组织黏膜中胆囊收缩素(CCK)、胃动素(MTL)、5-羟色胺(5-HT)、前列腺素(PG)、一氧化氮(NO)、血管活性肠肽(VIP)、生长抑素(SS)、P 物质(SP)、降钙素基因相关肽(CGRP)、单胺氧化酶(MAO)的含量异常,其中 5-HT、MTL、VIP 及 $PGE_2$ 等升高可能是导致 IBS 腹泻的原因。

4. 胃肠动力学因素 胃肠动力紊乱一直被认为是 IBS 的基本病理生理之一,许多研究证实 IBS 患者有食管、胃、小肠、结肠等胃肠动力学异常:结肠肌电活动研究提示患者肠节段性及集团性运动均有增强倾向,患者对结肠扩张、进餐等敏感性增加。

5. 感染因素 本病患者不属于感染性疾病,但在肠道感染之后,易诱发结肠功能紊乱。如微生物或寄生虫所致感染性肠道炎症,也能改变结肠的反应性,诱发或加重 IBS,尤其是在患痢疾之后,本证的发病率可增高。

6. 免疫学机制 IBS 患者的 T 淋巴细胞 CD4、CD8 及 CD4/CD8 比值均异常,而经过治疗后可使其得到恢复,T 细胞功能的紊乱可通过改变平滑肌功能,释放介质 IL-4、IL-13 等起作用而诱发 IBS。腹泻型 IBS 则存在血清中 TNF-α 和 IL-8 的异常。

7. 肠道菌群失调 正常人肠道以厌氧菌为主,需氧菌以大肠埃希菌占优势。改变饮食种类或过食某种食物后肠道菌群比例失调;长期口服抗生素药物者,粪便中革兰阴性菌减少;IBS 患者粪便中需氧菌明显高于正常。

8. **遗传因素**　很多患者从童年开始即有本病,有的患者从青春期开始亦有本病,并有家族史,在同一家庭或家族中,可有多人患 IBS 疾病。因此,本病可能与遗传有关。

9. **其他因素**　某些疾病的影响如甲状腺功能亢进或减退、类癌、糖尿病、肝胆系统疾病等,亦可引起 IBS;消化性溃疡、慢性胃炎常可与 IBS 同时存在;另外,常服泻药、灌肠及其他生物、理化因素,如妇女月经期等,也常可诱发 IBS。

## 【临床表现】

IBS 是功能性胃肠道疾病的一种,也是临床最常见的功能性肠病。它是包括腹痛、腹胀、排便习惯改变和大便性状异常、黏液便等表现的,并排除可能引起以上病状的器质性疾病病因的临床综合征,持续存在、反复发作是其特征。以中青年发病者居多,发病率为 $8\% \sim 10\%$。作为一种慢性或反复发作的胃肠功能紊乱性疾病,IBS 受累的器官包括食管、胃、胆道、大肠、小肠和肛门直肠,但其主要靶器官为肠道。IBS 尽管不危及人的生命,却可不同程度地影响工作与生活,降低其生活质量。IBS 一般起病隐匿。症状反复发作或慢性迁延,病程可达数年至数十年。就诊常常是由于以下原因:严重的疼痛、排便急迫感、大便过频、血便、焦虑、对癌症恐惧等。临床症状多样,轻重不一。所有症状皆可见于器质性胃肠病。症状虽有个体差异,但对于具体患者则多为固定不变的发病规律和形式。尽管 IBS 患者的症状发作常表现为症状群,但一些症状可呈现顺序发作,或表现为随时间改变而出现症状类型、发作部位及严重程度的改变。IBS 症状的发作频率在不同患者之间变化很大,一些患者每日均有症状发作或连续发作,而其他患者可长期无症状。

1. **腹痛或不适感**　腹痛为一种主要症状,大约 2/3 IBS 患者主诉的症状之一是腹痛,多伴有排便异常并于排便后缓解,临床提示症状主要源于结肠。腹痛或不适感可发生于腹部任何部位,呈局限性或弥漫性,但多位于左侧腹部,以左下腹为多。IBS 腹痛虽然程度各异,但不会进行性加重。患者也常有反映结肠功能紊乱的其他症状(如腹胀气、排便急迫感及排不净感)。腹痛常可由进餐而诱发,排便后可缓解。夜间睡眠中痛醒的情况极为罕见。伴有抑郁的患者常有凌晨早醒的情况,醒后可能会注意到腹痛而诉为痛醒,但详细询问觉醒与腹痛的关系则可明确其早醒并非腹痛所致。

2. **排便习惯改变**　排便异常一般包括次数异常和性状异常,排便次数少于每周 3 次或多于每日 3 次,稀便、水样便及干硬便均视为排便异常。

3. **腹胀**　腹部膨胀不适是各型 IBS 患者共同的主诉,一般在白天加重,夜间睡眠后减轻。腹围一般并不增加。常伴有呃逆或胃肠气体增多,部分患者的腹胀症状十分严重,以至于他们难以忍受而需松解裤带予以缓解。

4. **IBS 的肠外表现**　IBS 患者非结肠源性症状和胃肠外症状的出现率很高;近半数患者有胃灼热、饱胀、恶心、呕吐等上消化道症状。并且 IBS 症状可以和其他功能性胃肠病(如功能性消化不良)症状重叠,甚至表现为主要症状转变为其他功能性胃肠病的表现。同样,IBS 患者还可有其他系统疾病的表现,例如头痛、非心源性胸痛、功能性消化不良、腰背痛、排尿困难、慢性疲劳综合征等,以致患者常常于其他临床科室就诊。

5. **精神心理特征**　IBS 的症状与精神及心理因素密切相关。患者多伴有抑郁、焦虑、紧张、多疑、敌意等精神症状。IBS患者同精神科患者有类似的神经质,常常表现出高度的抑郁、焦虑和对躯体担心。这些症状的程度比普通胃肠道疾病的患者要严重得多,常常达到可以诊断为精神性疾病的程度。他们报道和可能主观感受的腹痛症状比其他类似的肠道疾患患者更多。

6. IBS症状出现或加重的诱因　IBS常由精神因素或遭遇应激状态诱发。部分患者尚有不同程度的心理精神异常表现,如抑郁、焦虑、紧张、多疑、敌意等。精神因素主要影响IBS患者症状发作的频率、严重程度、总的健康状况、对健康资源的利用以及临床结局。此外,饮食不当、劳累、全身或消化道感染、药物使用不当也可以诱使症状复发。

## 【检查】

IBS是与肠道动力学异常有关的功能性疾病,是指一组包括排便习惯改变(腹泻或便秘)、粪便性状异常(稀便、黏液便或硬结便)、腹痛及腹胀等临床表现的证候群,持续存在或间歇发作,但无器质性疾病(形态学、细菌学及生化代谢等异常)的证据。目前IBS仍被认为是功能性疾病,但许多研究已显示出该病胃肠动力学异常和内脏感觉异常的病理现象。在临床实验室病理学和生物化学诊断指标无特殊改变。

## 【诊断与鉴别诊断】

由于IBS缺乏特异性的临床表现、客观可靠的病理学和生物、化学诊断指标,因此,该病诊断主要是建立在症状学积分和排除器质性疾病的基础上。1999年公布的罗马Ⅱ诊断标准:在过去12个月中,腹部不适和疼痛的时间等于或超过3个月,且具备下列3项中的2项。排便能使其缓解;伴有排便频率的改变;伴有与排便一致的改变。以下症状并非必须,但患者具备越多的症状,确诊IBS的把握越大:① 排便频率的异常(每日>3次或每周<3次)。② 排便性状异常(粪便结块、硬结或稀软水样便)。③ 排便发生通过异常(紧张、急迫或有排便不尽的感觉)。④ 排便中有黏液。⑤ 胃胀气或腹部膨胀。本标准强调了症状持续时间,使对患者有足够的时间进行观察和随访,内容更加详细,有利于判断。

根据其主要症状临床可分为:腹泻主导型,便秘主导型,腹泻便秘交替型。精神、饮食、寒冷等因素可诱使症状复发或加重。以下的症状标示着可能存在IBS:① 腹痛、腹部不适:常沿肠管有不适感或腹痛,可发展为绞痛,持续数分钟至数小时,在排气排便后缓解。② 腹泻或不成形便:常于餐后,尤其是早餐后多次排便,亦可发生于其余时间(夜间除外)。③ 腹泻或不成形便有时与正常便或便秘相交替。④ 其他:近半数患者有胃灼热、恶心、呕吐等上胃肠道症状,部分患者尚有不同程度的心理精神异常表现。

## 【治疗】

目前对IBS的治疗尚未有一种药物或单一疗法对患者完全有效,治疗应遵循个体化原则,采取综合治疗措施。

## 一、内治法

### （一）中医辨证论治

#### 1. 脾胃虚弱型

[主症] 餐后即泻，大便时溏时泻，夹有黏液，便次增多，腹痛隐隐，肛门坠胀，脘闷不舒，纳差肢倦，面黄无华，舌淡、苔白，脉细弱缓。

[治则] 健脾益气，和胃渗湿。

[方药] 参苓白术散或七味白术加减。选用人参、白术、茯苓、山药、莲子肉、白扁豆等。

#### 2. 脾肾阳虚型

[主症] 清晨泄泻，便下清稀，完谷不化，便后腹痛不减，腰膝酸软，形寒肢冷，舌淡胖、苔白，脉沉细迟。

[治则] 温补脾胃，固涩止泻。

[方药] 附子理中汤合四神丸加减。选用附子、人参、干姜、甘草、白术、补骨脂等。

#### 3. 脾胃阴虚型

[主症] 腹痛不甚，便秘难下，粪如羊屎，大便黏液，大便数日一解，少腹结块，聚散无常，按之胀痛，消瘦，饥不欲食，口干喜饮但饮不多，尿频色黄，常伴失眠、焦虑、心悸等，舌红、少苔，脉细数。

[治则] 养阴润便。

[方药] 方选麻子仁丸、增液汤加减。选用火麻仁、杏仁、芍药、大黄等。

#### 4. 肝郁气滞型

[主症] 腹痛便秘，欲便不畅，便下艰难，后重窘迫，脘腹胀闷，胁肋胀满、窜痛，矢气可缓，恼怒忧虑易发，嗳气呃逆，纳差，苔薄，脉弦细。

[治则] 顺气行滞，降逆通便。

[方药] 六磨汤或柴胡疏肝饮加减。选用槟榔、沉香、木香、乌药、大黄等。

#### 5. 肝脾不和型

[主症] 常因恼怒或精神紧张而发病或加重。症见肠鸣矢气，腹痛即泻、泻下不多、泻后痛缓，伴少腹拘急、胸肋胀满、嗳气少食、便下黏液等，舌淡红、苔薄白，脉弦细。

[治则] 抑肝扶脾，调和气机。

[方药] 痛泻要方合四逆散加减。选用白术、白芍、陈皮、防风、柴胡、枳实等。

#### 6. 肝脾不和、寒热夹杂型

[主症] 久泻，便下黏腻或夹泡沫，或腹泻便秘交作，便前腹痛、腹胀、肠鸣，便后减轻，须臾又作，苔白腻，脉细弦滑。

[治则] 泄木安土，平调寒热。

[方药] 乌梅丸。选用乌梅、蜀椒、细辛、黄连、黄柏等。

#### 7. 瘀阻肠络型

[主症] 泄泻日久，大便黏滞，或干或溏，泻后不尽，腹部刺痛，痛有定处，按之痛甚，面色灰滞，舌质暗红或紫暗，脉弦细涩。

[治则] 化瘀通络，和营止痛。

［方药］少腹逐瘀汤加减。选用小茴香、干姜、延胡索、没药、当归等。

（二）西药治疗

（1）腹泻型：首选匹维溴铵，用法为每次 50 mg，每日 3 次。如患者伴有肠道菌群失调，给予益生菌制剂有效，常用的有双歧杆菌活菌胶囊（丽珠肠乐）、双歧杆菌乳杆菌三联活菌片（金双歧）和地衣芽孢杆菌活菌胶囊（整肠生）等，可任选一种，每次 2～3 粒，每日 3 次。有时一种无效，换另一种就有效了。起效后不要即刻停服，应逐渐减少剂量，直到最小有效剂量维持之，长期服用无不良反应。极少数腹泻顽固，服用上述药无效，可适量应用蒙脱石、药用炭等抗肠蠕动药，但不宜长期服用。

（2）便秘型：可酌情应用通便药，选用纤维素制剂或软水胶体制剂为好，常用的有聚乙二醇 4 000 散（福松）、乳果糖等，促胃肠动力药如西沙必利或莫沙必利也可单独应用或与上药联合应用。最近上市的替加色罗（泽马可）对本型有较好疗效，每次 6 mg，早晚各 1 次，饭前服用。

另外，IBS 常伴有抑郁症状，一些抗抑郁药物也在上述药物无效时使用，如圣·约翰草提取物片（路优泰）、氟哌噻吨美利曲辛片（黛力新）等。

## 二、外治法

理疗针灸：腹部按摩、热敷、超短波等可减轻症状，针灸可取足三里、关元、气海、中脘、三阴交、胃俞、大肠俞。此外，气功疗法对本病亦有较好疗效。

## 三、心理治疗

心理因素可能影响患者的临床症状、症状类型和严重程度，这已成为常识。良好的医患关系尤为重要，医师应该对有心理障碍的患者给予充分的理解和沟通，保持长期与患者的联系；认知疗法是一种短期心理学治疗模式，是以建立个人的正确认知为目的，通过认知教育和行为，纠正患者对疾病曲解的知识，达到正确认知的重建，缓解或消除心理障碍和躯体症状。强调认识所患疾病的良性本质，预后良好，树立对治疗的信心，帮助患者调整情绪和行为，达到长期缓解临床症状，改善生活质量。

## 【研究进展】

IBS 目前仍被认为是功能性疾病，胃肠动力紊乱一直被认为是 IBS 的基本病理生理之一，许多研究证实 IBS 患者有食管、胃、小肠、结肠等胃肠动力学异常和内脏感觉异常的病理现象，在内分泌方面存在着多种胃肠激素及神经介质的分泌异常，在免疫学方面研究发现 IBS 患者 T 细胞功能的紊乱。该病诊断主要是建立在症状学积分和排除器质性疾病的基础上。治疗以解除症状为主，代表药为匹维溴铵。

## 【柏氏诊疗特色】

柏连松认为 IBS 病因主要与情志失调、素体虚弱、饮食不节等有关，其病位在大肠，发病主要与肝胆的疏泄、脾胃的运化和升清降浊功能及肾的温煦、主司二便功能失调有关。情志失调导致肝木乘脾是本病发病的一个主要病因与病机。他认为本病其病在肝，其标在肠，其制在肝，肝郁脾虚是其主要的临床证型。代表方：黄芪 15 g，白术 12 g，川楝子 10 g，延胡索 10 g，陈皮 6 g，制香附 6 g，广郁金 10 g，柴胡 10 g，八月札 10 g，焦山楂 15 g，焦六曲 15 g。

## 参考文献

［1］罗小雨,钟良.肠易激综合征发病机制的研究进展[J].国际消化病杂志,2010,30(6)：321.

［2］唐丽明,宋宁,袁红霞.中药复方治疗肠易激综合征的实验研究进展[J].中国实验方剂学杂志,2013,19(19)：355-360.

［3］滕超,许惠娟,刘慧慧,等.痛泻要方及拆方对腹泻型肠易激综合征模型大鼠结肠组织水通道蛋白 3 表达的影响[J].中国中西医结合消化杂志,2011,19(5)：290.

［4］石君杰.宁肠汤对肠易激综合征大鼠炎性细胞因子影响的实验研究[J].中国中医药科技,2008,15(2)：103.

［5］胡敏,刘诗.肠易激综合征[J].临床消化病杂志,2012,24(2)：103.

［6］魏睦新,吴燕敏,刘振清,等.痛泻要方组成药物对大鼠结肠平滑肌运动的影响及机制[J].中国实验方剂学杂志,2010,16(8)：131.

［7］苏秉忠.肠易激综合征的药物治疗[J].中国临床医生,2010,38(9)：3.

［8］杨江升,徐珊,申屠利明,等.宁肠汤对腹泻型肠易激综合征模型大鼠酪神经肽的影响[J].中华中医药学刊,2010,28(3)：609.

［9］潘锋,陈建永,张涛.痛泻要方对脾虚肝郁型肠易激综合征大鼠内脏敏感性干预作用的研究[J].中国中医药科技,2009,16(5)：361.

［10］李康,王毅,旦增,等.肠易激综合征的病因、诊断及治疗进展[J].现代消化及介入诊疗,2008,13(4)：299.

［11］王佳薇,沈勤.宁心安神法对腹泻型肠易激综合征大鼠内脏高敏感性影响[J].中华中医药学刊,2011,29(9)：2127.

［12］吴美玉,胡团敏,郑溪水.黄术灌肠液对腹泻型肠易激综合征大鼠结肠黏膜 VIP 表达的影响[J].世界华人消化杂志,2010,18(28)：2966.

［13］许惠娟,滕超,钱永清,等.痛泻要方对腹泻型肠易激综合征模型大鼠结肠组织血管活性肠肽及受体表达影响[J].中华中医药学刊,2012,30(2)：268.

［14］王垂杰,包艳莉,李玉锋.痛泻要方对肠易激综合征模型大鼠血清 5-HT 和 NO 影响的实验研究[J].世界中西医结合杂志,2009,4(11)：776.

［15］王红霞,张金锋,张纨,等.加味二至煎对便秘型肠易激综合征大鼠胃肠运动的影响及机制研究[J].北京中医药,2010,29(1)：70.

［16］潘锋,张涛,陈建永.痛泻要方对腹泻型肠易激综合征 Cajal 间质细胞影响的研究[J].中华中医药学刊,2009,27(6)：1272.

［17］王石红,郭喜军,王红霞.加味二至方对便秘型肠道易激综合征大鼠小肠运动功能的影响[J].河北中医药学报,2010,25(1)：34.

［18］胡瑞,唐方.胃肠安丸对 IBS-D 大鼠血清 NO、5-HT 及结肠组织 SP、MC 的影响[J].中国中药杂志,2009,34(23)：3073.

［19］王石红,郭喜军,王红霞.加味二至方对便秘型肠易激综合征大鼠 5-HT 的影响[J].河南中医,2010,30(1)：42.

［20］胡瑞,张桐茂,唐方.胃肠安丸对腹泻型肠易激综合征大鼠的止泻作用及其机制研究[J].中草药,2010,41(12)：2039.

［21］Tang YR, Yang WW, Hang ML, et al. Age-related symptom and life quality changes in wonmen with irritable bowel syndrome. World J Gastroenterol, 2012(18)：7175-7183.

［22］陈丽珠,王承党.肥大细胞相关介质在肠易激综合征发病机制中的作用[J].国际消化病杂志,2010,30(6):325-328.

［23］胡瑞,张桐茂,唐方.胃肠安丸对肠易激综合征大鼠消化酶、水通道蛋白的影响[J].中国中药杂志,2010,35(21):2899.

［24］刘小彦,王敏,王嫱,等,肠易激综合征患者心理状态、家庭因素及患病危险因素分析[J].中华行为医学与脑科学杂志,2013,2(22):137-139.

［25］刘传新,段明君,李斌,等.综合医院就诊患者躯体疾病与抑郁焦虑障碍共病的影响因素[J].中华行为医学与脑科学杂志,2012,21(7):616-618.

［26］胡瑞,唐方.胃肠安丸对肠易激综合征大鼠血清电解质、VIP的影响[J].陕西中医,2010,31(7):914.

［27］陆再英,钟南山.内科学(7版)[M].北京:人民卫生出版社,2008.

［28］张法灿,赵运志.m-RNA与肠易激综合征发病机制的前瞻性研究[J].山东医药,2013,5(53):92-93.

［29］Wang YT, Lim HY, Tai D, et al. The impact of irritable bowel syndrome on health related quality of life: a singapore perspective [J]. BMC Gastroenterol, 2012(12):104.

［30］Barrel DP. MicroRNAs: target recognition and regulatory functions [J]. Cell, 2009,136(2):215-233.

［31］Zeng L, Carter AD, Childs SJ. Mir145 directs intestinal maturation in zebrafish [J]. Prec Natl Acad Sci, 2009,106(42):17793-17798.

［32］Zhou Q, Souba WW, Croce CM, et al. MicroRNA-29a regulates intestinal membrane permeability in patients with irritable bowel syndrome [J]. Gut, 2010,59(6):775-784.

［33］Mayoral RJ, Pipkin ME, Pachkov M, et al. MicroRNA-221-222 regulate the cell cycle in mast cells [J]. J Immunol, 2009,182(1):433-445.

［34］崔舒晟,胡颖.培菲康治疗前后肠易激综合征患者相关肠道益生菌群变化分析[J].徐州医学院学报,2010(1):45-48.

［35］Ghaith O, El-Halabi M, Hashash J G. Investigational a gents for the irritable bowel syndrome [J]. Expert Opinion on Investigational Drugs, 2010 (10):1161-1178.

［36］张静瑜,黄裕新,秦明.SCF/c-kit过度激活在肠易激综合征内脏敏化中的作用[J].山西医科大学学报,2012(43):177-181.

［37］Thabane M, Marshall J K. Post-infectious irritable bowel syndrome [J]. World Journal of Gastroenterology, 2009 (29):3591-3596.

［38］Pimentel M, Lembo A, Chey W D. Rifaximin therapy for patients with irritable bowel syndrome without constipation [J]. New England Journal of Medicine, 2011(1):22-32.

［39］Khan S, Chang L. Diagnosis and management of IBS [J]. Nat Rev Gastroenterol Hepatol, 2010(10):565-581.

［40］Guglielmetti S, Mora D, Gschwender M. Randomised clinical trial: bifidobacterium bifidum MIMBb75 significantly alleviates irritable bowel syndrome and improves quality of life-a double-blind, placebo-controlled study [J]. Alimentary Pharmacology and Therapeutics, 2011(10):1123-1132.

［41］Dinitto J P, Deshmukh G D, Zhang Y. Function of activation loop tyrosine phosphorylation in the mechanism of ckit auto-activation and its implication in sunitinib resistance [J]. Journal of Biochemistry, 2010 (4):601-609.

［42］金韩,黄重发.六味安消胶囊联合双歧三联活性胶囊治疗便秘型肠易激综合征疗效观察[J].医学研究生学报,2011(6):671-672.

［43］翟力平,王晓伟.聚乙二醇4 000治疗老年习惯性便秘疗效和安全性观察[J].中国误诊学杂志,2011(3):604.

［44］Ohman L, Simrén M. Pathogenesis of IBS: role of inflammation, immunity and neuroimmune interactions [J]. Nat Rev Gastroenterol Hepatol, 2010(3):163-173.

［45］Eshraghian A，Eshraghian H. Interstitial cells of Cajal a novel hypothesis for the pathophysiology of irritable bowel syndrome［J］. Canadian Journal of Gastroenterology，2011(5)：277－279.

［46］王海燕,陈海华,杨敏. 曲美布汀联合聚乙二醇 4000 治疗老年人便秘型肠易激综合征［J］. 中国新药与临床杂志，2011(1)：73－74.

［47］Beom Jae Lee，Young-Tae Bak. Irritable bowel syndrome, gut microbiota and probiotics［J］. Neurogastroenterology and Motility，2011(17)：252－266.

［48］Ang Y，Létard S，Borge L. Pediatric mastocytosis-associated kit extracellular domain mutations exhibit different functional and signaling properties compared with kit-phosphotransferase domain mutations［J］. Blood，2010(7)：1114－1123.

# 第十四章　结直肠息肉

## 【概述】

中医学中无"结直肠息肉"的病证记载。"息肉"一词最早见于 2 000 多年前的《内经》,其《灵枢·水胀》:"肠覃何如? 岐伯曰:寒气客于肠外,与卫气相搏,气不得荣,因有所系,癖而内著,恶气乃起,瘜肉乃生。"《说文解字》:"瘜,寄肉也。"瘜古语同息,息者有生长、滋息、多出之意,息肉是人体组织表面长出的多余肿物,是良性肿瘤的一种,如《内经》说"瘤,息肉也"。日本医家丹波元简在《灵枢识》中谓:"肠中垢滓,凝聚生息肉,犹湿气蒸郁,生覃于木,故谓肠覃。"其所描述的病症已包括结直肠息肉在内。刘士敬等经考证在《几种古病名正义》论著中提及肠覃是《脉书》中的牡瘕之病,"肠覃"之"覃",即肠中生长的息肉、赘生物,是肠道肿块的专用词,肠覃泛指肠道肿瘤的专用古病名。1997 年中华人民共和国国家标准《中医临床诊疗术语·疾病部分》里提及:可能因湿热痰瘀互结,阻滞胃肠脉络所致。以腹部不适,检查发现胃肠黏膜上有结节状隆起为主要表现的积聚类疾病,定义为"肠瘤"。根据结直肠息肉的主要症状特点,在中医学属于"肠覃""肠瘤""肠癖""便血""息肉痔""积聚""葡萄痔"等范畴。

西医学认为结直肠息肉是一类从黏膜表面突出到肠腔内的隆起状病变的总称,仅为从肉眼外观上描述,并没有说明病理性质,大小可自直径 2 mm 以下至 10 cm 以上,包括肿瘤性和非肿瘤性,前者与癌发生关系密切,是癌前期病变,应予重视,后者与癌发生关系较少。

## 【病因病机】

### 一、中医病因病机

1. 外感邪气　外感风、寒、暑、湿、燥、火,长时间作用于人体,或侵袭人体后留着不去,使肠腑失和,气机发生严重郁阻,经络阻滞,恶毒之物随之而生,凝聚成块而为病。

2. 脾胃虚弱　先天不足,或久病伤正,或年老体虚,致使脾胃虚弱,正气不足以祛邪,邪气留着肠道,或湿浊内生,湿郁化热,热蕴成毒,湿热毒邪交互而生息肉。

3. 饮食不节　饮食不节,偏食膏粱厚味、辛辣煎炸之物,或嗜酒无度,进食生冷之品,损伤脾胃,脾健运失司,痰浊内停,阻滞气机,血脉瘀阻,久而成病。

4. 情志损伤　多因忧思恼怒,情志损伤,导致肝郁气滞,血行不畅,脾失健运,经隧不利,脉络瘀阻,气滞血瘀,日久凝聚成块而为病。

综上所述,结直肠息肉的发生与外感六淫、脾虚虚弱、饮食不节、情志损伤有关。主要病因病机是外感六淫,饮食不节,忧思恼怒,损伤脾胃,运化失司,湿热内生,湿热毒邪蕴结,乘虚下注大肠,侵淫肠道,湿毒瘀滞凝结而成息肉。其病位在肠,与肝脾密切相关。其产生的本质为脾胃虚弱,其标有湿热、痰浊、瘀血等,久病可导致气阴两虚。

## 二、西医病因病理

目前为止,结直肠息肉的病因不是十分清楚。此病可能是家族性、遗传性、长期炎症刺激、其他环境及饮食等相关因素共同引起。

1. 炎症刺激　肠黏膜的长期慢性炎症可引起肠黏膜的息肉状肉芽肿。如长期腹泻,肠道黏膜会出现慢性炎症,或几日排便一次的便秘患者,粪便在肠道内储存产生各种毒素,也会导致肠黏膜出现慢性炎症,都容易致肠道息肉生长。另外结直肠各种炎性疾病,如溃疡性结肠炎、非特异性直肠炎、阿米巴痢疾等,也可引起大肠息肉发生。这是由于结直肠炎症病变过程中,溃疡面的中央尚存有水肿充血的黏膜区,周围溃疡愈合之后形成瘢痕,瘢痕逐渐收缩,使残留的黏膜面突出表面呈息肉状,或者溃疡面的肉芽组织增生凸起,以后邻近黏膜生长,将其覆盖,形成息肉,多见于炎性息肉。也有因肠黏膜的长期慢性炎症,致使腺体堵塞,黏液潴留而形成幼年性息肉。

2. 饮食因素　一般认为高脂肪膳食和食物纤维不足是主要发病原因。高脂肪膳食,特别是含有饱和脂肪酸的饮食,可促进胆固醇代谢物及次级胆酸的生成,而大便中总胆酸和胆酸的成分可能与息肉的体积和上皮化的严重程度有关。食物纤维不足会增加代谢产物和大肠黏膜接触的机会。高纤维饮食,粪便容量较大,结直肠息肉的发生率较低。另外饮酒,吃辣椒、油腻食物或海鲜后容易出现便秘或腹泻,致肠道功能紊乱,久病致肠黏膜慢性炎症,易导致肠道息肉生长。

3. 遗传因素　例如家族性息肉病就是一种遗传疾病。

4. 异物或粪便刺激　粪便中的残渣和异物导致大肠黏膜损伤或长期刺激大肠黏膜上皮,使处于稳定状态的平衡遭到破坏,导致细胞增生或脱落速度减慢,可形成息肉状凸起。息肉的蒂大部分为大肠蠕动使这种凸起被上下牵拉而形成的黏膜。

## 【临床表现】

结直肠息肉多无明显的临床症状,往往是在内镜或 X 线检查偶尔被发现。较大的息肉可引起消化系统症状,如腹部不适、腹胀、腹痛、腹泻、便秘等,但多因症状轻微和不典型而被人忽视。结直肠息肉根据病理学特点可以分为腺瘤性息肉、错构瘤性息肉、增生性息肉、炎症性息肉。腺瘤性息肉是最为常见的、临床上最受重视的息肉,在结肠和直肠最为多发。研究表明,结直肠腺瘤不及时治疗,可能发展为结直肠癌。在病理学上又可以分为管状、绒毛状及管状绒毛状腺瘤,其中绒毛样腺瘤的癌变率最高。直肠的带蒂息肉在排便时可见肿物脱出肛门外。部分息肉可引起大便带血、黏液血便。体检常无阳性发现。黑斑息肉综合征(Peutz-Jeghers 综合征)者常有胃肠外疾病的相应表现,如口唇黏膜、口周皮肤、手脚掌面有黑褐色色素斑者,提示有息肉综合征的可能(表 14 - 1)。

表 14 - 1　大肠息肉分类

| 病理学分类 | 单　　发 | 多　　发 |
| --- | --- | --- |
| 腺瘤性 | 管状<br>绒毛状<br>管状绒毛状 | 家族性(非家族性)多发性腺瘤病<br>Gardner 综合征<br>Turcot 综合征 |

（续表）

| 病理学分类 | 单　发 | 多　发 |
|---|---|---|
| 错构瘤性 | 幼年性息肉<br>Peutz-Jehpers 息肉 | 幼年性息肉病<br>黑斑息肉综合征 |
| 炎症性 | 炎性息肉<br>血吸虫卵性息肉<br>良性淋巴样息肉 | 假息肉病<br>多发性血吸虫卵性息肉<br>良性淋巴样息肉病 |
| 化生性 | 化生性（增生性）息肉 | 化生性（增生性）息肉病 |
| 其他 | 黏膜肥大性赘生物 | |

1. 便血　结肠息肉患者最容易出现便血，血常附于大便表面，色鲜红，量较少，以间断性出血为主，严重时可导致贫血发生。儿童期无痛性便血，以大肠息肉引起者多见。

但不少人会把大便出血误以为是痔疮的症状，结果耽误了最佳治疗时机。专家表示，痔疮引发的出血往往是大便后滴血，呈鲜红色，而且在平时并不会出血。但结肠息肉引起的出血常常混杂在粪便中间。

2. 粪便改变　包括大便时间、次数的改变，以及大便形状的改变。特别是便秘与腹泻反复交替出现，或者引起腹痛的时候，更要引起警惕。乙状结肠较大息肉可引起便秘、排便不畅。部分绒毛状息肉可有大量黏液排出，分泌亢进，引起腹泻。正常的粪便应该呈圆柱形，但如果在结肠腔内有较大息肉，压迫粪便，则排出时往往会变细，或呈扁形，有时还附着有血痕。

3. 腹痛　部分患者可见弥漫性非特异性腹痛，在大便时或便后加重。较大息肉可引起肠套叠而导致腹痛。

4. 肛门坠胀　直肠具有长蒂的息肉还可以引起便时或便后肛门下坠感，甚至脱垂出肛门外。

## 【检查】

（一）大便隐血试验

大便隐血试验（occult blood test，OB）对消化道疾病尤其是对消化道隐匿性出血的筛查有重要意义。但其特异度较低，易受进食因素的干扰而致假阳性，或大便放置时间过长导致肠腔内的血红蛋白分解而出现假阴性的影响。首先是该试验以结直肠息肉出血为前提，若不出血或出血为间歇性，此方法就无能为力。另外该方法本身也会因采样误差、出血量少而致假阴性，因此此项检查对结直肠息肉诊断意义不大。

（二）直肠指诊

直肠指诊是最简便和经济的低位直肠和肛管疾病的诊断方法，用于检查肛管及直肠下段有无异常改变。如肛管直肠壁及周围有无结节、肿块、触痛，并记录肿块的大小、质地、活动度、是否带蒂及指套是否染血等。对高位的肿块可采用胸膝位或蹲位直肠指诊，并嘱患者做大便动作。但大部分结直肠息肉的病变超过直肠指诊所能触及的范围。直肠息肉位置较低时，可扪及质软可推动的肿块，常有蒂，边缘清楚，指套常染血，如儿童幼年性息肉大多数在直肠下段，直肠指诊可触及，但直肠息肉的大小及质地的影响也会造成直肠息肉的漏诊和误诊。

（三）结肠造影

结肠造影指向结直肠内灌入造影剂，使之在 X 线下显影的检查方法，造影所用高密度物质称阳性造影剂,目前主要有硫酸钡悬液、泛影葡胺,不透 X 线,刺激性较小,但其致密度下降,有时观察不充分,且为高渗性溶液,易导致腹泻。低密度物质称为阴性造影剂,主要为空气。根据造影方法不同分为钡剂灌肠造影,气钡双重对比造影两种方法。

1. 钡剂灌肠　钡剂灌肠是一种传统的结肠造影方法,用于观察结直肠位置、形态及肠腔内外病变等,其虽能通过钡剂的充盈缺损敏感地发现结直肠息肉,但不能更好地显示息肉表面及基底部情况,并且因钡剂造影对比度差异会遮盖一些较小病灶,从而造成漏诊和误诊。研究结果显示,钡灌肠对直径 0~9 mm 的息肉漏诊率高达 87%,直径 9 mm 以上的息肉则达 67%。漏诊率的文献报道差异之大,这可能与肠道准备不充分、钡剂不能均匀地涂布及黏附在肠壁上、肠道气体充气状况及医生的读片经验等有很大关系。

2. 气钡双重对比造影　气钡双重对比造影是目前结直肠疾病最常用的检查方法,在发现结直肠微小病变及炎症性病变方面较钡剂灌肠有明显的优势,究其原因是因为气钡双重造影增加了对比度,同时由于气体对肠腔的扩张作用,使肠壁的细微病变显示更加清晰,从而能够发现较小的息肉病灶,并能对息肉的形态、表面及基底做细致的分析,提高了诊断率。郭建平等对 65 例经手术病理证实息肉的患者进行气钡双重对比造影检查,所有 98 枚息肉造影检出 95 枚,检出率 97%。3 例 X 线疑恶性变者后行肠镜检查,确诊 2 例。综上所述,气钡双重对比造影检查安全性高,极少发生穿孔等并发症,能够检查出大多数进展期息肉,检查操作简单,痛苦小,患者易接受,且无明显不良反应、禁忌证和操作后果,故在临床应用中存在其优势之处。但对息肉检测尚不如内镜检查敏感,有较高的假阴性率,对于肠道准备不佳或年老体弱及急慢性肠梗阻患者,不宜采用此检查。

3. 检查前准备　良好的肠道准备是结肠造影检查成功的重要条件,检查前 1 d 开始肠道准备,进无渣饮食,前 1 d 晚餐进流质饮食,于检查前行清洁灌肠。气钡双重造影检查对肠道准备要求更高,肠道的清洁度和干湿度对气钡造影的质量有着很大的决定作用,因为只有肠道清洁、干湿度适中,才能保证钡剂能均匀地涂布及黏附在肠壁上,才能清晰地显示黏膜细微网状结构,才有利于发现肠腔微小病变。

4. 检查方法　造影时,取左侧卧位,自肛管内缓慢灌入钡剂达降结肠中段,停止灌钡。灌钡完毕后多次旋转身体,用灌肠机低压缓慢注气,注气量一般以患者明显感腹胀而能耐受为度。在透视下对肠管进行多体位、多方向的观察,必要时以压迫器对腹壁局部加压,然后摄取乙状结肠直肠点片一张,全程结肠仰卧位及站立位各一张,摄片时将所需拍摄肠管置于高处,以便获得良好的气钡相。

（四）内镜检查

内镜检查是诊断结直肠息肉的重要方法之一。随着科技进步,内镜种类、质量、性能均有很大提高,实用价值更加突出。通过内镜检查,可以直视结直肠病变病灶的部位、大小、性质,对早期发现病变具有极大价值。并且还可以通过内镜做活体组织检查以明确病变性质。此外,内镜检查与结肠造影、实验室检查等有相辅相成作用。临床可相互参照。内镜检查包括乙状结肠镜及电子纤维结肠镜。

1. 乙状结肠镜　乙状结肠镜检查是一种较为实用、简单、安全的方法。镜长 25~35 cm,镜筒直径 1.5~2 cm。在临床上对于直肠、乙状结肠息肉的定位及取材活检有比较重要的作用。检查前清洁肠道,做好患者的解释工作,消除患者的紧张情绪。操作时动作轻柔,一定要在直视下看清肠腔后才可以将肠镜推进,切忌暴力操作。为了不遗漏微小病变,可注入少量气体使肠腔扩张,肠黏膜舒展后才能更加清楚看到病变。一旦发现可疑病灶,活检时应避开血管,不要切割过深,以防出血或穿孔。检查完毕嘱患者休息片刻,如取活检应关注当日大便情况,有无便血或下腹疼痛。

2. 电子纤维结肠镜　电子纤维结肠镜下可见息肉的形态大多为圆形或椭圆形,无蒂息肉基底部宽广,有蒂息肉有细长的蒂,基底小,末端大,息肉表面色泽与肠黏膜色泽一致,由于粪便污染,表面可发生充血、水肿、糜烂,甚至出血。结直肠息肉可单发或者多发,多发数目不一,多发成百上千,又称家族性息肉病。

## 【诊断与鉴别诊断】

### 一、诊断

1. 症状特点

(1) 便血:呈鲜红色,以左侧结直肠息肉引起便血多见,甚至引起贫血,多为无痛性便血。

(2) 粪便改变:多为黏液性便,伴有便意不尽或里急后重感,有时只排出黏液,成为假腹泻。

(3) 息肉脱出:位置较低,带有长蒂的息肉可以在排便时脱出肛门外,此症状儿童多见。

(4) 腹痛腹泻:腹痛较少见,息肉较大时可引起肠套叠造成腹痛,严重黏液可引起假腹泻,可见稀便、稀水便。

2. 体征　多数没有特殊体征,重症可伴有消瘦、贫血等。直肠指诊可触及息肉。

3. 辅助检查　多数实验室检查无明显异常,严重者可有大便隐血阳性或血红蛋白降低。X 线气钡双重造影可发现直肠结肠充盈缺损改变。直肠乙状结肠镜或电子纤维结肠镜检查可发现息肉,并且可进行活检检查。组织病理学检查可确诊为息肉。

### 二、鉴别诊断

1. 结直肠癌　直肠癌主要以便血、大便较细、便次频繁为主要表现。直肠指诊、电子结肠镜加活检可确诊。右侧结肠癌以腹部肿块、腹痛、贫血为主要表现,左侧结肠癌以便血、腹痛、便频、肠梗阻为主要表现,术中及病理可确诊。

2. 结直肠脂肪瘤　以腹痛、便血、大便习惯改变、肠套叠为主要表现,X 线钡灌肠检查,脂肪瘤引起的充盈缺损很不稳定,随外压或排空而改变其形态,其他肿瘤均无此特点。

3. 结直肠平滑肌瘤　可表现为便血、贫血、疼痛、肿块或肠梗阻,目前缺乏特异性诊断,以手术治疗为主,预后差。

## 【治疗】

### 一、一般治疗

注意休息,调整饮食,避免刺激性食物,密切随访。

### 二、内治法

(一) 中医辨证论治

结直肠息肉总属本虚标实、虚实夹杂,治疗当辨明标本、虚实,早期常见实证兼脾虚湿热阻滞,中期以虚实交错出现,晚期多虚中夹实。

1. 大肠湿热证

[主症]便血或黏液血便,肛门灼热不适,伴有腹胀便溏、腹泻、肢体困倦,舌质红,苔黄腻或黄白,脉弦滑细濡。

[治法]清热利湿,理气止血。

[方药]黄连解毒汤加味。黄连3g,黄芩12g,黄柏12g,栀子9g,茯苓15g,地榆炭9g,大蓟9g,小蓟9g,枳壳9g。若便秘,加决明子15g(包)。

2. 肠风下血证

[主症]大便下血,色鲜红,量多,肛门不痛或轻度不适,舌质红,苔薄,脉浮数。

[治法]清肠疏风,凉血止血。

[方药]便血合剂加减。炒槐花12g,地榆炭12g,荆芥9g,黄芩炭6g,防风9g,仙鹤草30g,生地黄12g,炒枳壳9g,当归6g,生甘草3g。

3. 气滞血瘀证

[主症]病久息肉明显增大,或肿物脱出肛外,不能回纳,疼痛,表面紫暗,纳少,面色晦暗,舌质暗红,苔白,脉弦滑。

[治法]活血理气,化瘀散结。

[方药]补阳还五汤加减。生黄芪30g,全当归9g,赤芍15g,地龙3条,川芎9g,桃仁9g,红花6g,牛膝9g,穿山甲6g。腹胀、肛门下坠明显加枳实9g,木香9g。

4. 脾虚气滞证

[主症]便血,时多时少,时有肿物脱出肛外,伴有便溏、腹泻、腹部隐痛、倦怠懒言、乏力,舌淡白,脉细弱无力。

[治法]温中健脾,理气散瘀。

[方药]良附丸加味。高良姜9g,制香附9g,炙黄芪15g,炒枳实9g,煅赤石脂15g,血余炭6g。

(二)西药治疗

对于腹泻的患者,可以予止泻药物,如洛哌丁胺(易蒙停)等,还可用甲硝唑保留灌肠。腹痛患者,予肌内注射阿托品解痉止痛。便血者可予止血药物,如肾上腺色腙片(安络血)、注射用血凝酶(立止血)、维生素K等。

## 三、外治法

(一)中药灌肠

中药煎剂经肛门灌注于直肠内,保留2～4h,可对局部直接发挥作用。常用6%的明矾溶液保留灌肠涩肠止血,主要用于直肠息肉出血,常用灌肠方有复方青黛散,药用青黛、白芷、白芍、白术、白头翁、黄柏、薏苡仁等煎汤或研细末用。水煎浓汁50ml保留灌肠,每日1次。

(二)结扎疗法

结扎疗法是中医治疗直肠肛管息肉的常用方法,局部麻醉后在肛门镜下钳夹息肉蒂部,用粗丝线进行结扎,使其缺血坏死脱落,达到治愈目的。

## 四、手术疗法

结直肠息肉的外科处理原则是发现息肉即行摘除。自20世纪60年代末开创内镜下高频电凝摘除消化道息肉开始,至今有药液注射、激光、冷冻、射频、活检钳钳除等多种方法,根据息肉的形态、大小、数量及蒂的有无、长短粗细而采用不同的治疗方法。较常用的方法为高频电切息肉法、微波治疗息肉、激光治疗及新近使用氩离子凝固术(APC)等,各方法均有其优缺点,现在较普及和成熟的是内镜下高频电凝摘除法、微波和 APC。

1. 高频电凝切除术 原理是利用 500 kHz 左右的高频电流对机体产生的热效应,使组织局部迅速升温从而使得组织蛋白质变性、干燥、凝固坏死,达到切割治疗的目的。高频电流波有 3 种,分别是切开波,主要用于组织切割,但凝固不充分;凝固波,主要用于凝固组织,切开作用微弱;混合波,可在切开的同时又具有一定的凝固作用,并可根据具体情况调整切开和凝固的比例。该法主要适用于直径小于 2 cm 的无蒂息肉、有蒂息肉及多发息肉,安全有效并且操作简单、痛苦小,目前已成为内镜下治疗结直肠息肉最普及和成熟的方法。近年来,有学者主张将此法与圈套器、尼龙绳套扎等方法联合应用,可明显降低术中和术后出血并发症的发生。还有学者认为,在运用高频电凝电切法行结直肠息肉切除之前,可进行一些预处理措施,如进行黏膜下去甲肾上腺素盐水注射、金属夹夹闭息肉基底、黏膜下注射生理盐水、尼龙圈套扎等,可使出血的发生率显著下降。

2. 圈套器切除术 该法主要适用于有蒂息肉的切除。在内镜下调整视野,充分显露息肉的蒂部后,将圈套器套入至息肉蒂部,缓慢收紧圈套器后稍用力牵拉息肉,使其远离肠壁,然后进行电切。圈套器的种类繁多,有椭圆形、六角形、新月形、带刺形、迷你型等,可根据息肉的具体情况选用。需注意如果息肉的蒂很长,切除时应保留约 0.5 cm 长的蒂,以防穿孔和出血,同时也便于出血时的止血治疗。目前,该法亦多和高频电凝电切术、氩离子凝固术、尼龙绳套扎术等技术联合应用。对于小于 2 cm 的无蒂息肉或表面隆起型息肉,也可先在息肉基底部注射 1∶10 000 肾上腺素盐水,待黏膜隆起后再行圈套器切除。

3. 金属夹治疗 金属夹具有良好的血管结扎和止血作用,其在内镜息肉切除术中主要应用在止血方面,多作为高频电凝电切术、内镜下黏膜切除术、内镜黏膜下剥离术等的辅助应用手段。在应用高频电凝电切术切除长蒂息肉之前,在息肉基底部利用金属夹夹闭供血血管,可有效防止手术过程中的出血。另外,对于息肉切除后遗留的创面较大较深或者发现有肠壁穿孔时,均可应用金属夹进行即时的缝合治疗。对于息肉恶变残端阳性需追加外科手术者,金属夹也可起到定位标记的作用。

4. 活检钳除法 活检钳或热活检钳钳取术主要适用于小于 0.5 cm 的扁平或广基无蒂小息肉,因息肉体积小,术中和术后发生出血的概率很小。除了可以钳取组织外,热活检钳还兼具有电凝的作用,因此应用热活检钳钳取比应用活检钳直接钳取发生出血的概率要小得多。具体方法为先用热活检钳将息肉夹住,再提起使之呈天幕状,然后通电,因钳夹部位狭窄,电流密度大,故该部分温度高而凝固坏死,而钳杯中的息肉因温度不高,可保持完好而送病理学检查。需注意的是,热活检钳电凝息肉时,电凝时间应恰当,防止时间不够而电凝不完全,时间过长则易灼伤肠壁甚至造成穿孔。

5. 氩离子凝固术 氩离子凝固术(argon plasma coagulation,APC),又称氩气刀,是一种新型的非接触性电凝固技术,1991 年由德国的 Grund 首次将其应用于内镜治疗,现已成为最常用的内镜治疗技术之一。其作用原理是氩气在高频高压电的作用下被电离成离子,进而引导高频电流到达组织表面,产生的热效应使组织失活、凝固、干燥及回缩。APC 不会炭化组织,且是以非接触的方式工作,而且组织一旦干燥失去导电性之后,离子流就会自动流向湿润组织。因此,其作用的深度局限在一个很小的范围内,一般仅为 3~4 mm。目前,APC 主要用于 0.5 cm 以下的无蒂小息肉的内镜下切除和创面的止血治疗,也可联合金属夹、圈套器等用来切除体积更大的息肉。Ihimoyan 等报道,利用 APC 联合内镜下金属夹和圈套器技术,成功切除一枚直径 12 mm 位于结肠肝曲的炎性纤维性息肉。Friedland 等报道了联合应用 APC 和圈套器成功切除 25 枚黏膜下生理盐水注射后抬举征阴性的结肠息肉,无出血及穿孔等并发症发生。操作 APC 时需注意,应尽量避免大量氩气进入胃肠道,以免引起术后患者的腹胀不适,操作时可不断负压抽吸排出气体。操作时也不宜将 APC 的电极紧贴组织器官,以免造成副损伤。另外,在病变部位附近有金属物质如支架、钛夹时,切勿将 APC 直接接触金属,以免金属导电造成非治疗部位的损伤。Simon 等报道了使用 APC 时因病变周围有金属钉线从而导致结肠壁被 APC 的电弧损伤的病例,认为该类患者应列为 APC 使用的禁忌。

6. 黏膜剥离或切除(EMR、EPMR、ESD) 内镜黏膜下剥离术(endoscopic submucosal dissection,ESD),是指在内镜下通过对黏膜下层局部注射生理盐水,环病灶边缘周围切开,从黏膜下层逐渐剥离,而将较大的病灶完整切除的一项内镜技术。ESD 技术的衍生和出现,克服了 EMR 的不足,显示出了更大的优势。由于 ESD 能一次性将较大范围的病灶完整切除,故而病灶的残留率及术后复发率明显降低。与其他内镜下治疗方法相比,ESD 具有不论病变位置及体积大小均可切除、可切除一些较大的纤维化的病变等优点,缺点是操作时间长,对操作者技术、经验要求高,且有更高的出血率和穿孔率。近年来,随着技术的提高和内镜设备与附件的改进,ESD 的缺点也得到了很大的克服。在结直肠息肉治疗上,ESD 主要适用于直径大于 2 cm 的广基息肉的切除,禁忌证与 EMR 相同。由于 ESD 能一次性完整切除较大范围的病灶,遗留的创面也比较深大,加之手术难度更大、操作时间更长,因而出现出血和肠壁穿孔等并发症的概率也相应增加。为了更安全顺利地完成 ESD 的治疗,减少并发症的发生,近年来国内外的内镜专家在 ESD 器械设备的完善和操作技术的改进上都做过不少研究。Uraoka 等报道,目前在日本已研究发明出了多款可供 ESD 操作时使用的刀头,除最先使用的绝缘头电切刀(IT 刀)之外,还有 Flex 刀、Hook 刀、Flush 刀、B 刀、三角刀、针状刀等,可根据病变的特点和不同情况选择使用。Saito 等指出,黏膜下层注射生理盐水后形成的水垫是进行 ESD 操作的关键,由于结肠肠壁薄,且生理盐水形成的水垫厚度不高、维持时间不长,增加了操作的危险性,建议可用高张力性液体如甘油、透明质酸等进行黏膜下注射,增加水垫的厚度和延长水垫的时间,使得 ESD 更安全可靠。也有学者认为,术野的显露及适当的组织张力是进行 ESD 或 EMR 操作时的关键点,通过变换体位、利用已切开的那部分组织及水垫的重力作用,均可增加组织张力。另外,利用透明帽撑开已切开组织和病变基底部的间隙、利用金属夹或尼龙线圈对切开组织进行适当的牵拉,均可有效增加组织间的张力,使切开间隙更好地显露,降低手术并发症的发生。

7. 分期批摘除法 主要用于 10～20 颗以上息肉患者无法一次切除者。

8. 外科手术疗法 对于一些较大的、无蒂的息肉经内镜切除困难者,距肛缘 6～7 cm 以内的息肉,可经肛门手术切除。其他部位的息肉可开腹切开肠管摘除息肉或行肠段切除。

综上所述,目前结直肠息肉的内镜治疗有多种方法,而且随着器械设备的改进和操作者经验技术的不断提高,必将出现越来越多的治疗方法。在选择时,应遵循个体化原则,综合考虑息肉的位置、体积大小、病理性质、身体状况以及操作者的熟练程度等多方面的因素,做出最适宜的选择。

## 【柏氏诊疗特色】

中医学认为,肠息肉是由于湿热下迫大肠,以致肠道气机不利,经络阻滞,瘀血浊气凝聚而成。对于结直肠多发性炎性息肉在中医中药方面的治疗,柏氏提倡投以清热利湿、活血通络、行瘀散结之剂,内服外治兼施。

内服方:黄柏 10 g,山豆根 12 g,大血藤 30 g,半枝莲 30 g,鬼球 15 g,生地 15 g,贯众 15 g,牡丹皮 10 g,桃仁 12 g,炙穿山甲片 9 g,皂角刺 9 g。气虚者加炙黄芪 30 g,党参 15 g;血虚者加何首乌 15 g,当归 15 g;阴虚者加北沙参 15 g,石斛 30 g(先煎);出血多者加仙鹤草 30 g,阿胶 9 g(烊冲),三七粉 2 g(分吞);湿重者加苍术 9 g,生薏苡仁 15 g。

灌肠方:① 乌梅 10 g,五倍子 10 g,半枝莲 15 g,黄柏 10 g,大黄 5 g,明矾 3 g,蒲公英 30 g,上药浓煎 100 ml,每日早晚各 1 次,每次 50 ml 保留灌肠。② 乌梅 10 g,贯众 15 g,五倍子 10 g,夏枯草 30 g,半枝莲 15 g,槐角 10 g,大黄 5 g,黄柏 10 g,黄芩 10 g,明矾 3 g,上药浓煎 100 ml,每日 2 次,每次 50 ml 保留灌肠。

### 参考文献

[1] 谢华. 黄帝内经[M],北京:中医古籍出版社,2001.

[2] 丹波元简. 聿修堂医书选·灵枢识[M],北京:人民卫生出版社,1984.

[3] 刘士敬,朱倩. 几种古病名正义[J]. 中医药学报,1998,(2):4-6.

[4] 吴在德. 外科学(第 7 版)[M]. 北京:人民卫生出版社,2008.

[5] 江克明. 结肠息肉治验[J]. 上海中医药杂志,1987,(4):29.

[6] 徐复霖. 健脾益康汤治疗肠息肉[J]. 云南中医杂志,1990,11(1):21.

[7] 何公达. 息肉平汤加减治疗消化道息肉 15 例[J]. 江苏中医,1996,17(3):16.

[8] 高家信. 大肠息肉的中医临床研究概况[J]. 现代中西医结合杂志,2001,10(2):117-118.

[9] 戴自英. 实用内科学(第 8 版)[M]. 北京:人民卫生出版社,1988.

[10] 杜桂清. 结肠息肉 278 例临床病理分析[J]. 贵阳医学院学报,2010,35(2):188-189.

[11] 贺宝爱,李安均,王卓,等. 便潜血免疫法与化学法联合检测对消化道出血的诊断价值[J]. 中国疗养医学,2010,19(4):367.

[12] 王斌,张云生. 气钡双重造影在结肠息肉诊断中的价值[J]. 包头医学院学报,2007,24(2):191-192.

[13] 陈爱丽. 低张结肠气钡双重造影在结肠息肉诊断中应用价值[J]. 中国临床实用医学,2010,2(4):202-203.

[14] 郭建平,焦旅忠,李振彪. 结肠息肉的 X 线双对比造影诊断[J]. 上海医学影像,2007,(2):151-153.

[15] Zauber AG, Winawer S J, O'Brien M J, et al. Colonoscopic polypectomy and long-term prevention of colorectal-cancer deaths [J]. New England Journal of Medicine, 2012,366(8):687-696.

[16] Consolo P, Luigiano C, Strangio G, et al. Efficacy, risk factors and complications of endoscopic polypectomy: ten year experience at a single center [J]. World Journal of Gastroenterology, 2008,14(15):2364.

[17] 王一鸣,高娟. 大肠息肉内镜治疗进展[J]. 华南国防医学杂志,2011,25(2):176-178.

[18] 汤卫锋. 肠息肉内镜下治疗 106 例临床分析[J]. 中国新医学论坛,2008,(6):15-16.

[19] 张保环,徐惠萍,乐怀浙. 336 例消化道息肉内镜治疗分析[J]. 浙江实用医学,2009,13(6):413-415.

[20] 王敬源,赵彦宁,闫海,等. 尼龙圈在结直肠粗蒂息肉内镜治疗中的应用[J]. 中华全科医学,2013,11(10):213-214.

[21] 贺明,滑利民,代文杰,等. 大肠息肉内镜下治疗术后并发症分析[J]. 临床急诊杂志,2013,14(6):283-285.

[22] Fyock C J, Draganov P V. Colonoscopic polypectomy and associated techniques [J]. World Journal of Gastroenterology, 2010,16(29):3630.

[23] 孙婷,刘长浩,赵莹,等. 大肠息肉内镜治疗的临床研究[J]. 实用肿瘤学杂志,2008,22(3):252-253.

［24］李益农，陆星华，丁士刚，等. 消化内镜学（第 2 版）［M］. 北京：科学出版社，2004.

［25］Zenker M. Argon plasma coagulation ［J］. GMS Krankenhaushygiene Interdisziplinar，2008，3(1)：112‐114.

［26］Ihimoyan A，Chelimilla H，Balar B. An inflammatory fibroid polyp in the hepatic 27 flexure of the colon treated with argon plasma coagulation，endoscopic clipping and polypectomy ［J］. Case Reports in Gastroenterology，2012，6(1)：63‐68.

［27］Friedland S，Shelton A，Kothari S，et al. Endoscopic management of nonlifting colon polyps ［J］. Diagnostic and Therapeutic Endoscopy，2013，7(2)：51‐52.

［28］Simon Law，James Wong，Hester Cheung，et al. Colonic injury from electric arcing：a significant complication of argon plasma coagulation ［J］. Hong Kong Med J，2009，15(3)：227‐229.

［29］李振东. 大肠息肉内镜诊断与治疗探讨［J］. 当代医学，2013，19(6)：14‐15.

［30］方志恒，汪全红，钟平，等. 内镜黏膜下剥离术治疗结直肠广基病变［J］. 中国普通外科杂志，2013，22(4)：480.

［31］Uraoka T，Saito Y，Yahagi N. What are the latest developments in colorectal endoscopic submucosal dissection? ［J］. World Journal of Gastrointestinal Endoscopy，2012，4(7)：296.

［32］Saito Y，Otake Y，Sakamoto T，et al. Indications for and technical aspects of colorectal endoscopic submucosal dissection ［J］. Gut and liver，2013，7(3)：263‐269.

［33］Lee B I. Debates on colorectal endoscopic submucosal dissection-traction for effective dissection：gravity is enough ［J］. Clinical Endoscopy，2013，46(5)：467‐471.

［34］Dauser B，Winkler T，Salehi B，et al. Traction-assisted endoscopic mucosal resection for polypectomy in the large intestine ［J］. World Journal of Gastroenterology，2010，16(43)：5462.

［35］吴在德，吴肇汉. 外科学［M］. 北京：人民卫生出版社，2006.

［36］安阿玥. 安氏肛肠病学（第 2 版）［M］. 北京：人民卫生出版社，2005.

［37］黄乃健. 中国肛肠病学［M］. 济南：山东科学技术出版社，1996.

［38］李国栋，寇玉明. 中西医临床肛肠病学［M］. 北京：中国中医药出版社，1996.

［39］丁义江. 丁氏肛肠病学［M］. 北京：人民卫生出版社，2006.

# 第十五章 结直肠癌

## 【概述】

西医学认为结直肠癌俗称大肠癌，是发生在结肠和直肠的癌症。结直肠癌是常见的恶性肿瘤之一。

中医古典医籍中无大肠癌的确切称谓，但相关论述散在于多种病证范畴内。《内经》所述之"肠瘤""肠中积聚""腹痛伏梁""肠覃""肠澼""便血"等疾病，与大肠癌的症状体征相类似；尚有关于"肠痈疽""锁肛痔""脏毒"等病证的描述也与结直肠癌非常类似。

《灵枢·刺节真邪》首先提出"肠瘤"这一病名，认为："有所结，气归之，卫气留之，不得反，津液久留，合而为肠瘤。"《灵枢·水胀》中描述"肠覃"为："寒气客于肠外，与卫气相搏，气不得荣，因有所系，癖而内著，恶气乃起，瘜肉乃生。"《素问·腹中论篇》云："病有少腹盛，上下左右皆有根……病名曰伏梁。""伏梁"则相当于结肠癌可触及腹部肿块的症状。"肠澼"首见于《素问·生气通天论篇》："因而饱食，筋脉横解，肠澼为痔。"明代张景岳《景岳全书·杂证谟》："痢疾一证，即《内经》之肠澼也，古今方书，因其闭滞不利，故又谓之滞下。"清代尤在泾《金匮翼》曰："痢疾古名滞下，亦名肠澼。"之后沿用至今。由此可见，中医古籍中之"痢疾"并非仅指西医学之细菌性痢疾，部分结直肠癌患者也有"腹痛""里急后重""脓血便"等类似于"痢疾"的临床表现，而且血便为结直肠癌的重要症状之一，故结直肠癌与中医古籍中之"肠澼""痢疾""便血"密切相关。便血之名首出于《素问·阴阳别论篇》："结阴者，便血一升。"宋代许叔微在《普济本事方》中提出便血有肠风、脏毒之不同，并对其临床特点作了说明："如下清血色鲜者，肠风也；血浊而色黯者，脏毒也。"《外科正宗》云："又有生平性情暴急，纵食高粱，或兼补术，蕴毒结于脏腑，火热流注肛门，结而为肿，其患痛连小腹，肛门坠重，二便乖违，或泻或秘，肛门内蚀，串烂经络，污水流通大孔，无奈饮食不餐，作渴之甚，凡犯此未得见其有生。"这些描述与直肠癌相似。清代祁坤在《外科大成·二十四痔》中对"脏痈痔""锁肛痔"进行了描述："脏痈痔，肛门肿如馒头，两边合紧，外坚而内溃，脓水常流，此终身之疾，治之无益。""锁肛痔，肛门内外如竹节紧锁，形如海蜇，里急后重，便粪细而带扁，时流臭水，此无治法。"所述症状体征类似于直肠癌。

大肠癌与中医古籍中的积聚癥瘕密切相关。积聚之名，首见于《灵枢·五变》曰："黄帝曰，人之善病肠中积聚者，何以候之？少俞答之，皮肤薄而不泽，肉不坚而淖泽，如此则肠胃恶，恶则邪气留止，积聚乃伤。脾胃之间，寒温不次，邪气稍至，畜积留止，大聚乃起。"癥瘕之名，迄东汉张仲景始立，其在《金匮要略·疟病脉证并治》中首先提出了癥瘕这一病名："此结为癥瘕。"晋代葛洪在《肘后备急方》中对癥瘕的发病过程做了初步的描述："凡癥坚之起，多以渐生，如有卒觉，便牢大自难治也。腹中癥有结积，便害饮食，转羸瘦。"隋代巢元方在《诸病源候论》中认为积聚的产生是由"阴阳不和，腑脏虚弱，受于风邪，搏于腑脏之气所为也"。巢氏对癥瘕的概念也分析得甚为透彻："癥者，由寒温失节，致腑脏之气虚弱,而食饮不消,聚结在内,染渐生长块段,盘牢不移动者,是癥也。言其形状,可征验也。""若病虽有结瘕而可推移者,名为瘕,瘕者假也,谓虚假可动也。"从腹内肿块的活动情况介绍了癥瘕的鉴别要点,并阐明了癥即是积,瘕就是聚,因此,宋元以后医家多将之统归于"积聚"门。有关论述与结直肠癌的症状、体征多有关联。

结直肠癌是美国第 3 位最常见的癌症,在所有癌症死亡中位于第 2 位。2005 年美国大约有145 290 人被诊断为结直肠癌,其中结肠癌占 72%,直肠癌占 28%。2006 年美国结直肠癌新发病病例估计为148 610 例,其中结肠癌 106 680 例,直肠癌 41 930 例。在中国结直肠癌发病率在所有肿瘤中居第3～第5位,但近年来随着经济发展和环境改变以及人群膳食结构、生活方式的转变,发病率明显上升,京、沪等大城市的发病率上升趋势尤为显著,发病率达(20～30)/10 万。上海市杨浦区结肠癌1992 年的发病率男性为 8.261 10 万、女性为 10.881 10 万,而 2001 年的发病率男性为 18.431 10 万、女性为 28.451 10 万。男女发病率呈上升趋势,女性发病率的上升幅度和速度超过男性。我国大肠癌发病率及病死率的地理分布特征为:沿海东部地区比内陆西北地区高发,其中长江中下游地区最高,也就是经济发达地区发病率较高,城市较农村高,大城市较小城市高。但农村也有高发区。发病年龄方面,尽管任何年龄都可以罹患结直肠癌,但 90% 以上病例年龄大于 40 岁。所以通常认为 40 岁以上的人应该开始例行的体检,以便及时发现可能的癌变。

## 【病因病机】

### 一、中医病因病机

古代医家对大肠癌病因病机的认识主要有起居、饮食、外邪、情志因素、先天等几个方面。

1. 饮食因素  饮食因素常见于饮食不节,贪食生冷,肥甘厚味等多种原因。脾胃运化失司,毒邪蕴结,日久痰湿内生,大肠络脉受阻,结而成积。如《内经》曰:"饮食自倍,肠胃乃伤。"宋代严用和《济生方》曰:"过餐五味,鱼腥奶酪,强食生冷果菜,停蓄胃脘,遂成宿……久则积聚,结为癥瘕。"张子和《儒门事亲》曰:"积之始成也……伤酸苦甘辛咸之味,或停温凉寒热之饮。"《景岳全书·痢疾》认为积的生成是"饮食之滞,留蓄于中,或结聚成块,或胀满硬痛,不化不行,有所阻隔者,乃为之积"。

2. 感受外邪  前人已经认识到外邪内侵是导致大肠癌的重要原因之一。如《素问·至真要大论篇》云:"夫百病之生也,皆生于风寒暑湿燥火。"《灵枢·百病始生》曰:"积之始生,得寒乃生。"指出积病的开始。《素问·风论篇》曰:"久风入中,则为肠风飧泄。"认为感受风邪是肠风致病原因。巢元方《诸病源候论》:"积聚者,由阴阳不和,脏腑虚弱,受于风邪,搏于腑脏之气所为也。"《圣济总录》曰:"肠风下血者,由肠胃有风,气虚挟热,血得热即妄行,因而渗入肠间,故令下血,故以为名。"《丹溪手镜》认为积聚是"因外有寒,血脉凝涩,汁沫与血相搏则气聚而成积矣"。

3. 起居不节  起居不节与大肠癌有一定的关系。如《灵枢·百病始生》曰:"起居不节,用力过度,则络脉伤……阴络伤则血内溢,血内溢则后血。""肠外有寒,汁沫与血相抟,则并合凝聚不得散,而积成矣。"《证治汇补》:"积之始生,因起居不时,忧患过度,饮食失节,脾胃亏损,邪正相搏,结于腹中,或因内伤外感气郁误补而致。"

4. 情志因素  情志因素是导致结直肠癌类疾病的重要原因。如《灵枢·上膈》曰:"喜怒不适……寒温不时……积聚以留。"《素问·通评虚实论篇》:"隔塞,闭绝,上下不通,则暴忧之病也。"说明了七情不适,人体气血郁滞不通,可导致积聚的发生和发展。

5. 素体亏虚　古代医家认为,脏腑本虚,先天不足,是大肠癌发生的根本原因。《灵枢·百病始生》云:"风雨寒热,不得虚邪,不能独伤人……此必因虚邪之风,与其身形,两虚相得,乃客其形;两实相逢,众人肉坚……是故虚邪之中人也,始于皮肤,皮肤缓则腠理开,开则邪从毛发入,入则抵深,深则毛发立,毛发立则淅然,故皮肤痛……留而不去,传舍于肠胃之外,募原之间,留著于脉,稽留而不去,息而成积。"《素问·评热病论篇》曰:"邪之所凑,其气必虚。"李中梓《医宗必读》:"积之成也,正气不足,而后邪气踞之。"《丹溪心法》曰:"肠胃不虚,邪气无从而入。"认为"肠风""脏毒"的产生是肠胃虚弱。

以上几种致病因素分别作用的同时,多数医家认为本病是多种因素共同作用的结果。如《灵枢·百病始生》曰:"夫百病之始生也,皆生于风雨寒暑,清湿喜怒。""卒然外中于寒,若内伤于忧怒,则气上逆,气上逆则六输不通,温气不行,凝血蕴里而不散,津液涩渗,著而不去,而积皆成矣。"《丹溪心法》:"肠胃不虚,邪气无从而入。人唯坐卧风湿,醉饱房劳,生冷停寒,酒面积热,以致营血失道,渗入大肠,此肠风脏毒之所由作也。"《景岳全书》:"积聚之病,凡饮食、血气、风寒之属,皆能致之。"

6. 对结直肠癌病因病机认识的进展　现代医家参合古人的认识和临床经验,并发展了结直肠癌的病因病机理论,在以往基础上更强调"毒邪"在结直肠癌发病中的重要作用。具体有以下几方面。

(1) 气滞发病学说认为在正常情况下,气在全身运行,无处不到。如寒热温凉失调,情志抑郁,以及痰饮、湿浊、癖血、宿食等,均可影响气的正常运行,引起气滞、气郁、气逆或气陷等病理现象,日久不解,气滞血癖,长期蕴结不散,遂成肿块。

(2) 血瘀学说认为气为血之帅,血随气行,气滞则血瘀。因此,气机不利常引起气滞血瘀,蓄结日久,聚结成肿块。

(3) 热毒学说认为由于患者经常暴饮暴食,嗜酒过量,或误食不洁之品,损伤脾胃,运化失司,湿热内生,热毒蕴结于脏腑,火热注于肛门,浸润肠道,毒结日久不化,逐渐蕴结成肿块。

(4) 湿聚学说认为结直肠癌的发病是由于饮食不节,恣食肥腻,醇酒厚味;或饮食不洁之品;或由于久染肠疾,久泻久痢,损伤脾胃,运化失司,致湿热内生,湿毒结聚,流注大肠,内因情志失调,脾胃不和,而致湿热邪毒蕴结,乘虚下注,浸淫肠道,导致气滞血瘀,湿毒瘀滞凝结,形成肿瘤。本病以正虚为本,湿热蕴毒为标。

(5) 正气虚弱学说认为由于长期患慢性肠道疾病,久治不愈,脾胃损伤,运化失司,正气虚弱,肠道及全身免疫功能低下,火毒、湿邪、瘀血、气滞诸邪更易相互胶结不化。由于正气虚弱,难以祛邪外出,日久胶结成肠道恶性肿瘤。

多数医家认为上述5种病因病机,在临床上常是几种因素相互交叉出现,互为因果,相互联系。根本病变机制是机体阴阳失调,正气虚弱。湿热、火毒、瘀滞属病之标,脾虚、肾亏、正气不足乃病之本,两者互为因果,由虚而致积,因积而益虚,久则积渐大而体更虚。如钱伯文认为,肠癌的病因病机不外乎内外两个方面因素:忧思抑郁,脾胃失和,致湿热邪毒蕴结,乘虚下注,侵淫肠道,气滞血瘀,湿毒瘀滞,凝结而成是其内因;寒气客于肠外,或久坐湿地,寒温失节,饮食不当,恣食肥腻,醇酒厚味,或误食不洁之品,损伤脾胃,致运化失司,湿热内生,热毒蕴结,流注大肠,蕴毒结于脏腑,火热注于肛门,结而为肿是其外因。

《内经》对便血、肠风、肠澼、积聚等病证的论述是后世医家对结直肠癌病因病机认识的起源。自宋代开始,将便血分为肠风、脏毒来分别论述;清代祁坤首先提出"锁肛痔"这一病名,并认为"此无法治"。由于与结直肠癌有关的古代论述较多,所以涉及结直肠癌的病因病机也是多方面的。总之,古代医家多认为,本类病证由饮食起居不节、感受外邪、先天及情志因素等多种原因综合作用所引起。现代对结直肠癌病因病机的研究是在继承前人对便血、肠风、脏毒、肠澼、积聚等病证病因病机认识的基础上,结合西医学对该病发病学的认识进行的深层次探讨和拓展性研究,并对其病因病机做了系统总结,归结为气滞、血瘀、热毒、湿聚、正气虚弱 5 种学说,且认识到了遗传因素与结直肠癌发病的关系。需要指出的是,古代医家认为寒邪是积聚发病的重要原因,而今人在强调热毒、气滞、血瘀、湿聚的同时,对寒邪却较少提及,这一古今认识的区别在该病的治疗方药上也有所体现。

### 二、西医病因病机

结直肠癌的发病与很多因素,如饮食习惯、遗传、结肠炎症等有关。

1. 饮食因素  如高脂肪低纤维饮食;动物蛋白、食物中亚硝胺及其衍生物含量高;摄入乙醇、油炸食品;维生素 A、维生素 C、维生素 E 及微量元素硒缺乏等。在大肠癌发病中饮食因素被认为是极为重要的因素。在美国,20 世纪 50 年代起倡导改变饮食习惯导致大肠癌发病趋势下降同样证实了这一点。而与之相对的,在我国随着人民生活水平的日益改善,国人的饮食习惯也发生了巨大变化,高脂、高蛋白、高热量的食物在菜谱中日益增加。这也是我国结直肠癌发病率不断上升的原因之一。

2. 大肠的某些良性病变  如慢性溃疡性结肠炎、大肠腺瘤、家族性结肠腺瘤病、血吸虫病、大肠息肉等。患慢性溃疡性结肠炎超过 10 年者发生结肠癌的危险性较一般人群高数倍,这是因为肠道内的反复炎症,对肠道黏膜细胞是一种慢性刺激,这种刺激久而久之就会导致黏膜细胞的生长失去控制,发生恶变。存在大肠息肉的患者也一样,其发生大肠癌的相对危险度是无息肉者的 22 倍,因为息肉本身虽然是良性的,但是息肉可能会恶变。

3. 遗传因素  据估计约 20％的大肠癌患者中遗传因素可能起重要作用,如家族性腺瘤性息肉病、遗传性非息肉病性结直肠癌是最常见的遗传性大肠癌。研究发现,大肠癌患者的子女患大肠癌的危险性比一般人高 2～4 倍,10％～15％的大肠癌发生在一级亲属中有大肠癌病史的人群中。

4. 职业因素与卫生习惯  缺少体力活动可增加患结肠癌的危险性。但一般不认为大肠癌是一种职业病。

在结直肠癌众多的致病因素中,我们能够改变的是饮食习惯。经济发达地区结直肠癌的发病率高,这主要与他们的膳食结构有关,即所谓"西方文化饮食",这种饮食中高动物蛋白、高脂肪膳食,饮食过于精细,少纤维素及精制米面。这主要是因为食物中的脂肪及其分解产物,可能有致癌或协同致癌的作用。过少纤维素的饮食可使粪便量减少,并使大便通过肠道时间明显延长,以致粪便中协同致癌物浓度提高,与结肠黏膜接触的时间明显延长,致癌物质与结肠黏膜长期接触,就可能导致癌变。因此我们提倡多吃含富纤维素的蔬菜水果,如菠菜、芹菜、水果等,以保持大便通畅,减少粪便中致癌物与结肠黏膜的接触时间,减少食物中的脂肪和动物蛋白的摄入,可减少其分解产物的致癌物产生及致癌作用,以减少结肠癌发病的潜在危险。

如果饮食结构正好是肉类等高脂食物摄入过多,很少吃谷物、蔬菜等粗纤维食物,再加上很少运动,绝对属于肠癌的易感人群。

便秘虽然与肠癌没有直接关系,但可起到推波助澜的作用。因为粪便中含有一种致癌物二级胆酸,而便秘者肠腔中的二级胆酸比较多,如果长期不断刺激黏膜,很有可能诱发肠癌。因此,养成定期排便习惯,防止便秘发生,可起到预防肠癌的效果。

特别要强调养成清晨定期排便的习惯,即便是早上没有便意也要去一次厕所,之后会慢慢形成条件反射。之所以选在清晨排便,原因是经过一夜休息后,起床后的体位改变,使肠道由原来的平躺状态改为直立状态时,结肠蠕动加快,此时是排便的最佳时间,也最容易大便。如果拖延或是不在乎大便信号,久而久之以后想去厕所都没有信号了,导致便秘形成,而一晚上的宿便不仅释放毒素,还会重复吸收肠道水分,使粪块变得更为干硬,延长粪便在肠道停留的时间,进而诱发肠黏膜炎性反应、坏死,最终导致癌变。

## 【分类】

### 一、结直肠癌的临床分期

分期的目的在于了解肿瘤的发展过程,指导拟定治疗方案及估计预后。目前国际上一般沿用改良的 Dukes 分期以及国际抗癌联合会(UICC)提出的 TNM 分期法。

（一）Dukes 分期

A 期：癌肿未穿出肌层,无淋巴结转移。$A_1$ 期,即早期大肠癌(但不包括伴有淋巴结转移的病例)。$A_2$ 期,癌肿侵入浅肌层,但未累及深肌层。$A_3$ 期,癌肿已侵入深肌层,但未穿出深肌层。

B 期：癌肿已穿出深肌层,侵入浆膜层、浆膜外或直肠周围组织,但无淋巴结转移。

C 期：癌肿已发生淋巴结转移(包括早期大肠癌伴淋巴结转移的病例)。

D 期：癌肿已发生远隔器官的转移(肝、肺等)

（二）TNM 分期

T：原发肿瘤。$T_X$,原发肿瘤不能被确定。$T_0$,无原发肿瘤的依据。$T_{is}$ 原位癌,上皮内的或固有膜的浸润。$T_1$,肿瘤侵犯黏膜下层。$T_2$,肿瘤侵犯固有肌层。$T_3$,肿瘤穿透固有肌层与浆膜下层,或者进入无腹膜覆盖的结肠周围或直肠周围组织。$T_4$,肿瘤直接累犯其他器官或结构和(或)穿透腹膜脏层。

N：区域淋巴结。$N_X$,区域淋巴结不能被确定。$N_0$,无区域淋巴结转移。$N_1$,区域淋巴结转移 1～3 颗。$N_2$,区域淋巴结转移 4 颗或更多。

M：远处转移。$M_X$,远处转移不能被确定。$M_0$,无远处转移。$M_1$,有远处转移。

0 期：癌症处于早期,癌细胞只存在于肠的最里层。$T_{is}N_0M_0$。

Ⅰ期：癌细胞侵犯结肠内壁的很多区域。$T_1N_0M_0$,$T_2N_0M_0$。

Ⅱ期：癌细胞已经超出肠范围,扩散到周边组织,但并没有扩散到淋巴结。$T_3N_0M_0$。

Ⅲ期：癌细胞已经扩散到周边淋巴结,但还没有扩散到身体其他部位。$T_{任何}N_1M_0$,$T_{任何}N_2M_0$。

Ⅳ期：癌细胞已经扩散到身体的其他部位,肠癌较容易先转移到肝脏和肺。$T_{任何}N_{任何}M_1$。

### 二、结直肠癌病理分型

结直肠癌可分为早期癌及进展期癌。早期癌系指原发癌局限于黏膜及黏膜下层的癌,而不管是否有淋巴结的转移。一旦癌组织累及固有肌层则属于进展期癌,由于早期癌病灶较小,形态有一定特殊性,故将两者分别描述。

（一）早期大肠癌的大体类型

（1）息肉隆起型（Ⅰ型）：肿块向肠腔内明显隆起,根据是否有蒂又可分为有蒂(Ip)和无蒂(Is)两个亚型。

（2）表浅型（Ⅱ型）：肿块不明显,病灶较平坦,略微高出正常黏膜或形成浅表凹陷。据此又可分为：① 扁平隆起型（Ⅱa型）：病灶略高出周围正常黏膜,但不超过黏膜厚度的2倍。② 平坦型（Ⅱb型）：病灶既不高出黏膜也无凹陷,于周围黏膜持平。③ 凹陷型（Ⅱc型）：病灶呈浅在凹陷。

（3）混合型（Ⅱa＋Ⅱc）。

（二）进展期大肠癌的大体分型

1. 肿块型（外生性或蕈状） 肿块境界清楚,突向肠腔,表面呈结节状、分叶状、乳头状、息肉样或菜花状,有蒂或为广基型,切面肿瘤与周围境界常较清楚,浸润较浅表而局限。表面瘤组织可坏死,脱落形成浅表溃疡,但因肿块主要突向肠腔,故仍归入此型,多见于盲肠及右半结肠的癌。

2. 溃疡型（内生性或溃疡性） 肿瘤中央部有明显而深在的溃疡形成为主要表现者,多见于左半结肠的癌。

3. 浸润型（弥漫浸润或革袋样） 肿瘤向肠壁各层弥漫浸润,使局部肠壁增厚。表面常无明显溃疡或隆起。肿瘤常累及肠管全周,并伴有纤维组织增生,使肠壁僵硬,肠管周径缩小,形成环状狭窄。该处浆膜面常可见到因纤维组织增生而形成的缩窄环。类似于革袋样胃的浸润型肠癌则少见。此型肠癌多见于乙状结肠及直肠。

进展期大肠癌的大体形态除了与生长方式有关外,还与肿瘤在体内生长的时间有关。我们列举了以上3个主要类型,它们之间必然会有交叉重叠现象,只要根据其最主要特征分型即可。

（三）显微镜下组织分类

腺癌占结直肠癌大多数;黏液癌预后较腺癌差;未分化癌易侵入小血管及淋巴管,预后最差;鳞癌最主要见于直肠下段及肛管,较少见。

## 【临床表现】

### 一、症状

1. 早期表现 早期大肠癌常无症状,随着癌肿的增大与并发症的发生才出现症状。据国内资料,大肠癌患者首诊主诉症状以便血最多(占48.6%),尤其是直肠癌患者;其次为腹痛(占21.8%),尤以结肠癌患者为多。

（1）便血：便血是结肠癌最早和最常见的表现。轻者仅表现为偶尔有少量出血,需经过实验室测试才知道有少量出血;重者可表现有黏液血便、黏液脓血便或鲜血便,常被误诊为痢疾或痔疮出血而贻误了确诊时机。由于癌肿所在部位的不同,出血量和性状各不相同,长期出血可产生继发性贫血。

（2）腹痛：部分患者以定位不确切的持续隐痛为首发或突出症状,部分患者仅腹部不适或腹胀感。当大肠癌合并糜烂、梗阻或继发感染,由于相应的肠段蠕动增加和疼挛,可出现明显腹部绞痛。有些患者表现为典型的不完全性肠梗阻性腹痛,即疼痛为阵发性绞痛,持续数分钟,自觉有气体窜过疼,接着有排气,然后疼痛突然消失,当这种症状出现在老年人时,应首先考虑大肠癌。

（3）排便习惯改变：多为排便次数或粪便性状改变，比如原来大便每日 1 次，最近不明原因出现每日大便 3～4 次，或是腹泻和便秘交替出现，以及大便形状发生改变。本来大便软而成形，最近突然如水一般，夹有血或脓，多提示肠道可能出现问题，应到医院进行检查。有些人还伴有里急后重感，尤其是发生于青年人时。如果没有其他原因（包括旅行、生活环境变化及服用土霉素等）而常常发生便秘、腹泻等肠功能紊乱，且正规治疗 2 周以上仍无效时，应当引起注意，可能是大肠癌的早期征兆。

（4）贫血：男性患者，尤其是无其他原因的失血，亦无肠寄生虫病的人，如发现进行性缺铁性贫血，应想到有胃或大肠癌的可能性。

2. 晚期结直肠癌的表现

（1）胃肠道功能紊乱：胃纳减退，腹部不适，饱胀，便秘，腹泻，或腹泻与便秘交替出现等。

（2）肠梗阻症状：一般为大肠癌晚期症状，多表现为低位不完全性肠梗阻，主要有腹痛、便秘、腹胀、呕吐、肠蠕动亢进，有时可见到肠型。完全性肠梗阻时症状加剧。

（3）粪便性状改变：血便为结肠癌的主要症状。有时表现为顽固性便秘，大便形状变细，是大肠远端癌引起肠腔狭窄所致。也可表现为腹泻、糊状大便等。

（4）腹块：多见于右腹，是升结肠癌的表现之一，提示已近晚期。多为癌本身，但亦可由腹腔内转移或炎性浸润所引起，时隐时现的包块常提示肠道有不完全性梗阻。

（5）全身症状：患者可有不同程度的贫血、低热、进行性消瘦、黄疸、腹水、恶液质等。

（6）其他症状：合并感染可引起畏寒、发热；穿孔可引起弥漫或局限性腹膜炎；侵及泌尿系统可以引起泌尿系统症状。晚期可以出现肝肿大、黄疸、腹水、左锁骨上淋巴结肿大以及其他器官转移的特有症状。

结直肠癌发展到晚期常可出现一些并发症，如肠梗阻、肠出血或穿孔、化脓性腹膜炎、结肠周围脓肿、直肠膀胱瘘等。

## 二、不同部位肿瘤的特殊表现

随肿瘤发生部位不同，临床表现也各有不同。

1. 右半结肠癌　右半结肠癌常表现出腹部肿块、贫血、腹痛、全身乏力与消瘦等症状。由于盲肠及升结肠为腹膜间位器官，位置相对固定，其肿块活动度较小，若肿瘤活动，则上下方向活动度较左右方向小。结肠肝曲发生肿块时，可随肝下缘的水平有所升降。当肿块由于肠周炎而与周围脏器及肠管粘连时，触及的腹部肿块常固定，且边缘不清，表面不光滑并有一定的压痛。腹部肿块继续增大，部分患者可出现肠梗阻。

腹痛亦是右半结肠癌患者就诊的主要症状之一。有报道认为腹痛占右半结肠癌各种症状的首位。早期患者一般没有腹痛表现，或仅在进食后可有右侧腹部隐痛和胀痛。进展期患者可有右侧腹部持续性胀痛或钝痛。有时可类似于胆囊炎和十二指肠溃疡的症状，这主要是因为腹痛定位不准确（牵涉痛）而造成。部分患者的腹痛可因体位的变化或活动而加剧。

部分患者还可因肠梗阻而引起腹痛，特别是急性完全性肠梗阻引起的阵发性绞痛并同时伴有便秘、腹胀及肠鸣音亢进等症状。个别患者可因癌肿穿孔而引起急性弥漫性腹膜炎，出现腹部剧痛、压痛、反跳痛与腹肌板样强直等腹膜刺激征表现。

便血与贫血是右半结肠癌的较常见症状。贫血是右半结肠癌第3位常见症状,同时大便隐血试验也常阳性,可作为首发症状出现。

2. 左半结肠癌 由于乙状结肠肠腔最狭小且与直肠形成锐角,而且粪便在左侧结肠已经形成固体,因此容易形成狭窄。常常表现为慢性进行性肠梗阻,患者大多有顽固性便秘,也可间以排便次数增多,由于梗阻大多在乙状结肠下段,所以呕吐较轻或缺如,而腹胀、腹痛、肠鸣及肠型明显。癌破溃时可使粪块外面染有鲜血或黏液,甚至排出脓液。因此便血也是左半结肠癌最常见的症状,常表现为粪便表面带有暗红色血,易被患者发现而引起重视。梗阻近端的肠管可因持久的显著肿胀、缺血和缺氧而形成溃疡,甚至引起穿孔。另外,左半结肠癌所致的癌性梗阻明显较右半结肠癌多见,因此而致的腹痛也较多见。

3. 直肠癌 直肠癌主要的临床表现为便血及排便习惯的改变。便血是直肠癌患者最常见的症状,多呈鲜血色,与大便不相混淆,大量出血者罕见。有时便血中含有血块和脱落的坏死组织。排便习惯改变亦是直肠癌患者的主要临床症状之一。主要表现为大便次数的增多,每日数次至十数次,多者甚至每日数十次,每次仅排少量的血液及黏液便,多伴持续性肛门坠胀感及排便不尽感。大便常变细、变形,甚至有排便困难及便闭。

部分中晚期直肠癌患者,可因肿瘤侵透肠壁全层并浸润至直肠周围组织及神经而出现剧烈疼痛。位于直肠前壁的肿瘤如向前浸润,在男性患者可累及前列腺或尿道而出现尿频、尿急、尿痛、排尿不畅及血尿等尿道刺激征。如瘤体浸润透膀胱可形成直肠膀胱瘘,患者在排尿时有气体逸出,尿液中带粪汁。在女性患者癌肿累及阴道后壁时,患者常有白带增多,穿透阴道壁可形成直肠阴道瘘,阴道内可有非正常的血性分泌物,并有粪便排出。

部分直肠癌患者还可有肠梗阻的表现,以直肠上段癌多见,多数位于腹膜反折处。梗阻表现可因瘤体表面的坏死组织脱落暂时有所缓解,随着肿瘤的进一步生长,梗阻症状复又出现。当完全梗阻后,临床检查中除看到整个结肠均有充气扩张表现外,症状与上位结肠癌梗阻的表现相同。除上述临床症状与表现外,部分直肠癌患者尚有贫血、全身乏力、体重减轻等全身症状。

## 三、体征

1. 贫血与消瘦 随病程进展,患者可出现慢性消耗性症状,如贫血、消瘦、乏力及发热,甚至出现恶病质,与便血、摄入不足以及消耗过多有关。

2. 腹部包块 腹部包块是结直肠肿瘤的主要表现之一。其发生率为47%～80%,是右半结肠癌的最常见症状,约占就诊患者的80%;左半结肠癌占20%～40%。当肿瘤局限于肠壁且与其他器官或组织无粘连时,此时扪及的腹部包块常可推动或随体位变化。升结肠、结肠肝曲或脾曲部位发生肿瘤时,此时扪及的腹部包块常位于相应的部位,活动度相对较小。横结肠及乙状结肠的肿块亦可在右下腹扪及。直肠上段的肿瘤可在耻骨上触及。当肿瘤外侵并与周围组织或器官粘连时所形成的包块,位置相对固定,活动度小。但在这种情况下,腹部包块的大小并不代表肿瘤本身的真正大小,因为肿瘤周围粘连的组织增加了包块的体积。另外触及的腹部包块不一定是原发肿瘤,也可能是网膜、肠系膜、卵巢等处的转移灶或肿大淋巴结。

3. 直肠指诊 直肠低位肿瘤可在直肠腔内扪及表面不光滑、质脆易出血的肿块或溃疡,指套有暗褐色血染。

## 【检查】

结直肠癌早期无任何自觉症状与体征，即使有某些症状也是非特异性的"结肠症状"，与结直肠的炎性、自身免疫性、良性肿瘤及功能性疾病难以区分，不易引起患者及医生的注意，这正是早期检查出结直肠癌的最大障碍之一。目前结直肠癌检查分为局部体征检查、粪便学检查、影像学检查、内镜检查及血清酶学标志物等。

### 一、直肠指诊

结直肠癌无并发症的情况下，早期多无任何症状，在较晚期，除可有腹块、转移症状以及并发症的相应症状外，查体多无其他体征可及。因此，更强调直肠指诊的重要性。检查前嘱患者排空大便，选择适当体位后，医生将戴有消毒手套的示指端涂少许润滑剂，示指缓缓伸入肛门，待肛门括约肌松弛后，循序渐进，由浅而深沿直肠壁360°环形指诊，凡手指可触及范围，均应触摸以防遗漏。

（一）直肠指诊的指征

（1）大便习惯改变、排便困难、排便不畅、黏液脓血便、肛门拘急坠胀、里急后重等肛管、直肠刺激症状者。

（2）便血或下消化道出血者，包括大便隐血试验阳性者。

（3）疑有肠梗阻、肠套叠、肠穿孔者。

（4）有泌尿系统症状或生殖系统症状者。

（5）有腹部肿块、腹水者。

（6）有消化道肿瘤病史或已确诊的消化道肿瘤者。

（二）指诊要点

1. 体位　一般采取侧卧位、截石位、膝胸位。在这些体位一般可触及距肛缘 8 cm 左右的直肠。必要时可采用蹲位，蹲位结合用力屏气可触及 10～12 cm 的直肠。

2. 肛周观察　肛门有无畸形，有无肿物自肛内脱出，肛门周围皮肤有无结节、溃疡、糜烂、红肿以及有无肛门溢液、漏便等。

3. 进指　用示指腹轻柔按摩肛门，嘱患者放松肛门并做深呼吸的同时，手指徐徐伸入肛门，注意肛门有无狭窄、僵硬、畸形等。

4. 触诊　检查直肠肛管黏膜有无结节、溃疡、硬结、肿物及触痛等。

5. 肿物触诊　若有触及肿物，注意肿物上、下缘距肛缘的距离，肿物的部位、大小、质地、形态及活动度，表面有无溃疡，基底部与周围器官和组织的关系等。

6. 退指　退指后检查指套有无脓性分泌物、血迹或坏死组织等，必要时取样做细胞学检查。

如触及表面不光滑、质地坚硬的结节样隆起或溃疡式凹凸不平的肿物或硬结，指套上沾有脓血黏液或暗红色血迹，以及肠腔狭窄、触痛等，就要取活组织做病理检查。同时查清其距肛缘的距离、体积的大小、肿物的活动度，并要查清与肛管、直肠、女子的子宫、男子的前列腺等周围组织的关系，探明直肠后方有无肿大的淋巴结，其上下缘的黏膜有否增厚等。如其上下缘黏膜增厚，直肠后方可触及肿大的淋巴结，提示病变已有广泛蔓延；直肠局部狭窄提示病变已侵及直肠全周，与周围组织有粘连，病变已属中晚期；若疑有病变而未触及肿物，可嘱患者用力屏气增加腹压，直肠壁可下降1～2 cm，可增加触及肿物的机会。

## 二、粪便检查

1. 大便隐血试验　大便隐血试验是结直肠癌临床检验和普查最常使用的方法，可以简便、快速地从"健康"人群中检出早期大肠癌的患者。

2. 粪便结直肠脱落标志物检测　从结直肠黏膜脱落的标志物本身来自肿瘤，并可持续释放，检测这些标志物可同时增加筛检的特异度和敏感度。Kronborg等和Kim等报道，随着粪便脱落细胞分离和收集技术的发展，检测粪便结直肠脱落标志物已成为目前非侵袭性结直肠癌筛检技术的研究热点之一。

3. 粪便DNA检测　结直肠癌脱落细胞的DNA性质可发生改变，如染色体的数目和DNA含量增加，基因的突变。近年来，PCR的应用为大肠癌的早期诊断开辟了新的途径。Abbaszadegan等报道，分别用PCR和聚丙烯酰胺凝胶（电泳）方法测定粪便中超甲基化后长链DNA片段p16来诊断大肠癌，发现其对大肠癌的敏感度分别为64％和20％，特异度分别为95％和100％。

4. 粪便结直肠脱落细胞学检测　粪便结直肠脱落细胞学检测是常规病理检查方法之一，作为疾病诊断的金标准，脱落细胞对恶性肿瘤的诊断有较高的特异性。

White等发现，收集粪便中的结直肠脱落上皮细胞进行常规病理学检查，对结直肠癌的诊断具有较高的特异度。

## 三、影像学检查

1. 钡灌肠及气钡双重对比造影检查　该项检查能观察全结肠的形态和功能。对小于2 cm病变的检出率可达80％以上，能观察肿瘤大小、形态、早期大肠癌的临床病理特征，还能观察有无多发灶以及腺瘤早期癌或进展癌并存的情况。但该项检查对结直肠癌早期诊断价值不大。

2. CT仿真内镜　CT仿真内镜可以同时显示全结肠，也可以显示结肠腔内图像，类似结肠镜观察的图像。可以显示肠腔内大于0.5 mm的病变。CT仿真内镜具有鉴别传统结肠镜检查无法鉴别结肠癌的潜在优势，同时也适用于不能耐受结肠镜检查的患者或电子结肠镜检查时观察不全的结肠癌患者。CT仿真内镜也有其局限性：① 不能显示病变色泽、质地。② 不能直接接触病变获取病理资料，病变显示特异性不强。③ 检查费用较高。④ 对于微小病变诊断准确率不高。

3. 核磁共振（MRI）　大肠属于腹膜间位空腔器官，MRI检查具有多序列扫描、任意方位成像以及较高的软组织分辨率等优点，有利于显示大肠的解剖结构及毗邻关系。轴位扫描有助于观察肿瘤与肠腔的关系，冠状及矢状位有利于显示肿瘤的长度及范围。T1加权像（T1WI）可增加肿瘤与邻近脂肪间隙的对比，对判断肿瘤有否外侵价值较大；T2加权像（T2WI）有助于肠壁各层解剖结构的显示，结合轴、矢及冠状位可显示肠腔各段的正常走行，做出正确的定位诊断；T2W - SPAIR可以提高病变及转移淋巴结的显示；磁共振弥散加权成像（DWI）可以分正常与病变的肠壁，有助于肿瘤的定性。大肠MRI成像作为一种无损伤、无痛苦、无须肠道准备以及无须口服或注入肠道对比剂的大肠检查方式，配合DWI成像技术，不但可以清晰地显示大肠癌的部位、大小、形态及肠壁浸润深度，而且可以明确肿瘤侵犯、淋巴结及远处转移等情况。

4. 内镜检查

(1) 乙状结肠镜：乙状结肠镜可准确诊断直肠乙状结肠癌，最大长度为 30 cm，对超过其观察范围的结肠病变不能诊断，部分患者由于肠道准备不足和不能耐受而不能完成检查。

(2) 纤维结肠镜：纤维结肠镜检查直观，视野清晰，可多人同时观察、会诊。能够直接观察结肠黏膜的细微变化，对可疑病变可活检取样，进一步病理诊断。在结肠完全清洁的前提下麻醉后镜检患者无明显不适。对于大肠癌的发现，特别是早期大肠癌的发现具有重要的确诊价值。

(3) 超声内镜：超声内镜具有普通肠镜及超声的功能，是一项对大肠癌肠壁浸润深度并对其进行 TN 分期的有效方法，有操作简便、痛苦小、准确性高的特点。有研究表明，超声内镜对于 $T_1 \sim T_{12}$ 分期的准确率分别为 89% 和 79%，相对于 MRI 等其他检查方法，超声内镜不仅能对大肠癌做出较为准确的 T 分期，而且有助于早期结直肠癌的诊断。

(4) 放大染色内镜：新型放大内镜为变焦内镜，黏膜影像可放大 100～150 倍，能清楚地观察腺管开口的形态和排列。结合其自带的染色功能，能较清楚地辨认大肠黏膜腺管的开口形态，从而提高了肿瘤侵犯程度的判断准确率。Hurlstone 等研究也发现，放大染色内镜鉴别肿瘤性与非肿瘤性病变的敏感性为 98%，特异性为 92%。

(5) 内镜黏膜染色技术：常规内镜下大肠正常黏膜与病变黏膜差异不大，对微小病变及病变边缘、表明微细结构的显示不佳。黏膜染色技术指借用特殊染料对胃肠道黏膜染色，使黏膜结构更加清晰，加强病变部位与周围的对比，轮廓更加清楚。常用 0.4% 靛胭脂溶液、卢戈氏或亚甲蓝染色。染色后可呈现良好的对比，结合放大内镜可以观察结肠黏膜的微细结构和肿瘤表明的腺管开口类型，对早期结肠癌诊断有重要价值。

(6) 共聚焦激光显微内镜：共聚焦激光显微内镜是近年出现的一种全新的内镜检查技术，能快速地优化临床内镜下判断大肠肿瘤性质及对内镜黏膜切除术有重大意义。德国美茵茨大学 Kiesslich 及 Pech 等研究了应用共聚焦激光显微内镜筛查结肠癌的可行性，结果显示，根据共聚焦图像可以诊断肿瘤性病变，敏感性为 97.4%，特异性为 99.4%，准确性为 99.2%。故对早期结肠癌的检出有重要价值。

(7) 内镜窄带成像技术（NBI）：NBI 是一种利用窄带光波的新型成像技术，能显著强调血管，黏膜表面血管显示为褐色，黏膜下层的血管显示为青色。因而可显著强调黏膜的微细结构及病变的边界。姜泊等在对比研究 NBI 与染色内镜技术诊断大肠肿瘤临床观察中得出结论：NBI 技术观察黏膜表面变化，判断肿瘤或非肿瘤病变的符合率比普通内镜和染色内镜高，敏感性强，操作转换简单易行，尤其有利于平坦型病变的发现及诊断。

5. 免疫学、酶学及基因检测　肿瘤免疫学检查包括测定肿瘤标志物、测定肿瘤患者的免疫状态和患者对肿瘤的特异性免疫应答三方面。结直肠癌相关标志物很多，以癌胚抗原（CEA）检测意义较为肯定。

血清肿瘤标志物检测是肿瘤诊断的常用方法。在结直肠癌诊断中，CEA 检测最普遍，也是最早应用于临床的大肠癌相关抗原，但仅有 40%～70% 的大肠癌患者血清中 CEA 升高，其他常用肠癌相关标志物对大肠癌诊断的特异度和敏感性更低。若联合测定，可提高诊断的敏感性和阳性预测值。除此之外，还有 CA199，但它对胃、胰腺、肝、胆的敏感性更强，作为结直肠癌的血清酶学检测，并不比 CEA 敏感。

## 【诊断及鉴别诊断】

### 一、诊断

结直肠癌早期症状多不明显,容易被忽略。凡是 40 岁以上有以下任何一项应列为高危人群: ① 以下 5 种表现具有 2 项以上者:慢性便秘,黏液血便,慢性腹泻,慢性阑尾炎及精神创伤史。② 大便隐血阳性者。③ 有肿瘤病史或大肠腺瘤病史或息肉病史者。④ Ⅰ级家属有结直肠癌病史者。出现上述临床表现时,应详细询问病史,全面体检,并及时进行直肠指诊、全结肠镜检查、钡灌肠 X 线检查、血清癌胚及肠癌相关抗原测定及直肠内超声扫描、CT 等检查以明确诊断,协助治疗。对高危人群或疑为结直肠癌患者行钡灌肠、气钡双重对比造影检查及纤维结肠镜检查,不难明确诊断。CT、MRI检查对了解腹部肿块和肿大淋巴结、发现有无转移等均有帮助。血清 CEA 的结直肠患者高于正常,但特异性不高,用于术后判断和复发,有一定帮助。

### 二、鉴别诊断

(1) 结肠其他肿瘤如结肠直肠类癌,瘤体小时无症状,瘤体长大时可破溃,出现极似结肠腺癌的症状;原发于结肠的恶性淋巴瘤,病变形态呈多样性,与结肠癌常不易区别。均应做组织涂片活检来鉴别之。

(2) 直肠癌往往被误诊为痔、细菌性痢疾、慢性结肠炎等。误诊率高达 60%～80%,其主要原因是没有进行必要的检查,特别是肛门指诊和直肠镜检查。

(3) 结肠癌的鉴别诊断主要是结肠炎性疾病,如肠结核、血吸虫病、肉芽肿、阿米巴肉芽肿、UC 以及结肠息肉病等。临床上鉴别要点是病期的长短,粪便检查寄生虫,钡灌肠检查所见病变形态和范围等,最可靠的鉴别是通过结肠镜取活组织检查。

阑尾周围脓肿可被误诊为盲肠癌(结肠癌),但本病血象中白细胞及中性粒细胞增高,无贫血、消瘦等恶病质,做钡灌肠检查可明确诊断。

## 【治疗】

结直肠癌治疗原则是以手术切除为主的综合治疗。结直肠癌的治疗方法主要取决于肿瘤的大小、位置、病变程度及患者的健康状况,通常包括手术治疗、化学治疗、放射治疗以及中医药治疗。其中随着近年来中医药的逐渐兴起,中医药治疗结直肠癌以其毒副作用小、疗效显著以及能极大地提高患者的后期生活质量而日益受到重视,在结直肠癌的治疗应用中也逐渐得到推广。

### 一、内治法

#### (一)中医辨证论治

1978 年全国大肠癌科研协作会议制定的《大肠癌中医治疗方案》结合患者的体质状况、病因病机、病程长短、临床表现等,分为气血瘀滞、湿热毒蕴、气血虚衰、脾肾阳虚四型,予以辨证施治。其后,各医家针对各地气候及各地患者常见证候予以辨证,分型多有不同,总结起来,多认为气滞血瘀、湿热蕴结为实证,多见于大肠癌早期,治宜活血祛瘀、解毒散结、清热利湿,方用血府逐瘀汤、桃红四物汤、槐花地榆汤、白头翁汤、葛根芩连汤等加减治疗。气血两虚、肝肾阴虚、脾肾阳虚为虚证,多见于本病中晚期,治宜补益气血、温补脾肾、滋养肝肾,方用八珍汤、补中益气汤、附子理中汤等加减治疗。然肠癌病位在肠,与脾肾关系密切,乃本虚标实之证,邪毒久聚为其主要病因,正气不足为其根本原因,故虚实夹杂常贯穿于疾病全程。临床常扶正与祛邪同用,并根据患者的身体状况及不同分期而有所侧重。根据相关文献及书籍,目前大致可归纳为湿热内蕴、脾虚湿滞(或脾虚痰湿)、湿热瘀毒、气滞血瘀、脾肾阳虚、气血两虚、肝肾阴虚(或阴虚内热)七型。另外根据现代对结直肠癌治疗有手术及化疗放疗治疗等手段,结直肠癌辨证施治也需考虑手术及化疗、放疗因素。

1. 湿热内蕴型

[主症] 腹部阵痛,便中夹血,或里急后重,肛门灼热,或者发热、恶心胸闷等,舌质红,苔黄腻,脉滑数。

[治法] 清热祛湿,解毒散结。

[方药] 清肠饮加减。药用槐花、黄柏、苦参、黄芩、赤芍、地榆、白头翁、败酱草、马齿苋等。

2. 脾虚湿滞型

[主症] 面色少华或萎黄,肢倦乏力,不思纳谷,时有腹胀或腹部隐痛,大便溏薄或夹不消化之物或胸闷呕恶,舌苔白腻,脉细濡。

[治法] 健脾化湿。

[方药] 香砂六君子汤加减。药用木香、砂仁、炒党参、怀山药、炒白术、鸡内金、炒谷芽、炒麦芽等。

3. 湿热瘀毒型

[主症] 腹部刺痛阵作,烦热口渴,下痢赤白或泻下脓血,色紫黯,伴有里急后重或肛门灼热,舌质红或紫黯或有瘀斑,舌苔黄腻,脉弦数。

[治法] 清热化湿,化瘀解毒。

[方药] 槐花地榆汤合桃花四物汤加减。药用炒槐花、地榆、黄柏、炒白术、归尾、败酱草、桃仁、红花等。

4. 气滞血瘀型

[主症] 腹痛泻下脓血,色紫暗量多,里急后重等。舌质紫或有瘀点,脉涩滞而细数。

[治法] 理气散结,活血化瘀。

[方药] 膈下逐瘀汤加减。药用当归尾、红花、桃仁、赤芍、川芎、生地、丹参、半枝莲、败酱草等。

5. 脾肾阳虚型

[主症] 面色苍白,少气无力,畏寒肢冷,腹痛,五更泻泄,舌质胖淡,苔薄白,脉浮细无力。

[治法] 温补脾肾。

[方药] 附子理中汤合四神丸加减。药用制附子、白术、补骨脂、诃子、肉豆蔻、吴茱萸、干姜、陈皮等。

6. 气血两虚型

[主症] 面色苍白,唇甲不华,少气无力,神疲懒言,脱肛下坠,舌质淡,苔薄白,脉沉细无力。

[治法] 益气养血,健脾补肾。

[方药] 八珍汤加减。药用党参、炙黄芪、当归、熟地、川芎、升麻、陈皮、白芍、白术、丹参、八月札等。

7. 肝肾阴虚型

[主症] 形体消瘦,五心烦热,头晕耳鸣,腰膝酸软,遗精带下,盗汗,舌质红或绛,少苔,脉弦细。

[治法] 滋阴益肾,降火生津。

[方药] 知柏地黄丸加减。药用生地、熟地、知母、白芍、黄柏、山茱萸、麦冬、陈皮、五味子、泽泻等。

（二）术后辨证

1. 脾虚气滞型

[主症] 食欲不振,或腹胀便秘,舌淡,苔白腻,脉细弱。

[治法] 补气健脾,行气通便。

[方药] 六君子汤和小承气汤加减。药用党参、白术、茯苓、陈皮、半夏、生黄芪、厚朴、枳实等。

2. 脾胃虚弱型

[主症] 气短乏力,纳呆,腹胀,大便稀薄,舌淡,苔薄白,脉细。

[治法] 健脾和胃理气。

[方药] 香砂六君子汤加减。药用党参、白术、茯苓、木香、砂仁、鸡内金、麦芽等。

3. 气血亏虚型

[主症] 面色苍白,神疲无力,头晕心悸,食欲不振,排便无力,舌淡,苔薄白,脉细弱。

[治法] 补气养血。

[方药] 八珍汤加减。药用党参、白术、茯苓、当归、熟地、白芍、川芎、大枣、生黄芪、鸡内金等。

（三）化疗后的辨证

1. 脾胃虚弱型

[主症] 恶心,呕吐,纳呆,腹胀不适,便溏,舌淡红或淡白,脉细。

[治法] 健脾和胃。

[方药] 六君子汤加减。药用陈皮、法半夏、党参、白术、茯苓、鸡内金、麦芽、甘草等。

2. 气血亏虚型

[主症] 面色苍白无华,心悸气短,唇甲淡白,头晕目眩,手指麻痹感,舌淡,苔薄白,脉细弱。

[治法] 补气养血。

[方药] 八珍汤加减。药用党参、白术、茯苓、当归、熟地、白芍、川芎、炙黄芪、鸡血藤、骨碎补等。

（四）随证加减

腹胀腹痛者加用枳实、槟榔、延胡索、川楝子;排便困难者可酌加大黄、川厚朴、枳实、桃仁,体虚者加用火麻仁、柏子仁、郁李仁;泻泄不止者加用猪苓、罂粟壳;肛门下坠者加黄芪、葛根、升麻;癌性疼痛加延胡索、茜草、蒲黄等。抗肿瘤药物可选用白花蛇舌草、蛇六谷、猫人参、薏苡仁、蛇毒、藤梨根、猫爪草、山慈菇、夏枯草、干蟾皮等。因化疗药物的使用,出现治疗食欲减退、厌油腻、恶心、欲呕,可选用焦山楂、神曲、炒谷芽、炒麦芽、鸡内金等以健脾消食;藿香、佩兰、草果、苍术等以芳香化湿;白术、茯苓、生薏苡仁、姜半夏等以健脾除湿。

## 二、手术疗法及化学疗法

（一）手术治疗

手术治疗作为治疗结直肠癌的重要方式,近年来在临床得到越来越多的应用,总体分为以下几种。

1. 结肠癌根治术术式及其适应证

(1) 右半结肠切除术：适应证为盲肠、升结肠或结肠肝曲的恶性肿瘤。如无远处转移,应行根治性右半结肠切除术,即切除原发病灶及相邻近的部分肠管,清扫第1、第2、第3站淋巴结及其淋巴血管蒂。如已有远处转移,但全身情况尚佳者可考虑姑息性右半结肠切除术,即不强调三站淋巴结的清扫。① 经横结肠上途径行右半结肠切除术：适应证为右半结肠癌,术中估计能行根治术,或虽不能到达手术根治,但患者全身情况良好,能姑息性切除者;或局限性回盲部恶性淋巴瘤;或阑尾部恶性类癌,已有淋巴结转移;或右半结肠多发弥漫性息肉样病变。② 经横结肠下途径行右半结肠切除术：适应证同经横结肠上途径行右半结肠切除术式。③ 经右侧结肠旁沟进路行右半结肠切除术：适应证同右半结肠切除术。

(2) 横结肠切除术：适应证为横结肠癌、局限性横结肠部病变性质不明且不能除外恶变者、局限于横结肠的 CD。

(3) 左半结肠癌切除术：适应证为左半结肠恶性肿瘤,或良性肿瘤经纤维结肠镜不能切除者。① 降结肠癌切除术：适应证同左半结肠癌切除术。② 乙状结肠癌切除术：适应证同左半结肠癌切除术。

(4) 全结肠切除术：适应证为结肠同时性多原发癌,癌灶分布于左、右横结肠等处,或结肠多发性家族性息肉病。

2. 直肠癌根治术术式及其适应证

(1) 经腹会阴联合直肠切除术(Mile's术)：适应证为位于距齿线上方8 cm以内的直肠和肛门部的恶性肿瘤,无腹膜腔及肝脏转移者;癌肿虽然位于齿线上方,但不具备保留肛门适应证,如癌肿恶性程度高、病变范围广泛、患者肥胖、骨盆狭窄者。

(2) 直肠经腹切除、左下腹结肠造口术(Hartmann术)：适应证为位于腹膜反折处及其上方的直肠癌,伴有梗阻症状,癌肿可以切除,患者年迈体弱,或伴有严重的心血管疾病;或已有肝脏、腹腔内远处转移,不能耐受或不适用其他方法进行直肠切除术者。

(3) 经腹部直肠切除吻合术(Dixon术)：适应证为直肠恶性肿瘤下缘距齿线10 cm以上者;距齿线8 cm以上直肠恶性肿瘤有远处转移,但全身情况较好,肿瘤局部尚能切除者。

(4) 直肠经腹切除、吻合器吻合术：适应证经腹部直肠切除吻合术。直肠癌肿下缘距齿线7 cm以上能够予以切除者也可用此术式。

(5) 直肠癌根治盆腔后部内脏切除术：适应证为在女性位于腹膜反折平面以下的直肠前壁恶性肿瘤(直肠阴道隔上1/3段,后穹隆或子宫颈附近)常需将子宫、附件及阴道后壁一并切除,以增加手术的彻底性。

(6) 直肠经腹腔、肛管脱出式切除术(Bacon术)：适应证为癌肿病变位于肛缘上方6 cm以上,以及病理条件适应进行前切除术,而吻合技术困难者。满足肿瘤切除要求,而直肠残端距齿线距离1～2 cm范围者。

(7) 直肠经腹腔、肛管脱出式切除吻合术(Turnbull-Cutait术)：适应证为位于距肛缘5～10 cm的直肠癌肿。

(8) 直肠经腹腔、肛管切除吻合术(Parks术)：适应证同直肠经腹腔、肛管脱出式切除术。

(9) 直肠经腹低位切除、经肛门外翻吻合术(Maunsell-Weir 术):适应证为距肛门缘 6～12 cm 的直肠癌肿。

(10) 直肠经腹游离、经肛门拖出切除术(Babcock-Black 术):适应证为距肛缘 8～12 cm 的直肠癌肿,如果肿瘤较小,且属低度恶性,虽然距肛缘 6 cm 也可应用此法。

直肠癌原发恶性肿瘤根据其不同的临床解剖位置划分如下表(表 15-1)。

**表 15-1　直肠癌原发恶性肿瘤分类**

| 部　位 | 定　义 |
| --- | --- |
| 乙状结肠癌 | 起始部位在乙状结肠处 |
| 直乙交界处癌 | 肿瘤跨过直乙交界部 |
| 中上段直肠癌 | 肿瘤位于腹膜反折到直乙交界部之间 |
| 腹膜反折部直肠癌 | 融合系膜与游离系膜分界线处为肿瘤开始端 |
| 下段直肠癌肿瘤 | 位于腹膜反折下 |
| 超低位直肠癌 | 肿瘤下缘距离齿状线 1～3 cm 内 |
| 直肠肛管癌 | 接近或侵及齿状线或以下的肿瘤 |
| 肛管癌 | 局限于肛管,肛管齿状线以下为主,较少 |

3. 大肠癌的微创治疗　自从 1991 年开始腹腔镜结直肠癌手术以来,国内外腹腔镜在大肠癌手术方面的应用已经非常广泛,国内也有许多医院开展这方面的工作。除了手术局部创伤小,减少腹腔脏器的浆膜的损伤,减少了粘连的机会,由于超声刀的应用而极大地减少了出血量,手术全身反应轻,创伤小造成免疫功能的损伤小,胃肠功能恢复快,机体的应激反应轻等优点外,也有存在某些争议。目前腹腔镜手术应用的技术问题大多得到解决,但目前某些问题尚缺乏前瞻性多中心研究证明。

(1) 腹会阴联合切除治疗大肠癌手术:在腹部和会阴各切一个口子,有两组医生完成手术,在腹壁造一个假肛口供排便使用。对低位直肠癌来讲,能否保住肛门,取决于肿瘤的位置。一般来说,肿瘤距肛门 6 cm 以上(男性)、6 cm 左右(女性)可保住肛门。但对某一个个体患者来讲,还取决于患者的胖瘦、骨盆的大小、是否使用辅助手术器械,当然还有手术医生的技术等。

(2) 骶前切除治疗大肠癌手术:将病变肠管切除后,在盆腹腔内将上下肠管吻合。

(3) 对年老、体弱、伴发多种重要脏器疾病者,可考虑病变肠段切除、远端肠管闭合、近端肠管腹壁造口治疗大肠癌手术。

(4) 肿瘤晚期、肠梗阻、年老、体弱、伴发多种重要脏器疾病,不能胜任大的手术者,可考虑直接腹壁造口治疗大肠癌手术。

(5) 对早期直肠癌、肿瘤距肛门在 8 cm 以内者,可考虑局部切除治疗大肠癌手术。

手术治疗结直肠癌体位选择(表 15-2)。

**表 15-2　手术治疗结直肠癌**

| 部　位 | 手术体位 |
| --- | --- |
| 不确定性左侧结肠和选择经腹手术的直肠肿瘤 | 改良膀胱截石位 |
| 选择经肛或经骶尾部手术的直肠肿瘤 | 折刀式右侧俯卧位 |
| 确定性左侧结肠和右半结肠肿瘤 | 平卧位 |

手术治疗结直肠癌切口范围的确定(表 15-3)。

**表 15-3 手术治疗结直肠癌切口范围**

| 类 型 | 定 义 | 长 度 |
|---|---|---|
| 大切口 | 适用于 $D_3$、$D_4$ 的扩大切除的正中切口 | >25 cm |
| 传统切口 | 传统旁正中切口 | 22～25 cm |
| 标准切口 | 下腹正中切口 | 18～20 cm |
| 短切口 | 从耻骨上部至脐下部 | 13～15 cm |
| 小切口 | 从耻骨上方至下腹部 | 8～12 cm |

近几年随着新式技术的不断出现,传统开腹手术治疗结直肠癌因其手术创口大、出血量多等缺点面临挑战,而新式的腹腔镜手术具备术中出血较少、住院时间较短、患者生活质量高等优势逐渐被更多的患者的接受。但由于腹腔镜手术目前尚缺乏大量有效的临床实践案例,且现有临床疗效比较两者并无明显差异,故暂无法判定两者的优劣。

(二)结直肠癌化学治疗

临床上,化学治疗大多应用于进展期、复发、转移性结直肠癌的治疗,且在临床治疗中已越来越显示出其在结直肠癌治疗中的作用和地位。

1. 术后辅助化疗

(1)5-氟尿嘧啶(5-FU)为主的化疗方案:5-FU 为周期特异性药物,在人体内转化为其活性代谢物抑制胸腺嘧啶苷酸合成酶,阻断胸腺嘧啶脱氧核苷形成,干扰 DNA 形成,主要杀灭增殖周期 S 期细胞。以往有研究采用口服方法给药,认为无助于提高无瘤生存率和总的生存率,因为 5-FU 在每个患者的生物利用度有较大差异,缺乏可比性。

(2)5-氟尿嘧啶/醛氢叶酸(5-FU/LV)方案辅助化疗及 5-氟尿嘧啶用药时间的变化:通过改变给药方式、给药途径、分子结构以及生物修饰剂,使得 5-FU 的有效率大大提高。最具代表性的是 5-FU 的生物修饰剂醛氢叶酸(lucoverin, LV)。5-FU 加用 LV 后可增加细胞内叶酸盐浓度,使 5-FU 与胸腺嘧啶核苷合成酶的结合强度增加,由此可抑制 DNA 的合成,并加强药物对肿瘤的细胞毒性作用。5-FU 加用 LV 与单用 5-FU 相比其生存率可增加 4%～17%。

(3)卡培他滨:2005 年 3 月,欧洲药品监管局批准了一种新的口服化疗药卡培他滨(希罗达,胸腺嘧啶磷酸化酶激活的氟尿嘧啶)用于结肠癌术后辅助化疗。

(4)草酸铂:草酸铂(oxaliplatin, L-OHP)是第 3 代铂类抗癌药,它的药理学特性与其他铂类药物相似,均以 DNA 为靶点,易与 DNA 链上 G 共价结合,并可能形成链内交联及 DNA 蛋白质联,使 DNA 损伤,破坏 DNA 复制,使细胞死亡。

2. 晚期大肠癌的化学治疗 对于进展期大肠癌,不能切除及根治手术后复发转移的晚期患者,化学治疗成为主导方法。大肠癌在化学治疗方面,不论是化疗方案,还是给药途径都有很大进步。

(1)全身化疗:① 5-FU/LV 方案:5-FU 仍是晚期大肠癌化疗的基础,5-FU 生化调节化疗方案为 20 世纪 90 年代晚期大肠癌的标准治疗方案,但用法及剂量仍有争论,其抗瘤活性和毒性反应因给药剂量和方式而异。普遍认为高剂量 LV 用于每周方案,低剂量 LV 用于 5 d 方案。常用方案有 Mayo 方案(5-FU+LV 小剂量 5 d 静脉持续滴注)、每周方案中的 De Gramont 方案(5-FU+LV 48 h 输注)和 AIO 方案(5-FU+LV 24 h 输注)。② L-OHP 方案:L-OHP 单药对大肠癌一线治疗缓解率为 24％,5 - FU 耐药二线治疗缓解率为 16％,联合应用 L - OHP 和(5 - FU＋LV)有协同作用。③ 伊立替康方案:伊立替康(CPT - 11)是半合成喜树碱的可溶性衍生物,为特异性拓扑异构酶抑制剂,其体内活性代谢物为 SN - 38,该药能阻止拓扑异构酶修复 DNA 缺口,DNA 不可逆断裂导致细胞周期中断,最终导致细胞死亡。作为单药已在多种剂量及方案中应用,两种最常用的方案为 350 mg/m$^2$,每 3 周 1 次;100～125 mg/m$^2$,每周 1 次,连用 4 次。总缓解率分别为 24％及 29％。④ ILF 方案(CPT - 11＋5 - FU＋LV)无论在缓解率、疾病进展时间、生存时间上均优于常规 5 - FU＋LV 方案,已成为晚期大肠癌新的一线治疗方案。

(2) 介入治疗:肝转移是大肠癌致死的主要原因之一,降低和避免肝转移的发生是提高大肠癌 5 年生存率的有效措施,采用术后早期门静脉辅助化疗应是非常合理的。

3. 结直肠癌化学治疗发展　自 1957 年 5 - FU 问世后,由于它的效应高、毒副反应低,很自然地成了化学治疗大肠癌时的选用药物。然而其有效率＜20％,有效时限短,在有效病例中延长生命亦仅为 6 至 12 个月,对生存率并无影响,用于术后辅助治疗,似乎也不能提高 5 年生存率。人们对化疗的印象仅仅是一种姑息的或安慰性治疗,而对其毒副反应抱有恐惧心理,甚感可怕。直至 1990 年美国国立卫生研究院(NIH)会议上一致推荐,对淋巴结阳性病例于根治性切除术后,应给予 5 - FU＋LV 作为辅助治疗。期间经过临床医生大量病例的实践证明,肯定了 5 - FU 的疗效。至此,人们对化疗可以提高大肠癌患者生存率这一点已不再怀疑,化学治疗在大肠癌中的地位已经确立。

4. 生化调节剂的应用　虽然化疗可以提高大肠癌根治性切除术后的 5 年生存率已经获得肯定的回答,但人们对化疗的疗效并不满意,包括在提高生存率的程度上、有效率、毒副反应、安全性、耐受性及化疗对生活质量的影响等方面。因此,化疗药物配合应用方案随之产生,从初始时的 MOF 和 5 - FU＋Lev 方案至 5 - FU＋LV 被国际社会接受为辅助化疗的标准方案,历经无数临床试验,最终达到目前令人满意的疗效。

5. 给药方式的变化　美国 Mayo Clinic 最初推出 5 - FU＋LV 方案时采用的是静脉推注的给药方法,当 5 - FU＋LV 被接受为大肠癌的标准用药方案时,大家都沿用静脉推注的给药方法。然而 5 - FU＋LV 是一种 S 期特异药,血浆半衰期极短,仅为 8～14 min 的药物,因而采用静脉持续滴注,以提高其肿瘤细胞毒作用在理论上是合理的。从 6 个随机对照 1 219 例荟萃分析显示,持续滴注的有效率为 22％,高于静脉推注的 14％,在总生存率上差异虽小但还是有意义的;中性粒细胞减少在持续滴注组仅 4％,静脉推注组则为 31％,手足综合征的发生持续滴注组(34％)高于静脉推注组,其他副反应两组间均有明显差异。虽然持续滴注具有疗效高和毒副反应轻的优点,并为欧洲各国列为首选的给药方式,但美国学者则认为推注较为方便、简单,而滴注麻烦,影响生活质量,且需放置中心导管,不但增加费用并增加感染的风险等,故美国继续应用推注给药的方法。

6. 给药途径的改变　肝转移是大肠癌致死的主要原因之一,降低和避免肝转移的发生是提高大肠癌 5 年生存率的有效措施。根据这一思路,区域化疗可提高靶器官血液供应中药物浓度,并减低全身组织、器官对化学药物的暴露。理论上采用术后早期门静脉辅助化疗应是非常合理的,早期研究显示有一定存活上的受益,但进一步的研究则未能证实对长期存活有效,因而这一方法未能推广采用。

对于肝动脉滴注(HAI),有许多研究比较 HAI 与最佳全身支持(BSC)或全身化疗对肝转移的疗效,从 6 个研究的荟萃分析显示 HAI 的有效率明显提高,但在有效时限上差异极小,然而这些随机研究受到了批评,因为在治疗组患者上有交叉,从另两个比较 5 - FU/LV HAI 与静脉滴注的多中心随机研究来看,对不能切除的肝转移病例在无进展生存(DFS)和总生存(OS)上均无差异,从这两个研究结果表明,HAI在转移性肝转移中作为常规处理并无地位。但HAI在许多方面仍得到继续研究。Lorenz等认为当肝内肿瘤负荷<25%时,HAI治疗是有价值的。另外,已证明在结直肠癌肝转移被切除后,采用HAI与静脉5-FU滴注联合应用比单纯静脉滴注的疗效要好。最近Sadahiro等报道了对没有肝转移的病例进行术后HAI的预防性应用。

7. 口服氟尿嘧啶类药物的发展——卡培他滨的临床应用　化疗药物可以口服,不必静脉注射,要求疗效好、毒副反应轻、不被消化液破坏、不留后遗症,以达到使用方便、令人放心的效果,这一直是人们追求的目标,卡培他滨的出现基本达到了这一要求。卡培他滨是一种氟尿嘧啶前体药物,肠道吸收后进入肝脏,临床疗效显示,卡培他滨具备疗效明显提高而毒副反应显著降低的优点,因而卡培他滨获美国食品药品监督管理局(FDA)批准列为进展期结直肠癌一线选用药物之后,它已迅速被国际上作为取代5-FU/LV与其他新药联合应用的研究对象。

总之,化学治疗等新辅助治疗的应用为进一步提高结直肠癌的治疗效果提供了新的可能和希望,未来应当成为治疗结直肠癌的主要发展方向之一。

（三）结直肠癌放疗

术前放疗可使大肠癌肿瘤体积缩小,纤维组织增生,细胞变性,浸润消失,肿瘤周围血管变细硬化、闭塞,杀灭周围淋巴结。一般术前放射剂量每日1.75～5 Gy,总量5～45 Gy为宜。法国里昂协作组报道了大剂量直肠腔内放疗的效果,采用85 Gy剂量分3次治疗的治疗组与39 Gy剂量13次治疗的对照组相比,完全临床缓解率高于对照组,切除标本肿瘤消失率高于对照组,括约肌保留率高于对照组,近2年生存率无明显差异。尽管术后放疗能降低术后复发率,但对术后长期生存则无明显作用。术后放疗有诸多缺点:由于手术操作破坏了局部组织血供,加上瘢痕反应,照射目标往往血供欠佳而降低放疗效果,同时由于术后盆腔空虚,小肠坠入盆腔成为照射对象,发生放射性粘连、小肠会阴瘘的机会增加,在直肠残留进行吻合的病例,则发生放射性肠炎、吻合口狭窄的机会明显增加,其他还有放射性膀胱炎、膀胱挛缩等并发症。

## 【柏氏诊疗特色】

柏连松对中医肛肠科的各种常见疾病及疑难病症积累了丰富的临床经验,尤其对大肠癌术前及术后运用扶正祛邪法进行治疗有其独到之处,临床疗效颇佳。

大肠癌是我国十大常见肿瘤之一,也是肛肠疾病中对人类生命威胁最大的疾病。就目前对大肠癌的研究水平看,大肠癌的主要治愈措施为外科手术,放疗和化疗也是目前治疗肠道恶性肿瘤比较重要的手段。但放、化疗在抑制和杀灭癌细胞的同时,往往对机体增殖旺盛的细胞亦产生毒副作用。为了减少这些毒副作用,增强体质和免疫能力,柏氏运用中医辨证论治原理,采用扶正祛邪攻坚方法进行治疗。他认为扶正可加速正气的恢复,提高机体的抗癌能力,祛邪可局限或抑杀肿瘤细胞,控制癌瘤的发展,从而延长患者的生命。

大肠癌属于中医学的"肠积""积聚""锁肛痔"等范畴。本病系正气不足,邪气乘虚侵入所致。治疗应攻补兼施,尤以扶正为主。在疾病的不同阶段,柏氏提倡应从整体观念出发,分期辨证论治,采用相应的治疗方法。

（1）早期属气血瘀滞，湿热毒蕴所致，故以消瘤为主，或祛邪兼以扶正，使邪去而不伤正。常用药：夏枯草 30 g，海藻 30 g，太子参 15 g，白术 12 g，怀山药 30 g，半枝莲 30 g，白花蛇舌草 30 g，虎杖 30 g，山豆根 12 g，鬼球 30 g，生薏苡仁 30 g，陈皮 9 g，焦山楂 9 g，焦六曲 9 g。

（2）中期正气尚未衰，但由于病程较长，正气受耗，属正虚邪实，故以攻补兼施为主。常用药：黄芪 40 g，党参 30 g，制黄精 30 g，怀山药 30 g，龙葵 30 g，白花蛇舌草 30 g，半枝莲 30 g，夏枯草 30 g，海藻 30 g，生薏苡仁 30 g，鸡内金 9 g，香谷芽 30 g。

（3）晚期患者久病必耗伤正气，体质衰弱，肿瘤增大侵犯周围组织和脏器，或转移扩散，或化疗、放疗、癌肿切除术后，造成正气衰败，治当以益气健脾，软坚散结。常用药：黄芪 50 g，党参 30 g，白术 12 g，枳壳 9 g，怀山药 30 g，扁豆衣 9 g，陈皮 9 g，香谷芽 30 g，丹参 30 g，鬼球 30 g，白花蛇舌草 30 g，半枝莲 30 g，焦山楂 9 g，焦六曲 9 g。

## 参考文献

[1] 郑树.结直肠肿瘤[M].北京：人民卫生出版社,2006.

[2] 郑树,蔡善荣.中国大肠癌的病因学及人群防治研究[J].中华肿瘤杂志,2004,26(1)：1-3.

[3] 戴颖秀,王建华,叶苗凉,等.上海市杨浦区 1992—2001 年结肠癌流行特征和趋势[J].中国肿瘤,2003,12(8)：452-454.

[4] 邓珊,胡兵,沈克平.大肠癌中医病机与治疗研究[J].世界科学技术(中医药现代化),2012,12(4)：1859-1862.

[5] 李国峰.李国栋教授对大肠癌晚期病因病机的认识[J].光明中医,2008,3(3)：286-288.

[6] 贾小强.邱辉忠.大肠癌辨证分型与肿瘤浸润转移相关性的前瞻性研究[J].中华中医药杂志,2005,2(6)：346.

[7] 王小宁,霍介格.中医治疗大肠癌的思路与方法探讨[J].中国中医基础医学杂志,2007,9(4)：681-682.

[8] 丁金芳,黄云胜,李明花.施志明治疗大肠癌经验举要[J].上海中医药杂志,2007,41(5)：43-44.

[9] 曹洋,刘展华,陈志坚.陈锐深教授治疗大肠癌的经验[J].中医药学刊,2005,23(10)：1750-1751.

[10] 田韵丹,李忠.大肠癌的中西医结合诊治[J].中国临床医生杂志,2007,35(4)：26-29.

[11] 周伦,鱼达,余海,等.饮用水源中的微囊藻毒素与大肠癌发病的关系[J].中华预防医学杂志,2000,34(4)：224-226.

[12] 陈坤,裘炯良,张扬.大肠癌危险因素的 Meta 分析[J].浙江大学学报(医学版),2002,31(4)：254-258.

[13] 聂绍发,姚漩,朱桂宝,等.武汉市大肠癌危险因素的 1：2 配比病例对照研究[J].中国公共卫生,2002,18(12)：1452-484.

[14] 汪祥辉,雷通海,马新源,等.结肠癌危险因素的病例对照研究[J].癌症,2001,20(9)：977-980.

[15] 中华医学会消化内镜学分会肠道学组.中国早期大肠癌内镜诊治共识意见[J].中华消化内镜杂志,2008,25(12)：617.

[16] Strul H，Arber N. Screening techniques for prevention and early detection of colorectal cancer in the average-risk population [J]. Gastrointest Cancer Res, 2007,1(3)：98.

[17] Kronborg O，Regula J. Screening techniques for prevention and early detection of colorectal cancer in the average-risk population [J]. Dig Dis, 2007,25(3)：270.

[18] Hamaya Y，Yoshida K. Factors that contribute to faecal cyclooxygenase-2 mRNA expression in subjects with colorectal cancer [J]. Br J Cancer, 2010,102( 5)：916.

[19] Parekh M，Fendrick AM，Ladabaum U. As tests evolve and costs of cancer care rise reappraising stool-based screening for colorectal neoplasia [J]. Alimentary Pharmacology & Therapeutics, 2008,27(8)：697.

[20] Abbaszdegan MR，Tavasoli A，Velayati A. Stool-based DNA testing a new noninvasive method for colorectal

cancer screening the first report from Iran [J]. World J Gastroenterol, 2007,13(10): 1528.

[21] White V, Scarpini C, et al. Isolation of stool-derived mucus provides a high yield of colonocytes suitable for early detection of colorectal carcinoma [J]. Cancer Epidemiol Biomarkers Prev, 2009,18(7): 2006.

[22] Philip AK, Lubner MG, Harms B. Computed tomographic colonography [J]. Surg Clin North Am, 2011(91): 127.

[23] Keegan N, Goldgar C, Keahey D. Colorectal cancer and computed tomography colonography: a new screening option [J]. J Physician Assist Educ, 2010(21): 35.

[24] Rockey DC. Computed tomographic colonography: ready for primetime [J]. Gastroenterol Clin North Am, 2010(39): 901.

[25] 张宏,朱少良. CT 仿真内镜与超声造影对结直肠癌的定性诊断价值[J]. 中国医刊,2011,46(6): 62.

[26] 刘小辉. 结肠镜检查的临床分析[J]. 内蒙古中医药,2011,30(7): 95.

[27] 戴欣,夏璐. 超声内镜直肠癌术前分期对经肛内镜显微手术的价值[J]. 中华普通外科杂志,2010,25(1): 73.

[28] 姜泊,刘思德,智发朝,等. 染色内镜和放大内镜诊治大肠侧向发育型肿瘤[J]. 中华消化内镜杂志,2003, 20(1): 9.

[29] 邹晓平,于成功,吴毓麟. 消化内镜诊疗关键[M]. 南京:江苏科学技术出版社,2009.

[30] 姜泊,潘新颜,张亚历,等. 内镜窄带成像与染色技术诊断大肠肿瘤的对比研究[J]. 中华消化内镜杂志,2006, 23(6): 416.

[31] 吴在德,吴肇汉. 外科学[M]. 北京:人民卫生出版社,2006.

[32] 安阿玥. 安氏肛肠病学(第 2 版)[M]. 北京:人民卫生出版社,2005.

[33] 黄乃健. 中国肛肠病学[M]. 济南:山东科学技术出版社,1996.

[34] 李国栋,寇玉明. 中西医临床肛肠病学[M]. 北京:中国中医药出版社,1996.

[35] 丁义江. 丁氏肛肠病学[M]. 北京:人民卫生出版社,2006.

[36] 郑民华,马君俊. 腹腔镜结直肠癌手术进展与疗效评价[J]. 中国现代手术学杂志,2007,11(1): 1.

[37] 何友兼,董秋美,李宇红. 结肠癌全身辅助化疗的进展[J]. 癌症,2005,24(12): 1546.

[38] 陈建华. 直肠腔内超声对直肠癌术前新辅助放疗、化疗的疗效评估[J]. 吉林医学,2014,35(31): 7023 - 7024.

# 第十六章　肛门直肠狭窄(后天获得性)

## 【概述】

肛门直肠狭窄是指肛门、肛管和直肠由于先天缺陷或手术损伤、炎症、瘢痕增生等原因造成腔径变窄,粪便通过困难,排出受阻。患者多伴有肛门疼痛、大便形状变细、大便次数增多,严重者可出现进行性便秘、腹痛、腹胀或肠梗阻。

临床上根据其狭窄的部位不同可分为肛门狭窄和直肠狭窄。狭窄分为先天性和后天性。先天性狭窄是先天性肛门直肠发育异常的一种,本章叙述的是后天获得性肛门直肠狭窄,不是单独存在的一种疾病,而是各种肛肠疾病和损伤的结果。中医学称本病为"谷道狭窄""大便艰难"或"大便秘结"等。

## 【病因病机】

### 一、中医病因病机

中医学认为肛门直肠狭窄多是由于湿热积聚、气血瘀滞而成癥瘕痞块,蕴阻于肛门直肠,或与外伤误治有关,导致肛门开关不利,传输功能失调所致。

1. 气滞血瘀　情志不舒或外伤误治、失治导致气机不畅,气滞则肠道血行不畅,血液瘀积,瘀血阻滞肛门、直肠,故见排便困难,肛门坠胀疼痛。

2. 湿热蕴结　湿邪重浊,黏滞趋下,附于大肠肛门,阻滞气机,肛门开关不利,湿浊秽物积于大肠,久而化热,湿热黏滞,肠腑传化受阻,排便困难,时有热结旁流,肛门灼热。

### 二、西医病因病理

西医学认为导致肛门直肠狭窄的病因主要与医源性损伤、炎症、肿瘤、肌肉痉挛及外伤等方面有关,其中尤以肛门直肠部的手术及治疗不当最常见。

1. 病因

(1) 医源性损伤:肛门直肠部手术不当、外用腐蚀性药物治疗不当等常可造成肛门直肠狭窄。如环状混合痔或内痔切除过多黏膜与皮肤;红外线、微波等治疗时损伤正常组织过多;硬化性药剂注射过深,损伤黏膜或进入肌层等都可能造成肛管直肠周围广泛炎症,形成瘢痕而导致狭窄。

(2) 炎症:直肠肛门部的各种急、慢性炎症和溃疡如肛门直肠周围脓肿、肛瘘、UC、CD及性病性淋巴肉芽肿等可使直肠壁及肛门周围炎症浸润形成瘢痕造成狭窄。

(3) 肿瘤:突入肠腔的良性、恶性肿瘤压迫或直接浸润造成直肠或肛门周围形成狭窄。

(4) 肌肉痉挛:肛门、直肠部的各种原因刺激如肛裂引起肛门内括约肌痉挛、长期应用泻药引起的肛门直肠反射消失或肛门内括约肌痉挛等引起痉挛性肛门狭窄。

（5）外伤：肛门及会阴部外伤、烧伤、放射伤等引起感染，纤维组织增生，瘢痕形成造成肛门直肠狭窄。

2. 病理　慢性炎症、损伤等原因造成直肠壁各层组织在修复、炎症愈合的过程中发生一系列的炎症细胞浸润、纤维组织增生、瘢痕组织形成等变化，导致肛门直肠不同程度的狭窄。

## 【分类】

（一）按狭窄的性质分类

（1）良性狭窄：由外伤、炎症、医源性损伤等引起的狭窄。

（2）恶性狭窄：由恶性肿瘤引起的狭窄。

（二）按狭窄的部位分类

（1）直肠狭窄：狭窄部位位于直肠内，一般多在齿线上 2.5～5 cm 处或直肠壶腹部。狭窄区在距离肛门 4～7 cm 以内的直肠处称为中位狭窄；狭窄区在距离肛门 7 cm 以上者称为高位狭窄。

（2）肛门狭窄：狭窄部位位于肛门或肛管，又称为低位狭窄。

（三）按狭窄的形态分类

（1）线性狭窄：狭窄部位呈线状或半环状不构成环，又称为镰状狭窄。多见于外伤、痔瘘术后和肠腔外肿瘤压迫。

（2）环状狭窄：狭窄部位呈环状，累及肛管 1 周，其宽度在 2 cm 以下。多见于直肠切除术后直肠、肛管吻合处。

（3）管状狭窄：狭窄部位同环状狭窄，但其宽度超过 2 cm。多由炎症引起。

（四）按狭窄程度分类

（1）轻度狭窄：排便不顺畅，指诊时示指可通过，但麻醉下两指不能通过。

（2）中度狭窄：排便困难，指诊狭窄部有阻力感，示指不能通过，小指能通过。

（3）重度狭窄：排便极困难，常伴有较重的全身症状及不完全性、慢性结肠性肠梗阻症状，指诊时小指不能通过。

## 【临床表现】

### 一、病史

患者有肛管直肠外伤史、手术史、炎症病史、局部药物注射史或传染病接触史等。

### 二、症状

1. 排便困难　为本病的主要症状，且便条变细或呈扁条状。

2. 排便不尽感　由于粪便难以排尽，刺激肠道感受器，导致肛门直肠坠胀不适，粪便排不净感。

3. 疼痛　由于排便通过狭窄处所造成的损伤，便时及便后均有局部疼痛。

4. 肛周潮湿　脓性或黏液性分泌物或肠液流出致肛门周围皮肤潮湿，可继发肛周湿疹、皮炎等。

长期排便困难的患者,还可伴有腹胀、腹痛、恶心、食欲不振、排便次数增多、黏液便、脓血便及消瘦等全身症状。一般而言,直肠狭窄比肛管狭窄症状严重,病程也较长。

### 三、体征

(1) 肛门小且紧,肛门括约肌痉挛。
(2) 肛管直肠瘢痕形成。
(3) 直肠指诊时示指通过困难或不能通过,可以触摸到坚硬的纤维带或环状狭窄。

## 【检查】

(1) 内镜检查:部分患者可见狭窄环,狭窄部位可见糜烂、溃疡。
(2) 直肠腔内 B 超、盆腔 B 超、CT 检查:有助于直肠及其邻近器官肿瘤的诊断。
(3) 细菌培养检查:可以确定特异性感染所致的肛管直肠狭窄。
(4) X 线下消化道造影:可了解狭窄范围和程度。
(5) 病理学检查:可以确定病变的性质。
(6) 可疑性病引起者,应行血清梅毒试验、冷凝集试验等。

## 【诊断与鉴别诊断】

### 一、诊断

肛门直肠狭窄一般通过询问相关病史、临床症状、体检、化验及纤维结肠镜检查、活组织病理检查和 X 线消化道造影等相关检查后即可做出诊断。

### 二、鉴别诊断

1. 直肠肿瘤　早期多无明显症状,形成直肠狭窄往往已到晚期,直肠指诊可触及质硬、固定、高低不平或如菜花样的肿块,内镜可见直肠病灶,病理检查可确诊。

2. 肛裂　周期性疼痛,排便时加剧,出血,血色鲜红,在肛裂周围可见皮赘物。

3. UC　直肠多发性溃疡在愈合过程中形成肉芽肿和瘢痕而导致直肠狭窄,患者往往有慢性反复发作的腹泻史。

4. 性病性淋巴肉芽肿　患者以女性为主,有性病接触史,病变主要在生殖器和腹股沟淋巴结,常伴有肛门刺激症状,便脓血,黏液,可并发肛瘘,狭窄一般在齿线上方,质硬但表面光滑,呈苍白色,肛门口呈开放状,补体结合试验及病毒检查阳性。

5. 日本血吸虫性肠病　患者多有疫水接触史,慢性日本血吸虫病晚期,直肠壁内有大量虫卵沉着,肉芽肿形成或纤维化,形成质硬、凹凸不平的狭窄区,粪便卵孵化或肠黏膜活检压片可找到虫卵。

## 【治疗】

根据肛门直肠狭窄的原因、程度、范围采取适当的治疗。对于轻中度狭窄患者应考虑采取非手术治疗,经非手术治疗效果不佳和伴有梗阻症状者或重度狭窄患者可考虑行手术治疗。

## 一、内治法

### (一)中医辨证论治

1. 气滞血瘀证

[主症]大便困难,大便变细,肛门有紧缩感,胀痛或刺痛,伴有腹胀、食欲不振、乏力,舌质紫暗或有瘀斑,苔黄或白,脉弦。

[治则]行气化瘀,软坚通便。

[方药]延胡索散合桃红四物汤加减。药用延胡索、当归、桃仁、红花等。

2. 湿热蕴结证

[主症]排便困难,大便变细,腹泻与便秘交替出现,或伴有黏液,脓血,小腹坠胀,里急后重,肛门潮湿、瘙痒,舌红,苔黄腻,脉滑数。

[治则]清热利湿。

[方药]内疏黄连汤加减。药用黄连、当归、槟榔、木香、黄芩、栀子等。

### (二)中成药治疗

口服润肠通便药物,如麻仁丸、苁蓉通便口服液等。

### (三)西药治疗

口服石蜡油、酚酞片(果导片)等润肠通便。对炎性疾病或损伤伴感染的患者,针对病因治疗。

## 二、外治法

### (一)中医外治

1. 灌肠法　对轻度肛门直肠狭窄者,可用清热利湿、解毒通便的中药汤剂灌肠,使症状缓解。对溃疡性结肠炎、血吸虫病可采用抗生素保留灌肠,必要时可加用激素治疗减少瘢痕形成,促进愈合。

2. 塞药法　将栓剂塞入肛内,直接作用于肛管直肠皮肤黏膜,以清热利湿、消肿止痛止血。常用药物有痔疮栓、太宁栓等。

### (二)西医外治

1. 理疗　微波治疗和红外线照射治疗对轻度狭窄有一定的疗效,每日 1 次,每次 20 min,连续4～6 周。

2. 注射软化剂　对于局限性瘢痕可用醋酸氢化可的松 1 ml 加 1‰普鲁卡因 2～3 ml 局部注射于瘢痕区,5～7 d 注射 1 次,6～10 次为 1 个疗程。

### (三)扩肛疗法

对于肛门或肛管轻度狭窄及直肠下段环形狭窄而出现排便困难的患者可口服中药的同时行扩肛术。

1. 扩肛原理　用手指、肛门镜或直径不同的扩肛器逐渐扩张肛门,可使瘢痕组织断裂,肛门得以松解,局部血流增加。与手术相比,具有微创、痛苦小、操作简便、患者容易接受及费用低的优点。但本法需要较长的时间,因此医生和患者都要有耐心和信心。

2. 具体操作　患者取截石位或侧卧位,常规消毒肛门周围皮肤和肛内。术者右手戴上手套,涂上润滑剂,示指缓慢伸入肛内,轻轻向四周按压,每次 3～5 min,每日 1～2 次。也可用肛门镜或扩肛器,根据肛管直径选择适宜的器械,遵循由小到大的原则进行扩肛,每次扩 10～15 min。开始每日扩 1次,3～5 d 后每周扩 3～4 次,以后间隔时间逐渐延长,直至狭窄消散,症状解除,排便正常,肛内可纳入两指,不再复发为止。

3. 操作技巧　扩肛时应缓慢,扩张的管径宜逐步加大;避免使用暴力,以免造成肛管皮肤损伤。

### 三、手术治疗

术前准备:术前 1 d 给予流质饮食,下午予复方聚乙二醇电解质 2 袋兑水 2 000 ml 口服,术日禁食,早晨给予清洁灌肠。

麻醉:腰俞或骶管麻醉。

1. 纵切横缝术　适用于肛门和肛管轻度或中度狭窄。

具体操作:患者取截石位,行骶管麻醉,常规消毒肛门周围皮肤及肛内,示指触摸肛内及周围,于瘢痕组织最明显处做纵行切开,上至瘢痕上 0.5 cm,下至瘢痕下 1.0 cm,使切口贯穿瘢痕组织,切口深至健康组织,游离切口下端皮肤,以减轻张力,用圆针带 4 号线从切口上端进针,通过基底部从切口下端穿出,拉拢丝线两端结扎,使纵切口变为横行,间断缝合 5～8 针。凡士林纱条覆盖切口,外用塔形纱布压迫,宽胶布固定。

2. "Y-V"形肛管成形术　适用于齿线以下各种肛管狭窄(肛管半环形或环形狭窄)。

具体操作:患者取截石位,行骶管麻醉。常规消毒肛门周围皮肤及肛内,探查狭窄部位。于肛管前后方各做一切口,长 1～2 cm,其尖端进入肛管顶端,使之成"Y"形,切开皮下组织后,游离皮片,将皮片尖端拉至肛管顶端,覆盖肛管切口尖端后,再将皮片尖端与直肠黏膜用 4 号丝线间断缝合,两侧皮肤对位间断缝合。如此就使"Y"形切口变成"V"形。从而扩大了肛管直径,松解了前后瘢痕。凡士林纱条覆盖切口,外用塔形纱布压迫,丁字带固定。

3. 挂线术　适用于肛管及低位直肠中轻度或中度狭窄。

具体操作:患者取侧卧位,行骶管麻醉,常规消毒肛门周围皮肤及肛内,以中弯血管钳自狭窄环下缘经肛门内括约肌、肛门外括约肌(直肠环、纵肌)之间向上至狭窄环上缘穿出,钳夹单股橡皮筋后向下抽出,适度拉紧橡皮筋,于两端以 10 号丝线结扎,对轻度狭窄者只在狭窄明显处做挂线,对中度狭窄则在截石位 3、9 点做双根挂线。检查无出血,凡士林纱条覆盖切口,外用塔形纱布压迫,宽胶布固定。

4. 直肠内瘢痕切除术　适用于直肠下段的部分狭窄呈环形狭窄。

具体操作:患者取截石位,行骶管麻醉。指诊触摸狭窄的部位,并判定是部分狭窄还是环形狭窄。分叶镜下显露直肠下段狭窄处瘢痕组织。在狭窄后正中做纵行切口,切开瘢痕,扩张肠腔,然后环形切除瘢痕组织,可同时切除部分直肠环肌。将切口上缘黏膜适当游离 0.5～1.0 cm,用 2-0 肠线横行缝合,为防止出血过多,可边切边缝。将橡胶管包绕油纱条放置切口处,术后 24～48 h 取出。敷料覆盖,丁字胶布固定。

5. 经尾骶直肠狭窄纵切横缝术　适用于中上段直肠狭窄者(直肠腹膜反折以下狭窄)。

具体操作:患者取俯卧位,距肛门 2.5 cm 至尾骨做一纵行切口,切除尾骨和部分骶骨,切开直肠后部组织,暴露直肠,游离直肠两端,将一金属扩张器由肛门深入直肠,通过狭口处,在狭窄部做一纵行切口,切口上下抵健康肠壁。拿出金属扩张器,将切口向两侧牵拉成为一横切口,用 1 号丝线间断缝合肠壁,加强缝合浆肌层,然后逐层缝合骨膜、皮下、皮肤。

6. 经腹直肠狭窄切除术　适用于直肠上段狭窄或中下段狭窄经以上治疗无效者。手术以切除狭窄为目的,尽量减少正常肠壁的切除。如伴有完全性肠梗阻、内痔及肛门周围感染等并发症时,应先做结肠造口术,待并发症消除后再行关闭造口,切除狭窄处。

## 【研究进展】

### 一、手术治疗

雷华涛等采用房式推移皮瓣术治疗医源性肛门狭窄患者 35 例,其中完全治愈 30 例,有效 5 例,无效 0 例,总有效率 100%。由于肛管皮肤弹性差,手术的目的是增加肛管的宽度,房式推移皮瓣术能为整个肛管提供足够的皮瓣,可以一期缝合供皮区,具有愈合快、疗效可靠的优点。具体操作:采用骶管麻醉或硬膜外阻滞麻醉,截石位或折刀位。切开肛管一侧狭窄及肛门内括约肌,扩肛并切除瘢痕组织。然后在切口上下横行切开,并向左右稍做游离,设计如屋顶样皮瓣,切开皮肤,向外周分离皮下组织,但不分离岛状皮瓣下方组织。向肛内推移房式皮瓣,用 5-0 可吸收线与黏膜缝合,边缘与肛管切口缝合,最后缝合皮肤切口。肛管内放置一根缠有凡士林纱块的肛管,适当加压包扎。狭窄严重的可在对侧做一同样推移皮瓣。术后半个月开始配合扩肛治疗 2~3 个月。

陈善国认为括约肌侧切术加挂线术治疗肛门直肠狭窄的效果明显优于单用其中一种的方法。此法能较彻底地解除肛门内括约肌持续痉挛引起的狭窄,通过缓慢切割压迫止血,减少损伤,简便安全。根据狭窄的范围,也可同时几处挂线,以解除环状高位狭窄而不必担心直肠出血或肛门失禁。适用于肛门或肛管轻度或中重狭窄,高位直肠环状瘢痕狭窄。具体操作为:患者取截石位,骶管麻醉下,常规消毒肛门周围及肛内皮肤,于肛管正后位行放射状切口,长 2~3 cm,切开瘢痕组织,切断部分肛门内括约肌和肛门外括约肌皮下部,使肛门或肛管松弛,以肛内纳入 2~3 指为度,修剪切口两侧瘢痕组织及皮肤,使之成底小口大的形状,以利引流。同时用拇指放入切口基底部,再用示指伸入肛内引导,摸清狭窄的部位,用已备好的球头探针(并在探针尾端缚扎一橡皮筋)。从切口最外侧基底部探入穿过基底,从狭窄上缘穿出,拉出探针引入橡皮筋,再将橡皮筋两端拉紧后结扎间断用 4 号丝线缝合切口,检查无活动性出血,肛内放入油纱,外用塔形纱布包扎,术毕。

余文芳等采用切开挂线加封闭治疗医源性肛管直肠狭窄患者 8 例,8 例患者全部治愈,平均愈合时间 20 d。其治疗中手术切开主要切除部分瘢痕组织,并保证手术后良好的创面引流以及在紧线或橡皮筋脱落后创面能由深至浅的愈合。用橡皮筋挂开引起肛管狭窄的瘢痕是保证术后排便通畅的关键。曲安奈德(去炎松)是肾上腺皮质激素,有较强的抗炎、抗过敏作用,可使瘢痕软化,减轻充血,降低血管的通透性,抑制炎症的渗出,消除肛门内括约肌的长期痉挛,改善局部组织缺血及营养障碍,促进局部代谢,使粘连和瘢痕软化吸收,促进溃疡愈合。亚甲蓝、布比卡因及利多卡因等可阻滞神经,降低肛门周围神经的敏感性,减轻术后疼痛,从而减少患者因疼痛、紧张等引起的痉挛,加速伤口愈合。中医传统药线具有化管生肌、消毒杀菌之效,以线代刀可起到持续引流的作用。药线方由细丝线50 g、大黄 15 g、黄连 9 g、黄柏 15 g、白芷 15 g、大戟 15 g、芫花 15 g、甘遂 12 g、地榆 15 g、防风 15 g、血竭 6 g、乳香 15 g、没药 15 g、金银花 15 g、连翘 15 g、巴豆 15 g、白矾 6 g、土茯苓 15 g、密陀僧 30 g、麝香

1.5 g、熊胆 1.5 g 等组成。

　　林中超等在小针刀法治疗肛门狭窄的临床研究中指出小针刀法在治疗Ⅰ度肛门狭窄和部分Ⅱ度肛门狭窄中取得了良好的效果。具体操作：左手示指、中指涂抹石蜡油后放入肛内并撑开肛管，使之有一定的张力，并了解肛门大小。用小针刀从 3 点或 5 点肛缘 1.5 cm 处刺入，沿皮下潜行达齿线上 0.5～1.0 cm，缓慢用力平衡均匀地切断部分肛门内括约肌束或整条肌束，左手两指感觉肛门内括约肌已完全松解为度。用双手示指、中指缓慢扩肛达 4 指，压迫约 5 min，术毕用油纱条肛门填塞压迫。

## 二、非手术治疗

　　李清等运用空心梭形棒扩肛治疗肛门直肠狭窄 380 例，总有效率 100%。空心梭形棒扩肛治疗肛门直肠狭窄可使肛管直肠环受力均匀，扩肛持续时间长，扩张到位，而无括约肌、直肠环、黏膜、血管及皮肤撕裂之弊。适用于管状狭窄，环形狭窄且手术治疗不能奏效者。空心梭形棒是根据患者肛管的大小及狭窄程度而量体制作：选用无菌纱条包裹在直径 1.5 cm 的硬质硅胶引流管外，外形呈梭形，再用 10 号丝线缠绕扎紧，其长度约 12 cm，直径 4～5 cm，具体视病情需要而定。麻醉生效后，用空心梭形棒直接放置在肛门、直肠狭窄部位，空心梭形棒的上端超出狭窄部位 2 cm，下端至肛缘外 3 cm，常规加压包扎固定以防脱出。

## 【柏氏诊疗特色】

　　柏连松认为对于患有肛门直肠炎性病变如肛门直肠溃疡、慢性腹泻、痢疾的患者应尽早治疗，减少炎性细胞的浸润及纤维组织增生，从而减少造成肛管或直肠管腔变窄的机会。积极治疗肛门直肠周围脓肿、肿瘤、子宫肌瘤等，解除它们对肛门直肠的长期挤压所造成的肛门直肠狭窄。柏氏认为对于肛门直肠部手术术后可能发生的肛门直肠狭窄，预防重于治疗，因此要求每一位肛肠科医师扎实理论知识，熟练手术操作，仔细对待手术的每一个细节，手术的每一步操作都要想到应该竭力避免导致肛门直肠狭窄的发生。规范的医疗操作是预防术后并发肛门直肠狭窄的关键：① 术中彻底止血，避免大块钳夹和缝合组织，剥离创面不要过于广泛，防止肠内容物沾污伤口。② 手术范围较大时，如环状外痔切除，切口应为锯齿状、放射状，并缝合切口，以免形成较大瘢痕，术中应切断部分括约肌，适当延长切口，切口缝线不宜过紧等。环形内痔结扎时，分段应不少于 4 个，每段中间要留有正常黏膜。如果肛管损伤较重，应该进行肛管重建。③ 手术结束时，要进行常规检查。在麻醉情况下，肛门可同时伸入示指、中指为度，如发现狭窄，应及时处理，术后换药期间应注意检查，对有粘连和狭窄趋向者，要及早纠正，不能迟疑不决。④ 熟练掌握药物注射技术，注射不宜过深，一次药量不能过大，避免在同一平面重复注射，如确要注射应间隔 2 个月以上。⑤ 术后尽可能少用导泻药，有利于肛管早期扩肛。⑥ 必须严格无菌操作，术后切口感染，应及时加以控制，引流要通畅，防止引起大面积组织坏死。

　　柏氏认为肛门直肠狭窄在发病的初期，狭窄程度较轻，大便难但可顺利排出，肛门疼痛明显，此多为气滞所致，以标实为主。若病程较长，狭窄程度较重，粪便稀尚可排出，粪便干燥则难排出，此多为气虚所致，以本虚为主，临床治疗时应辨清虚实，分证治疗。

## 附：先天性肛门直肠畸形(狭窄、闭锁)

### 一、概述

先天性肛门直肠畸形为胚胎时期后肠发育障碍所致的消化道畸形,居先天性消化道畸形的首位,表现为肛管与直肠的发育异常(狭窄或闭锁),中医学称本病为"锁肛""肛门狭窄""谷道狭窄"等。男女发病率大致相等,其中男性主要以直肠畸形居多,女性以肛管畸形居多。

先天性肛门直肠畸形的患者,还常常伴有肛门周围肌肉、神经发育的不完善及合并其他器官的畸形,如先天性心脏病、食管或十二指肠闭锁、泌尿生殖系统及骶骨的畸形。

### 二、病因

中医学认为本病多因先天禀赋不足、营养不良或早产、禀赋胎毒,致使脏腑器官畸形,谷道狭小甚或锁肛,大便秘结,必然导致热结肠燥,气机逆乱,日久致衰败之相。

西医学对于本病发生的病因仍不明确,较多观察结果认为与遗传、环境有关。

### 三、临床表现

(一)先天性肛门直肠狭窄

1. 症状

(1)排便困难:粪便不宜排出,且便条变细或呈扁条状。

(2)排便不尽感:由于粪便难以排尽而潴留,刺激肠道感受器引起粪便排不净感。

(3)疼痛:由于排便通过狭窄处所造成的损伤,引起肛门或直肠疼痛,这种疼痛呈刀割样或撕裂性疼痛。

(4)肛周潮湿:粪潴留引起炎症、溃疡等使肠道分泌物增多,故出现肛门潮湿,有脓性或黏液性分泌物或肠液流出,排气时粪水溢出等,以致肛门皮肤糜烂、皲裂。

(5)假性肛门失禁:因肠腔狭窄,粪便潴留过久过多,肠腔压力过高时,可将部分粪便挤出,造成假性肛门失禁。

(6)肠梗阻:如果肠管直肠高度狭窄时,可出现腹胀、腹痛、呕吐等不完全性或完全性肠梗阻症状。

2. 体征　直肠指诊时示指通过困难或不能通过,可以触摸到坚硬的纤维带或环状狭窄。

3. 检查

(1)内镜检查:部分患者可见狭窄环,狭窄部位可见糜烂、溃疡。

(2)细菌培养检查:可以确定特异性感染所致的肛管直肠狭窄。

(3)X线下消化道造影:可了解狭窄范围和程度。

(4)病理学检查:可以确定病变的性质。

(二)先天性肛门闭锁

1. 症状　患儿出生后无胎粪排出或少量胎粪,啼哭不安,腹胀并有肠梗阻现象。

2. 体征　因肛膜闭锁,肛门部有一浅凹,肛门有一层薄膜覆盖,当婴儿啼哭时,此膜能凸起,其上可见胎粪,或见纤维带横于肛门。

## 四、治疗

（一）先天性肛门直肠狭窄

治疗原则：轻度肛门直肠狭窄患者可采用保守治疗，中、重度可考虑采用手术治疗。

1. 中医辨证论治

（1）湿热下注证：症见排便不畅，肛门灼热，便中带血或黏液，舌淡红，苔黄腻，脉细。治拟清热利湿。方用凉血地黄汤加减。

（2）阴虚肠燥证：症见大便干结，口干，小便黄，舌红，苔薄，脉弦细。治拟养阴增液，润肠通便。方用增液汤合麻仁丸加减。

（3）气血两虚证：症见大便干燥，无力排便，面色无华，少气懒言，舌淡，苔薄白，脉细。治拟益气养阴，润肠通便。方用补中益气汤合润肠丸加减。

2. 外治

（1）坐浴：采用苦参汤加活血化瘀药物煎汤坐浴。

（2）扩肛疗法：对于轻度狭窄患者，可采用手指或直径不同的扩肛器扩肛。

3. 手术治疗　纵切横缝术，适用于肛门、直肠轻度或中度狭窄。

具体操作：患者取截石位，行全身麻醉，常规消毒肛门周围皮肤及肛内，自齿线至肛缘切断部分肛门内括约肌，潜行游离切口上下的黏膜和皮肤，用 4 号线将黏膜和皮肤做横行间断缝合 3～5 针。肛门放置凡士林纱布包绕的排气管，敷料覆盖，宽胶布固定。

（二）先天性肛门闭锁

治疗原则：主要采取手术治疗，解除梗阻，促使胎粪排出通畅，术后辅以扩肛治疗。

1. 中医辨证论治

（1）气滞血瘀证：无胎粪或少量胎粪，啼哭不安，腹胀并有肠梗阻现象，舌暗或有瘀斑，苔黄或白，脉涩。治拟行气化瘀。方用桃红四物汤加减。

（2）湿热蕴结证：无胎粪或少量胎粪，啼哭不安，腹胀并有肠梗阻现象，舌暗或有瘀斑，舌红，苔黄腻，脉滑数。治拟清热利湿。方用内疏黄连汤加减。

2. 扩肛疗法　本法适用于肛门闭锁术后，患儿取截石位或侧卧位，常规消毒，术者手套涂石蜡油，两手小指交叉，扩肛，持续 2～3 s。扩肛中用力均匀，不可粗暴，扩肛后，肛内注入少量药膏，外盖纱布，胶布固定，每周 2～3 周，直至肛门无狭窄为止。

3. 手术治疗　肛门切开术，适用于肛门完全闭锁和肛门不完全闭锁。

具体操作：患者取截石位，行全身麻醉，常规消毒肛门周围皮肤及肛内，置导尿管做标记，在肛门隐窝处开一"十"字形切口，每条切线长度约 1.5 cm，切口各端不可超过括约肌边缘，以免损伤括约肌。气体和胎粪排出后以血管钳扩张切口，再以手指扩张。较薄的肛膜可修剪肛膜边缘，较厚的肛膜开一较深的"十"字形切口，将肛膜的四角和肛管伤口对合，以丝线缝合。肛管内放置围以凡士林纱布的胶管，敷料覆盖，宽胶布固定。

**参考文献**

［1］雷华涛，汤明胜，黄新. 房式推移皮瓣术治疗医源性肛门狭窄 35 例［J］. 江苏中医，2012，44(10)：46.

〔2〕陈善国.肛门直肠狭窄的中西医结合治疗[J].中医临床研究,2011,3(21):33-36.

〔3〕余文芳,杨超,白凤全.切开挂线加封闭治疗8日医院新肛管直肠狭窄临床分析[J].结直肠肛门外科,2010,16(6):382-383.

〔4〕林中超,彭洪,祝秀华.小针刀法治疗肛门狭窄的临床研究[J].西部医学,2011,23(1):96-100.

〔5〕李清,张磊,李群涛.空心棱形棒扩管治疗肛门直肠狭窄380例[J].陕西中医,2006,27(4):447-448.

# 第十七章　肛　门　失　禁

## 【概述】

肛门失禁是指患者失去控制排气、排便的能力，属于排便功能紊乱的一种症状，并且不易辨认直肠内容物的物理性质。临床上发病率不高，但能够造成身体和精神上的痛苦，对日常的生活和工作影响十分严重。

中医学称本病为"大便失禁""遗矢"或"大便滑脱"，一般认为本病的主因是"虚"和"失治"，与人体内的阴阳、脏腑、气血、情志因素等息息相关。

国内外统计的肛门失禁发病率差异较大，根据美国的一项大规模调查，普通人群中有高达7.1%的人有不同程度的肛门失禁，发病率随着年龄增长和精神生理状态的下滑而上升。国内有报道称肛门失禁的发病率超过2%，并且以老年人和女性多见。

国外曾做过一项研究，为调查一般人群及接受胃肠病学和妇科专家诊治的住院患者中肛门失禁的患病率，研究选取了罗纳河-阿尔卑斯地区的人群。方法：首项研究从2 800例对象中随机抽取样本并发放问卷。该项研究是在接受妇科和胃肠病学专家治疗的对象中随机选取样本。用Jorge & Wexner评分≥5分作为肛门失禁的标准。结果：首项研究，选取706份问卷。肛门失禁患病率为5.1%，SF-12健康调查每个尺度的评分失禁者与无失禁者相比显著降低。女性患病率（7.5%）明显比男性（2.4%）高。84位医师共返回有效问卷835份。经胃肠病学专家诊疗的患病率为13.1%，经妇科医师诊疗的患病率为5.0%。医师对84.8%失禁患者漏诊。结论：该研究的患病率数据与文献报道一致。本病症较常见且影响到患者生活质量，但仍被低估和漏诊。

也有文献报道肛门失禁的患病率为2%~18%，其中女性是男性的2倍，而45岁以上女性肛门失禁发生率是同年龄男性的8倍。7%~18%的健康成人曾发生过粪失禁或肛门不自主排气，但由于涉及隐私、人格和卫生问题，多数患者不愿提及，故肛门失禁的实际发生率很可能高于目前的报道。肛门失禁虽不能致命，但给社会和家庭带来很大的经济压力。联合国有报道提及，因肛门失禁导致的内衣裤费用每年可达4亿美元。由于大便的控制是人生自幼就应养成的基本生存能力，所以肛门失禁会使人自我孤立，自主能力下降，感觉沮丧和衰老，乃至造成人格变化，甚至导致社交恐惧和性功能障碍，使生活质量严重下降。

## 【病因病机】

### 一、中医病因病机

中医学认为，肛门失禁主要的病因在于"虚"和"失治"。《诸病源候论·大便失禁候》提到："大便失禁者,由大肠与肛门虚冷滑故也。肛门,大肠之候也,俱主行糟粕,既虚弱冷滑,气不能温制,故使大便失禁。"另外也有主张肛门失禁是由于"气血亏耗,中气不足,气虚下陷"所致,使肛门不能正常收摄,或因外伤导致肛门括约肌损伤。

## 二、西医病因病理

西医学认为完整的肛门排便控制机制包括三个因素:大便的储存功能,直肠反射弧的完整,灵敏的括约肌功能。这三个因素中,任何一个发生障碍,都能引起不同程度的肛门失禁。手术损伤为其主要的原因,而其他如结肠炎、神经系统疾病、先天性疾病等也是引起肛门失禁的原因。

直肠和乙状结肠容量不足,就失去了储存粪便的功能。如先天性巨结肠、结肠良性或恶性病变施行直肠乙状结肠切除等手术后,乙状结肠和直肠容量减小的患者常常表现为排便频率增加和大便急迫症状。直肠储存容量的丧失将导致患有腹泻的患者出现严重的失禁问题。

直肠壁的感受器与肛门之间存在着排便反射弧,当粪便进入直肠壶腹时,就刺激了直肠壁的感受器。感受器将冲动通过交感神经,向上传导至脊髓中枢,再传至大脑皮层,产生排便反射,使得肛门括约肌的传出神经纤维兴奋,造成肛提肌松弛,让粪便进入肛管上部。齿线附近的肛管由肛门神经支配,当粪便到达此处时所产生的便意更加强烈。当周围环境许可,此时即可排便。当周围环境不允许,无法立即排便时,大脑会发出冲动增强脊髓发射,加强耻骨直肠肌环收缩及肛门外括约肌收缩,清除肛窦粪便,粪便被推回直肠前倾角以上,使便意暂时消除。在解剖学上,靠近直肠下端的肠壁上的感受器较多,而上部的较少。当直肠下部手术损伤或被切除时,这种排便生理被破坏,当粪便到达齿线附近时,才能引起括约肌收缩,没有充分时间控制排便,而出现粪便外溢的现象。因此,直肠反射弧的任何环节发生障碍,均能使排便控制失灵。

肛门直肠环有括约功能,如果肛门直肠环的主要部分功能丧失,那么单纯地保留肛门外括约肌,同样也无法很好地控制排便。

## 三、对肛门失禁的病因学术争论

手术损伤为肛门失禁的主要的原因,而其他如结肠炎、神经系统疾病、先天性疾病及其他疾病也是引起肛门失禁的原因。形成肛门失禁的主要因素如下。

(1)肛管直肠环或肛门括约肌先天性发育不全,以致括约功能不良。

(2)肛管直肠环、肛门括约肌和肛提肌等损伤,大多数是由于肛门直肠手术引起。如肛门直肠周围脓肿、肛瘘、脱肛、内外痔等手术时,不慎将其切断;也有因肛门直肠周围蜂窝组织炎、肛门部烧伤瘢痕形成或因药物腐蚀造成损伤而致;也可由于肛门部外伤,如火器损伤、异物损伤、裂伤、撕伤等原因,而引起肛门失禁。

(3)肛门括约肌功能障碍:由于混合痔、环形内痔、脱肛等,使肛门括约肌过度扩张松弛;或年老体弱,使括约肌萎缩无力等,以致括约肌功能障碍,产生肛门失禁。

(4)肛门神经损伤:中枢神经疾病、脊髓及骶2~骶4神经损伤或因炎症和肿瘤所致,使肛门括约肌失去括约功能而造成肛门失禁。

(5)肛管直肠角度破坏:肛门直肠和会阴部手术,切断耻骨直肠肌或肛尾韧带,破坏了肛管和直肠的正常角度,肛管和直肠成一垂直管状,失去直肠容器的作用,因此造成肛门失禁。

（6）皮内感受器的损伤：肛管和肛门皮内有许多神经末梢和感受器,可感受气体和黏液的刺激,使括约肌收缩,防止其流出。如内痔环切术或直肠拉出手术造成肛管皮肤缺损,或肛门瘙痒症经皮内注射治疗,破坏了皮内感受器,因此可形成感觉性肛门失禁。

另外有国外学者认为,肛垫中含有丰富的神经末梢.如克劳泽终球和环层小体,前者司温觉,后者司张力和压力的变化,还有少量触觉小体司轻微触觉。此外,躯体型感觉神经跨越齿线延伸于肛垫下缘,亦参与直肠内排便反射,直接作用于正常的排粪生理过程。研究证实,在痔切除术中当肛垫面积减少时可引起肛门失禁的发生。

## 【分类】

（一）根据失禁的程度

根据失禁的程度不同,可分为完全性失禁和不完全失禁两种。

1. 完全性失禁　肛门不能控制干便、稀便及气体的排出。

2. 不完全性失禁　仅能控制干便,而不能控制稀便和气体的排出。

（二）根据病理分类

（1）肛门内括约肌和耻骨直肠肌全部损伤造成的失禁,称为完全性失禁。肛门外括约肌和耻骨直肠肌损伤,肛门内括约肌完整,产生排便感觉的同时即排出粪便,称为紧急失禁。

（2）由于肛门外括约肌和耻骨直肠肌功能减弱,如咳嗽等突然腹内压增高,漏出稀粪或液体,称为压力失禁。

## 【临床表现】

### 一、症状

1. 肛门完全失禁　完全不能随意控制排便,排粪便无次数,咳嗽、走路、下蹲、睡觉都有可能导致粪便或肠液流出,污染衣裤及被褥,肛门周围潮湿、糜烂、瘙痒,或肛门周围皮肤呈湿疹样改变。

2. 肛门不完全失禁　能控制干粪,稀便不能控制。

3. 肛门感觉性失禁　不流出大量粪便,而是当粪便稀时,在排便前动作稍慢或不自觉有少量粪便溢出,污染衣裤,腹泻时更为显著,常有黏液刺激皮肤。

### 二、肛门失禁的体征

1. 肛门完全性失禁　肛门常张开呈圆形,或肛门有畸形,可见缺损、闭合不紧,直肠内排泄物由肛门流出。用手牵开臀部,见肛门松弛或完全张开看到肠腔。肛门指诊可触及肛门括约肌松弛,无收缩力或仅有轻微收缩力,耻骨直肠肌松弛,肛直角或肛管直肠环不明显,无牵拉反应,咳嗽时无收缩反应。

2. 肛门不完全失禁　肛门闭合不紧,括约肌收缩力减弱。

3. 肛门感觉性失禁　肛门指诊肛管直肠环和括约肌无异常,但收缩力稍减弱。肛管无皮肤,由黏膜覆盖,或可见黏膜外翻。肛门括约功能测验,平均收缩力低于 150 mmHg。神经系统损伤或肛管直肠损伤引起的失禁:肛管直肠环完整,但收缩力减弱或完全消失。损伤引起的肛门失禁:肛门部常见瘢痕,若括约肌未受损伤,但被瘢痕包绕,造成肛门功能不良,或因瘢痕挛缩固定,括约肌不能收缩,影响肛门闭合;若肛管直肠环损伤,可摸到断裂或粘连瘢痕。

## 【检查】

1. 内镜检查　直肠镜检查可观察肛管部有无畸形、肛管皮肤黏膜状态、肛门闭合情况。纤维肠镜检查可观察有无结肠炎、CD、息肉、癌肿等疾病。可用硬管结肠镜观察有无完全性直肠脱垂。

2. 排粪造影检查　可测定肛管括约肌、肛管、直肠部形态解剖结构,动力学功能状态的 X 线钡剂检查可观察有无失禁及其严重程度,不随意漏出大量钡剂是失禁的标志。

3. 肛管测压　可测定肛门内、外括约肌及耻骨直肠肌有无异常,肛门直肠抑制反射,了解肛管基础压、收缩压和直肠膨胀耐受容量。失禁患者肛管基础、收缩压降低,肛门内括约肌反射松弛消失,直肠感觉膨胀耐受容量减少。

4. 肌电图测定　可测定括约肌功能范围,确定随意肌、不随意肌及其神经损伤及恢复程度。

5. 肛管超声检查　近年来应用肛管超声(AUS)检查,能清晰地显示出肛管直肠黏膜下层、肛门内括约肌、肛门外括约肌及其周围组织结构,可协助诊断肛门失禁,观察有无括约肌受损。Yang(1993年)应用 AUS 检查肛门失禁 38 例,23 例中 17 例(74%)发现肛管括约肌有缺损,患者都有肛周肛门直肠或阴道手术史,15 例中 6 例(40%)无外伤史,体检时常规检查也未发现肛管括约肌有缺损,应用AUS 检查后才确定括约肌有缺损病变,故此项检查对肛门失禁较有价值。

## 【诊断与鉴别诊断】

### 一、诊断

详细的病史和仔细的临床检查是正确诊断的基础,但根据国外学者对肛门失禁患者的大量研究表明,单凭临床资料和检查远远不够,经特殊检查后可发现有 19% 患者失禁原因判断不准确,有 16% 需改变治疗方法。对肛门失禁的诊断常需多种方法综合研究。

1. 肛管直肠测压　检测指标包括肛管静息压、收缩压、肛门内括约肌长度、肛管直肠容积、直肠肛管抑制反射等。肛门内括约肌和肛门外括约肌损伤患者 90% 出现肛管静息压、收缩压明显降低,42% 出现括约肌长度、矢状对称指数降低。应用肛管直肠测压,诊断率达 90%,误诊率为 0。

2. 肌电图、阴部神经刺激实验　肛门失禁与肌组织病变、神经病变都有关,肌电图、阴部神经刺激实验是肛肠动力学研究不可缺少的部分。肌电图鉴别神经性排便失禁,此时动作电位呈多阶梯状,肌纤维密度增加。多电极检测可判断括约肌损伤部位。阴部神经刺激试验是通过刺激骶 2～骶 4 神经检测潜伏间期,潜伏间期延长提示存在神经病变。肌电活动减弱、反常肌电活动、神经节病变是许多疾病如儿童大便失禁、盆底痉挛综合征等的常见表现。

3. 排粪造影　排粪造影是对模拟排便行放射学检测,可观察盆底肌肉功能、会阴下降、肛直角等,可发现直肠占位、套叠、溃疡等病变。用力时能保留注入的全部钡剂可确定为节制,不自主漏出钡剂是失禁的可靠指标。

4. 肛管直肠腔内 B 超　肛管直肠腔内 B 超可检测肛管括约肌的形态完整性,可测量肛管前、后、

侧壁肛门内括约肌和肛门外括约肌的厚度,是目前诊断括约肌损伤的重要方法。腔内 B 超对齿线上
1.5 cm 以下括约肌损伤诊断率可达 100%,误诊率约 10%,如与肛管直肠测压协同检查可避免误诊。
腔内 B 超也可通过观察回声紊乱来诊断会阴神经损伤后肛门内括约肌、肛门外括约肌的退行性改变。
20 世纪 80 年代以前,人们认为绝大多数肛门失禁源于会阴神经损伤,1991 年 Burnett 等通过腔内 B
超检查推翻了这一观点。女性"自发性失禁"中 90%伴有明确的肛门内括约肌、肛门外括约肌损伤或
复合损伤,这些患者多为产伤所致,不应列入自发性失禁。Cook 和 Mortensen 总结众多研究发现:虽
然初产妇经阴道分娩时仅 0.5%～2.5%发生括约肌断裂,但通过腔内 B 超可发现高达 1/3 产妇有隐
性肛门括约肌损伤,并对远期肛门功能有重要影响,产钳分娩后损伤率可达 80%。盆底肌、括约肌的
损伤为原发因素,神经损害随年龄增长而逐渐加剧,造成分娩损伤后多年才出现肛门功能不全。

5. MRI　MRI 检查可对肛管括约肌进行矢状面、斜面、冠状面扫描,并且可清晰地显示肛门内括
约肌、肛门外括约肌的松弛、紊乱、缺损等病变。正常的肛门括约肌呈现为头侧逐渐增厚的圆柱体,背
侧的横纹肌厚度为(24.7±4.6)mm;腹侧明显变薄,为(6.6±1.7)mm。肛门内括约肌厚度差别不大,
为 9.0～9.6 mm。MRI 较腔内 B 超可进一步精细显示肛门内括约肌、肛门外括约肌病变,可应用于
某些复杂病例。

肛管直肠生理学检查、肛管腔内 B 超检查可发现许多潜在病变甚至改变手术方案,应作为术前常
规检查。

## 二、鉴别诊断

1. 结肠炎　结肠炎起病多缓慢,病情轻重不一,主要临床表现腹泻、腹痛、黏液便及脓血便、里急
后重,甚则大便秘结、数日内不能通大便,常伴有消瘦乏力等,多反复发作。腹痛一般多为隐痛或绞
痛,常位于左下腹或小腹。其他表现有食欲不振、腹胀、恶心、呕吐及肝大等;左下腹可有压痛,有时能
触及痉挛的结肠。常见的全身症状有发热、贫血等。有少部分患者在慢性的病程中,病情突然恶化或
初次发病就呈暴发性,表现严重腹泻,每日 10～30 次,排出含血、脓、黏液的粪便,并有高热、呕吐、心
动过速、衰竭、脱水、电解质紊乱、神志不清甚至结肠穿孔,不及时治疗可能造成死亡。

2. 直肠炎　直肠炎轻者仅黏膜发炎,重者炎症累及黏膜下层、肌层,甚至直肠周围组织。有时只
是一部分直肠黏膜受累,有时直肠黏膜全部发炎,也可累及结肠部分黏膜都有炎症。直肠炎常见于体
质虚弱抵抗力低下,心、肺、肝、胃肠道疾病,呼吸道感染,传染病后,大便秘结,腹泻,痔,肛管直肠脱
垂,肛瘘,息肉病,肛门直肠狭窄,直肠肿瘤,直肠损伤,直肠异物等,都可使直肠发炎,严重的需立刻到
医院进行手术治疗。另外一些因素如饮食不慎,如过度饮酒、过食刺激性强的食物等,不适当的长期
服用泻药,肛门内腐蚀性药物过多,细菌感染均可引起直肠炎。

3. 肛瘘　肛瘘又称"肛门直肠瘘",大部分肛瘘由肛门直肠脓肿破溃或切开排脓后形成。脓肿逐
渐缩小,但肠内容物仍不断进入脓腔,在愈合缩小的过程中,常形成迂曲的腔道,引流不畅,不易愈合,
日久腔道周围有许多瘢痕组织,形成慢性感染性管道。中医称本病为"悬痈""坐马痈""脏毒"等,多由
肛门直肠周围脓肿破裂,经久不愈而形成的肛门周围的肉芽肿性管道。多发于 20～40 岁男性。肛瘘
一般由原发性内口、瘘管和继发性外口组成。内口大多位于齿线附近,多为 1 个;外口位于肛门周围
皮肤上,可为 1 个或多个。肛瘘是常见的肛门疾病。肛管直肠瘘主要侵犯肛管,很少涉及直肠,故常
称为肛瘘,中医也称之为"肛漏"。发病率仅次于痔,多见于男性青壮年,可能与男性的性激素靶器官

之一的皮脂腺分泌旺盛有关。

## 【治疗】

### 一、内治法

#### （一）中医辨证论治

1. 脾虚气陷

［主症］大便滑脱不禁，肛门下坠，面色萎黄，神疲气怯，舌淡，苔薄，脉濡细。

［治则］益气健脾，升提固脱。

［方药］补中益气汤加减。常用药物如：炙黄芪、党参、白术、柴胡、升麻、陈皮、山药、炙甘草等。加减：大便不成形者，加五味子、诃子；尿频尿数者，加煅龙骨、煅牡蛎、桑螵蛸、益智仁。

2. 脾肾阳虚

［主症］大便滑泄，污染衣裤，面色黧黑，腰膝酸软，头晕目眩，小便清长甚或不尽，舌淡，苔薄，脉沉迟。

［治则］健脾温肾，固本培元。

［方药］右归丸加减。常用药物如：熟地黄、山药、山茱萸、枸杞子、鹿角胶、菟丝子、杜仲、当归、肉桂等。加减：大便滑泄者，加附子、诃子、补骨脂；畏寒肢冷者，加肉桂；肛门坠胀者，加葛根、枳壳。

3. 外伤失治

［主症］大便滑脱肛门紧缩或者缺损，可伴有肛门胀痛，舌淡或紫暗，苔薄白，脉弦。

［治则］行气活血，化瘀软坚。

［方药］桃红四物汤加减，常用药物如：桃仁、红花、当归、川芎、赤芍、熟地、白芷、乳香、没药等。

#### （二）中成药

中成药则可根据辨证，酌情选用补中益气丸、右归丸、四君子丸等益气健脾、补肾培元的药物治疗。

### 二、生物反馈治疗

利用肛管直肠测压和肌电图检测都可进行生物反馈治疗，两者效果近似。近年由于计算机广泛应用，可以通过观察肛管直肠压力变化进行训练。生物反馈治疗可提高肛管缩榨压、延长收缩时间、降低直肠感觉域值、增加直肠容量、减少排粪次数。

### 三、骶神经刺激

间断性直接电刺激肛门括约肌的效果有限。持续性电刺激是永久性植入电极于骶前，刺激器通过隧道置于腹壁。经治疗可中度提高肛管缩榨压，而肛管静息压、直肠感觉域值和容积无改善。该法较适宜于肌肉萎缩致肛门内括约肌、肛门外括约肌乏力病例。对于自发性失禁患者只有少数病例有效，机制不明。一般首先经穿刺行外刺激治疗，选择有效病例再行永久性植入电极治疗。

### 四、手术疗法

由于手术损伤和产伤或外力暴力损伤括约肌致局部缺陷。先天性疾病、直肠癌肿术后、肛管括约肌切除等则需进行手术治疗,可采用括约肌修补术、直肠阴道内括约肌修补术、括约肌折叠术、皮片移植管成形术、括约肌成形术等。

1. 肛管括约肌修补术　目的:将切断的括约肌两端瘢痕组织分离、缝合。多用于损伤不久的病例,括约肌有功能部分占1/2者。如伤口感染应在6～12个月内修补,以免肌肉萎缩。若就诊时间晚,括约肌已萎缩变成纤维组织,则术中寻找及缝合都困难,影响疗效。

方法:沿瘢痕外侧1～2 cm处行半环形切口,切开皮肤和皮下组织,将括约肌断端由瘢痕组织处适当分离,切除瘢痕组织,但括约肌断端应留少量纤维组织,以便缝合。沿肛门内括约肌、肛门外括约肌间隙,将肛门内括约肌由肛门外括约肌处分离,并向上分离肛提肌。分离时注意不要损伤黏膜,用两把组织钳夹住肛门内括约肌、肛门外括约肌的断端,交叉试拉括约肌的活动度及松紧度,合适后将直径1.5～2 cm的肛门镜塞入肛内,再试拉括约肌。用丝线分别进行端端间断缝合或重叠缝合肛门内括约肌、肛门外括约肌,缝合后取出肛门镜,最后缝合皮下组织和皮肤,术后应该控制大便3～4 d,便后坐浴换药,保持局部清洁。Marti(1990年)曾综合分析7位作者文献的401例括约肌修补的结果,成功率达90%。

2. 括约肌折叠术　适用于括约肌松弛病例。

(1) 肛管前括约肌折叠术:在肛门前方1～2 cm,沿肛缘做一半圆形切口,将皮肤和皮下组织向后翻转,覆盖肛门,牵起皮片,在两侧肛门外括约肌和肛门内括约肌之间可见一三角间隙,用丝线缝合两侧肛门外括约肌,闭合间隙,使肛管紧缩,最后缝合皮肤。

(2) 阴道内括约肌折叠术:因切口离肛门较远,故感染机会少。在阴道后壁做一环形切口,将阴道后壁向上分离,显露肛门外括约肌前部,将肛门括约肌牵起,用丝线折叠缝合,使括约肌缩紧。将示指伸入肛管,测试紧张度,伤口上端肛提肌亦予以缝合,最后缝合阴道后壁。

(3) Parks肛管后方盆底修补术:适用于直肠脱垂固定术后仍有失禁及自发性失禁患者。在肛缘后方做一弧形切口,皮下分离,将肛管直肠后内、外括约肌之间分离,将肛门内括约肌和肛管牵向前方,并向上分离到耻骨直肠肌上方,尽可能显露两侧髂尾肌及耻尾肌。将两侧肌肉间断缝合,特别是耻骨直肠肌要缝合牢固,以缩短耻骨直肠肌,使肛管肛直角前移,恢复正常角度,肛门外括约肌亦缝合缩短,伤口缝合,放置引流。由于此手术已造成出口处狭窄,若用力排便将使修补处破裂,故术后排便不能用力,必要时使用腹泻剂,Parks等(1971年)曾报道183例,术后肛管自制能力完全恢复达72%,有进步12%,无进步16%。

3. 皮片移植肛管成形术　适用肛管皮肤缺损和黏膜外翻引起肛门失禁者。将带蒂皮片移植于肛管内,例如"S"形皮片肛管成形术。

手术方法:取膀胱截石位,沿外翻黏膜边缘做一环形切口,与周围组织分离,切除多余黏膜,以肛管为中心做"S"形切口,形成上下二处皮片,上方皮片移向肛管右侧,下方皮片移向肛管左侧,皮片内侧边缘与黏膜相缝合,黏膜缘与皮片可全部缝合。

4. 括约肌成形术　目前多用股薄肌或臀大肌移植于肛管周围,代替或加强括约肌功能。适用于括约肌完全破坏或先天性无括约肌,以及不能用括约肌修补术治疗者。

(1) 股薄肌移植括约肌成形术:先取平卧位,沿大腿内上股薄肌处行5～8 cm纵行切口,切开筋膜,露出股薄肌,向上游离至神经血管束处。在膝内上行3～4 cm纵切口,找到肌薄肌向上游离与上切口相通,在胫骨结节行3～4 cm斜切口,找到股薄肌的止点,在肌腱止点的骨膜处切断,再将股薄肌由股上部切口牵出,用盐水纱布包裹备用。

改截石位,在肛门前、后正中,距肛缘 2 cm 处行一切口,用长钳在皮下围绕肛门两侧分离做两个隧道,使肛门前后两个切口相通,再在对侧耻骨结节相对处行 2～3 cm 切口,与肛门前切口做一个皮下隧道。将股薄肌由股上部切口牵出,向上分离,再将肌束通过隧道拉至肛门前方切口,围绕肛门一侧到肛门后方,再绕过对侧到肛门前方,由耻骨结节处切口牵出,把股薄肌围绕肛门一周,拉紧肌腱,使肛门尽量缩紧,将肌腱固定于耻骨结节膜上,最后缝合各切口。

一般在站立时两腿内收可控制大便,下蹲时肛门松弛,但个体差异较大,需要有一段时间去摸索控制排便的方法。天津滨江医院(1982 年)报道 57 例成人术后结果:优 24 例,排便功能与正常人相同;良 25 例,干粪能完全控制,但不能控制稀粪,不用带垫;较好 5 例,常有粪便污染衣裤,或必须带垫;无效 3 例,无排粪感觉,粪便随时外流,必须经常带垫。

近来有人倡导用肛管动力性肌股薄肌成形术治疗排便失禁,即股薄肌成形术后,再植入一电极以刺激股薄肌,使其长期收缩。电刺激导致的阻力增加,使其肌纤维由 Ⅱ 型(疲劳占优势)逐渐变为 Ⅰ 型(耐疲劳)。刺激器的开关由体外磁铁控制,以利排便。近期临床证实长期电刺激可使移位的股薄肌长期保持张力而恢复排便自制。Cavina 报道 47 例结直肠腹会阴联合切除会阴部结肠造口用电刺激新肛管括约肌。40 例随访 4 年余,65％自制好,22％较好,13％失禁。但刺激器价值昂贵,在体内易感染,长期效果需随访。

(2)臀大肌移植括约肌成形术:应用带蒂臀大肌束围绕肛管代括约肌,如 Chestwood(1903 年)手术,将两侧臀大肌各分离出一条宽 3 cm 肌片,远端切断,近端仍和骶尾部相连,将肌片在肛管后方交叉,围绕肛管后,在肛管前方缝合,效果不甚满意。

Chittendon (1930 年)、Mclanahan (1941 年)、von Rapport (1952 年)、Dittertow Grim (1983 年)、Schmidt (1986 年)相继曾应用此项手术。手术方法为一期,分两步进行。

第 1 步:持续硬膜外阻滞麻醉下,取左侧或右侧卧位,常规做同侧臀部及下肢消毒,铺巾,在同侧大腿及臀部外侧做"L"形切口,切开皮下及筋膜,暴露臀大肌肌腹,分离带蒂臀大肌肌束宽 4 cm,连同股外侧肌肌束上半部,以便保持其肌束长度(在解剖过程需避免损伤坐骨神经及重要血管),并保留其带蒂肌束的神经支配及血供。通过同侧坐骨结节部皮肤隧道,将游离的臀大肌肌束拖到会阴部,缝合大腿及臀部皮肤。

第 2 步:取膀胱截石位,常规冲洗肠腔,消毒皮肤,在两侧坐骨结节内侧各做半月形切口暴露坐骨结节部滑膜,通过 2 个切口向前至会阴部,向后在尾骨坐骨尖水平做皮下潜行性隧道,在做皮下隧道时切忌戳破直肠肠壁及肛管。将游离的带蒂臀大肌通过皮下隧道围直肠下端管 1 周,并保持其一定的紧张度。将游离臀大肌肌束固定缝合于双侧坐骨结节滑膜上。缝合皮肤,必须置引流。

治疗先天或外伤等原因造成肛管不能控制大便的多种手术方法均得不到较为满意的效果,许多学者主张做腹壁结肠造口术。早在 1952 年,Pickrell 曾报道利用带蒂神经血管的股薄肌移植,肛管括约肌成形术治疗肛门失禁,其主要优点是肌力较强,收缩大腿时可产生收缩肛管作用。1982 年 Proshian 提出用臀大肌重建肛门括约肌,其肌力优于股薄肌,仁济医院自 1983 年开始采用带蒂神经血管臀大肌重建肛门括约肌,应用于直肠癌根治术(Miles),后用同样方法试用于肛管失禁病例,均得到良好的效果,无严重感染,转移的带蒂血管神经的臀大肌肌束未因感染而引起纤维化,是保证转移肌束起到收缩括约肌功能的重要因素,所以预防感染是手术成功的关键。为了有效预防感染,获得手术成功,除了在手术时必须严格遵循无菌操作外,充分的术前准备亦是十分重要的,术前增加营养,增强患者体质,同时必须充分做好肠道准备,包括清洁肠道及肠道抗生素的应用。

## 【研究进展】

目前,国内外常用的治疗肛门失禁的方法包括药物、肛门电刺激法、生物反馈训练、外科代括约肌手术、股薄肌移植术和结肠造口等,这些方法虽有一定疗效,但是都存在弊端,而且对于那些严重的完全性肛门失禁仍然缺乏有效措施。人工尿道括约肌在治疗尿失禁的成功应用为人工肛门括约肌在肛门失禁上的应用开辟了一条新的思路。人工肛门括约肌的出现给严重的肛门失禁患者带来了福音,目前国内外在人工肛门括约肌的研制上开展了大量的工作并取得了一定的成果,如美国的 Acticon Neosphincte 系统、日本的形状记忆合金人工肛门括约肌、英国的人工肛门假体、德国的远程控制 ABS 系统等,其中美国的 Acticon Neosphincte 系统已应用于临床,部分患者使用后重新获得了控制排便的能力。

虽然人工肛门括约肌为肛门失禁提供了新的解决办法,并取得一定的成效,但是并未获得广泛的临床认可。原因主要是目前人工括约肌只是单纯的通过钳夹和放松肠管机械性控制排便,而对肠内容物量的多少和肠管内压的大小没有感知,不能提醒患者何时需要排便。使用者只能根据习惯或预先设定排便,给使用者带来极大的不便。而且肠内容物在肠管内停留过久将导致便秘的发生,进而产生不良后果。因此研制一种能感知和反馈肠内容物多少和肠内压大小变化的人工肛门具有重要的意义。国内已有学者根据人体排便原理,尝试利用自制压力感应套囊和压力传感器研制出一种具有感知和反馈功能的生物反馈式人工肛门感知系统,但此项目目前仍然处于动物实验阶段。

## 【柏氏诊疗特色】

中医外科对于疾病的治疗,总是将"内外并治"的治疗原则贯穿于始终。因为疾病在发展变化的过程中,既有内在阴阳、气血、脏腑的致病因素,又同时存在外在的局部症状表现,所以"内外并治"的原则运用得当,则能明显提高疗效。对于老年性肛门失禁的患者,柏连松认为当以益气健脾的补法为主要治疗手段,常采用补中益气汤治疗老年人不完全性肛门失禁,方中党参补中益气,生津养血;黄芪升阳补血,益卫固表;白术补气健脾燥湿,利水;升麻升阳举陷,清热解毒。诸味药物相辅相成,促进组织蛋白生物合成,加速组织修复和保护作用,增强肌力,改善肛门括约肌功能,达到补中益气、升阳举陷的作用,治疗老年人肛门失禁方药对证,能有效地改善临床症状。患肛门失禁的老年人平时应保持饮食卫生,慎起居,防止急慢性胃肠炎发生;尽量避免过多食用通便的蔬菜、水果和不易消化吸收的食物。肛门失禁久病不愈的患者,往往因粪便污染肛门周围皮肤而形成局部的感染,肛门周围潮湿、糜烂、瘙痒,或肛门周围皮肤呈湿疹等皮肤病改变。此时,采取"内外并治"的方法效果更佳,既要通过益气健脾、补中培元的方法增强肌力,改善括约肌功能,又当运用清热利湿、活血化瘀的方药外用改善局部炎症症状。柏氏独创的熏洗方已被证实适用于多种肛肠科疾病的治疗,本方采用虎杖、黄柏、蒲公英、苦参等清热利湿药物为主,通过熏洗或坐浴的方法,可以有效改善肛门周围局部病症。《外科正宗》提到"坐浴可疏通气血,散瘀化滞,解毒脱腐,消肿止痛",而熏洗则是通过蒸腾的药气熏灼患处,依靠药力和热力的作用,直接接触病变部位,使药力直达病处。

**参考文献**

［1］喻德洪.现代肛肠外科学(第2版)［M］.北京：人民军医出版社,1997.

［2］何永恒,凌光烈.中医肛肠科学［M］.北京：清华大学出版社,2011.

# 第十八章 功能性便秘

## 【概述】

便秘是一个常见的临床症状,表现为粪便干结、排便困难、粪便重量和次数减少。随着社会的老龄化、现代生活节奏和饮食习惯的改变、疾病谱的变化等对疾病的影响,便秘已成为影响现代人生活质量的重要因素之一,而且与大肠癌发病关系密切。便秘,可由许多原因引起,如神经源性、全身疾病等,称继发性便秘(secondary constipation,SC)。如便秘不存在引起便秘的器质性病变,称功能性便秘(functional constipation,FC),过去也称为单纯性便秘、习惯性便秘或特发性便秘等。便秘患者滥用泻剂导致的泻剂性肠病和结肠黑变病已引起大家的关注,因为结肠黑变病与结肠息肉、结肠癌有关,因此功能性便秘的治疗越来越受到重视。

中医古病名较多,有"大便难""后不利""脾约""阴结""阳结"等,现统称"便秘"。

## 【病因病机】

### 一、中医病因病机

中医学认为,各种疾病的病因不外乎内因、外因及内外因。便秘的病因是多方面的,有饮食失节、劳倦过度、情志失调、六淫袭扰、热病伤津、老年体虚、妇人多产、痰滞虫积、药石中毒、排便隐忍、久蹲强努、裂痔畏便等一系列因素。以上致病因素导致脏腑功能失调、气血津液紊乱、大肠传导功能失常引发为便秘。

本病病位在大肠,并与脾、胃、肺、肝、肾密切相关。脾虚传送无力,糟粕内停,致大肠传导功能失常,而致便秘。胃与肠相连,胃热炽盛,下传大肠,燔灼津液,大肠热盛,燥屎内结,可致便秘。肺与大肠相表里,肺之燥热下移大肠,则大肠传导功能失常,而致便秘。肝主疏泄气机,若肝气郁滞,则气滞不行,腑气不能畅通,而致便秘。肾主五液而司二便,若肾阴不足则肠道失润,若肾阳不足则大肠失于温煦而传送无力,大便不通,均可导致便秘。其病因病机归纳起来,大致可分如下几个方面。

1. 肠胃积热 素体阳盛;或热病之后,余热留恋;或肺热肺燥,下移大肠;或过食醇酒厚味,或过食辛辣,或过服热药;均可致肠胃积热,耗伤津液,肠道干涩失润,粪质干燥,难于排出,形成所谓"热秘"。如《景岳全书·秘结》曰:"阳结证,必因邪火有余,以致津液干燥。"

2. 气机郁滞 忧愁思虑,脾伤气结;或抑郁恼怒,肝郁气滞;或久坐少动,气机不利,均可导致腑气郁滞,通降失常,传导失职,糟粕内停,不得下行,或欲便不出,或出而不畅,或大便干结而成气秘。如清代《金匮翼·便闭统论》曰:"气闭者,气内滞而物不行也。"

3. 阴寒积滞 恣食生冷,凝滞胃肠;或外感寒邪,直中肠胃;或过服寒凉,阴寒内结,均可导致阴寒内盛,凝滞胃肠,传导失常,糟粕不行,而成冷秘。如清代《金匮翼·便闭统论》曰:"冷秘者,寒冷之气,横于肠胃,凝阴固结,阳气不行,津液不通,其人肠内气攻,喜热恶冷,其脉迟涩者是也。"

4. 气虚阳衰　饮食劳倦,脾胃受损;或素体虚弱,阳气不足;或年老体弱,气虚阳衰;或久病产后,正气未复;或过食生冷,损伤阳气;或苦寒攻伐,伤阳耗气,均可导致气虚阳衰。气虚则大肠传导无力,阳虚则肠道失于温煦,阴寒内结,便下无力,使排便时间延长,形成便秘。如《景岳全书·秘结》曰:"凡下焦阳虚,则阳气不行,阳气不行则不能传送,而阴凝于下,此阳虚而阴结也。"

5. 阴亏血少　素体阴虚;津亏血少;或病后产后,阴血虚少;或失血夺汗,伤津亡血;或年高体弱,阴血亏虚;或过食辛香燥热,损耗阴血,均可导致阴亏血少,血虚则大肠不荣,阴亏则大肠干涩,肠道失润,大便干结,便下困难,而成便秘。如《医宗必读·大便不通》说:"更有老年津液干枯,妇人产后亡血及发汗利小便,病后血气未复,皆能秘结。"

上述各种病因病机之间常常相兼为病,或互相转化,如肠胃积热与气机郁滞可以并见,阴寒积滞与阳气虚衰可以相兼;气机郁滞日久化热,可导致热结;热结日久,耗伤阴津,又可转化成阴虚等。然而,便秘总以虚实为纲,冷秘、热秘、气秘属实,阴阳气血不足所致的虚秘则属虚。虚实之间可以转化,可由虚转实,可因虚致实,而虚实并见。归纳起来,形成便秘的基本病机是邪滞大肠,腑气闭塞不通或肠失温润,推动无力,导致大肠传导功能失常。

## 二、西医病因病理

### (一)发病原因

1. 肠道运动障碍　主要是指肠道顺应性蠕动的动力不足。引起的原因主要有:

(1)不良的饮食习惯:如饮食过少、过精或不规律,使得食物中所含机械或化学的刺激不足,尤其是缺少遗留大量残渣的食物,使肠道所受刺激不足,反射性蠕动减弱造成便秘。此外经常饮酒,可使肠道的敏感度减弱,以致引起或加重便秘。

(2)生活规律的改变:便意经常被忽视,排便场合和排便姿势不恰当,以及经常服用强泻剂或洗肠等,均可造成肠道反射敏感性减弱。

(3)精神抑郁或过分激动:使条件反射发生障碍,高级中枢对副交感神经抑制加强,使分布在肠壁的胸腰支交感神经作用加强,因而产生便秘。相当一部分功能性便秘患者发病前曾有心理障碍。

(4)某些药物:如鸦片、吗啡、可待因、抗胆碱能和神经节阻滞药、镇静药、抗抑郁药、某些制酸剂(碳酸钙、氢氧化铝)等。

(5)妊娠:妊娠后期平滑肌动力减低,可能是由黄体酮的作用所致。

2. 盆底障碍　盆底和(或)肛门外括约肌功能障碍(痉挛性盆底综合征、肛门痉挛、协同困难);盆底梗阻包括直肠前膨出、直肠内脱垂、直肠内套叠、盆底疝等。

### (二)发病机制

便秘可以看作是不同病理生理过程的最终症状表现。排便过程需外周神经兴奋,将冲动传至脊髓腰骶段的"低级排便中枢",伴随上传至大脑皮层的"高级排便中枢",从而产生便意和排便反射,引起结肠、直肠和肛门括约肌及盆底肌肉的协调运动而完成。任何一个环节发生障碍都可导致便秘。

1. 结肠　结肠运动形式中蠕动最为重要,由一些稳定向前的收缩波组成。还有一种进行很快且推进很远的蠕动,即集团性蠕动。集团性蠕动常见于餐后,由于十二指肠-结肠反射所引起。肠道内容物的移动由餐后结肠各部分压力梯度决定,集团蠕动是维持肠道正常功能所必需的。

2. 直肠肛管　正常排便时,当粪便进入直肠便产生便意,肛门内括约肌松弛,对包绕其外的肛门外括约肌环形成扩张作用,直肠收缩使直肠腔内压力超过肛管压力,排便反射发生,肛门括约肌松弛使粪便排出。肛管内压超过直肠内压而引起排便困难是出口梗阻型便秘的常见动力障碍。盆底痉挛综合征患者排粪造影显示肛管直肠角缩小,用力排便时不增大,盆底直肠前突深度和直肠排空时间相关。耻骨直肠肌痉挛综合征肌电图表现为矛盾性耻骨直肠肌收缩。另一个重要的病理生理是盆腔底功能失调,其特点是结肠通过正常或轻微减慢,但粪便残渣在直肠中潴留延长,其主要缺陷是不能从直肠排出其内容物。

3. 肠壁肌层及肌间神经丛的病理改变　许多研究资料显示,便秘患者的结肠壁有肌纤维变性、肌肉萎缩、肠壁肌间神经丛变性、变形、数量减少等病理改变。

4. 肠壁内神经递质的变化　调节肠蠕动的神经递质有两类,即兴奋性和抑制性,近年来研究资料表明,便秘患者的肠壁内兴奋性神经递质乙酰胆碱明显减少。

## 【临床分类】

为了便于临床治疗功能性便秘方案和药物的选择,目前大多采用根据结肠动力学特点而进行的分型,分为慢传输型便秘、出口梗阻型便秘和混合型便秘。

1. 慢传输型便秘(slow transit constipation，STC)　慢传输型便秘是最常见的类型,系指由于结肠动力障碍,使内容物滞留于结肠或结肠通过缓慢的便秘。结肠测压显示结肠动力降低,导致结肠内容物推进速度慢,排空迟缓。同时可能伴有其他自主神经功能异常所致的胃肠功能紊乱,如胃排空迟缓或小肠运动障碍。因此有人称之为结肠无力,它是功能性便秘最常见的类型。主要表现如下。① 无便意,排便间隔时间长。② 肛门指诊时直肠壶腹内无粪便。③ 标记物通过时间延长。④ 排粪造影、球囊排出及肛门直肠测压检查正常。

2. 出口梗阻型便秘(outlet obstructive constipation，OOC)　出口梗阻型便秘具有正常的结肠传输功能,由于肛门、直肠的功能异常(非器质性病变)所致,如排便反射缺如、盆底肌痉挛综合征、排便时肛门括约肌不协调。包括直肠前突、直肠黏膜内脱垂、直肠黏膜内套叠、会阴下降综合征、盆底失弛缓综合征等。多发生于儿童、妇女和老年人。主要临床表现如下。① 便意频繁,排便费力、费时。② 肛门指诊时直肠壶腹内有粪便。③ 标记物滞留在直肠。④ 排粪造影、球囊排出及肛门直肠测压检查异常。

3. 混合型便秘(mixed constipation，MC)　混合型便秘具有结肠慢传输特点,也存在肛、直肠功能异常,或两者均不典型,治疗上因人而异。该型可能是由于慢传输型便秘发展而来,也有人认为长期的出口梗阻影响了结肠排空,继发结肠无力。

## 【检查】

### 一、一般检查

1. 体格检查　按照诊断学要求进行全面系统的体格检查。

2. 粪便检查　除进行大便常规及隐血检查外,尽量争取对患者的粪便做一次目测,粗略估计排便量,观察其物理性状。

3. 肛门大肠检查

(1)视诊:嘱患者做排便动作,有会阴下降者可见盆底以肛门为中心明显向下突出;再嘱患者收缩肛门,盆底支配神经严重受损者,收缩力减弱或消失。

(2)肛门直肠指诊:应充分润滑指套及患者肛门,以使检查无疼痛,尽量减少对肛管直肠生理状态的干扰,肛裂时一般不行指诊。正常肛管可容一指顺利通过,无明显疼痛感,嘱患者做排便动作时,可感觉肛门外括约肌及盆底肌明显放松。如肛管张力增高,提示肛管附近可能有刺激性病变。如肛管不能通过一指,则肛管有器质性狭窄,常见于低位肿瘤、肛管术后或不当的硬化剂注射后瘢痕形成。部分患者直肠壶腹部可扪及坚硬的粪块,若直肠中潴留大量粪便而无便意,提示直肠无力。直肠前突患者可在排便动作时扪及括约肌上方、耻骨联合下方有囊袋状薄弱区。直肠内脱垂患者,直肠壁松弛,有黏膜堆积的感觉,有时可扪及套叠的肠壁。盆底失弛缓综合征患者,嘱排便时可明显感觉到盆底肌、耻骨直肠肌、肛门外括约肌各部均不松弛。病情严重者,肛管直肠环明显肥大增厚、僵硬、活动度减弱,肛管张力增高,并有明显疼痛。

## 二、内镜检查

肛门镜、结肠镜检查:主要目的为排除肠道占位性病变。可直接诊视肠黏膜状态,必要时采取活组织检查。在功能性便秘患者,由于硬粪的滞留和刺激,肠黏膜特别是直肠黏膜常有不同程度的炎性改变,表现为充血、水肿、血管走向模糊不清等。在挛缩性便秘者,除炎性改变外,有时肠镜下可见到肠管的痉挛性收缩。表现为肠壁向腔内聚拢,肠腔收缩变窄,推进肠镜困难,同时患者感到腹痛。稍停片刻挛缩即可缓解,肠腔开放,腹痛消失。长期服用蒽醌类泻剂者,肠道黏膜可见浅棕色、棕褐色或黑色的色素沉着,呈条纹状、斑片状、虎皮状改变,肠腔明显变暗。

## 三、辅助检查

1. 胃肠 X 线摄片检查　根据钡剂在胃肠道内运行的情况来了解其运动功能状态。在弛缓性便秘者,可看到钡剂到达结肠后运行明显减慢,在左侧结肠内长期停滞,特别显出扩张的直肠壶腹。在痉挛性便秘者,可见结肠内钡剂被分成小块,并可见到由于逆蠕动的结果,使到达降结肠或乙状结肠的钡剂,有时又可逆行到横结肠。胃肠 X 线检查的更大意义在于排除肿瘤、结核、巨结肠症、梗阻等器质性病变造成的便秘,这对确立功能性便秘的诊断是非常重要的。

2. 排粪造影检查　排粪造影检查是一种形态与动态相结合评价肛门直肠区功能的方法。采用 X 线造影技术,测静坐、提肛、强忍、用力排便各时相的肛门直肠角、肛上距、乙耻距,是诊断出口梗阻型便秘的重要检查方法。排粪造影正常值:肛直角力排较静息时增大,应≥90°,提肛时最小。肛上距力排≥静息,但肛上距必须≤30 mm(经产妇<35 mm)。乙耻距、小耻距均为负值。骶直间距≤10 mm,或 20 mm 左右且均匀者。钡剂排出顺畅,且未发现异常。几种常见功能性出口梗阻的排粪造影表现如下。

(1)耻骨直肠肌失弛缓症:正常排便时,耻骨直肠肌松弛,肛直角变大。该症患者力排时肛直角增大不明显,仍保持 90°左右或更小,耻骨直肠肌长度无明显增加。

（2）耻骨直肠肌肥厚症：肛直角变小，肛管变长，排钡很少或不排，且出现"搁架征"。该征是指肛管直肠部坐位侧面观，静坐和力排时肛管直肠结合部后上方（相当于耻骨直肠肌部）均平直不变或少变，状如搁板。它对耻骨直肠肌肥厚症有重要的诊断价值，同时可作为与耻骨直肠肌失弛缓症的鉴别要点。

（3）直肠前膨出：亦称为直肠前突，为直肠壶腹部远端呈囊袋状突向前方（阴道）。该征象可出现于无症状的志愿者中，故有人认为只有直肠膨出大于 3 cm 才有意义。其实并不尽然，口部巨大且开口向下的重度直肠前膨出也未必造成粪便嵌塞。因此，真正具有病理意义的直肠前膨出必须具备开口小、纵深、排粪终末钡剂滞留三大特征，并以患者有用手指或其他物品填塞阴道压迫后壁方能排便的病史为重要的参考依据。

（4）直肠前壁黏膜脱垂、内套叠：直肠黏膜脱垂是指松弛的直肠黏膜脱垂于肛管上缘前方，造影时该部呈凹陷状，而直肠肛管结合部的后缘光滑连续。当增粗松弛的直肠黏膜脱垂在直肠内形成大于 3 mm 深的环状套叠时，即为直肠内套叠。绝大多数套叠位于直肠远端，测量时要标明套叠的深度和套叠肛门距。直肠黏膜脱垂及套叠同样可出现于无症状志愿者中，只有那些引起排钡中断和梗阻的黏膜脱垂或内套叠，才是排便梗阻的真正原因。

（5）异常会阴下降：使用"异常会阴下降"一语，是为了有别于用力排便时的会阴下降。一般认为，力排时肛上距大于 3 cm 称之为异常会阴下降。多数伴随有其他异常，如直肠前突、黏膜脱垂、内套叠等。以前认为异常会阴下降是关系到阴部神经是否受到损伤的重要问题。近年来有人研究认为异常会阴下降并不能预示阴部神经病变，便秘者与对照组之间无明显差异。其临床意义有待进一步探讨。

3. 大肠传输试验　经口摄入特定的标志物，然后定时观察和计算标志物在结直肠的运行和分布情况以及排出的时间的一种检查方法。临床上有多种检查方法，临床上应用最为普遍的是口服不透X线的标志物腹部摄片的方法。

（1）读片方法：从胸椎棘突至第 5 腰椎棘突做连线，再从第 5 腰椎棘突向骨盆出口两侧做切线，将大肠分为右侧结肠区、左侧结肠区、乙状结肠区 3 个区段。比较标志物在各区段中的分布情况。

（2）观察指标：① 全肠道通过时间：指标志物经口摄入至 80% 的标志物自体内排出所需时间。国内一般定于小于 72 h（3 d），国外为 120 h（5 d）。② 结肠分段通过时间：指标志物通过结肠内指定区域（通常分为右结肠区、左结肠区、直肠乙状结肠区 3 个区段）的时间。右段结肠<23 h（32%）、左段结肠<23 h（32%）和直肠乙状结肠<26 h（36%）。

（3）临床意义：大肠传输试验是目前诊断结肠无力型便秘的重要检查方法。可以区别结肠慢传输型与肛门直肠出口梗阻型便秘。根据标志物分布特点可将便秘分为 4 型：全结肠慢传输型，左侧结肠缓慢型，右侧结肠缓慢型，出口梗阻型。

（4）注意事项：检查期间需记录每日患者的临床症状和排便情况。腹平片上至膈肌，下到耻骨，以防止遗漏标志物，如有必要，可结合透视确定照片范围。检查前 2 d 至检查结束期间不能食用或服用促进胃肠运动的食物或药物。保持正常的生活习惯。如果患者平时排便间隔时间较长者，需在正常排便后当日或第 2 日开始检查，或在检查前 2 d 运用灌肠或其他方法排空大便。检查前确认结肠内未残留以往检查的造影剂。

4. 盆底肌电图检查　应用电生理技术，检查盆底肌、耻骨直肠肌、肛门外括约肌等横纹肌的功能状态及其支配神经的功能状态。由于该项技术对检查者的要求较高,检查结果亦较难判断,所以目前仅用于观察模拟排便时盆底横纹肌有无反常放电的情况。使用针电极者,因系创伤性检查,易诱发保护性反射而造成假阳性,尤其在同时使用多根针电极时,经验不足者常判断失误,应引起注意。

5. 肛肠动力学检查 患者左侧卧位,测压前不做肛门指诊。首先将球囊或探头置于肛管内,测量肛管静息压和最大缩窄压,然后将球囊送入直肠壶腹测直肠静息压,导管接拖动装置测括约肌功能长度。换双囊导管,大囊置于直肠壶腹部,小囊或探头置于肛管部,向大囊内快速充气 50～100 ml。正常为肛管压力下降且时程大于 30 s,为肛管直肠抑制反射阳性。可检查肛门内括约肌、肛门外括约肌、盆底、直肠功能状态及它们之间的协调情况,对判断便秘与上述结构的功能失常是否相关有重要意义。

6. 肛管直肠感觉检查 用电流刺激法测肛门感觉。将通电探针与肛门黏膜接触,分别测肛门括约肌上、中、下三处,逐渐增加电流量,直到患者出现烧灼感或麻刺感,记录阈值,计算平均阈值。正常值为 2.0～7.3 mA。也可用气囊扩张法测直肠敏感性。电流刺激法更为精确,避免了气囊压力、直肠内径和顺应性差异。但气囊扩张法易被后者接受且可重复性好。

7. 盆底肌电图检查 用针电极、柱状膜电极或丝状电极分别描记耻骨直肠肌、肛门外括约肌的肌电活动。盆底痉挛综合征患者的盆底肌电图显著表现为反向收缩,具有很好的诊断意义。而盆底松弛类疾病,静息相、重度收缩相肌电图检查容易发现异常,证明盆底松弛性疾病较痉挛性疾病更容易出现盆底肌损害。通过盆底肌电图检查,可以发现松弛性出口梗阻型便秘的盆底肌异常,多见于肛门内括约肌、肛门外括约肌收缩障碍,亦表现出松弛征象,符合松弛性疾病的整体表现。而在痉挛性出口梗阻型便秘的盆底肌异常,多见于耻骨直肠肌的反常收缩,表明痉挛性出口梗阻型便秘的症状多由于耻骨直肠肌松弛功能异常引起。

## 【诊断】

### 一、功能性便秘的罗马Ⅲ诊断标准

目前一般参照罗马Ⅲ标准对功能性便秘进行诊断。诊断之前症状出现至少已有 6 个月,且近 3 个月症状符合以下诊断标准。

(1) 必须符合以下 2 项或 2 项以上:① 至少 25% 的排便感到费力。② 至少 25% 的排便为干球状便或硬便。③ 至少 25% 的排便有排便不尽感。④ 至少 25% 的排便有肛门直肠阻塞感或梗阻感。⑤ 至少 25% 的排便需要人工方法辅助(如用手指助便、盆底支持)。⑥ 便次<每周 3 次。

(2) 在不使用泻药时很少出现松散便。

(3) 没有足够的证据诊断 IBS。

### 二、诊断思路

功能性便秘的诊断需依靠病史,分析便秘的原因,配合指诊,可做出便秘的诊断。必要时可进行胃肠道 X 线钡剂、结肠镜检查,以排除器质性疾病,确定功能性便秘的诊断。

首先,必须弄清患者所称便秘的确实含意,有许多人误认为只有每日排便 1 次才算正常,也有人因内痔脱垂,引起肛门异物感而误认为排便不全。在询问大便是否干硬时应明确粪便的物理性状,因为有些患者在回答"大便干燥"时,实际上只是略干的成形便而已。也有些慢性便秘患者,经常服用缓泻剂排便,如不详细询问,会误以为便次正常。故只有自然排便(非服用泻剂排便)少于每周 3 次,或大便干硬,或大便不干硬而排出困难,并伴有不适,才能认为是便秘。

起病时间对诊断有一定意义,幼年起病提示病因与先天因素有关,而近期发病则多为肠道器质性病变或饮食环境因素所致。伴有排便疼痛者提示肛管附近有病变,而排便无痛却伴有血和黏液者则多为结直肠腔内病变。

不良饮食习惯如进食量少、饮水少、偏食、不喜食蔬菜,以及不良排便习惯如经常忽视便意等,常可直接提示初步的诊断。逐步升级的滥用泻药是造成顽固性便秘难以纠正的另一大原因,必须详细询问用药种类、使用方法、起止时间及用药效果。因其他疾病而长期服用某种可致便秘的药物是常易遗漏的病因。

粪便的物理性状有时也能帮助判断病变部位,长期排板栗状干硬便提示便秘可能是结肠性的,而软便排出困难、粪块变细者则提示便秘的原因可能在直肠、盆底。

由于便秘不是一种独立的疾病,而是多种病因引起的一组症状,故仅做出症状诊断是不完整甚至危险的,并有误诊、漏诊重大病变的可能。接诊者应按常规对患者进行全面、系统的检查,尤其在导致便秘的原发病的特征性表现尚不明显,而首先表现为便秘症状时,这一点特别重要。

对慢性便秘的诊断应包括:便秘的病因和诱因、程度、类型。如能了解和便秘有关的累及范围(结肠、肛门直肠或伴上胃肠道)、受累组织(肌病或神经病变)、有无局部结构异常及其与便秘的因果关系,则对制定治疗方案和预测疗效均十分有用。

### 三、鉴别诊断

便秘作为症状之一,可见于各种疾病所造成的排便动力不足。

1. 肛门局部病变 肛裂、痔、肛周的炎症等引起肛门括约肌的痉挛以及肛门短暂性狭窄等,均可引起便秘。

2. 肠道占位性病变 包括肠道各种良恶性肿瘤、原发或转移性肿瘤,引起肠道阻塞,使肠内容物通过受阻,到达直肠的粪便很少,不能触发排便放射而引起便秘;或因肠道外肿瘤压迫肠道引起便秘。

3. 长期慢性消耗性疾病 常可引起腹肌、膈肌、肛提肌以及平滑肌的无力,都有可能引起便秘。

4. 神经损伤 脊髓及马尾部损伤常造成排便反射障碍,引起便秘。

5. 药物 铅、砷、汞、磷等中毒,碳酸钙、氢氧化铝、阿托品、鸦片等药物的使用,都可引起便秘。

但以上所见便秘症状都掩盖不了原发病的主要表现,因此不难与功能性便秘做鉴别。

## 【治疗】

### 一、治疗原则

无论任何类型的便秘均应首先采用系统的非手术疗法,即使经过上述检查确认为出口梗阻型便秘,亦应首先用非手术疗法。只有经过系统治疗仍无疗效的病例,才能根据诊断选用不同的术式进行手术。

功能性便秘的治疗,应根据便秘的轻重、病因、类型,采取综合措施和整体治疗,以改善或恢复正常的排便。在整体治疗的同时还应考虑治疗药物能否长期使用,安全性如何以及患者能否对药物具有良好的耐受性。便秘治疗的目的:① 恢复正常排便频率和正常粪便稠度。② 解除便秘引起的不适。③ 维持适当的排便规律而无须人为的帮助。④ 缓解可致便秘症状的原发病。

## 二、非药物治疗

1. 饮食调理

(1) 食物不要过于精细,更不能偏食,增加膳食中的纤维素含量,如五谷杂粮、蔬菜、水果。

(2) 摄取足够水分,每日清晨空腹饮 1 杯淡盐水、白开水或蜂蜜水,均能防治便秘。

(3) 饮食中摄入适量植物脂肪,如香油、豆油等,或食用含植物油多的硬果,如核桃、芝麻等。

(4) 适当食用有助润肠的食物,如蜂蜜、酸奶等。

(5) 可经常食用一些有防治便秘作用的药粥,如芝麻粥、核桃仁粥、菠菜粥、红薯粥等。

(6) 少吃强烈刺激性助热食物,如辣椒、咖喱等调味品,忌饮酒或浓茶。

2. 生活调理

(1) 养成定时排便的习惯,最好每日早饭后定时排便,根据"胃-结肠反射"的机制,进餐后易于排便反射的产生。

(2) 养成集中精力排便的习惯,上厕所不宜看书报、听广播、抽香烟等,消除一切分散诱发便意及延长排便时间的不良习惯。

(3) 不能忽视便意,经常忽视便意或强忍不便,粪便在肠道滞留时间过久,大便容易干燥,从而引起或加重便秘。

(4) 生活要有规律、保持心情舒畅,适当参加体力劳动,经常参加体育锻炼,尤其注意腹肌的锻炼,如仰卧起坐、跑步、跳绳等活动。避免久坐、久卧、久站。

(5) 自我腹部按摩,简单的方法为,仰卧位,以腹部为中心,用自己的手掌,适当加压顺时针方向按摩腹部。每日早晚各 1 次,每次约 10 min。可促进消化道的活动,保持大便通畅。

(6) 自我保健,经常做体操、缩肛训练、气功、太极拳等。

## 三、药物治疗

通过饮食、生活调理达不到疗效时可考虑药物治疗,可用于便秘治疗的药物很多,但多数不适用于慢性便秘患者,亦不适合长期应用,滥用泻剂可以导致严重后果。常见的泻剂分为以下几类。

1. 容积性泻药　主要是含多糖类或纤维素类的泻药。可吸收水分,膨胀成润滑性凝胶,使肠内容物易于通过;同时使肠内容物体积增大,促进肠蠕动而排便。一般服后 12~24 h 有效。纤维素制剂的优点在于其经济、安全,适用于各级医疗机构;但摄入纤维素制剂较多时会发生胃肠胀气,对于结肠乏力的患者应该慎用。

2. 渗透性泻药　渗透性泻药包括盐类(如各种镁盐、硫酸盐和磷酸盐等)、双糖类(如乳果糖)、甘露醇、山梨醇、聚乙二醇等。这类药物在肠道内很难吸收或吸收缓慢,故在肠腔中维持高渗透压,阻止肠内盐和水分的吸收,致使肠容积增大,肠腔扩张,刺激肠壁,促进肠蠕动。该类药物大剂量、长期使用,可引起水电解质紊乱,腹泻与便秘交替出现,宜小剂量使用。

3. 刺激性泻药　通过刺激结肠黏膜、肌间神经丛、平滑肌,增加肠道蠕动和黏液分泌而发生作用,常见的有大黄、番泻叶、酚酞、蓖麻油等。大黄、番泻叶含蒽醌,由结肠细菌水解成活性成分后发生作用,仅作用于结肠或远端回肠。大黄口服后 6～8 h 排出稍软大便。番泻叶口服后 8～10 h 引起泻下,如量大,可因刺激太强引起腹疼及盆腔充血,故月经期、妊娠期禁用。蒽醌类药物可引起结肠黑变病,常发生于用药 4～13 个月以后,停止用药 3～6 个月可逐渐消失。酚酞口服后在肠内与碱性肠液相遇形成可溶性钠盐,对结肠有刺激作用,导泻温和,服药 4～8 h 后排出软便,部分由胆汁排泄,肠内再吸收形成肝肠循环,故一次给药作用可维持 3～4 d。蓖麻油口服后至小肠水解,释放出蓖麻油酸钠,刺激小肠主动分泌过程,减少糖吸收,促进肠蠕动,服药后 3～5 h 排出稀便。

4. 促胃肠动力药 以西沙必利为代表,属于苯二氮卓类药物,促进乙酰胆碱分泌而刺激肠蠕动,其促动力效应直接作用于上段结肠。

5. 润滑性泻药 代表药物有开塞露、液状石蜡等。该类药具有湿润、软化大便的功效,能帮助便秘者轻松排便,防止用力过度,适用于痔疮、肛裂、手术后、有高血压病史及长期卧床的患者。这类药见效快,但作用时间较短,经直肠使用时有灼痛感,而且直肠被开塞露频繁刺激后,敏感性会降低,导致排便更加困难,故不宜长期使用。

6. 微生态制剂 也称为微生态调节剂,是指含有活菌或死菌(包括菌体组分和产物,或是仅含有活菌体和死菌体)的微生物制剂。它包括益生菌、益生元、合生元三大类。益生菌制剂是含有生理活性细菌,能通过胃肠或定植于结肠或在肠道内繁殖调整肠道菌群,从而提高机体免疫力的活微生物。临床常用的益生菌为乳酸菌、双歧杆菌、肠球菌和芽胞杆菌。益生元是一些不被消化的食物成分,可被正常细菌利用,能选择性地促进结肠内有益细菌的生长或活性,对宿主发挥有益的作用,改善肠道功能。主要包括果糖、乳果糖、低聚果糖和异麦芽糖等。合生元是将益生菌与益生元合并应用的一类制品,其既可发挥益生菌的生理细菌活性,又可选择性地增加有益细菌的数量,使益生菌的作用更为显著和持久。在便秘常规治疗基础上加用微生态制剂,可补充人体正常生理细菌,调节肠道菌群平衡,抑制并清除肠道中对人具有潜在危害的细菌,因此对便秘有一定疗效。

7. 中药治疗 就中医而言,便秘分为实秘、虚秘。实秘分为热秘,以清热润肠为主,可服麻仁丸;气秘应理气导滞,以苏子降气汤加味。虚秘又分气虚,以益气润肠为主,用补中益气汤加减;血虚则宜养血润燥,四物汤可用;寒凝则应温通开秘,以温脾汤加味。临床上常用的中成药制剂中大都含有大黄、芦荟等刺激性泻剂成分的药物,故不主张长时间的应用。

8. 灌肠 主要适应证是术前肠道准备、粪便嵌塞、急性便秘。温生理盐水较为适宜,因其对肠道刺激小。而肥皂水因对结肠黏膜刺激太大,应避免使用。另外,经常灌肠会产生依赖性,应予注意。

## 四、综合序贯疗法

对于习惯性便秘,在训练定时排便前,宜先清肠,即用生理盐水灌肠清洁肠道,每日 2 次,共 3 d。清肠后检查腹部并摄腹部平片,确定肠内已无粪便嵌塞。清肠后,可给液状石蜡(石蜡油)5～15 ml/(kg·d),或乳果糖每日 15～30 ml,使便次至少达到每日 1 次。同时鼓励患者早餐后解便,如仍不排便,还可鼓励晚餐后再次解便,使患者渐渐恢复正常排便习惯。一旦餐后排便有规律地发生,且达到 2～3 个月以上,可逐渐停用液状石蜡(石蜡油)或乳果糖。在以上过程中,如有 2～3 d 不解便仍要清肠,以免再次发生粪便嵌塞。文献报道,这种通过清肠、服用轻泻剂并训练排便习惯的方法治疗习惯性便秘,其成功率可达到 70%～80%,但不少会复发。

### 五、手术治疗

绝大多数便秘患者通过内科综合治疗,可以得到好转。但是有一部分内科治疗无效的顽固性便秘,而且各种检查显示有明确的病理解剖和确凿的功能性异常部位,存在严格手术适应证情况下,可考虑手术治疗。

近年来随着对肛肠解剖的研究以及对便秘发生的病理生理和组织学研究的不断深入,从理论上为部分顽固性便秘的手术治疗找到了理论基础。过去的观点认为慢传输型便秘是一种功能性的,但近年来的研究越来越表明慢传输型便秘实际上存在肠壁内神经丛的病理改变,如神经元变性、相关的肠神经递质含量减少等,因此全结肠切除术逐渐被认为是可治疗顽固性慢传输型便秘的最终手段。同样,直肠型便秘中的直肠内脱垂和直肠前突、耻骨直肠肌综合征手术治疗也在不断改进。

但由于此类疾病本身不危及患者生命,患者求助于手术是为了提高生活质量,其对手术效果的要求更高,不但希望取得满意的便秘治疗效果,有良好的排便和控便功能,同时也希望避免各种并发症的出现,故此类手术是外科医师面临的严峻挑战。所以术前必须经生理学和心理学两方面的严格评价,严格把握手术指征,有明确的导致慢性便秘症状的可手术纠正的疾病证据,才采用外科手术治疗。并采取个体化设计治疗策略及手术方案,才能取得满意效果。

目前已经开展的便秘外科手术方式有10余种,一般认为结肠传输功能障碍型便秘手术治疗是有效的,应用较多的是结肠次全切除术,其次为结肠部分切除术。出口梗阻型便秘合并肛门直肠以及盆底的解剖结构异常时,手术治疗效果并不确切。具体手术方法在下面予以介绍。

## 【研究进展】

便秘是影响许多人生活的一种常见疾病,大多数患者选择药物维持治疗。但是,不恰当的长期使用通便药物可能带来其他的危害。例如,长期使用含蒽醌类中药,可能导致"结肠黑变病"的出现,这种疾病的患者其结肠癌的患病率较高。一旦停止使用通便药,则便秘症状复发,甚至比以前更为严重。而且常年的泻药费用对患者及政府来说都是不小的负担。于是医学界不断探索更为有效的新疗法。1974年Blei Jenberg首次将生物反馈技术用于临床,现已成为国外治疗便秘的一线疗法,在国内也越来越受到重视。

生物反馈治疗是一种行为疗法,具有无创、无并发症的特点。它通过工程技术手段,把不被人体感知的生理及病理性活动转化为声音、图像等能被感知的形式,来指导便秘患者的恢复。同时对便失禁、盆底失弛缓综合征患者等均有治疗意义。生物反馈治疗对于出口梗阻型便秘患者治疗效果较好。患者可以进行肛门直肠压力测定、胃肠通过时间、排粪造影等检查,明确其便秘的类型。适合接受生物反馈治疗者,则可通过反复的反馈训练,逐步恢复排便反射功能。

1. 生物反馈治疗便秘的机制　人体的每一运动都是一个由各系统协调合作完成的复杂生理过程,但这种生理过程并不为人所察觉。例如每日的排便活动,需要粪便充盈直肠,引起直肠排便感觉,经大脑神经系统调节,令耻骨直肠肌松弛,肛门内括约肌、肛门外括约肌开张,腹压增加,粪便排出。如果其中某一个环节出现问题,则粪便难以排出。患者同样难以理解:何以在自己排便时出现这种努挣难下的尴尬局面呢?随着科学技术的发展,这一问题变得简单了,这就是生物反馈技术可以解答的问题。生物反馈技术是将人体不能察觉的生理信息通过仪器转变成可以懂得的信号,反馈给人的视觉、听觉技术。借助这种仪器的帮助,调节和纠正生理障碍,使之恢复正常,这就是生物反馈疗法。

对盆底不协调运动所致便秘患者而言,生物反馈训练是一线疗法。它能改善中枢神经系统对肛门外括约肌Ⅰ、Ⅱ型肌纤维的控制功能。在人体的中枢神经系统方面,锥体系通过α运动神经元支配肛门外括约肌Ⅱ型肌纤维,来执行精确的随意运动;而锥体外系通过γ运动神经元支配肛门外括约肌Ⅰ型肌纤维,来控制张力性电活动。锥体系的功能是以锥体外系保持肌张力的稳定为前提的。在人体的肛门外括约肌方面,Ⅱ型肌纤维的主动收缩活动是在Ⅰ型肌纤维保持肌张力的基础上实现的。生物反馈训练能通过脊髓节段性排便反射中枢控制锥体外系γ运动神经元,抑制其电活动,使肛门外括约肌Ⅰ型纤维张力性电活动减弱,同时避免在此基础上出现的Ⅱ型肌纤维的矛盾收缩。

对慢传输型便秘患者而言,便秘的生物反馈疗法对肠道有特异性的效果,能增大患者直肠黏膜血流量,提高肠道运动频率,而不影响其他脏器的生理指标。大脑通过胆碱能通路和交感神经的双重路径支配肠道的传输运动和肠黏膜的微循环。生物反馈训练通过患者大脑的主观努力协调上述双重路径的平衡,副交感神经对肠道的传输运动和肠黏膜的微循环有促进效应,胆碱能通路则起相反作用。生物反馈训练后支配肠道的自主神经功能增强从而治疗便秘。

2. 生物反馈治疗便秘的方法

(1)肛门和直肠功能评估:治疗前必须进行评估,这样有助于了解肛门和直肠功能,对患者进行针对性的诊治。同样治疗后也需评估,以便科学的评价疗效。临床评估多用结构式问卷、肛门压力测定、肌电图等,结合气囊逼出试验、结肠传输时间、排粪造影来综合评估。同时根据便秘的不同分型选择合适的方法,对于传输障碍的患者,结肠通过时间会有助于评估;出口梗阻型便秘患者则需要进行压力测定。

(2)生物反馈治疗:利用肌电图(EMG)肌电生物反馈仪教患者做排便动作训练,首先着重于训练放松肛门,在患者掌握基本动作以后,进一步训练交替放松、收缩、排便等动作。达到一定的标准,即可取得明显疗效。经过生物反馈训练治疗,使患者学会在排便动作中肛门括约肌放松,膈肌和腹肌用力,因而消除便秘困扰,恢复健康、轻松的生活。

3. 生物反馈治疗便秘的设备 生物反馈治疗便秘的设备是一种肌电图和生物反馈治疗主机相结合的设备,包括1个肛管内肌电感受器,3个腹前斜肌的体表电极和1台与之相连的生物反馈治疗主机及计算机,计算机屏幕可显示及测量耻骨直肠肌和肛门外括约肌的电活动,并将其作为记录患者反映的客观指标。

4. 生物反馈疗法的操作步骤

(1)第1次训练:① 面谈:包括向患者说明治疗前检查指标中存在的问题和病因病理;解释治疗方案和生物反馈的机制;讲解相应的解剖知识;预测治疗效果和疗程等。② 训练:a. 采取坐位,插入肛内传感器和贴上腹部电极。b. 让患者学会观察屏幕显示的肌电活动曲线变化,并理解曲线与自身肌肉运动的反馈关系。c. 指导患者按训练课程要求做训练治疗。调整肌肉的控制用力方式,发现错误的用力方式,减少不必要肌肉的连带用力,掌握正确的肌肉群的用力方式。

(2)后续训练:① 面谈:包括日常排便情况;家庭训练情况;饮食调整情况和用药情况。② 训练:回调阅读上次训练波形,调整用错的肌肉群。

(3)敏感性训练:插入一头带气囊的导管至直肠中,一般为6～10 cm;缓慢给气囊注气,患者注意感知直肠充盈的"初感"和"满感"。逐渐减少气囊注气量,患者在知晓充气量前提下寻找直肠充盈感觉,反复训练。

(4)家庭训练:适宜配有家用训练器者,每日训练 2 次,每次 10 min。

(5)排便记录:包括记录患者定期的排便记录,完整的饮食情况记录,一般训练纪录,用药辅助排便纪录。此记录一般坚持半年。

(6)治疗疗程:4~12 周,每周 3 次,每次 45~60 min。

5. 随访和疗效评估　半年后复查,收回排便记录。疗效评估可分主观检查、客观检查两大类。

(1)主观感觉评估:排便记录包括每周自发排便次数,药物辅助排便次数及灌肠排便次数,也可将患者的满意程度作为一种主观评估方法。

(2)客观检查评估:常用的有肛门直肠测压、肌电图、排粪造影、大肠传输试验等。

6. 生物反馈疗法的优点　① 生物反馈疗法是非创伤性治疗,避免了手术。② 无痛苦,无药物不良反应。③ 安全可靠,不会造成并发症和后遗症。④ 成功率高而复发率低,远期效果较好。⑤ 干净,清洁卫生。⑥ 操作简单。

## 【柏氏诊疗特色】

柏连松临证多年,对便秘治疗独具匠心,屡屡获验,兹总结其经验如下。

### 一、习惯性便秘病机从虚而论

柏氏认为:便秘多为本虚标实之证,以"虚秘"为主,虽有肠道腑实之标实,但究其病因大多因虚而致,或因气虚无力,大肠传导失司,推动乏力,或因津血枯燥,肠道失润,无水行舟。尤其久服苦寒泻剂,耗气伤津,使中气伤而肠道蠕动减弱,津液耗而失濡润滑利,致越泻越秘。而且临床求诊者多病程较长者,病久必虚,故便秘病机多从虚而论。在我国古代,对便秘已有认识,《内经》称便秘为"后不利""大便难"。张仲景称便秘为"脾约""阴结""阳结",在《金匮要略》中首次提到的麻子仁丸,为治疗虚秘,做出了划时代的贡献。

柏氏认为临床的习惯性便秘,有些是因食物精细,对肠道刺激不足,或运动少、久坐、卧床,使肠动力缺乏,或有不良的排便习惯,导致便秘,或精神失调,造成气机不畅等。归根结底,多为肠道蠕动减慢,即中医学认为的所属大肠传导功能失常,病位在大肠,但与脏腑经络、气血津液、精神情志皆有密切的关系,与脾胃、肾的关系最为密切。大肠的正常传导变化,必须依赖津液濡润和脾胃中气的推动。

脾胃为后天之本,主运化水谷,主肌肉。《内经》云:"中气不足,溲便为之变。"首先,脾胃虚弱,运化不利,气血生化乏源,津液不足,且脾虚不能为胃行其津液,肠道失于濡润,糟粕艰涩难行而成宿便;其次,脾气不足,运化推动无力,糟粕传导失常,于是久停肠内,从而发生便秘。

肾主五液,司二便,肾精亏虚,肠津涩少,传导失司而见便秘。《医学正传·秘结论》也认为该病不但与脾胃有关,而且与肾有关,"肾主五液,故肾实则津液足而大便滋润,肾虚则津液竭而大便燥结……津液不生,故传导失常,渐成结燥之证"。

柏氏通过对中医文献的深入研究,结合其多年的临床实践,总结出习惯性便秘的基本病因病机为:脾肾亏虚,运化乏力,肠津涩少,传导失司。这与西医学对慢性便秘机制的认识是一致的,即兴奋性神经的缺乏和平滑肌功能受影响,结肠动力下降,排空迟缓,同时由于肠内容物在结肠滞留时间过长,水分过分吸收,粪便干结,加重排便困难。

## 二、治疗以"固本充源以通其便"为主旨

柏氏门诊求治的便秘患者,大多为慢性习惯性便秘,均为沉疴顽疾,多方求治无效再慕名而来的。柏氏指出,治当究其病源,审因论治,治病求本,均不宜图一时之快,一味峻下,无论虚实,以"固本充源以通其便"为主旨,以用健脾益气、补肾润肠、养阴增液为法。基本方药组成如下。

黄芪,党参,炒白术,肉苁蓉,生何首乌,火麻仁,北沙参,天花粉,枳壳,枳实。

黄芪、党参、炒白术,味甘,性温,补气健脾助运;肉苁蓉、生何首乌,味甘苦,性温,补肾润肠;火麻仁,味甘、性平,润燥滑肠;北沙参、天花粉,味甘、微苦,性微寒,养阴生津,取"增水行舟"之意;在一派补虚滋润药中,加入枳壳、枳实,味苦、辛、酸,性微寒,理气行滞,消积除痞。全方用药性味平和,重在扶正固本,但补而不滞,滋而不腻,通便作用缓和,并有较好的调整肠胃功能的作用,能改善大便性状,无耐药之虞,疗效持久稳定。

兼症加减:大便带有黏冻黏液,加黄柏、马齿苋;腹胀腹痛,加大腹皮、延胡索;胃纳不佳,加香谷芽、炙鸡内金;胃脘痞闷,加佛手、砂仁、豆蔻;两胁胀满,加川楝子、广郁金;夜寐不安,加灵磁石、五味子;胸闷、心慌,加麦冬、丹参;体质差,易感冒,加女贞子、制黄精等。

## 三、急下通便之属,切忌长久服用

对于顽固性便秘,用以上方药效不显,柏氏有时会选用制大黄,用量 10 g。柏氏认为,若患者大肠腑实证候较重,大黄、牛蒡子、芦荟之属急下通便的药物,用之未尝不可,但不可图一时之功大剂久用,使其津液更损,燥结更甚,此乃"欲速则不达",于病无益。现代药理学研究也表明,大黄、芦荟等刺激性泻药的主要成分是蒽醌类衍生物,长期大量滥用,不但可以形成药物依赖,导致便秘—服用泻药—便秘更加严重的恶性循环,而且可以造成大肠黑变病,因此大黄之属中药为急下治标之法,切忌长久服用。另外,目前国内外治疗便秘的方法很多,如口服刺激性泻药、润滑剂、增量泻剂及使用开塞露等灌肠,这些方法多有干扰肠道正常活动和降低肠壁感受细胞的应激性等副作用,长期使用还会造成便秘的恶性循环。柏氏都告诫患者不能长期使用。

## 四、重视心理调适,药食相互配合,摄生调养

柏氏诊治之时,还和患者攀谈,指导患者自我调适,配合中药治疗,使收效更好。

首先,柏氏要求患者保持精神舒畅,避免过度七情刺激。近年来,精神心理因素对胃肠动力影响的研究成为热点,较多的研究证实了长期抑郁和焦虑可致功能性便秘,尤以女性及老年人为著。有资料表明难治性功能性便秘患者 3/5 有近期情感障碍,2/3 有既往精神事件。便秘女性躯体症状及焦虑亦较明显。亦有结果表明,便秘患者具有明显的抑郁、焦虑、强迫、偏执等症状,从而证实了心理因素与功能性便秘发病有关。精神心理因素尤其抑郁和焦虑是习惯性便秘发病的重要因素之一,应引起高度的重视。对慢性习惯性便秘的患者,特别对较难治的病例需进行心理测试。对这类患者要耐心解释,消除疑虑,建立互相信任的医患关系。

其次,柏氏还对患者进行一些饮食指导,药食相互配合亦可起到良好效果,如避免过度煎炒、酒

类、辛辣,亦不可过食寒凉生冷,宜多食粗粮蔬果,多饮水。

此外,柏氏还要求患者生活起居避免久坐少动,宜多活动以流通气血,养成定时排便的习惯。因为现代社会物质生活水平提高,工作紧张,体力活动减少,更容易产生便秘。

## 附一：盆底失迟缓综合征

盆底失弛缓综合征(unrelaxed pelvic floor syndrome,UPS)是最为常见的一种出口梗阻型便秘,指盆底肌群在排便时舒缩功能失调,不能完成正常的排便功能而致排便困难的一种病症,表现为患者静息时盆底肌呈持续收缩状态,排便时盆底肌不仅不放松,反而收缩;肛直肠角不增大,反而缩小,因而导致排便困难。盆底失弛缓综合征包括耻骨直肠肌综合征、盆底痉挛综合征、肛门内括约肌失弛缓征。

### 一、病因病机

排便是一系列复杂的生理过程,包括肛门直肠和盆底的正常运动、神经和体液对结直肠平滑肌及盆底横纹肌运动功能的调节,一次合理的排便应该有肛门内括约肌、肛门外括约肌、盆底肌的同步弛缓,排便压的有效升高及排便通道的畅通无阻。影响盆底的力学状态改变的因素如外伤、过多体力活动、性别、年龄过大以及精神心理因素与排便障碍的发生、发展密切相关。

目前,有关盆底失弛缓综合征的病因及病理生理学不清楚。近年来的研究表明,引起盆底肌痉挛或反常收缩的原因如下。

1. 炎症刺激  耻骨直肠肌周围感染引起的炎症刺激导致水肿、纤维化,甚至形成瘢痕,使耻骨直肠肌失去正常舒张功能,亦可引起耻骨直肠肌和肛门外括约肌痉挛,排便时不能有效松弛,反而收缩,表现为肌肉间的不协调运动。

2. 先天性因素  先天性耻骨直肠肌痉挛、肥厚也是常见原因之一。

3. 精神上的痛苦和焦虑  如长期处于精神紧张状态、精神萎靡、忧郁或烦躁不安。

4. 盆底肌持续性或超负荷收缩  可造成阴部神经受到牵拉、刺激和水肿。

5. 滥用缓泻药物或灌肠  可使直肠反射敏感性减弱,便意阈值提高,耻骨直肠肌和肛门内括约肌、肛门外括约肌长期处于收缩甚至痉挛状态。

中医学认为,其发病与燥热内结,津液不足;情志失和,气机阻滞;劳倦内伤,气血不足;肌肉失养,肛门挛急等有关。

### 二、临床表现

1. 缓慢、进行性加重的排便困难  随着病程增加,排便困难逐渐加重。

2. 过度用力排便  排便时肛门梗阻感,常大声呻吟,大汗淋漓,越用力粪便排出越困难,甚至排气也困难。

3. 排便时间延长  每次常需 0.5~1 h,有的长达数小时。

4. 便次频繁  便后肛门坠胀、排便不畅感,排便前后常有肛门及骶骨后疼痛,或直肠下段重压感。

5. 排便需灌肠或服泻剂  泻剂用量逐渐增大。

6. 精神异常　部分患者有紧张、疑虑、易怒、抑郁或焦虑等精神症状。

## 三、检查

### (一)专科检查

全身情况无特殊,偶可扪及左下腹有条索状肠管。肛门外观及内镜检查无明显异常。直肠指诊时肛管张力较高,需用力方能通过肛管。肛管较长,耻骨直肠肌可肥厚。模拟排便动作时肛管及盆底肌不松弛反而收缩,放松时肛管可松弛,严重者可出现肛管长度增加,肛直环肥厚、僵硬呈"搁板"状,直肠壶腹后方扩大。

### (二)辅助检查

1. 排粪造影　用力排便时肛门直肠角不变大,甚至反而变小。
2. 结肠传输试验　可有直肠潴留或左半结肠、乙状结肠传输延迟。
3. 盆底肌电图检查　可显示耻骨直肠肌及肛门外括约肌反常电活动。
4. 肛肠动力学检查　见排便反射异常。

## 四、诊断与鉴别诊断

### (一)诊断

除了临床症状特点,在以下三项检查中,至少有两种异常即可以诊断为盆底失弛缓综合征。

1. 结肠传输试验　直到第 5 日,至少有 20% 的标记物滞留在乙状结肠和直肠中。
2. 排粪造影检查　不能迅速排出 200 ml(500 g)的钡剂,并在静息状态和力排时肛直角无明显增大。
3. 盆底肌电图检查　神经肌肉的反常活动增加。

### (二)鉴别诊断

盆底失弛缓综合征包括耻骨直肠肌综合征、盆底痉挛综合征、肛门内括约肌失弛缓征,三者之间需要进行鉴别。

1. 耻骨直肠肌综合征　为耻骨直肠肌痉挛肥厚导致肛管狭窄引起的排便困难,指诊能明显地触及直肠后方有较深呈袋状的"阁楼征"。肛肠动力学检查示肛管静息压增高,肛管功能长度延长,病理切片可见骨骼肌纤维显著增厚,排粪造影中可见"搁架征"。

2. 盆底痉挛综合征　盆底痉挛综合征是盆底肌群痉挛性收缩为主的一种功能性疾病,病理检查无肌纤维肥大,肛直角虽小,但排粪造影中未见"搁架征"。

3. 肛门内括约肌失弛缓征　肛门内括约肌失弛缓征是由于排便过程中肛门内括约肌不能弛缓,导致肛管、直肠、肛门内括约肌的神经肌肉运动功能失常,使粪便滞留于直肠内,直肠的顺应性明显增高,直肠的收缩运动逐渐减弱,致使肛管内口以上的直肠发生囊性扩张,甚至形成继发性巨直肠。

4. 直肠前突　直肠前突是在做排便动作腹压增高时,直肠前壁如同疝一样向前突出而致大便排出困难,患者需用手在肛门周围或阴道内加压等协助排便,指诊可扪及直肠前壁凹陷的薄弱区,排粪造影可显示直肠前突的宽度和深度,肛门肌电图多属正常。

5. 肛管直肠狭窄　可有肛门直肠手术史,指诊肛管和直肠可触及狭窄环或弹性差。

6. 直肠癌　亦可见到排便困难,便次频繁,排便不尽的感觉,但一般呈进行性加重明显,肛门指诊可触及肿物,质硬,或直肠镜检查可见到肿物,不光滑,呈菜花状或火山口样,病理可以确诊。

## 五、治疗

### (一) 非手术治疗

1. 提肛疗法 采用坐位、卧位、站立位均可,深吸气的同时上提收缩肛门,5～10 次/min,每次运动 5～10 min,每日数次。对调整肌肉功能有一定帮助。

2. 针刺 可选用长强、会阴、八髎、肾俞、肛周阿是穴,一般用补法,或加用电针疗法。

3. 扩肛疗法 扩肛疗法是一种非常安全、简单、有效的方法,可在麻醉下做扩肛处理(3～4 cm),同时对肛门周围肌肉、会阴部、臀部进行按搓等手法按摩。渐进性扩肛疗法是最简单有效治疗盆底失弛缓综合征的方法。

4. 生物反馈疗法 该疗法通过收缩放松训练加强盆底肌收缩功能,提高盆底肌张力和耐力训练,同时可采用高频电刺激提高患者直肠敏感性,对盆底失弛缓综合征所致出口梗阻型便秘疗效满意。正确运用生物反馈疗法关键在于选对适应证,在临床实践中,患者除存在盆底肌失弛缓综合征外,也可同时存在引起便秘的其他因素,如直肠前突、直肠黏膜内脱垂等,生物反馈疗法也作为综合疗法中的一个主要组成部分。

5. 肉毒杆菌毒素 A 注射 肉毒杆菌毒素 A 在神经肌肉接头处阻断乙酰胆碱释放,松弛横纹肌,能有效减轻耻骨直肠肌的异常收缩,而且不会引起永久性的括约肌损伤。注射肉毒杆菌毒素 A 是一项简单易行的治疗耻骨直肠肌综合征的方法,但是肉毒素 3 个月后失去效力,需要重复注射以维持疗效。

### (二) 手术治疗

自 1964 年 Wasserman 开展第 1 例耻骨直肠肌综合征手术以来,到 20 世纪 90 年代初国内肛肠医师纷纷开展手术。

盆底失弛缓综合征主要体征是排便时盆底肌不松弛反而收缩,括约肌功能长度明显变长,根据肛管直肠测压、盆底肌电图和排粪造影表现确定盆底失弛缓是以平滑肌还是横纹肌为主,如病变以盆底横纹肌为主者以切开部分肛门外括约肌和耻骨直肠肌为主,以盆底平滑肌为主者以切开肛门内括约肌为主。目前国内外无论采用哪种手术方法,近期疗效可以,远期疗效欠佳,疗效不稳定,且可引起肛管自控能力减弱,严重的可造成肛门失禁。

1. 耻骨直肠肌部分切除术

(1) 术前准备:术前 2 d 进软食,手术当日禁食;术前灌洗肠 1 次,术晨清洁灌肠;术前 3 d 口服肠道抗生素,如甲硝唑等;备皮自尾骨至肛门;术前留置导尿管。

(2) 操作方法:自尾骨尖上方 1～1.5 cm 处向下至肛缘,做纵行切开,长 5～6 cm,至深筋膜,显露尾骨尖,即为耻骨直肠肌上缘的标志。术者左手示指插入肛门,扪及后正中位肥厚的耻骨直肠肌,将其向切口方向顶起,分离耻骨直肠肌表面组织并将其切开。仔细分辨肥厚的耻骨直肠肌与肛门外括约肌深部。用弯止血钳自尾骨尖下方游离耻骨直肠肌下缘,在耻骨直肠肌后面与直肠壁之间向下游离,达肛门外括约肌深部上缘,然后沿耻骨直肠肌与肛门外括约肌交界处将耻骨直肠肌下缘游离长 2 cm 左右。用两把止血钳钳夹被游离的耻骨直肠肌,在止血钳内侧将其切除 1.5～2.0 cm,耻骨直肠肌断端缝扎止血,直肠内指诊可触及一"V"形缺损,若仍能触及纤维条索,可再予以切除。用生理盐水冲洗创面,检查直肠后壁无损伤、局部无活动性出血,放置橡皮条引流,缝合皮下组织及皮肤。

(3) 术中注意事项:① 游离耻骨直肠肌是该术式的关键,游离时注意一定不能损伤直肠后壁。

② 在游离耻骨直肠肌后壁时,术者左手示指应置入直肠腔内,防止损伤直肠壁。③ 切除耻骨直肠肌后断端必须缝合止血,以防出血和感染。④ 手术后感染是最常见的并发症,因此术中操作要仔细,止血要彻底。不要损伤或切除肛门外括约肌深部组织。

(4) 术后处理:术后禁食 3 d,第 4 日开始进流质,以后恢复普食。术后 24 h 拔除引流条。术后给予抗菌药物 5 d,预防感染。术后第 4 日给予润肠通便药物。大便后应坐浴换药,保持伤口清洁。术后换药要严格无菌操作,给予广谱抗生素,一旦发现感染,应立即拆除缝线引流。

2. 耻骨直肠肌后位切开挂线术

(1) 操作方法:消毒后用肛门拉钩扩开肛门,自左后位或右后位做一切口,长 3~4 cm,逐层切开,显露尾骨尖。用左手示指伸入肛门,摸清肥大的耻骨直肠肌上缘,右手持球头探针自切口处进入,从下缘向上寻找,在左手示指引导下,于该肌束上缘穿出引入橡皮筋。切开橡皮筋贯穿部位的皮肤及皮下组织,修剪皮瓣呈"V"形,聚拢橡皮筋,松紧适度后于钳下结扎。

(2) 术中注意事项:① 游离耻骨直肠肌是本术式的关键,游离时注意一定不能损伤直肠后壁。② 探针插入后以示指抵住引导,以免损伤直肠后壁。③ 橡皮筋张力要适度,控制在 10~15 d 割断耻骨直肠肌较佳。④ 手术后感染是最常见的并发症。因此,术中要细致操作,彻底止血。

(3) 术前术后处理:同耻骨直肠肌部分切除术。

3. 耻骨直肠肌后方切断术

(1) 操作方法:消毒后自尾骨尖上方向下做正中切口,长 3~4 cm,显露肛门外括约肌及尾骨尖。以示指伸入肛内,自尾骨前下缘向上顶起耻骨直肠肌,仔细从直肠后壁钝性分离耻骨直肠肌肌束,用弯止血钳挑起宽约 1.5 cm 部分肌束,用剪刀或手术刀将此肌束切断,使切除区呈"V"形,凡挑起的纤维束均应切断。间断缝合皮下组织及皮肤,伤口置引流条包扎。

(2) 术中注意事项:① 尾骨尖为耻骨直肠肌上缘标志,应分清肛门外括约肌与耻骨直肠肌后再行分离。② 挑起切断的肌层多少依患者病情决定,一般以感觉肛管直肠环处有明显凹陷为度。③ 因耻骨直肠肌与直肠附着较紧,后方切断后肌束不易回缩,故分离距离应适当延长,切断部分也不要过少。

(3) 术前术后处理:同耻骨直肠肌部分切除术。

4. 长强穴挂线术 挂线是中医的传统疗法,其特点是以线代刀,缓慢切割,损伤小,引流好,中医挂线术治疗盆底失弛缓综合征明显缓解了便秘症状。

(1) 操作方法:在鞍部麻醉下,患者取侧卧位或截石位,肛门内外常规消毒。于尾骨尖前方约 0.5 cm(相当于尾骨尖与肛门连线的中点)处取长强穴,用手术刀从长强穴处向肛门方向切开皮肤及皮下组织,用球头探针(另一端用粗丝线系一橡皮筋)从长强穴向肛内探入,穿过部分肛门内括约肌、肛门外括约肌及部分耻骨直肠肌,从直肠穿出,并引出橡皮筋,然后将橡皮筋拉紧结扎。修剪创缘,仔细止血,查无搏动性出血,将栓剂纳肛、油纱条填塞创面、外加敷料加压包扎。

(2) 术后处理:术后每日换药,中药外洗。

# 附二:直肠内脱垂

直肠内脱垂(internal rectal prolapse, IRP)是指在排便过程中近侧直肠肠壁全层或单纯黏膜层折入远侧肠腔或肛管内,不超出肛门外缘,并在粪块排出后持续存在者,又称"直肠内套叠""隐性直肠脱垂""不完全性直肠脱垂",是出口梗阻型便秘中较常见类型。其发病率目前尚无确切的统计数据,但不少见,以女性多见,50～70 岁多发。

## 一、病因病机

中医学认为,本病多由禀赋不足,妊娠分娩,久痢便秘,内伤饮食,感受外邪、肺气闭塞不宣而致脾胃虚弱,中气下陷,固摄乏力,升举无力而出现直肠内脱垂。

西医学目前病因及发病机制尚未明确,众说纷纭,一般认为长期腹内压增加,导致盆底薄弱,最终引起直肠内脱垂。主要病因有以下几点。

(1) 病后营养不良、年老体虚者,坐骨直肠窝内脂肪减少,支持作用下降。

(2) 便秘、腹泻、长期咳嗽,腹内压增加致使肠黏膜下脱。

(3) Ⅲ期内痔,直肠息肉及肿瘤引起黏膜下脱。

(4) 多次分娩妇女,分娩时可引起支配盆底骨骼肌的阴部神经损伤,大多数初产妇的损伤可很快恢复,少数主要是多次分娩者因反复损伤而不能恢复,造成排便困难而用力排便,反复会阴下降牵拉损伤阴部神经形成恶性循环,最终导致直肠套叠。

## 二、分类

直肠内脱垂属于直肠脱垂中的Ⅰ度脱垂范畴,根据排粪造影将直肠内脱垂分为三类。

1. 直肠前壁黏膜脱垂　指松弛的直肠黏膜脱垂于肛管上部前方,使该部呈凹陷状,而直肠肛管结合部后缘光滑连续。

2. 直肠内套叠　松弛的黏膜脱垂或全层肠壁在直肠内形成环形套叠,多数在直肠远端。

3. 肛管内直肠套叠　套叠和脱垂的鞘部为肛管。

## 三、临床表现

主要是排便困难,排便不尽感,肛门堵塞感,用力越大阻塞感越重。常需用手指插入肛门把下垂的直肠黏膜推回去协助排便,排便时下腹与骶部疼痛,偶有血便或黏液便。晚期阴部神经受损,可有部分失禁。多数患者有长期便秘史,排便需数小时。因不脱出肛外不易早期发现,常延误诊断。

## 四、检查

(一)专科检查

1. 视诊　肛门外形正常。

2. 直肠指检　取蹲位或侧卧位,令患者排便动作,可触及直肠腔内黏膜折叠堆积,柔软光滑,上下移动,有壅阻感,内脱垂部分与肠壁之间有环形沟。肛管直肠指诊可以排除肛管直肠肿瘤和其他疾病。

3. 肛门镜检查　患者稍加腹压即可见直肠黏膜下垂堆积,似瓶塞样突入镜筒开口。在直肠肛管交界出现环形或子宫颈状黏膜内折。

(二)辅助检查

1. 排粪造影　排粪造影通过向直肠内注入钡剂扩张直肠并显示直肠黏膜,在符合生理状态下对肛管、直肠进行静态和动态的观察。排粪造影的典型表现为直肠壁向远端肠管脱垂,肠腔变细,近端直肠黏膜直肠壁进入远端直肠和肛管但未脱出于肛门,鞘部呈杯口状。排粪造影可以确定直肠脱垂的起始部位,通过测定骶直间距、骶骨或骶尾骨曲率、排便过程中有无直骶分离等,可判断直肠的固定程度。可作为临床确定诊断。

2. 盆腔造影　对怀疑合并有膀胱脱出、子宫后倾病变时可以通过盆腔、阴道、膀胱及排粪同步造影检查,检查方法为进行常规排粪造影同时向腹腔、膀胱内注射造影剂,阴道放置标记物。对膀胱、女性生殖器官及盆底腹膜的变化及其影响有一全面的认识,反映排便过程中盆腔各器官之间相互关系。

3. 肛管直肠动力测定　直肠内脱垂患者常常由于产生实质性的直肠扩张,引起直肠肛门抑制反射持续的抑制,使肛门内括约肌松弛,引起肛管静息压及收缩压降低,肛管随意弛缓反射差,直肠感觉迟钝,直肠容积变小。

4. 钡剂灌肠　能够除外肠道狭窄和外源性肠道压迫,其次可了解有无乙状结肠冗长,冗长的肠道是套叠的必要条件。

5. 结肠镜检查　因插入镜身时已将脱垂复位,不能发现直肠内脱垂,但能够排除器质性疾病引起的便秘。

### 五、诊断与鉴别诊断

（一）诊断

目前,直肠内脱垂的诊断尚无统一的标准,其诊断应综合临床表现（症状、体征）、肛管直肠形态学（影像检查）、肛管直肠功能（压力测定）,以更好地综合评价疾病,排便造影检查为主要诊断依据。

1. 临床症状　可见有排便困难,排便不尽和肛门堵塞感。

2. 直肠指诊　可触及肛内黏膜壅塞感,肛门镜或直肠镜可见到黏膜松弛,排便动作时可有黏膜向下堆积。

3. 排粪造影检查　典型表现为直肠下段侧位片,用力排便时呈漏斗状影像,直肠远端及肛管上缘呈凹陷状,偶见骶骨直肠分离现象。

（二）鉴别诊断

1. 直肠癌　患者亦可见到排便困难,便次频繁,排便不尽的感觉,但一般呈进行性加重明显,指诊可触及肿物,直肠镜检查可见到肿物,不光滑,呈菜花状。病理可以确诊。

2. 内痔　较严重的内痔,由于痔核较大及脱出,亦可见排便困难、排便不尽的症状,但肛门镜可于齿线上肛管处见到黏膜隆起。通过排粪造影可以与直肠内套叠区别。

3. 直肠前突　表现为出口阻塞症状,排便困难,排便不尽,但直肠指诊时于直肠壁可扪及明显的薄弱凹陷区,肠壁松弛,弹性下降,做排便动作时凹陷区更加明显。

4. 盆底痉挛综合征　其主要症状是排便不规则,便次少,排便困难、不适和疼痛。盆底痉挛综合征是由于肛门外括约肌、耻骨直肠肌在排便过程中的反常收缩,导致直肠排空障碍性便秘的一种盆底疾病,是一种功能性疾病,是正常盆底肌肉的功能紊乱,而不同于耻骨直肠肌综合征的异常肌肉的功能改变。病理检查肌纤维及肌细胞正常,盆底肌电图、排粪造影检查有助于诊断。

5. 会阴下降综合征　指盆底肌肉异常松弛引起的一系列临床综合征,如排便困难、排便不全、会阴坠胀、肛门失禁等。长期的用力排便可能是主要原因,且文献报道此病女性中多数有多产、产伤史。本病的诊断主要依靠临床表现和实验室检查结果,最主要的是排粪造影结果,如果患者有出口梗塞的表现,排粪造影时会阴下降值达到了诊断标准,即可诊断。

## 六、治疗

### （一）内治法

中医药治疗直肠内脱垂,方法多种多样,疗效肯定,毒副作用少。

中药内服治疗:根据各型直肠内脱垂的特点,结合临床症状和体征,按中医理论辨证论治,以中药进行治疗,能取得良好的疗效。临床常见有:① 中气下陷证,治宜补气升提、收敛固涩,补中益气汤加减。② 肾气不固证,治宜补肾固脱,《金匮》肾气丸加减。③ 湿热下注证,治宜清热除湿,葛根芩连汤或白头翁汤加减。

### （二）外治法

1. 中药外治

（1）栓剂:润肠通便、止血、止痛。

（2）熏洗法:一般采用酸收固涩药物如五倍子、枯矾、蛇床子、诃子、乌梅、黄芩、黄连等煎汤熏洗,每日 1～2 次。

（3）敷脐:辨证论治选用中药,如黄芪、升麻、五倍子等,研为细末,用时取药末 30 g,以米醋适量调成薄糊,把药摊于纱布中间,敷于脐窝,以胶布固定。药干后再换药敷之。每日 3～5 次,频换频敷。

2. 针灸治疗　针刺或结合电刺激或配合艾灸治疗,有增强肛门括约肌收缩功能、改善局部症状的作用。常用穴位有百会、长强、气海、承山、大肠俞、足三里等。

3. 推拿按摩　此法可缓解腹内停滞积气,加强肛门括约肌功能,减轻及消除肠管脱垂。

### （三）生物反馈疗法

可提高肛门外括约肌功能,但肛管静息压不能为生物反馈治疗提高。此方法适合轻度直肠内脱垂或以大便失禁为表现的内脱垂。

### （四）手术治疗

手术方法很多,如注射术、直肠黏膜套扎术、改良黏膜环切肠肌折叠术、PPH,应首先选择微创无痛术式。

（1）硬化剂注射术:① 适应证:直肠黏膜脱垂和直肠内脱垂,不合并或合并小的直肠前突、轻度的会阴下降。② 操作方法:详见直肠脱垂的直肠黏膜下注射法。

（2）直肠黏膜套扎术:① 适应证:适用于直肠远端或中段黏膜内脱垂。黏膜有急性炎症、糜烂、肠炎、腹泻者等禁忌。② 操作方法:在齿线上方黏膜脱垂处做 2～3 行胶圈套扎,每圈 1～3 处,套扎总数最多 9 处。被套扎的黏膜 7～10 d 缺血坏死脱落,其瘢痕组织可使直肠黏膜与直肠肌层粘连固定。

（3）改良黏膜环切肠肌折叠术(Delorme 术):① 适应证:重度的直肠黏膜脱垂。② 操作方法:a. 两叶肛门镜牵开肛门,在齿线上 1.5 cm 处四周黏膜下注射 1:20 万去甲肾上腺素生理盐水,总量 50～80 ml,使松弛的黏膜隆起。b. 环行切开直肠黏膜:用电刀在齿线上 1～1.5 cm 处环形切开黏膜层。c. 游离直肠黏膜管:组织钳夹住远端黏膜边缘,一边向下牵拉一边用组织剪分离黏膜下层,显露直肠壁的肌层。环形分离 1 周,一直分离到指诊发现直肠黏膜过度松弛的情况消失,无脱垂存在,整个直肠黏膜呈平滑状态时为止。一般游离的黏膜长度为 5～15 cm。黏膜管游离的长度主要依据术前排粪造影所显示的直肠内脱垂的总深度而定。注意切勿分离过长,避免黏膜吻合时张力过大。d. 直肠环肌的垂直折叠缝合：要求将分离后的黏膜下肌层做横向折叠缝合，一般用 4-0 丝线缝合 4～6 针，如果将黏膜下肌层做垂直折叠缝合时一方面加强盆底的功能，另一方面可以减少肌层出血，同时关闭死腔。e. 吻合直肠黏膜：切断黏膜行黏膜端吻合前需再用碘伏消毒创面，用 0 号铬制肠线做吻合，首先上、下、左、右各缝合 4 针，再在每两针之间间断缝合，针距为 0.3 cm 左右。f. 吻合完毕后，用油纱条包裹引流管后，再置入肛管内，可起到压迫止血的作用。

（4）PPH：① 适应证：适于直肠远端内套叠即直肠黏膜内脱垂。② 操作方法：PPH 是在脱垂直肠的上方环形切除直肠下端肠壁的黏膜和黏膜下层组织，并在切除的同时对远近端黏膜进行吻合，使脱垂的黏膜被向上悬吊和牵拉，不再脱垂，使病理状态的肛管直肠恢复到正常的解剖状态。

## 附三：直肠前突

直肠前突（rectocele，RC），即直肠前壁突出，亦称直肠前膨出，为出口阻塞综合征之一。患者直肠阴道隔薄弱，排便时直肠前壁和阴道后壁突入阴道，导致出口梗阻型排便障碍的疾病。本病多见于中老年女性，尤其是多产妇女，但近年来男性发病者也有报道。

### 一、病因病机

中医学认为，本病多由于排便习惯不良，临厕努责；妇女多产，会阴产伤；年老体弱，脏器衰退等所致。或气机阻滞，或气阴两虚，或阳虚寒凝，日久肠胃受损，大便排出不畅或排便不尽、排便困难。

西医学认为目前发病原因不明确，病变主要与直肠阴道局部解剖结构异常有关。分娩、发育不良、筋膜退变及长期腹压增高均可使盆底受损而松弛。尤其是分娩时，可使肛提肌裂隙中的交叉纤维撕裂，腹会阴筋膜极度伸展或撕裂，从而损伤直肠阴道隔的强度，影响其抵抗排便的水平分力而逐渐向前突出。此类患者多在产后发病，提示本病发生与经阴道生产有关。本病多发生于中年，提示可能与结缔组织的退变有关。直肠前突几乎均合并其他类型的松弛性病变，这提示直肠前突是某种复杂的病理过程中的一环。

### 二、分类

（1）按直肠前突的深度分为：轻度，0.6～1.5 cm；中度，1.6～3.0 cm；重度，≥3.1 cm。
（2）按直肠前突的部位分为：低位，阴道下 1/3；中位，阴道中 1/3；高位，阴道上 1/3。

### 三、临床表现

（1）有长期排便困难病史，发病以高年经产妇多见，有产伤史。
（2）排便困难是直肠前突的主要症状，直肠内下坠感，便次可增多，无论什么性状均有排便困难，排便不尽感，严重者需手助排便，可合并尿失禁、性交痛等。

### 四、检查

（一）专科检查
视诊直肠前突无阳性体征，但可并发外痔等肛门疾病。直肠指诊可触及肛管上端的直肠前壁有一圆形或卵圆形突向阴道的薄弱区。用力排粪时更加明显,指尖感觉肠壁肌张力减退,指诊结束时肠壁复原缓慢或不能复原。肛门镜检查虽然对直肠前突诊断无太大必要,但可了解有无伴发疾病存在,如直肠黏膜内脱垂、痔、直肠炎症性病变等。

（二）辅助检查

1. 排粪造影　可见直肠前壁向前突出,钡剂潴留,前突的形态呈多囊袋状、鹅头角状或土丘状,边缘光滑,如前突深度超过 2 cm,其囊袋内多有钡剂嵌留,如合并耻骨直肠肌病变,则多呈鹅征。可行动态 MR 排粪造影。

2. 结肠传输试验　结肠传输功能检查可了解结肠传输功能是否正常,有无结肠慢传输型便秘的存在,直肠前突的结肠传输试验可表现为钡剂颗粒集中于直肠末端,72 h 仍不能排出。

3. 肛管直肠压力测定　静息状态和力排状态下的直肠压力测定对诊断功能性排便障碍是必要的。

## 五、诊断与鉴别诊断

（一）诊断

（1）排便困难：多为 2 d 以上排便 1 次,每次排便时间明显延长,伴有肛门坠胀及便意不尽感。

（2）肛门指诊直肠前下方可触及明显凹陷。

（3）排粪造影：直肠下段呈囊袋状突向前方。

（二）鉴别诊断

1. 阴道后疝　区分阴道后疝和一般的直肠前突是很重要的。严格定义上的阴道后疝是指阴道和直肠间的腹膜疝疝入阴道,其内容物包括小肠、肠系膜、网膜等。阴道后疝多有盆腔的沉重感和下坠感,特别是在站立时,这是由于囊内容物中肠管的重力牵引所致。其诊断方法是做直肠和阴道检查,如果觉拇指和示指间有饱满感,表明为阴道后疝。有时直肠前突易被误疑为阴道后疝,对阴道后疝做出正确诊断是非常必要的,以防止对腹腔内容物的误伤和直肠前突修补后的迅速复发。

2. 直肠后突　直肠后突是由于慢性肌紧张产生肛提肌分离所致,这种盆腔底的分离使得直肠下降,形成一种盆腔底疝,甚至比真正的直肠前突还严重。

3. 巨结肠综合征　绝大多数在新生儿期发生过便秘、腹胀、呕吐等情况。直肠指诊一般能触及肠壁内狭窄环,直立位腹部 X 线片及钡剂灌肠检查有助于帮助。

## 六、治疗

（一）非手术治疗

1. 日常调理　强调"三多"：多食粗制主食或富含食物纤维的水果蔬菜;多饮水;多活动。

2. 帮助排便　① 便前温水坐浴,促进肛门括约肌松弛,有利于粪便的排出。② 便时压住阴道后壁,增加直肠内压力,促进肛门括约肌松弛,使粪便顺利排出、排尽。

3. 内服药物　渗透性泻剂、粪便软化剂、胃肠动力剂均有治疗效果。

（二）手术治疗

1. 手术指征

（1）有长期便秘病史及典型的直肠前突临床表现。

（2）长期非手术治疗无效，直肠前突 15 mm 以上（《美国结直肠外科医师协会指南》建议＞40 mm）。

（3）结肠运输试验功能正常或轻度延长。

（4）耻骨直肠肌的肌电图检查正常，但有以下情况：① 有长期便秘病史，尤其是排出困难。② 排粪造影有典型的 X 线表现。③ 经长期非手术治疗无效，手助排便。

2. 经阴道直肠前突修补术

（1）适应证：中、重度直肠前突伴阴道后壁松弛或脱垂。

（2）操作要点：① 会阴切口：用组织钳牵开两侧的小阴唇，切开两钳之间的后阴道壁与会阴部的皮肤做一椭圆形的切口（长 5～6 cm，宽 1.5～2 cm）。② 分离阴道黏膜：在阴道黏膜下分离直肠间隙，上达直肠前突的部位以上。③ 剪开阴道后壁：用组织钳牵开拟切开阴道后壁的顶点，沿正中线纵行剪开阴道后壁。④ 分离直肠前突部位的直肠及肛提肌：分离左右两侧阴道后壁与直肠间的组织，直肠充分游离后，即可显露左右两侧的肛提肌。⑤ 修补直肠前突部：直肠前突部呈球形，用荷包缝合直肠前突部；如直肠前突部呈筒状，用间断缝合。缝合时仅缝合直肠表面的筋膜，勿穿透直肠黏膜。⑥ 缝合肛提肌：用 4-0 丝线间断缝合肛提肌 4～5 针，加强直肠阴道隔。⑦ 切除多余的阴道黏膜：切除时注意勿切除过多，以防阴道狭窄。⑧ 缝合阴道黏膜：用铬制肠线自内向外间断缝合阴道黏膜。⑨ 缝合会阴部皮下组织及皮肤。

3. 经直肠闭式修补手术（Block 术）

（1）适应证：轻、中度的中、低位直肠前突，此术对于单纯的中度直肠前突较为适用。

（2）操作要点：① 左仰卧位或折刀位。② 显露直肠前壁：用肛门直肠拉吊牵开肛门和直肠的远端，探查直肠阴道隔薄弱部位。③ 修补直肠阴道隔：根据排粪造影所示直肠前突的宽度和深度，用 2 号铬制肠线自齿状线上方 1 cm 开始，自下而上缝合直肠阴道隔修补缺损至耻骨联合处止。

4. 直肠黏膜切除绕钳缝合修补术

（1）适应证：轻度、中度直肠前突。

（2）操作要点：① 体位、显露直肠前壁、黏膜同经直肠闭式修补手术。② 钳夹直肠前突部和直肠黏膜一并切除：在齿状线上 1 cm 用组织钳夹起直肠黏膜，用中弯止血钳钳夹 5～6 cm 的直肠黏膜组织，剪去止血钳上方的黏膜组织。③ 缝合修补直肠阴道隔：用 4-0 丝线绕钳连续缝合直肠黏膜和肌层，缝合到耻骨联合水平，即缝合顶点超过止血钳尖端 1 cm 左右。边抽止血钳边拉紧缝线，在缝线的顶、底部各再缝合 1 针，打结后，分别与绕钳的缝合线打结。

## 附四：结肠慢传输型便秘

结肠慢传输型便秘（slow transit constipation，STC），是指结肠的传输功能障碍，肠内容物传输缓慢引起的便秘，症状表现为大便次数减少，少便意或便意消失，排便间期延长至数日至十数日，粪质坚硬，一般伴有腹胀。病因不清，症状顽固，多发于育龄期妇女，而且随着时间的推移其症状逐渐加重。属慢性、原发性、功能性、结肠性和慢传输性便秘。"慢性"指便秘症状持续 1 年以上；"原发性"指未发现明确的发病原因；"功能性"指无全身器质性病因及药物因素，并经钡剂灌肠和结肠镜检查排除结直肠器质性病变；"结肠性"指导致便秘的病变或功能改变局限于结肠，或以结肠为主；"慢传输性"指由于肠道动力减弱、内容物传输时间延长，不涉及发病原因。

### 一、病因病机

结肠慢传输型便秘的确切病因及发病机制尚未完全明了。其可能与以下因素有关。

1. 药物　有许多药物可引起便秘,阿片生物碱可刺激胃肠的收缩,增加胃肠张力,增强肠腔内压甚至引起胃肠痉挛,胃肠推进性蠕动减弱,肠内容物不易通过大肠而致便秘。吗啡的致便秘作用是众所周知的,吗啡引起十二指肠通过延缓,结肠非推进性节段性收缩振幅增大,肛门括约肌张力明显增强,加上吗啡的中枢作用使大脑对正常排便反射引起的感觉刺激反应迟钝而致便秘。慢传输型便秘患者绝大多数都有长期服用刺激性泻剂史,长期服用刺激性泻药可以引起与 STC 结肠壁神经病变的改变相似的病理变化,泻剂在 STC 发生发展中起重要作用。

2. 不良饮食习惯　饮食纤维素含量减少时,对消化道的生理性刺激减少,而粗纤维食物可以增加粪便量,增强对肠壁的刺激。平素饮水量少,致使粪便含水量及容积下降,对肠壁刺激减弱,胃肠蠕动减慢,大便秘结,可产生便秘。

3. 内分泌紊乱　结肠慢传输型便秘患者多发于育龄期妇女,女性激素紊乱在结肠慢传输型便秘的发病中有重要作用。研究发现,慢传输型便秘患者血清孕酮浓度升高,能使胃肠平滑肌舒张,推进性蠕动减弱,肠内容物传输缓慢,内分泌及代谢性疾病如甲状腺功能低下、糖尿病、低钾血症、卟啉病、垂体功能减退、嗜铬细胞瘤等多可引起肠蠕动减慢,导致便秘。

4. 系统性疾病　皮肌炎因平滑肌萎缩而导致肠段的传输功能减慢,产生便秘。系统性硬化症患者的肠道平滑肌被大量的胶原纤维取代,肠动力紊乱,肠段传输功能迟缓致发生便秘。慢性阻塞性肺气肿时结肠通过时间延长,直肠排便感觉阈值增加,肛门直肠抑制反射减弱或消失,易产生便秘。

5. 胃肠调节肽异常　胃肠调节肽参与胃肠运动的控制,在各种生理刺激下释放,以内分泌、旁分泌的方式影响消化道运动,也可作为神经递质通过肠神经系统起作用。与结肠慢传输型便秘发病有关的胃肠调节肽主要包括:① 抑制性神经递质:阿片肽、血管活性肠肽(VIP)、一氧化氮、生长抑素、酪肽。② 兴奋性神经递质:乙酰胆碱(Ach)、P 物质、5 - HT、降钙素基因相关肽(CGRP)、胃动素。STC 患者抑制性神经递质分泌增加,活性增强,改变肠道平滑肌功能状态而产生便秘;同时兴奋性神经递质分泌减少,活性下降,致胃肠动力紊乱。

综上所述,产生结肠慢传输型便秘的原因是多方面的,确切的机制尚待进一步研究。结肠慢传输型便秘的发病是一个多因素、多途径、复杂多变的过程。

### 二、临床表现

(1) 排便次数少:每周少于 3 次,自然排便间隔时间延长,并逐渐加重。

(2) 大便干结。

(3) 排便困难:粪便难以排出,用力努挣,大汗淋漓,排便时间长。

(4) 伴随症状:常见的有腹胀、腹痛、口苦、口渴、头晕、恶心、食欲减退、会阴胀痛、肛门下坠、心情烦躁、皮疹。少数患者伴有神经质或焦虑症。

### 三、检查

(一)专科检查

多无特殊体征,部分患者可在左下腹触及肠管形。

（二）辅助检查

1. 结肠传输试验 利用不透 X 光标志物或放射性核素进行跟踪摄片检查结肠传输功能是否正常，是诊断 STC 的首选方法，亦是最主要的诊断 STC 的依据。X 线示踪方法简单，易于操作，费用廉价且结果可靠。此方法的诊断标准是 80% 的示踪物在 3 d 以上不能排出。放射性核素法是将标记有放射性核素且不被肠道吸收的示踪剂引入结肠内，示踪剂随着结肠的蠕动向前传输，在体外连续监测整个传输过程，从而计算出局部或整段结肠通过时间，了解结肠运动功能。新近开展的 ⁻¹¹¹铟标志聚苯乙烯微球闪烁照相术能对结肠传输有一个连续性观察，并可区分是由慢传输还是由出口梗阻导致的便秘。少数患者虽然全结肠传输时间正常，但某一段结肠通过时间却延长，通过该实验也能确定传输减慢的肠段，从而指导临床选择合适的治疗方法。

2. 排粪造影 可了解有无出口梗阻型便秘，对于明确诊断、选择针对性治疗方案有重要意义。测量 STC 患者静息状态和模拟排便时的肛门直肠角、肛上距、肛管长度、直肠骶骨前间距，可以了解 STC 患者有无排空不全，有无出口梗阻型便秘，以及引起出口排空障碍的原因。

3. 盆底肌电图 盆底肌电图检查可发现肛门内括约肌、肛门外括约肌和耻骨直肠肌有无在排便时产生异常肌电活动，对病因的诊断有重要意义。

4. 球囊排出试验 可评价受试者排便动力或直肠的敏感性。将球囊插入直肠壶腹部，然后向球囊内注入不同容量的温水或气体，令受试者将其排出。正常人很容易排出 50 ml 体积的球体，而 STC 患者只能排出体积较大的球体。

5. 肛肠压力测定 可了解肛管直肠压力容量顺应性，确定肛门括约肌的功能状况，判定有无手术适应证及决定手术方式，是术前的常规检查。对 STC 患者一般需要测定肛管静息压、直肠静息压、肛门直肠抑制反射、肛门括约肌功能长度、直肠顺应性，对 STC 的诊断、鉴别诊断有重要意义。

6. 结肠镜、钡剂灌肠或 B 超 以排除引起便秘的其他结肠内外器质性病变如炎症、肿瘤、畸形等。

## 四、诊断与鉴别诊断

（一）诊断

STC 患者多无特异性体征，依靠病史、症状及辅助检查可明确诊断。

（1）病程长，症状逐渐加重，以中青年女性居多。

（2）典型临床表现：便次少，排便时间延长，大便干结，排便困难，便意淡漠甚则长期无便意。

（3）肛门周围视诊常无明显变化，伴发痔疮可出现相应体征，结肠传输试验可明确诊断，其标准是 80% 以上示踪物 3 d 以上不能排出或示踪物停留在某段肠段时间过长。

（二）鉴别诊断

1. 结肠器质性病变 如结直肠肿瘤、先天性巨结肠症、肠梗阻等。可通过立位腹部 X 线片除外肠梗阻，通过结肠镜或钡剂灌肠检查除外结直肠肿瘤。

2. 常见内科疾病引起的继发性便秘 如糖尿病、甲状腺功能减退、帕金森综合征、脑卒中后遗症、精神性疾病等。根据情况做相应的检查。

3. 出口梗阻型便秘 一般出口梗阻型便秘多表现为排便困难，有的患者大便不干，或排便次数也正常，仍有排便困难，或排便不尽的感觉，有时便次反多，便量较少，甚至用手协助排便，或用开塞露或灌肠洗肠排便。可通过传输功能检查及排粪造影和肛管压力测定来确诊。

## 五、治疗

### （一）非手术治疗

STC 诊断一旦确定后，应该先行保守治疗，大多数患者经过保守治疗后，在近期内可获得较好的疗效，但是远期疗效不肯定。

1. 饮食疗法　STC 患者要增加饮水量，以保证粪便内有足够量的水分，使粪便软化，利于在结肠内推进。要求成人每日饮水量 2 000～3 000 ml。增加粗纤维食物，多食含粗纤维的蔬菜和水果，或粗纤维的保健食品。要求成人每日进食粗纤维量 200～300 g。

2. 肌力训练　STC 患者要加强腹部肌肉和膈肌的锻炼，以增强排便辅助力量；也要加强提肛肌的锻炼，以利排便时肛门正常的舒张。

3. 排便训练　STC 患者要养成良好的排便习惯。排便时间选择在晨起后 1 h 为佳，此时因机体的直立反射和餐后胃结肠反射激发结肠的推进性集团蠕动产生结肠高动力期，利于粪便传输。排便体位选择蹲位为最佳，此时的肛直角利于粪便的排出。

4. 药物治疗　STC 患者可以选择增加胃肠动力的药物，尤其是增加肠动力的药物，以加强结肠的蠕动；适当地给予粪便软化剂和润肠剂；必要时考虑给予适量的高渗性药物；慎用含有蒽醌类的泻药，以防止结肠黑变病的发生和结肠动力障碍的进一步恶化。中药在治疗 STC 方面取得了良好的效果。

5. 针灸、针刺、耳穴治疗　老年性便秘多伴有功能衰退、大肠转运功能减慢等症状。中医的针灸、耳穴对大肠传导功能失调有良好的调节作用。

6. 灌肠　STC 患者必要时只能采用灌肠的方法刺激排便。高位灌肠的治疗依据是结肠慢传输型便秘病理改变多发生在部分结肠或全部结肠，病位高。电脑灌肠仪行高位灌肠使药物直达病处并停留足够的时间，有利于药物的吸收。电脑灌肠仪压力恒定，液体位自动控制；药物呈雾状弥散至全结肠，使药物与结肠黏膜、绒毛充分接触，发挥药效。

7. 心理治疗　STC 患者几乎都存在不同程度的心理障碍，除了上述的治疗方法外，一定要详细了解患者的病史、一般情况，分析压力源和心理障碍类型，给予合理的心理治疗。

### （二）手术治疗

如果非手术治疗无效，手术是最后的选择。尽管手术存在一些并发症，但有一定疗效。只是手术治疗时机的选择尚有争议。常用的手术方法有以下几种。

1. 全结肠切除回肠直肠吻合　适用于全结肠动力障碍的患者。需要注意的是直肠保留长度的问题，如果确定直肠是正常的，则应尽量保证直肠的完整性，也就是保留直乙交界处以下的直肠，这样做能保留正常的排便反射、减少术后腹泻发生的程度以及防止肛门失禁的发生；如果确定直肠也存在动力障碍，则应少保留直肠，以免术后便秘不缓解。

2. 次全结肠切除升结肠直肠吻合　适用于右结肠无动力障碍的患者。由于回盲瓣的保留，有效地减慢了小肠的排空速度，既有利于营养物质的吸收，也减少了术后的排便次数。需要注意的是至少 3 次以上的检查确定右结肠无动力障碍，术中探查盲肠、升结肠无扩张、肠壁无变薄。升结肠保留 3～5 cm 即可，以免术后便秘不缓解。

3. 结肠肠段切除 适用于一段结肠无动力的患者。需要注意的是至少 3 次以上检查,确定存在动力障碍的结肠肠段,术中探查其余结肠无扩张、肠壁无变薄,方可切除病变肠段;但由于缺乏确定存在动力障碍的结肠肠段的精确检查手段,即使手术也难免术后便秘不缓解或远期疗效不佳,故此术式应慎用。

## 附五：先天性巨结肠症

先天性巨结肠症(congenital megacolon,CM),又称肠管无神经节细胞症,也称为赫尔施普龙病(Hischsprung's disease,HD),是由于直肠或结肠远端的肠管持续痉挛,粪便淤滞在近端结肠,使该肠段肥厚、扩张,是小儿常见的先天性肠道畸形,男女比例约为 4∶1。

### 一、病因病机

先天性巨结肠基本的病理改变,是受累肠管的远端肠壁肌间神经丛和黏膜下神经丛神经节细胞先天性缺如,副交感神经纤维则较正常显著增生。这一组织解剖上的病理改变,致使受累肠段发生了生理学方面的功能异常,正常蠕动消失,代之以痉挛性收缩。其原因可能有以下几方面。

1. 起源于神经嵴的组织发育障碍 胚胎学的研究证实,从胚胎第 5 周起,来源于神经嵴的神经管原肠神经节细胞,沿迷走神经纤维由头侧向尾侧迁移。整个移行过程,到胚胎第 12 周时完成。因此,无神经节细胞症是由于在胚胎第 12 周前发育停顿所致,停顿愈早,无神经节细胞肠段就愈长。尾端的直肠和乙状结肠是最后被神经母细胞进化的,故是最常见的病变部位。由于肠壁肌层及黏膜下神经丛的神经节细胞完全缺如或减少,使病变肠段失去蠕动,经常处于痉挛状态,形成一种功能性肠梗阻,天长日久,梗阻部位的上段结肠扩张,肠壁增厚,形成先天性巨结肠。至于导致发育停顿的原始病因,可能是在母亲妊娠早期,由于病毒感染或其他环境因素(代谢紊乱、中毒等),而产生运动神经元发育障碍所致。

2. 环境因素 包括出生前(子宫内)、出生时和出生后起作用的全部非遗传因素的影响。如早产儿因缺氧可发生巨结肠症,缺氧可导致毛细血管循环重新分配,血液离开腹部内脏去保护心、脑等与生命有关的器官,于是发生严重的"选择性循环障碍",改变早产儿未成熟远端结肠神经节细胞的功能,继而使之消失。

3. 与遗传因素有关 自从 20 世纪 50 年代初 Carter 和 Ward 等对巨结肠的遗传学比较系统的研究以来,后有许多学者陆续发表了这方面的研究成果,但对遗传方式看法不一,认为巨结肠是一种多基因遗传性疾病,而且存在遗传异质性。

中医学认为先天禀赋不足,胎儿在孕育期间母亲营养不良,或早产或胚胎发育不全至胎儿出生后先天缺陷,脏腑虚弱或脏腑器官畸形而为病。

### 二、临床分类

1. 根据年龄分类 可分为新生儿巨结肠、婴幼儿巨结肠和儿童巨结肠 3 类。

(1)新生儿巨结肠:指出生后至 2 个月内的患儿,约占全部病例的 2/3,症状极重,并发症多,此期病死率高。

(2)婴幼儿巨结肠:指 2 个月至 2 岁的患儿,多是新生儿巨结肠的延续病例,并发症较少见并且较轻,预后较新生期好。

(3) 儿童巨结肠:指 2 岁以上的患儿,在新生儿期无症状或症状轻微,发展缓慢,预后较好。

2. 根据无神经节细胞延伸范围分类,可分为五型。

(1) 普通型(常见型):约占 75%,无神经节细胞段从肛门向上延展到乙状结肠远端,其移行区内偶见神经节细胞,经 3～8 cm 的移行段进入结肠扩张段。

(2) 短段型:约占 6%,无神经节细胞段局限于直肠远端。

(3) 超短段型:约占 2%,又称肛门内括约肌失弛缓型,病变仅限于直肠末端 3～4 cm 的肛门内括约肌部分。

(4) 长段型:约占 14%,病变肠段延伸到降结肠,脾曲部分(10%),达横结肠(4%)。

(5) 全结肠型:约占 3%,病变除全结肠外还累及回肠末端,一般包括末端回肠 30 cm,个别长达 70 cm。在临床上,两种分类法常常结合应用。

### 三、临床表现

1. 便秘　多数病例出生后胎便排出延迟,顽固性便秘腹胀,患儿因病变肠管长度不同而有不同的临床表现。生后 24～48 h 内无胎便排出或仅排出少量胎便,可于 2～3 d 内出现低位部分甚至完全性肠梗阻症状,呕吐腹胀不排便。痉挛段越长,出现便秘症状越早越严重。痉挛段不太长者,经直肠指诊或温盐水灌肠后可排出大量胎粪及气体而症状缓解。肠梗阻症状缓解后仍有便秘和腹胀,需经常扩肛灌肠方能排便,严重者发展为不灌肠不排便,腹胀逐渐加重。

2. 呕吐　呕吐是新生儿巨结肠的常见症状,一般次数较少,但也有频繁呕吐者,呕吐物中可有胆汁,偶有呕吐粪样物。

3. 腹胀　多数患儿均有腹胀,由于高度腹胀,脐向外突出,腹壁皮肤发亮,静脉怒张,甚至压迫膈肌引起呼吸困难。粪便淤积使结肠肥厚扩张,腹部有时可见巨大的肠型和蠕动波。在儿童可于左下腹部触到充满粪便的肠襻及粪石。

4. 营养不良、发育迟缓　由于长期便秘,食欲不佳,营养物质吸收障碍,患儿生长发育明显落后于同龄正常儿,年龄越大越显著,可出现消瘦、贫血、下肢水肿等症状。

### 四、检查

(一)专科检查

1. 一般情况　全身情况较差,发育迟缓,营养不良,面色苍白,瘦弱,严重时患儿全身水肿,以下肢、阴囊更为显著。

2. 腹部检查　可见腹部膨胀,胀大的腹部与瘦小的胸部和四肢形成鲜明的对比。腹部隆起以上腹部最为显著,脐孔平坦或外翻,腹部皮肤菲薄,皮下静脉怒张。触诊时可在左髂窝摸到扩大肠段内蓄积的粪块,触诊后多数病例可见肠蠕动波;听诊可闻及亢进的肠鸣音;叩诊由于肠腔内有大量气体聚积,可发生响亮的鼓音。

3. 肛门直肠指诊　直肠肛管指诊对于诊断新生儿巨结肠症至关紧要。它不但可以查出有无直肠肛门畸形,同时可了解肛门内括约肌的紧张度、壶腹部空虚以及狭窄的部位和长度。当拔出手指后,由于手指的扩张及刺激,常有大量粪便、气体排出呈"爆炸样",腹胀立即好转。如有上述情况应首先考虑巨结肠的可能。

（二）辅助检查

1. X线检查

（1）X线钡灌肠检查：至今仍为主要的临床诊断方法。以少量钡剂灌肠后拍正侧位片，可显示典型的痉挛肠段和扩张肠段，移行区呈锯齿状变化，是因为强烈的肠蠕动使钡灌肠影呈现不规则的收缩环，钡剂不能排空。此法在婴幼儿中阳性率甚高，而在新生儿期往往不能明显对比出其痉挛段与扩大段的变化。故对可疑的新生儿病例，需定期行钡灌肠复查。

（2）腹部直立位X线片：适宜新生儿期，摄片前不做灌肠，典型病例见肠腔普遍扩张充气，伴少数细小液平面。有时见扩张的弧形肠襻，大多数为直肠内无气体，盆腔空白。

2. 直肠活检 病理检查是唯一确诊的方法，可直接证实肌间神经节细胞的缺如，但其要求采取部位较高，应距肛门 4 cm 以上，长 1～1.5 cm，宽 0.5 cm，深达直肠全肌层。因其为创伤性操作，术后有出血、穿孔、感染等发生的可能性，新生儿、婴儿不宜采用。

3. 组织化学检查 主要是测定乙酰胆碱酯酶的活性。先天性巨结肠的肠黏膜及黏膜下层乙酰胆碱酯酶增多，比正常儿高出 5～6 倍。此法只需取浅层组织活检，比全层活检安全，做一个切片即可得出结论。

4. 肛门直肠测压法 测定直肠和肛门括约肌的反射性压力变化，可诊断先天性巨结肠和鉴别其他原因引起的便秘。在正常小儿和功能性便秘，当直肠受膨胀性刺激后，肛门内括约肌立即发生反射性放松，压力下降，先天性巨结肠患儿肛门内括约肌非但不放松，而且发生明显的收缩，使压力增高。此法在 10 d 以内的新生儿有时可出现假阳性结果。

5. 肌电图 正常人肌电图呈律性慢波以及有重叠在慢波间的表示峰电位的小棘状波。而先天性巨结肠症神经节细胞缺如，峰电位消失，慢波低矮、光滑，呈不规则状。

## 五、诊断与鉴别诊断

（一）诊断

凡新生儿出生后 24～48 h 无胎粪或经指挖、灌肠后才能排出胎粪，并伴有腹胀和呕吐者，均应疑为先天性巨结肠。一般根据临床症状、体征，结合上述检查即可确诊。

（二）鉴别诊断

1. 新生儿单纯性胎粪便秘 新生儿肠蠕动微弱，不能将特别稠厚的胎粪排出，可于出生后数日无胎粪，这与巨结肠头几日内的症状可以完全相同。但单纯性胎粪便秘患儿行盐水灌肠后则能排出胎粪，以后即不会再便秘。

2. 先天性肠闭锁 经用盐水灌肠后没有胎粪排出，仅见少量灰绿色分泌物排出。腹部X线直立位平片，在肠闭锁和巨结肠均可见肠腔扩大和液平面，但在回肠闭锁中无结肠扩张，整个盆腔空白无气。钡剂灌肠X线显示结肠细小，呈"袋状"阴影（小结肠或胎儿型结肠），但这常不易与全结肠无神经节细胞症的征象相区别。

3. 新生儿腹膜炎 新生儿可因败血症、脐部感染等继发腹膜炎，此时患儿可出现腹胀、呕吐、便秘或腹泻等症状，与新生儿巨结肠并发的小肠、结肠炎的病例不易鉴别，但无胎粪延迟排出史。X线显示麻痹性肠梗阻表现。有时可在适当的支持疗法下进行鉴别诊断，严密观察病情，并做钡剂灌肠，方能明确诊断。

4. 先天性肠旋转不良　先天性肠旋转不良出现的呕吐和腹胀可与先天性巨结肠混淆,但胎粪排出正常,钡剂灌肠 X 线拍片显示右半结肠位置异常,则有较大的鉴别价值。

5. 继发性巨结肠　狭窄、无肛等先天性肛门直肠畸形,管腔内外肿瘤压迫,均可使直肠和乙状结肠代偿性扩张,引起继发性巨结肠,表现为排便不畅、便细、便秘、腹胀等。

6. 习惯性便秘　习惯性便秘常见腹胀,但积气不多,可扪及干结粪块,无明显肠蠕动,直肠内大量积粪,肛门括约肌较松,乙状结肠及直肠均有扩大,整个直肠肛管呈圆锥形;而先天性巨结肠患儿腹胀极为严重,肠内大量积气,肠蠕动明显,直肠内空虚无物,括约肌正常,乙状结肠、直肠段狭小或正常,结肠则扩大,且结肠袋多平塌或消失。

## 六、治疗

尽可能切除病变肠管是最好的治疗方法。非手术治疗及肠造瘘术,是因患儿年龄或技术条件限制,为维持排便及生长发育而采取的治疗措施。

（一）非手术治疗

此方法的目的是用各种方法达到每日或隔日排便 1 次,解除低位肠梗阻症状。但是,由于先天性巨结肠患儿的症状顽固,使用单一方法不久后就会失效,往往需要多种方法交替或联合使用。即使如此,有时也很难维持正常排便。

（1）口服润滑剂或缓泻剂:如石蜡油、酚酞(果导片)、番泻叶、大黄等。

（2）塞肛:用开塞露或甘油栓塞肛,每日或隔日 1 次。

（3）灌肠:生理盐水灌肠是有效的治疗方法。灌肠时必须注意盐水用量及排出情况,如盐水灌入后不能排出,需注入甘油、50%硫酸镁液,待大便软化后再次灌洗,应注意小肠炎的发生,如有腹胀、发热、水泻等症状时应及时住院。

（4）扩肛治疗:用金属或塑料扩肛器扩张肛门直肠,从小号开始,逐渐扩大,每日扩肛 1 次,每次 30 min。

（5）耳针、穴位注射:调理气机,行气通下,补气助阳。耳针取肾、交感、皮质下、直肠下段等穴位,每日 1 次,每次 30 min。穴位注射取肾俞穴注射人参液 2 ml,大肠俞注射新斯的明 0.1 ml,交替使用,每日 1 次,1 个月为 1 个疗程。一般治疗 2 个疗程。

（6）注意患儿营养和预防感染等。

（二）手术治疗

先天性巨结肠的手术方法和手术时间尚无统一意见,一般应根据病变的范围、症状的程度、全身的营养状态以及外科医师对所选术式熟练程度的掌握等情况选择具体的治疗方法。

1. 结肠造瘘术　国外学者多主张确诊后立即造瘘,国内除病情危重且高度肠梗阻、一般状况恶劣、为抢救生命时,很少做肠造瘘术。但近来有观点认为,对于梗阻时间久,扩张肠段已波及升结肠和回盲部的患儿,主张先行造瘘术,使部分扩张的结肠能基本恢复正常,从而减少结肠的切除范围,避免患儿术后的营养不良及发育阻碍等多方面问题。其造瘘部位一般多主张在乙状结肠神经节细胞正常肠段,因该段造瘘可以保留最大的结肠吸收范围,而且第 2 次根治手术时,关瘘与根治术可一次完成。如长段型不能行乙状结肠造瘘,而行横结肠造瘘时,其部位应在结肠肝曲部位,这样可以避免损伤脾曲,不致影响根治手术拖出结肠的长度。无论在何处造瘘,其瘘口必须有正常的神经节细胞,否则术后仍不能排便,症状也不能缓解。

2. 巨结肠根治手术 在诊断明确后,充分做好术前准备,排空肠腔内潴留的大便。盐水灌肠同时口服缓泻药物,改善患儿全身营养状况,常规肠道准备。争取早日施行根治性手术。在新生儿期亦可进行,一般在婴儿2个月后体重4 kg以上时施行手术较为安全。手术目的是要达到既要排便通畅而又不致大便失禁,应以齿状线以上0.5～1.5 cm开始切除狭窄段肠管和近端有明显肥厚且扩张的结肠,再将近端肠管拖出与肛管吻合,其基本手术方法有以下几种。

(1) 结肠切除、直肠后结肠拖出术(Duhamel术):钝性游离有扩张的结肠和直肠后壁周围组织,在耻骨平面切断直肠,远端肠管双层闭合。切除扩张的结肠,近端结肠经过骶前间隙拖到会阴部,在拖出的结肠前壁与原直肠后壁间用特制的环形钳钳夹,钳夹的肠壁坏死脱落后两个肠腔相通。本法的缺点是术后有盲袋形成,造成继发性便秘的大便溢出性失禁。近年来,国内有多种改良术式避免盲袋的产生,减少并发症,提高疗效。近年来,国内大都采用Duhamel的改良术式。

(2) 直肠黏膜切除、结肠经直肠肌鞘内拖出术(Soave术):对直肠无须做任何游离,仅在盆底以上将直肠的浆肌层切开后剔除直肠之黏膜,然后将完全游离的降结肠和病变的直肠、乙状结肠从直肠的浆肌层管中拖出肛门外予以切除,而不做结肠肛管的直接吻合。比较适用于新生儿及较小婴儿。本法亦可用于家族性多发性结肠息肉病,不需要解剖盆腔,不会损伤骶丛神经,无肛门或膀胱失禁之虞。但直肠肌套管易萎缩,肌套内有时感染。术后容易发生狭窄和小肠结肠炎,肛门内括约肌正常松弛少。

(3) 拖出型直肠乙状结肠切除术(Swenson术):广泛分离盆腔及远端结肠,切除扩张、肥厚的结肠,直肠从肛管内翻出,结肠再由翻转的直肠内套出,在会阴进行结肠与肛管的斜行吻合。此术操作范围大,容易损伤支配膀胱、直肠的神经。在腹腔内切除结肠,腹腔感染可能性较大,早期并发吻合口漏较多,适合于较大儿童。

(4) 经腹直肠、结肠切除术(Rehbein术):切除有病变的肠管,结肠与直肠吻合在耻骨平面下1～2 cm处进行,根据患儿的年龄保留肛管及直肠远端3～7 cm。本术式未切除肛管及直肠末端的无神经节细胞段,术后便秘较多,肛门内括约肌持续痉挛,缺乏直肠、肛管松弛反射。术后应进行长期的扩张,必要时应切断肛门内括约肌。术后晚期并发症较多,包括便秘、腹泻、污粪、失禁、小肠结肠炎及肠梗阻。

(5) 回肠结肠长型侧侧吻合术(Martin术):全结肠型的先天性巨结肠症在切除全部结肠后,常有稀便和夜间失禁,术后病死率高达20%左右。多用回肠结肠长型侧侧吻合术,切除脾曲以前的结肠,将降结肠以下与小肠进行长距离的侧侧吻合术,拖下的小肠与直肠肛管间可按Duhamel钳夹法处理。保留的结肠仍有吸收水分的功能,肠蠕动在侧侧吻合的小肠结肠间缓慢进行。

## 附六: 老年性便秘

老年性便秘(senile constipation)是指老年人排便次数减少,同时排便困难,粪便干结。正常人每日排便1～2次或2～3 d排便1次,便秘患者每周排便少于2次并且排便费力,粪质硬结、量少。便秘是老年人常见的症状,约1/3的老年人出现便秘,严重影响老年人的生活质量。

## 一、病因病机

### (一)中医病因病机

便秘系"阴之厥,则腹胀满,后不利"(《内经》),便秘有"阴结""阳结""脾约"之称(《伤寒论》)。应"以药滑之",而不可"妄以峻利药逐之"(朱丹溪)。后人将便秘总结为热秘、气秘、虚秘、冷秘四类。老年便秘病因及病机如下。

1. 气血不足　因年老体虚,脾胃功能不足,气血生化无源,气虚则大肠传导无力,血虚则津液枯竭,大肠失去濡润,而形成便秘。

2. 阳虚寒凝　年高体弱,阳气不足,则阴寒内生,凝滞肠胃,致阳气不运,津液不行,肠道传导无力,形成便秘。

3. 阴液不足　老年体弱或久病,或服用泻下药物过多,导致津液大伤,肠道干枯,大便燥结难下。

4. 气机郁滞　老年之人,多忧善虑或久坐少动,致气机郁滞,腑气不通,糟粕内停而致便秘。

5. 肠胃积热　素体阳盛,或饮酒过度,或过食辛辣厚味,致肠胃积热,或热病之后,余热未尽,耗伤津液,使肠道失于濡润而致便秘。

### (二)西医病因病机

1. 与年龄有关　老年人便秘的患病率较青壮年明显增高,主要是由于随着年龄增加,老年人的食量和体力活动明显减少,胃肠道分泌消化液减少,肠管的张力和蠕动减弱,腹腔及盆底肌肉乏力,肛门内括约肌、肛门外括约肌减弱,胃结肠反射减弱,直肠敏感性下降,使食物在肠内停留过久,水分过度吸收引起便秘;此外,高龄老人常因阿尔茨海默病或精神抑郁症而失去排便反射,引起便秘。

2. 不良生活习惯　①饮食因素:老年人牙齿脱落,喜吃低渣精细的食物或少数患者图方便省事,饮食简单,缺少粗纤维,使粪便体积缩小,黏滞度增加,在肠内运动减慢,水分过度吸收而致便秘。此外,老年人由于进食少,食物含热卡低,胃肠通过时间减慢,亦可引起便秘。脂肪是刺激反射的主要食物,蛋白质则无此作用。②排便习惯:有些老年人没有养成定时排便的习惯,常常忽视正常的便意,致使排便反射受到抑制而引起便秘。③活动减少:老年人由于某些疾病和身体肥胖因素,致使活动减少,特别是因病卧床或乘坐轮椅的患者,因缺少运动性刺激以推动粪便的运动,往往易患便秘。

3. 精神心理因素　患抑郁、焦虑、强迫观念及行为等心理障碍者易出现便秘。

4. 肠道病变　肠道的病变有炎症性肠病、肿瘤、疝、直肠脱垂等,此类病变导致功能性出口梗阻引起排便障碍。

5. 全身性病变　全身性疾病有糖尿病、尿毒症、脑血管意外、帕金森病等。

6. 医源性(滥用泻药)　由于长期服用泻剂,尤其是刺激性泻剂,对结肠平滑肌神经细胞造成损伤,从而导致结肠对肠内容物刺激的反应性降低,使结肠运动功能紊乱,反而使便秘更加严重。此外,引起便秘的其他药物还有如阿片类镇痛药、抗胆碱类药、抗抑郁药、钙离子拮抗剂、利尿剂等。正常排便包括产生便意和排便动作两个过程。进餐后通过胃结肠反射,结肠运动增强,粪便向结肠远端推进。直肠被充盈时,肛门内括约肌松弛,同时,肛门外括约肌收缩,使直肠腔内压升高,压力刺激超过阈值时即引起便意。这种便意的冲动沿盆神经、腹下神经传至腰骶部脊髓的排便中枢,再上行经丘脑导入大脑皮质。如条件允许,耻骨直肠肌和肛门内括约肌、肛门外括约肌均松弛,两侧肛提肌收缩,腹肌和膈肌也协调收缩,腹压增高,促使粪便排出。老年人这组肌肉静息压普遍降低,黏膜弹性也减弱,其至肛门周围的感受器的敏感性和反应性均有下降,使粪便易堆积于壶腹部而无力排出。老年人脑血管硬化容易产生大脑皮质抑制,胃结肠反射减慢,容易产生便秘。

## 二、临床表现

(1) 排便次数减少和排便困难,许多患者的排便次数每周少于 2 次,严重者长达 2~4 周才排便 1 次。

(2) 有的患者可突出地表现为排便困难,排便时间可长达 30 min 以上,或每日排便多次,但排出困难,粪便硬结如羊粪状,且数量很少。严重者粪便嵌塞,反出现大便失禁的假象,肛门松弛,流稀便不止。

(3) 腹胀、食纳减少,以及服用泻药不当引起排便前腹痛等。

(4) 过分用力排便时,腹腔内压升高可引起或加重痔疮。强行排便时损伤肛管,可引起肛裂等其他肛周疾病。

## 三、并发症

(1) 长期便秘的老年人可因肠腔内毒素过多吸收而发生头痛、头晕、食欲不振、失眠等。

(2) 合并前列腺肥大者可因粪便滞留压迫而加重排尿困难和尿潴留。

(3) 老年便秘者排便时间较长,由蹲位站起时,可因体位性低血压导致脑供血不足发生晕厥而跌倒。

(4) 长期应用泻药可导致结肠黑变病,长期便秘者还易发生结肠癌。

(5) 过度用力排便可致原有冠心病的老年人发生心绞痛以及心肌梗死,高血压者发生脑血管意外。

(6) 严重便秘可使老年人发生各类疝的可能性增加或加重疝的病情。

## 四、检查

### (一) 专科检查
体检左下腹有存粪的肠襻,直肠指诊可查到直肠内有多量干燥的粪块存在。

### (二) 辅助检查
1. 实验室检查　粪便常规及大便隐血试验是常规检查的内容。

2. 胃肠 X 线检查　① 腹部平片:能显示肠腔扩张及粪便存留和气液平面,可确定器质性病变如结肠癌、狭窄引起的便秘。② 胃肠钡餐:对了解胃肠运动功能有参考价值。正常时,钡剂在 12~18 h 内可达到结肠脾区,24~72 h 内应全部从结肠排出。便秘时可有排空延迟。③ 钡剂灌肠:特别是采用的结肠低张双重造影,对发现便秘的病因可能有帮助。④ 特殊检查:吞服一定数量不透 X 线的胶管碎片作为标志物,定时拍摄腹片,可了解到标志物在胃肠道内运行的速度及分布情况。如系直肠性便秘可见标志物在结肠中运行很快,最后聚积于直肠;如为结肠性便秘则标志物分布于空肠与直肠之间。

3. 结肠镜及纤维乙状结肠镜　可观察肠腔黏膜以及腔内有无病变和狭窄,还可发现结肠黑变病。

4. 肛管直肠压力测定　可以帮助判断有无直肠、盆底功能异常或直肠感觉阈值异常。

5. 盆底肌电图检查　可判断有无肌源性或神经源性病变。

6. 结肠传输功能试验　了解结肠传输功能。

7. 排粪造影　有助于盆底疝及直肠内套叠的诊断。

## 五、诊断

询问病史,详细了解便秘的起病时间和治疗经过,近期排便时间的改变,问清排便次数,有无排便困难及费力,大便是否带血,是否伴有腹痛、腹胀等上胃肠道症状及能引起便秘的其他系统疾病,尤其是要排除器质性疾病。如病程在几年以上,病情无变化者,多提示功能性便秘。

## 六、治疗

### (一)非药物治疗

1. 坚持参加锻炼　鼓励患者参加力所能及的运动,如散步、慢跑,每日双手按摩腹部数次,以增强胃肠蠕动能力。对长期卧床患者应勤翻身,并进行环形按摩腹部或热敷。

2. 培养良好的排便习惯　进行健康教育,帮助患者建立正常的排便行为。可练习每晨排便 1 次,即使无便意,亦可稍等,以形成条件反射。同时,要营造安静、舒适的环境及选择坐式便器。

3. 合理饮食　老年人应多吃含粗纤维的粮食和蔬菜、瓜果、豆类食物,多饮水,每日至少饮水 1 500 ml,尤其是每日晨起饮一杯温开水,可有效预防便秘。此外,应食用一些具有润肠通便作用的食物,如黑芝麻、蜂蜜、香蕉等。

4. 其他　防止或避免使用引起便秘的药品,不滥用泻药,积极治疗全身性及肛周疾病,调整心理状态,良好的心理状态有助于建立正常排便反射。

### (二)药物治疗

参见本章 【治疗】。

### (三)综合序贯疗法

参见本章 【治疗】。

### (四)生物反馈治疗

参见本章 【治疗】。

## 附八：儿童便秘

儿童便秘(constipation in children)是一种常见病症,其原因很多,概括起来可以分为两大类,一类属功能性便秘,这一类便秘经过调理可以痊愈;另一类为先天性肠道畸形导致的便秘,这种便秘通过一般的调理是不能痊愈的,必须经外科手术矫治。绝大多数的儿童便秘都是功能性的,本病在儿童中发病虽多,在疾病早期也容易治疗,但由于症状较轻,易被家长忽视,常常到了发病很长一段时间后才开始就诊,这给治疗带来很大困难。严重便秘常合并腹胀、腹痛和腹部包块,甚至大便失禁。对于患儿的社会活动、心理发育和学习成绩都有较大的影响,导致生活质量下降。

由于小儿排便次数随年龄的增长变化很大,临床上很难对儿童便秘提出一个明确的概念。目前在我国儿科胃肠专业,以罗马共识作为参考标准来定义:① 儿童便秘的泛义指排便困难或排便延迟。

② 罗马定义：便秘指 1 周内排便≤2 次或大便呈卵石样的硬粪块，大便潴留或大便失禁。③ 90％的儿童便秘是功能性便秘。

## 一、病因病机

儿童便秘病因尚不清楚，但可能与下列因素有关。

1. 饮食因素　饮食过少、过精，缺乏纤维素，饮水不足，其他食物成分不适宜等因素都可导致便秘发生。

进食量少，食物中热量不足，不易诱发胃肠反应，结肠蠕动减慢，不出现便意，同时长期饮食不足则形成营养不良，此时腹肌和肠肌瘦弱，张力低下，推动力减弱，形成恶性循环，便秘加重。

高纤维素饮食不易发生便秘，这是因为食物中纤维多糖不能被消化，其中有一部分可在肠道内受细胞的发酵作用而分解，最终产物是短链脂肪酸、氢气、$CO_2$ 和甲烷，可刺激结肠产生蠕动增强，而未被消化的纤维能增加粪便容量，保留水分，使粪便柔软，缩短肠道运行时间，降低结肠内压力。便秘患儿食物纤维摄入量明显低于正常，其中不可吸收的纤维有更明显的摄入量不足。对饮食结构不同的地区进行研究，也发现食物纤维摄入量高的地区便秘发生率明显低。但有关纤维素在便秘发生中的作用机制尚不十分清楚，也有人报道便秘发生与纤维素无关。

其他食物成分不适宜也是产生便秘的重要因素，如果食物含有多量的蛋白质而碳水化合物较少，则肠内分解蛋白质的细菌比发酵菌多，肠内容物发酵少，大便呈碱性、干燥，次数也少。如果脂肪和碳水化合物含量增高，则粪便次数多而软。

2. 排便习惯异常　由于种种原因使患儿未能养成良好的排便习惯，当粪便进入直肠产生便意时，患儿并不想去厕所排便，而是有意识地抑制排便，往往是采取站立体位，双大腿夹紧，使劲收缩盆底肌和肛门外括约肌关闭肛管，粪便在直肠内潴留，引起直肠壁适应性扩张，降低直肠压力，便意消失。粪便在直肠内逐渐累积，同时由于水分吸收而变干变硬，使粪便排出困难，引起排便疼痛，患儿惧怕排便，又进一步抑制排便，使粪便潴留更加干硬，形成恶性循环，导致粪块嵌塞，直肠过度扩张，液体自粪便块周围流出，出现污便和便失禁。

3. 肛门疾病引起排便疼痛　最常见原因是肛裂，由于肛裂存在，排便时疼痛明显，并可出现血便，使小儿惧怕排便，有意识地抑制排便，并形成恶性循环。2 个月～2 岁的小儿肛裂发生率最高。另外，肛门手术、肛周感染、肛周皮疹等均可导致排便疼痛。

4. 生活环境和习惯改变　由于搬家、家庭增加人口、长途旅行等使患儿熟悉的排便环境出现突然变化而忽视排便，小儿过于贪玩，无时间排便，害怕上课迟到，不花时间排便，上课时不敢请老师允许去厕所等。

5. 心理因素　便秘患儿常常存在各种心理异常，包括焦虑、缺乏自信和竞争力、孤僻和情感障碍等。情感事件（例如初次上学，突然转入陌生的生活环境，父母离婚等）可以诱发便秘患儿的症状出现。但是，心理因素对便秘发生的作用尚未得到肯定，由于便秘患儿的行为问题仅仅是存在一种趋势，并不十分严重，许多指标还达不到心理异常的诊断标准，同时许多心理异常可能是便秘的结果，并不是导致便秘的原因。

6. 遗传因素　便秘患儿常常在出生后即出现症状，并有明显的家族史。另外，一些研究发现便秘患儿有特殊的手指皮纹类型，这些都证明便秘有一定的遗传倾向性。

7. 药物的副作用　抗生素的乱用，矿物质，某些含可待因的止咳药，抗胆碱能药物，抗酸剂，利尿剂以及铁剂等也会使肠蠕动减弱,都可导致便秘。

8. 全身性疾病　①神经源性病变:神经源性发育不良、脑脊髓膨出症、脑瘫等。②内分泌和代谢性疾病继发便秘:甲状腺功能低下、隐性糖尿病、肾小管酸中毒、高钙血症等。

## 二、临床表现

特发性便秘患儿主要表现为排便次数减少,排便困难,也是便秘的主要诊断依据,其他的临床表现是与以上两项症状有关的肠道局部症状和全身症状。

1. 排便次数减少　小儿的排便次数随着年龄的增加逐渐减少,出生后1周的新生儿每日4～6次,而4岁小儿为每日1～2次。流行病学调查表明97%小于4岁的小儿排便次数在每2d至少1次以上,大于4岁的小儿排便次数在每周至少3次以上。因此,小于4岁小儿每周排便次数少于或等于3次即为异常。由于排便次数少,粪便在肠内停留时间长,水分被充分吸收后变得干硬,排出困难。严重时可由于粪块压迫肠壁,肠壁坏死,出现粪性溃疡,甚至可出现肠穿孔、全腹膜炎。如果结肠传输障碍,粪便则表现为坚硬的小粪球,似单粪状;如果直肠乙状结肠有便潴留,则表现为直径较大较硬的条形粪块,75%便秘患儿都有粪条增粗。有时患儿平时可排很少量粪便,间隔1周或半月后可出现一次集中的排便,量很多,常常填满整个便池,未排便时周身不适,食饮不振,排完大便后立即感觉周身轻松,食欲旺盛。

2. 排便异常　约有35%的便秘患儿表现为排便异常费力,排便时用力时间较长,一般认为如果排便用力时间超过整个排便时间的25%即认为排便困难。排便困难有时是因为粪便干硬、量多,而有时是因为排便动力异常,粪便很软也排不出来。排便困难时可表现出一些特征性的姿势,如踮起脚尖,双腿僵硬,背向前屈,双手紧紧抓住身边的家具。稍大一点的患儿常一个人躲在厕所或另一房间,半蹲着使劲抖动身体,排便持续很长时间。有50%～86%的便秘患儿表现为排便时疼痛,甚至有血便,另有一些有排便不尽感,一些患儿会因此而出现肛裂,使患儿产生排便恐惧,加重排便困难。由于恐惧排便或未养成良好的排便习惯,有35%～45%患儿表现为抑制排便,当出现便意时并不去厕所排便,而是用力收缩肛门括约肌和臀大肌,阻止排便。

3. 大便失禁　便秘患儿的污便和大便失禁发生率很高。年龄小的患儿由于随意控制排便能力较差,评价大便失禁很困难,因此临床上大便失禁严格定义为在年龄大于4岁并没有任何明确的器质性病变情况下,将不同量的规律大便排到内裤或地板等规定排便地点之外的地方。污便是指不故意弄脏内裤。便秘合并大便失禁常常被认为由于粪便潴留所致充溢性便失禁。

4. 其他腹部症状　便秘患儿还常常出现腹痛、腹胀、食欲不振、呕吐等胃肠道症状。腹痛常常位于左下腹和脐周,为阵发性,热敷或排便后可缓解,主要由于粪便梗阻引发肠痉挛所致。腹胀患儿常常发生食欲不振,周身不适,排便或排气后可缓解。

5. 心理异常　便秘患儿心理异常发生率较高,可能是原发,也可能是继发,确切机制尚不清楚。主要表现为焦虑,缺乏自信心,心理脆弱,孤僻,注意力不集中等。患儿较少参加集体活动,不爱交朋友,性格内向,常诉说身体不适。患儿的心理、生理发育和社会交流均受到明显影响,生活质量明显下降。

## 三、检查

### (一)专科检查

1. 腹部检查　①望诊:主要观察患儿有无腹胀,有无肠型及蠕动波。②触诊:左下腹可有深压痛,可触及无痛性包块,稍活动,这是由于肠管内潴留粪便所致,个别患儿可触及坚硬的粪石。

2. 肛门检查 ① 望诊:观察有无肛裂、瘘口、开口异位、痔脱垂、肛周炎症、污便、血迹等。② 直肠指诊:对于便秘的诊断、鉴别诊断和治疗均有重要作用。首先可以检查肛管的张力,张力增高可提示有肛门内括约肌痉挛,张力较低可提示存在肛门内括约肌、肛门外括约肌神经功能异常;嘱患儿做排便动作可检查有无耻骨直肠肌和肛门外括约肌异常收缩;嘱患儿用力收缩可检查肛门外括约肌力量;肛门指诊不能通过手指提示有肛门狭窄;直肠内触及干硬粪便提示有粪便潴留,个别患儿粪便并不很硬,但很黏稠。

（二）辅助检查

1. 直肠肛管测压 可以检查直肠感觉功能、直肠顺应性、肛门内括约肌和肛门外括约肌压力、直肠肛管松弛反射等,提供反映直肠、肛门内括约肌和肛门外括约肌功能的客观指标,判定便秘程度和类型,为判定有效治疗方案提供可靠的客观依据。

2. 排粪造影 X线排粪造影可以提供清晰的直肠肛管影像,判定是否存在直肠套叠、前突脱垂等解剖异常;静息收缩和排便状态下直肠肛管角,可判定耻骨直肠肌力量和是否存在耻骨直肠肌异常收缩;直肠肛管角移位可判定盆膈肌的功能;核素排便造影可提供残留率、半排时间、排空率等反映排便功能的客观指标。

3. 结肠传输试验 可以观察各段结肠的蠕动功能,判定是否存在慢传输型便秘或出口梗阻型便秘,为治疗提供客观依据。

4. 肌电图 常规肌电图提供痉挛指数等判定排便动力的客观指标,并可利用肌电图对排便动力异常进行生物反馈治疗,神经电生理检测可提供会阴-肛门反射、脊髓-肛门反射、马尾神经诱发电位、脑神经诱发电位等判定肛门直肠神经传导功能的客观指标。

5. 内镜检查 可观察结肠、直肠黏膜改变,对于除外器质性疾病有重要意义。

6. 组织活检 判定直肠组织结构改变和肠壁神经元发育情况,可除外先天性巨结肠。

## 四、长期便秘的危害

1. 患儿生活质量下降 ① 腹痛、腹胀、肛门不适等,影响患儿生活与学习。② 体重不增,因为便秘导滞胃纳降低,部分可有营养不良,严重者生长迟缓。

2. 引起肛肠疾病 便秘病症在没有得到及时的治疗时会导致很多肛肠疾病产生。如在排便时因大便过于干燥,在排出时会擦伤肛门部位,结果导致肛裂,除此之外便秘病症还会导致肛窦炎、直肠炎、肛门直肠周围脓肿等疾病产生。

3. 影响孩子智力发育 粪便久积于肠道,就会再次发酵,产生大量有毒物质,如不能及时排出体外,就可能对人的神经系统产生不良影响。对儿童来说,宿便会降低脑功能,影响孩子智力发育。日本学者饭野节夫在《儿童饮食与健脑》中指出,儿童便秘会变得"呆头呆脑"。他在研究中发现,2～6岁的儿童长期便秘者,精力不集中,缺乏耐性,贪睡,喜哭,对外界变化反应迟钝,不爱说话,不爱交朋友。但是,他们在通过药物治疗,大便通畅后的几日里,情绪就明显好转,"呆头呆脑"的各种反应减轻。然而,这种儿童大多又很快便秘,恢复到原来那种"呆头呆脑"了。因为经常性的便秘,儿童会感到腹胀不适,但因无法表述自己的这种不适,更不能引起家长的重视,其注意力过多集中在便秘不适上,故会对外界事物淡漠而"呆头呆脑"。

### 五、诊断与鉴别诊断

诊断特发性便秘之前,应首先排除具有便秘症状的其他器质性疾病,同时应对特发性便秘的不同病理类型进行详细区分,这样才能使治疗有的放矢,提高疗效。因此详细地询问病史,有针对性的辅助检查,明确的诊断标准和准确的鉴别诊断是非常重要的。

（一）病史

1. 患病情况　包括起病时间、持续时间、起病诱因、加重或减轻疾病的因素等。

2. 疾病程度　包括大便的次数、性状、形状、硬度等,是否混有血迹或脓性分泌物,排便是否困难,是否存在便意,便后是否有不净感,能否区别排气与排便,是否有抑制排便、排便恐惧,是否有污便、便失禁等。

3. 伴发症状　是否有腹痛、腹胀、食欲不振、消瘦、体重不增、恶心、呕吐、乏力、尿失禁等。

4. 饮食情况　饮食成分是否合理,是否偏食,饮水量多少,较少婴儿应询问是母乳还人工喂养,是否添加辅食等。

5. 治疗经过　是否经过治疗,何种治疗,是否进行排便训练,是否使用泻药,疗效如何等。

6. 心理因素　是否焦虑、多动、抑郁,参加社会活动情况,学习情况,家庭生活情况等。

7. 既往史　既往患病史、手术史、用药史、家族史、遗传病史等。

（二）诊断

1997 年国际对儿童功能性胃肠疾病（FGIDs）制订了诊断标准。1999 年更贴近儿童特点的罗马 II 标准发表,成为统一的儿童 FGIDs 诊断标准。2006 年对罗马 II 标准进行再次修订,提出了罗马 III 诊断标准。

有关 4～18 岁儿童功能性便秘诊断标准如下：无 IBS 表现,在连续 2 个月内至少符合下列 2 个标准以上,即：① 每周排便在 2 次以下。② 每周至少有 1 次大便失禁。③ 有主动抑制排便的表现或动作。④ 腹痛或肠痉挛病史。⑤ 直肠内潴留巨大粪块。⑥ 便条粗大,甚至堵塞座便出口。确诊前至少有 2 个月的每周关于上述症状的记录。与罗马 II 诊断标准相比,罗马 III 诊断标准把罗马 II 诊断标准中便秘病史从 3 个月减少到 2 个月,其理由是虽然便秘发病缓慢,但在 2 个月内获得诊断,其治疗效果明显好于 3 个月以后治疗者。此外,罗马 III 诊断标准取消了功能性便潴留的诊断标准,将功能性便秘和功能性便潴留统称为功能性便秘。

对于 4 岁以下儿童功能性便秘诊断标准是：至少在 1 个月内符合以下 2 个标准以上,即：① 每周排便在 2 次以下。② 在会使用便盆以后,每周至少有 1 次大便失禁。③ 有主动抑制排便的姿势或动作。④ 腹痛或肠痉挛病史。⑤ 直肠内潴留巨大粪块。⑥ 便条粗大,甚至堵塞座便出口。伴随症状包括易激惹、食欲下降或少量进食即腹部胀满,以上症状在排便后迅速消失。本标准将便秘时间进一步缩短到 4 周,强调了便秘早期诊断的重要性。上述标准中,以大便失禁和直肠内巨大粪块潴留最重要。由于直肠内粪便进行性潴留过多,导致盆膈肌肉疲劳和肛门括约肌括约机制降低,发生便失禁,为重症功能性便秘的标志。所谓功能性便潴留已不为专业医师所认可,在本标准中作为参考指标。

辅助检查结果作为重要参考。

（三）鉴别诊断

儿童特发性便秘需与下列几类具有便秘症状的疾病相鉴别。

1. 先天性巨结肠　又称肠管无神经节细胞症,是由于直肠或结肠远端的肠管持续痉挛,粪便淤滞在近端结肠,使该肠段肥厚、扩张,是小儿常见的先天性肠道畸形。鉴别要点:钡剂灌肠检查除结肠扩张外,可见有节段性狭窄,而慢性便秘则结肠全部扩张。

2. 肠动力异常疾病

(1) IBS:尤其是以便秘型 IBS 与特发性便秘不易区别,IBS 临床表现是便秘与腹泻交替,时轻时重,腹痛发生率高而且较剧烈,而且心理因素影响更明显。

(2) 肠管神经发育异常:肠神经节发育不良可表现为顽固性便秘,症状很重,常有腹胀、呕吐等肠梗阻表现,病理组织检查可发现肠神经节细胞减少、未成熟或发育不全。

3. 肛门疾病

(1) 肛门狭窄:肛门指诊可触及明显狭窄环。肛门术后便秘,有明确手术史,肛门可见手术瘢痕以及前置肛门;外观可见肛门位置前移,用力排便时可见肛门后方有膨出包块。

(2) 肛裂:肛缘处可见纵行裂口,有时有鲜血流出。

4. 内分泌障碍疾病

(1) 甲状腺功能减低症(呆小症):可表现食欲不振、腹胀和便秘,但身材短小、智力低下,验血甲状腺素水平降低,可用甲状腺素制剂治疗。

(2) 甲状旁腺功能亢进:可有血钙增高、神经肌肉的应激性降低、肠蠕动减弱、肌张力低、食欲不佳和便秘。B超检查可见甲状旁腺瘤或增生过度,一般需手术治疗。

5. 神经系统疾病

(1) 大脑发育不全:可因排便反射中断或抑制副交感神经出现不同程度便秘,患儿智力明显低下,容易鉴别。

(2) 脊髓栓系征:临床可有便秘、便失禁,常合并尿失禁、下肢功能障碍,MRI 检查可明确脊髓中枢病变。

6. 直肠解剖结构异常　直肠前突、直肠脱垂、直肠套叠等解剖结构异常可导致便秘,X 线排便造影可有特征性改变,容易鉴别。

7. 药物因素　中枢兴奋药、抗抑郁药、抗酸剂、麻醉剂等均可导致便秘,长期使用泻药可导致结肠病变,引起顽固性便秘,这些主要依靠服药史鉴别。

8. 代谢病　卟啉代谢紊乱所致,可分为急性间歇性卟啉病、先天性红细胞生成性卟啉病、混合性卟啉病,临床表现为腹部剧痛、恶心、呕吐、腹胀、顽固便秘,尿、粪中卟啉明显增加,尿卟胆原试验阳性可确诊此病。

## 六、治疗

儿童便秘的治疗目的是清除肠道滞留粪便,恢复肠道正常排便生理功能。第 1 步,清除肠道积粪,解除粪便梗塞;第 2 步,维持治疗,防止粪便梗塞复发,恢复肠道生理排便。治疗儿童便秘,最主要的还是应以调护为主。

肠道管理是通过调整饮食、训练排便、服用药物和灌肠等一系列方法来调节肠道功能,减少肠道内粪便潴留,并建立良好的排便规律,达到治疗便秘或便失禁目的。这是对便秘或便失禁进行保守治疗的重要方法,多年来一直被使用,并不断改进,一些症状比较轻的患儿单独使用这一种方法就能获得完全治愈。但是由于便秘或便失禁的病因很多、很复杂,不能对所有患儿都使用千篇一律的方法,要针对不同病因、不同患儿制定相应的肠道管理方案进行治疗才能取得良好的效果。

（一）调整饮食

饮食是为人体生长发育和新陈代谢提供能量的重要途径,良好的饮食习惯可以预防和治疗许多疾病,这对排便障碍性疾病尤为重要。排便障碍性疾病的患儿不能像正常儿那样自由选择饮食,要根据具体病情进行控制,有些食物要增加,有些食物要限制。

对于便秘患儿要鼓励多进食富含纤维素和具有缓泻作用的食物。这类食物很多,主要有以下几种。① 谷类(粗粮):玉米、高粱和小米等。② 利用谷类制作的食品(含麸食品):五谷面包、全麦面包、黑面包、提子面包、高纤维素饼干、燕麦饼、消化饼、提子饼、小麦薄脆饼干和麦片等。③ 蔬菜类:各种绿叶蔬菜、白菜、萝卜、黄豆、豆角、土豆、白薯、红薯等。④ 水果类:香蕉、菠萝、李子、杏、梅子、枣等。⑤ 饮料类:各种含渣的果汁、蔬菜汁等。⑥ 其他:花生、核桃、杏仁、腰果、榛子、葡萄干等。上述这些都是富含纤维素和具有缓泻作用的食物,要根据病情和患儿的习惯爱好制定相应的食谱,食谱的花色品种和制作方法要不断更新,防止小儿因长期吃同一种食谱而产生厌烦和抵触情绪。

（二）建立良好的排便习惯

良好的排便习惯可以对各种排便障碍性疾病起到一定的治疗作用,尤其是以便秘和腹胀为主的患儿更为重要。方法是每日三餐后立即到厕所训练排便,让患儿坐在便盆上,用力排便,同时可以加入意念,想象粪便在肠管内移动,直至排出,每次训练 20 min。在训练刚开始时,可能排不出大便,但仍要坚持训练,家属要坚定信心,给患儿进行耐心劝导,每次成功排出大便后,家属要给予鼓励或一定的物质奖励。一般训练 2～3 周之后,患儿均可成功,并且排便并不很费力。

排便习惯训练主要是利用胃结肠反射,这是一种正常的生理反射,是指胃内进食几分钟后,结肠出现短时间的收缩活动增强,出现更多的袋状收缩和集团收缩,促使粪便在肠管内向前推进,并产生便意。这种反射在早餐后最明显,而且年龄越小越明显。这种反射的发生机制可能与神经、体液调节有关,进食一开始即有胃泌素和胆囊收缩素的释放,这两者被认为可以启动胃结肠反射。这种反射持续时间极少超过 1 h,因此训练时应强调进餐后立即进行。另外,也许有人担心进餐后立即排便是否会缩短肠内营养物吸收时间,导致营养不良,这种担心是没有必要的,正常人进餐后小肠和结肠运动形式变化是不同的。在空腹状态下,小肠运动活跃,出现迁移性运动复合体(MMC),这种运动形式可将肠内容物推向远端进入结肠,进餐后胃十二指肠受到食物刺激后开始抑制迁移性运动复合体,减少推进性肠蠕动,这种餐后运动形式可持续 5 h 左右。而结肠在进餐后反射性蠕动增强,使贮存在结肠内粪便向直肠内移动,因此排便训练不会影响食物在小肠内停留时间,也就不会导致营养不良,反而通过排便将粪便和气体尽量排除,使结肠和直肠保持排空状态,能缓解腹痛、腹胀和便秘。

（三）药物治疗

对于便秘患儿的药物治疗要根据具体情况选择药物种类,一般以容积性泻药和润滑性泻药为主,不要使用刺激性和副作用较强的泻药。因为便秘是一种慢性疾病,治疗需要时间较长,有些药物长期使用会导致肠动力和肠感觉障碍。

便秘的药物治疗一般分三个阶段:第 1 阶段,主要清除肠道潴留粪便,药物剂量逐渐增加,使肠道内潴留粪便完全排空,达到减少肠道潴留的目的。也有人主张开始使用大剂量泻药,达到非灌肠性洗肠的目的。第 2 阶段,维持治疗,要逐渐减少药物剂量,维持排便,防止再次出现肠道内粪便潴留。第

3阶段,停药观察,对于有反复的患儿要重新服用药物。

1. 微生态制剂 微生态制剂是指含有活菌或死菌(包括菌体组分和产物,或是仅含有活菌体和死菌体)的微生物制剂,能通过宿主消化道屏障而存活,并且能在宿主消化道定植发挥相应的生理作用。它包括益生菌、益生元、合生元三大类。在便秘患儿常规治疗基础上加用微生态制剂,可补充人体正常生理细菌,调节肠道菌群平衡,抑制并清除肠道中对人具有潜在危害的细菌,因此对便秘有一定疗效。但免疫力低下及肠道黏膜受损的患儿应避免使用活菌制剂,以免发生机会感染。

2. 胃肠促动力药 代表药是西沙必利,选择性作用于胃肠肌间神经丛,促进神经节细胞释放乙酰胆碱而增强胃肠推动力,除增加胃排空外,还可加强肠的运动并促进小肠和大肠的转运,对慢传输型便秘的治疗非常重要。但有腹痛、肠鸣、心脏副反应,限制使用。

3. 渗透性泻药

(1)乳果糖:乳果糖在小肠中不被吸收,在结肠中分解生成酸性代谢物,导致肠腔内渗透压升高,水和电解质潴留,肠容积增大,从而导泻。由于肠道菌群的变化,其疗效会随用药时间的延长而降低,由于结肠发酵产生气体,可引起腹胀、排气增多的不良反应。

(2)聚乙二醇:大分子聚乙二醇是线型长链聚合物,通过氢键固定水分子,使水分保留在结肠内,增加粪便含水量并软化大便,恢复大便体积和重量至正常,促进排便的最终完成,从而改善便秘症状。

4. 润滑性泻药 又称大便软化剂,此类药物的主要功能是润滑肠壁,软化大便,使大便易于排出,如液状石蜡等。这类药主要的缺点是口感差,作用弱,长期应用会引起脂溶性维生素吸收不良。

5. 刺激性泻药 作用快、效力强,药物或者其代谢的产物可对肠壁产生刺激作用,使肠蠕动增加。该类药主要有:酚酞(果导)、蓖麻油、大黄、番泻叶等。但要注意,此类药因为刺激肠黏膜和肠壁神经丛,并可能引起大肠肌无力,形成药物依赖,因而主要用于需要迅速通便者,不宜长期应用。

(四)灌肠

灌肠是利用等渗液体清除肠道内潴留的粪便,达到清洁肠管、促进肠蠕动、防止便潴留和便失禁发生的目的。

1. 开塞露通便 因为甘油对肠壁有刺激作用,甘油本身有滑肠作用,使用方便,将开塞露内甘油挤入直肠即可。

2. 盐水灌肠 一般使用生理盐水,对于粪便潴留严重并有继发巨结肠的患儿可增加盐的浓度,或将少量泻药溶入灌肠液中,刺激肠管收缩,完全排空潴留的粪便。

一般清洁灌肠液体量计算方法是小于 10 kg 体重的患儿按每 5 kg 体重 60 ml 计算;大于 10 kg 体重的患儿按成人剂量计算,也就是每次 130 ml;对于粪便潴留较重的患儿应加大灌肠液体量。灌肠次数一般每 24 h 1 次。灌肠使用不当也会出现一些并发症,如水中毒、高血容量、血清电解质紊乱、高钠血症、高磷血症、癫痫,严重者也可死亡。因此,灌肠时要严格按规程操作,如果家属自己灌肠,则需要经过医院的培训和指导。

**参考文献**

[1]中华医学会消化病学分会胃肠动力组,中华医学会外科学分会结直肠肛门外科学组.中国慢性便秘诊治指南(2013年)[J].中华消化杂志,2013,33(5):1.

[2]罗金燕.功能性肠病与罗马Ⅲ[J].胃肠病学,2006,11(122):739.

[3]韩宝,张燕生.中国肛肠诊疗学[M].北京:人民军医出版社,2011.

［4］王学勤,朱有玲,戴菲,等.功能性出口梗阻型便秘排便动力学研究［J］.中国肛肠病杂志,2002,22(1)：6.

［5］钱旅忠,索春玲,王溪,等.钡灌肠与排粪造影对功能性便秘的 X 线诊断［J］.上海医学影像,2007,16(1)：51.

［6］康文全,付剑云,吴炎,等.结肠运输试验在慢性功能性便秘分型中的价值再评价［J］.中国实用医药,2008,3(25)：4.

［7］张波,王凡,陈文平.盆底肌电图在出口梗阻型便秘中的诊断价值［J］.结直肠肛门外科,2007,13(2)：68.

［8］罗和生.功能性便秘的规范化治疗［J］.临床内科杂志,2009,26(2)：82.

［9］李国强,袁维堂.功能性便秘诊断治疗现状［J］.医药论坛杂志,2009,30(6)：125.

［10］李延青,于岩波.功能性便秘的诊断与治疗［J］.中国实用内科杂志,2011,26(2)：158.

［11］刘志苏,钱群.便秘的手术适应证和术式选择［J］.腹部外科,2008,21(3)：134.

［12］张连阳,张胜本,刘宝华.慢传输性便秘的手术治疗策略［J］.大肠肛门外科杂志,2005,11(1)：4.

［13］丁曙晴,丁义江,余苏萍.盆底失弛缓综合征 70 例临床分析［J］.江苏医药杂志,2001,27(7)：515.

［14］李敏,唐学贵,吴至高.直肠前突手术治疗进展［J］.川北医学院学报,2007,22(1)：68.

［15］徐国萍,范一宏,吕宾.慢传输型便秘发病机制的研究进展［J］.国际消化病杂志,2010,30(4)：231.

［16］莫平,段体德,刘保华.外科治疗慢传输型便秘［J］.结直肠肛门外科,2007,13(3)：198.

［17］刘虎,徐兵.新生儿巨结肠诊断的现状与进展［J］.医学综述,2010,16(16)：2433.

［18］代述东,李祖蕴,陈朝辉.生物反馈疗法在慢性功能性便秘中的应用［J］.结直肠肛门外科,2008,14(1)：62.

［19］刘芳宜,方秀才,王智凤.生物反馈治疗慢性便秘的疗效评价［J］.胃肠病学和肝病学杂志,2011,20(9)：874.

［20］卢燕,徐珞.功能性便秘的生物反馈治疗及疗效随访［J］.现代生物学进展,2010,10(23)：4541.

# 第十九章　肛门周围皮肤病

## 第一节　肛周湿疹

**【概述】**

肛周湿疹是一种常见多发的皮肤非感染性疾病,约占肛门疾病的1/10,是肛肠科的常见病、多发病之一。其病变多局限于肛门口及周围皮肤,也可蔓延至会阴部及外生殖器。临床上以渗出、瘙痒、局部分泌物增多,皮损呈多形性,易复发为特点。由于其病程长,分泌物反复刺激,故肛门及肛门周围皮肤常常变厚,苔藓样变或皲裂。本病任何年龄及性别均可发生。根据发病原因,可分为原发性和继发性肛周湿疹。根据病程长短可分为急性、亚急性、慢性肛周湿疹。中医学称本病为"浸疮""血风疮""风湿疮"等。

**【病因病机】**

### 一、中医病因病机

中医学认为本病多因禀赋不耐,风、湿、热邪留滞肌肤,或饮食伤脾,脾失健运,湿热内生,或血虚生风化燥、肌肤失养所致。

1. 湿热浸淫　常因饮食不洁,过食辛辣之物,伤及脾胃,脾失健运,湿热内生,复感风湿热之邪,下注肛门留滞于肌肤,内不得通,外不得泄,致气血不和,营卫不调而致病。

2. 血虚风燥　慢性病因病程缠绵,渗液日久,耗伤阴血,肝失所养,风从内生,风胜则燥而出现血虚风燥之证。

### 二、西医病因病理

西医学认为肛周湿疹是一种迟发型变态反应性皮肤病,其病因较复杂,目前尚不十分明确。原发性肛周湿疹的病因目前不明,继发性肛周湿疹的发病可能与以下因素有关。

1. 内因　体质与遗传因素、精神与神经功能障碍、消化系统功能障碍、内分泌紊乱。有些患者经过环境改变或者体质增强后,即使以往刺激因子再次出现也可不再发生湿疹;过敏体质的湿疹患者,对体内外的致病因子有较正常人高的敏感性;精神紧张、焦虑等可致使某些湿疹症状加重;胃肠功能紊乱会导致黏膜的分泌吸收功能失常,使异性蛋白或变应原进入体内而发生湿疹;内分泌紊乱、月经失调、糖尿病等可诱发湿疹。

2. 外因　湿疹发病可能与鱼、虾等摄入、合成纤维及染料接触、慢性感染、血液循环障碍、迟发型变态反应有关;痔疮、肛门直肠脱垂、肛瘘、肛管缺损等肛肠科疾病导致的局部刺激亦可引发变态反应。

## 【临床表现】

按其病程和皮损情况分为急性、亚急性、慢性三种。

1. 急性湿疹　肛门周围的皮损多呈粟粒样小丘疹、丘疱疹或小水疱,基底部潮红。由于搔抓,致使水疱破溃,可见有小点状渗出和糜烂,并有浆液不断渗出,病变部较重,向周围蔓延,外围可散在丘疹、丘疱疹。若合并感染,可形成脓疱,渗出脓液,结黄绿色或褐色脓痂,还可并发毛囊炎、疖肿。

2. 亚急性湿疹　由急性湿疹炎症减轻、未及时处理、拖延日久而成。特点是皮损以小丘疹、鳞屑和结痂为主,仅有少数丘疱疹和水疱糜烂。

3. 慢性湿疹　由急性或亚急性反复发作日久不愈而成,也有初起即呈慢性者,可见局部皮肤增厚,浸润,色棕红或灰色,表面粗糙,肛缘及肛管可有皲裂,米糠样皮屑及抓破后成为结痂,外周可有散在的丘疹、丘疱疹。

## 【诊断与鉴别诊断】

（一）诊断

根据病史、皮损形态及病程,湿疹的诊断一般不困难。湿疹的皮损呈多形性、弥漫性、分布对称,急性者有渗出,慢性者有浸润肥厚。病程多不规律,反复发作,瘙痒剧烈。

（二）鉴别诊断

1. 肛门瘙痒症　以瘙痒为主,无渗出液,搔抓破后,继发渗出、出血、糜烂。

2. 接触性皮炎　有明显的接触刺激物病史,皮疹仅限接触部位,形态单一,水疱大,边界清楚,去除病因后皮炎消退较快,很少复发。

3. 肛周神经性皮炎　常发瘙痒,后出现扁平丘疹,有苔藓样变,淡褐色,干燥而坚实,病变部位可延至骶尾部、会阴及阴囊。

## 【治疗】

治疗原则是根据不同的病因和局部改变,进行合理的整体治疗和对症处理。

### 一、内治法

（一）中医辨证论证

1. 湿热浸淫证

［主症］肛门周围皮肤潮红、水疱、糜烂、渗液,边界弥漫,瘙痒剧烈,可伴胸闷纳呆,大便干结,小便黄赤,舌红,苔黄腻,脉滑数。相当于急性湿疹。

［治法］清热利湿,凉血疏风。

［方药］萆薢渗湿汤加减。

2．脾虚湿蕴证

［主症］皮损淡红或色暗，水疱不多，但滋水淋漓，常伴有胃纳不香，面色萎黄，便溏尿少，舌淡，苔白腻，脉滑。相当于亚急性湿疹。

［治法］健脾燥湿，养血润肤。

［方药］除湿胃苓汤加减。

3．血虚风燥证

［主症］皮损肥厚，角化皲裂，或有抓痕、血痂，反复发作，经久不愈，常伴有形体消瘦，舌淡，苔白，脉沉细。

［治法］养血疏风，除湿润燥。

［方药］四物消风散加减。

（二）西药治疗

（1）抗组胺类药物：可酌情选择抗组胺药物如苯海拉明、马来酸氯苯那敏（扑尔敏）、异丙嗪（非那根）、阿司咪唑（息斯敏）等。

（2）非特异性脱敏疗法：静脉注射10％葡萄糖酸钙10 ml，口服维生素C片等。

（3）镇静剂：口服氯丙嗪等。

## 二、外治法

（一）中药外治法

1．湿敷疗法　大青叶加水煎汤湿敷于患处，适用于各种证候；地榆、马齿苋煎汤湿敷于患处，适用于湿热证候。

2．熏洗疗法　蛇床子、苦参、明矾、川椒、艾叶煎煮后熏洗坐浴，适用于湿热浸淫证和脾虚湿蕴证肛周湿疹；10％明矾水温热外洗，适用于慢性湿疹肛门瘙痒者。

3．外敷疗法　番茄汁外敷患处，适用于湿热浸淫证肛周湿疹；湿毒膏涂敷患处，适用于脾虚湿蕴证肛周湿疹；五倍子散涂敷患处，适用于血虚风燥证肛周湿疹。

（二）西医外治法

（1）对于急性湿疹、渗液多的患者采用湿敷，可用5％硼酸溶液及5％醋酸铝溶液，也可用0.1％依沙吖啶溶液或1∶20硫酸锌铜溶液；热敷可用1∶10 000的高锰酸钾溶液。湿热敷后，再用炉甘石洗剂干燥收湿。

（2）对于亚急性湿疹的患者可用硼酸氧化锌软膏等外涂。

（3）对于慢性湿疹的患者，可用2％～10％的硫黄煤焦油糊剂等外涂。

（三）针灸治疗

1．针刺法　针刺三阴交、血海、会阴，脾虚配足三里，瘙痒剧烈者配太溪、长强，采用平补平泻针法。

2．艾灸法　适用于慢性湿疹，将艾叶放在皮损的四周，每隔1.5 cm放1炷，顺次点燃，可止痒。

## 三、其他疗法

1．预防治疗　除去各种可能引起湿疹的原因如痔疮、肛瘘、肛窦炎及腹泻、便秘等；分析接触的各种物品、用具和化学品以及食物、药物中可能导致过敏的物质，加以清除，避免再刺激；保持肛门部清洁卫生，避免搔抓、摩擦，忌用肥皂水浸洗以及有刺激性的药物熏洗、坐浴或外敷。

2. 心理治疗　告诉患者本病不是"不治之症"，之所以反复发作有多种原因，并把湿疹发生的原因及发展规律告诉患者，以解除患者的思想顾虑，帮助患者树立信心，从而配合治疗。

3. 物理治疗　冷水浴有助于急性湿疹的恢复，硫黄温泉浴有助于亚急性湿疹的恢复。

4. 放射疗法　可用浅层 X 线照射，慢性湿疹可用 0.8～1.0 Gy，总量不超过 10 Gy，若是皮损非常肥厚，可用至 15 Gy；亚急性湿疹有少量渗出者也可用放射治疗，其开始量以 0.5 Gy 为宜，待渗出消退后可逐渐加量，但最大量每日不能超过 0.8 Gy，一般总量为 1～5 Gy。

5. 冷冻疗法　适用于病程长、皮损严重的顽固性湿疹，采用国外常用的平面接触式冷刀，浸入盛有液态氮的容器中，此时可见液态氮迅速沸腾起来，约 15 s，液态氮沸腾状态突然停息下来后，取出冷刀，接触于皮损表面约 20 s，以皮损色呈灰白为度。

## 【研究进展】

### 一、西医治疗

1. 激光疗法　李文碧使用 $CO_2$ 激光治疗肛门慢性湿疹 39 例，1 次治愈 32 例，治愈率达 82%；2 次治愈 7 例，有效率为 100%，但 39 例患者治疗后均出现短暂疼痛，且有肛门周围表皮伤口愈合时间较长等副作用。卢志宏采用氦氖激光联合除湿止痒软膏治疗肛周湿疹 49 例中发现氦氖激光局部照射加药物治疗慢性肛周湿疹与单纯药物治疗相比更具有优势。权亚玲等在紫草油外涂联合红外线照射治疗腹泻所致肛周湿疹的疗效观察中发现红外线照射联合紫草油外涂湿疹局部的疗效显著优于单纯外涂紫草油。另外，包括长波 UVA 和短波 UVB 等紫外线照射的方法，因具有较好疗效和较小不良反应，而逐步应用于肛周湿疹的治疗。

2. 封闭治疗　刘新华在曲安奈德局部封闭应用于肛周湿疹的研究中指出曲安奈德局部封闭治疗肛周湿疹的疗效好。李建平在蓝罗液（由亚甲蓝、甲磺酸罗哌卡因、2% 利多卡因注射液、生理盐水、地塞米松注射液配合成混合液）肛门周围皮下封闭术治疗肛周湿疹的临床研究中指出，蓝罗液局部皮损封闭术治疗肛周湿疹疗效可靠，其用于治疗 164 例肛周湿疹患者，结果 1 次性治愈 122 例，占 74.39%，2 次注射治愈 16 例，占 9.76%，好转 18 例，占 10.98%，有效率 95.12%。

3. 外敷治疗　邓列华等在 0.1% 他克莫司软膏治疗肛周湿疹的临床疗效观察中，实验组用 0.1% 他克莫司软膏外用，对照组外用 0.1% 哈西奈德乳膏，治疗 2 周后，治疗组有效率明显高于对照组，但差异无显著性（$P>0.05$），同时 2 组不良反应发生率也均无显著性差异（$P>0.05$）。试验中发现 0.1% 他克莫司软膏治疗肛周湿疹的疗效满意，不良反应少而轻微，是治疗肛周湿疹较好外用药之一。

伍媛媛等在济安舒能医用伤口护理膜用于急性肛周湿疹的疗效观察中，将外科手术后所致急性肛周湿疹患者 50 例随机分为 2 组，实验组使用济安舒能医用伤口护理膜，对照组使用氧化锌软膏，治疗后予以疗效比较。结果，实验组治愈率明显高于对照组（$P<0.01$）。该观察还发现，济安舒能医用伤口护理膜用于急性肛周湿疹方法简单，效果良好，值得一试。

陆龙妹在 3M 无痛保护膜应用于防治老年肛周湿疹的疗效分析中，指出该保护膜可使皮肤与外界隔离,减少了大小便、尿垫等对长期卧床患者局部造成的理化刺激,从而达到预防肛周湿疹发生的目的,且使用便捷,值得临床推广。

4. 手术治疗 王云英采用三联术(肛门周围皮肤封闭术、肛门周围皮肤间断切除术、肛门周围皮下神经离断术)结合中药外洗治疗 80 例肛周湿疹的患者,结果痊愈 75 例,有效 5 例,总有效率 100%,并随访已治愈的 70 例患者 2 年,无一例复发。孙弋淇等将济川化痔线挂线疗法结合肛门周围皮下神经游离的方式治疗肛周湿疹取得了满意的疗效。

## 二、中医治疗

1. 埋线疗法 郭广华在穴位理线治疗肛周湿疹的临床观察中,将 128 例肛周湿疹随机分为治疗组 64 例和对照组 64 例,治疗组取天枢、关元、中脘、足三里、大肠俞、肾俞、脾俞、三阴交等穴位,将羊肠线埋入穴内;对照组予内服赛庚啶 4 mg,每日 3 次,外用醋酸肤轻松软膏,每日 2 次,7 d 为 1 个疗程。通过对 2 组病例的综合疗效进行总结,结果发现,治疗组在综合疗效中的优良率及有效率方面均明显优于对照组(P<0.05)。谭红等在围刺埋线配合体穴埋线治疗慢性肛周湿疹的临床研究指出围刺埋线配合体穴埋线治疗肛周湿疹的疗效显著。

2. 中药治疗 严建等用自拟除湿止痒汤(苦参 15 g,荆芥 10 g,防风 10 g,蝉蜕 10 g,土茯苓 15 g,白鲜皮 15 g,黄柏 10 g,蛇床子 12 g,蒲公英 12 g,萆薢 12 g,当归 12 g,赤芍 12 g)口服配合外洗方(苦参 30 g,蛇床子 30 g,黄柏 30 g,大黄 30 g,白鲜皮 30 g,明矾 15 g)作为治疗组与内服赛庚啶外用醋酸肤轻松软膏组进行对照,结果发现,治疗组在综合疗效中的优良率及有效率方面均明显优于对照组(P<0.05)。李怀英等在无极膏治疗腹泻致肛周湿疹效果的观察中,观察组 26 例采用无极膏治疗,对照组 25 例采用炉甘石洗剂涂搽,2 组肛周湿疹有效率及愈合时间比较有显著性差异(P<0.05),说明无极膏治疗肛周湿疹具有明显的疗效。

## 【柏氏诊疗特色】

柏连松认为肛周湿疹是发生在复杂的体内因素和外界因素的基础上所致的肛门周围的迟发型变态反应性皮肤病,是一种难治性皮肤病,病因复杂,且易复发。其致病因素多为风、湿、热邪。又由于先天禀赋不足、饮食失节、嗜酒、过食辛辣鱼腥之品皆可伤及脾胃,脾失健运,湿热内生,内有心火、脾湿、肝风,复感外邪,内外合邪致病。又有湿疹病情缠绵难愈,久之耗伤阴血,营血不足,湿热稽留,以致血虚风燥,风燥则湿热郁结、肌肤失养发为湿疹。柏氏将其分为四型:湿热证、血虚风燥证、风热证、脾虚湿滞证。

湿热证以苦参、赤芍、白鲜皮、茯苓、苍术、黄芩、白术为主要用药,血虚风燥证以川芎、当归、生地、苦参、白鲜皮、地肤子为主要用药;风热证以金银花、荆芥穗、苦参、黄柏、白鲜皮、牡丹皮为主要用药;脾虚湿蕴证以茯苓、白术、薏苡仁、苍术、黄芩、泽泻为主要用药。同时主张在湿疹快愈之时加入活血药物,引药入血,彻底清除血中湿毒,即使皮疹消退也应继续服健脾益胃之品一段时间,不宜中病即止。

柏氏认为中医药在治疗湿疹上疗效显著,但起效慢,往往不能很快控制临床症状。因此采用中西医结合治疗,会显著提高疗效。

# 第二节 肛门瘙痒症

## 【概述】

肛门瘙痒症是指肛门及肛门周围皮肤无任何原发性皮肤损害的顽固性瘙痒症状,有时可蔓延至会阴、外阴及阴囊,是一种较顽固的局限性神经功能障碍性肛门周围皮肤病。具体病因不详,近年来发病率呈上升趋势。其临床特征主要为瘙痒、渗出、糜烂及病情易反复复发等。因该病极易复发,故临床上该病的病程均较长,使得患者肛门周围的皮肤逐渐增厚,颜色为暗红或灰白,局部粗糙而发生浸渍、皲裂、继发湿疹样变等。该病顽固,不易治愈。本病多见于 20～40 岁的中年人,男性多于女性,尤其好发于安静和不爱运动的人。中医学称其为"肛门瘙痒""肛痒风"等。

临床上将其分为原发性肛门瘙痒和继发性肛门瘙痒。原发性肛门瘙痒是指无明确诱因和无原发性皮肤损害而仅有瘙痒的一种皮肤病,在病变过程中,由于搔抓可出现各种继发性皮肤变化,如抓痕、血痂、皮肤肥厚以及肛周皮肤苔藓样变。继发性肛门瘙痒症则是继发于其他疾病,临床上就肛肠科所见,多继发于肛窦炎、痔疮、肛乳头炎、肛周湿疹等,常伴有明显的特异性皮肤损害和原发病变。

## 【病因病机】

一、中医病因病机

中医学认为本病的发生因风湿热邪长期蕴结于肛门,使之气血运行失畅,经脉阻滞而发为瘀血,瘀血阻络,血脉不荣,肌肤失养而发瘙痒。

1. 风热侵袭  外感风邪,或风热相聚,风湿挟热,留滞于荣卫之间,腠理皮肤之中,结而不散,则发痒出疹,而成瘙痒之证。

2. 血虚生风  皮肤腠理需气血营养,血虚不能充养皮肤腠理,生风生燥则瘙痒。

3. 湿热下注  因饮食不当,过食辛辣肥甘,积湿生热,下注肛门,阻塞肛门周围皮肤经络而产生瘙痒。

二、西医病因病理

西医学认为肛门瘙痒症的发病可能与内分泌、代谢病、血液病、神经精神病、维生素缺乏、食物及药物等多因素有关。瘙痒是一种自觉症状,其发病机制目前尚未明了,一般认为表皮内及真皮浅层的游离神经末梢是痒觉感受器。这些感受器受物理、化学刺激后先导致局部组织胺激肽和蛋白分解酶等化学性介质的释放,后者作用于神经末梢,引起冲动。痛觉神经纤维中无髓鞘 C 组织纤维传导,经脊髓丘脑束至丘脑,最后达皮质感觉区,产生痒觉。

## 【临床表现】

本病的主要特点是瘙痒剧烈。常因湿润、衣裤摩擦等诱因引起肛门局限性瘙痒发作。夜间安静时,或就寝时瘙痒加剧,呈阵发性,有烧灼感、蚁爬感。持续时间较长,影响睡眠,可造成神经衰弱。患处常因搔抓而破溃、糜烂、出血,有结痂、色素沉着或色素脱失,皮肤肥厚以致肛周皮肤苔藓样变。瘙痒常蔓延至会阴,外阴及阴囊。

## 【诊断与鉴别诊断】

### 一、诊断

根据顽固性肛门瘙痒病史和局部皮肤增厚、糜烂等现象即可明确诊断。但要明确病因较为困难,因此,尚需做全面细致的临床检查,明确诊断为原发性或继发性肛门瘙痒症。

### 二、鉴别诊断

1. 肛周湿疹　有急性发作史,表现为丘疹、水疱、渗液等多形损害,有强烈渗出倾向。湿疹常发有丘疹、红斑、渗出、糜烂,以后继发瘙痒。

2. 肛周神经性皮炎　有明显的接触刺激物病史,消除病因后较少复发。

3. 老年性瘙痒症　常见于 60 岁以上老年人,瘙痒以躯干四肢为主,亦可波及会阴部及肛门,长期搔抓后皮肤后可发生湿疹样改变。可能与年老皮肤萎缩、干燥和变性有关。

## 【治疗】

治疗原则是治疗引起肛门瘙痒的有关疾病,去除病因,并避免和减少局部刺激,区别不同病变,合理施治。

### 一、内治法

（一）中医辨证论治

1. 风热侵袭证

[主症] 肛门瘙痒伴灼热感,遇冷或遇热痒更甚,口舌干苦,心烦易怒,大便秘结,小便短赤,肛门周围皮肤不潮湿,皮损不明显,瘙痒易作易休。舌尖红,苔薄黄或薄白,脉数略浮。

[治法] 清热凉血,疏风止痒。

[方药] 凉血消风散加减。

2. 血虚生风证

[主症] 肛门部瘙痒不分昼夜,或痒呈蚁行感,局部皮肤干燥无光泽及弹性可蔓延至前阴。面色苍白,五心烦热,心悸失眠,舌淡,苔薄,脉细数。

[治法] 养血润燥,祛风止痒。

[方药] 当归饮子加减。

3. 湿热下注证

[主症] 肛门皮肤瘙痒,伴有渗出、潮湿,蔓延至会阴部、阴囊,局部皮肤常有破溃及出血,时轻时重,肛门周围皮肤粗糙,皱褶增厚,分泌物较多,可伴有口渴喜饮,胃纳差,大便秘结,舌红,苔黄,脉弦滑。

[治法] 清热利湿,祛风止痒。

[方药] 龙胆泻肝汤加减。

（二）西医治疗

（1）抗组胺类药物：可酌情选择抗组胺药物如苯海拉明、马来酸氯苯那敏片（扑尔敏）、异丙嗪（非那根）等或静脉注射10％葡萄糖酸钙10 ml。

（2）抗生素治疗：如因真菌引起肛门瘙痒症，可口服抗真菌药物；如患者合并细菌感染，可酌情选用抗生素。

（3）激素治疗：围绝经期或老年患者可适当外用性激素，如女性可服用己烯雌酚等。

## 二、外治法

（一）中医外治

1. 搽药敷药法　九华粉洗剂涂抹患处，适用于风热、湿热证。

2. 熏洗疗法　可用止痒熏洗汤熏洗坐浴（苦参、蛇床子、地肤子、白鲜皮、川椒、黄柏）。

（二）西医外治

2％樟脑霜，1％薄荷炉甘石水粉剂，皮质类固醇制剂等。

（三）针灸治疗

梅花针点刺肛门周围皮肤，可有立即止痒的效果。针刺长强、大椎、肺俞、血海、三阴交等穴位，采用强刺激手法，有消炎止痒的作用。

（四）穴位治疗

1. 穴位注射　丹参注射液2 ml与维生素$B_{12}$注射液50 mg混合在长强穴处行穴位注射，每周2次，6次为1个疗程。

2. 穴位埋线　3号或4号铬制羊肠线2.5 cm，乙醇浸泡30 min，患者取侧卧位，取长强穴，局部消毒及麻醉，将装有羊肠线的穿刺针在长强穴紧靠尾骨前面，刺入4 cm，待局部有明显的酸胀感时即可推入羊肠线，退出穿刺针，敷料覆盖。穴位埋线简单易行，止痒止痛效果良好，且疗效持久。

（五）局部注射疗法

用可的松加普鲁卡因在瘙痒去内点状注射；亚甲蓝肛门周围皮内及皮下注射；盐酸异丙嗪注射液配以1％利多卡因肛门周围皮内及皮下注射。

## 三、手术治疗

经上述各种治疗不见好转并反复发作者，可考虑行肛门周围感觉神经末梢切断法治疗。还可采取肛门周围瘙痒皮肤切除术，若切除皮肤范围较大，可以采用皮瓣移植法。

## 四、其他疗法

1. 饮食疗法　禁食刺激性食物和特异性蛋白质食物，如烟、酒、辣椒、鱼、虾、蟹等。

2. 物理治疗　可行紫外线、红外线局部照射、皮下输氧等。

## 【研究进展】

## 一、中医药治疗

王冬伟在硝矾散治疗肛肠病术后肛门瘙痒症的临床疗效观察中提出硝矾散治疗肛肠病术后肛门

瘙痒症的疗效高,他将 60 例肛肠病术后肛门瘙痒症患者随机分为硝矾散组(治疗组)30 例和花子叶汤组(对照组)30 例,治疗组愈显率为 80%,总有效率为 100%,对照组愈显率为 23.3%,总有效率为 80%,两组总疗效比较,具有显著性差异($P<0.05$),治疗组疗效明显高于对照组;治疗后治疗组症状的改善明显优于对照组,具有显著性差异($P<0.05$)。

王立民在祛风止痒汤治疗肛门瘙痒症的临床研究中,提出祛风止痒汤治疗肛门瘙痒症疗效显著,在改善肛门瘙痒症状和肛周皮肤苔藓样变方面均取得满意疗效。他将 100 例患者随机分为两组,治疗组、对照组各 50 例。治疗组予祛风止痒汤 500 ml 加入适量温水局部外洗,每日早晚各 1 次,每次 15~20 min;对照组予温水局部外洗后,拭干,局部涂搽适量复方地塞米松软膏(皮炎平),每日早晚各 1 次。治疗组:瘙痒症状治疗有效率为 96%,肛周皮肤苔藓样变有效率为 94%。对照组:瘙痒症状治疗有效率为 84%,肛周皮肤苔藓样变有效率为 84%。两组间在减轻瘙痒、减轻苔藓样变方面疗效比较,均存在差异性,治疗组优于对照组,有统计学意义($P<0.05$)。

马坊在祛风止痒膏治疗肛周瘙痒症的临床研究中,提出祛风止痒膏(防风、荆芥、蝉蜕、蛇床子、地肤子、黄柏、冰片、苦参、芒硝、明矾、硼砂)药效全面,具有祛风除湿、杀虫止痒、清热消肿等功效,能明显改善肛门瘙痒症状和肛周皮肤苔藓化等,是治疗肛门瘙痒症的有效临床药品。

张金恩等采用针刺足三里与穴位注射自身血液的疗法治疗肛门瘙痒症患者 20 例。结果:临床治愈 8 例,基本治愈 7 例,显效 3 例,有效 2 例。

## 二、中西医结合治疗

颜民源在手术结合中西医治疗肛门瘙痒症中对 73 例肛门瘙痒症患者采用肛周瘙痒皮肤切除、1%亚甲蓝注射液皮下注射、中药坐浴外洗、西药局部外涂治疗,其中治愈 63 例,显效 6 例,好转 4 例,总有效率 100%。

孙弋淇通过济川化痔线挂线疗法配合肛门周围皮下神经游离术在肛门瘙痒的治疗中取得了很好的近期及远期疗效。各切口之间用刀片或剪刀锐性游离贯穿,阻断了肛门周围的瘙痒神经末梢,且在各切口之间用济川化痔线(由乳香、没药、明矾等 20 余味中药反复煎煮丝线而制成)挂线,术后换药时转动济川化痔线圈,人为地延迟了肛缘皮肤与皮下组织的黏合,消除了神经末梢的愈合时间,使皮下神经游离更为彻底。

## 【柏氏诊疗特色】

柏连松在临床上根据风湿热的兼夹轻重、皮疹以及全身症状进行辨证论治,将其分为 5 个类型:湿热型、血虚风盛型、风邪侵袭型、正虚邪恋型与精神焦虑型。

1. **湿热型**　治以清热利湿止痒,方用萆薢胜湿汤合二妙丸加减:萆薢 15 g,薏苡仁 15 g,黄柏 12 g,茯苓 12 g,牡丹皮 12 g,泽泻 12 g,苍术 9 g。水煎服,每日 1 剂,分 2 次服。瘙痒剧烈者加地肤子、徐长卿、白鲜皮。

2. **血虚风盛型**　治以养血祛风,除湿止痒,方用当归饮子加减:当归 30 g,赤芍 10 g,川芎 10 g,生地 10 g,白蒺藜 15 g,防风 10 g,何首乌 15 g,荆芥 10 g,黄芪 15 g,甘草 6 g。

3. **风邪侵袭型**　治以凉血疏风止痒,方用三妙丸加味:荆芥 10 g,黄柏 12 g,苍术 18 g,川牛膝

6g。水煎服,每日 1 剂,分 2 次服。痒甚失眠者,加首乌藤、珍珠母、生牡蛎。皮损苔藓化者,加生地、白芍。

4. 正虚邪恋型　治以益气利湿,解毒止痒,方用五神汤加味:黄芪 18 g,茯苓 12 g,车前子 15 g,金银花 9 g,牛膝 9 g,紫花地丁 9 g。水煎服,每日 1 剂,分 2 次服。

5. 精神焦虑型　治以安神镇惊止痒,以酸枣仁汤加减:酸枣仁 15 g,茯苓 10 g,知母 8 g,川芎 6 g。水煎服,每日 1 剂,分 2 次服。

柏连松认为利用药液熏洗坐浴肛门部位,可使药物的有效成分直接作用于病灶,同时温热的药液可刺激肛肠周围的血液,使循环加快,促使静脉丛的血液回流和局部炎症的消退,从而达到用药直接、使用方便、见效快的目的。自拟方:

苦参 30 g,蛇床子 30 g,白鲜皮 30 g,川椒 15 g,蝉蜕 12 g,防风 18 g,荆芥 18 g,龙胆草 18 g,地肤子 30 g。

治疗方法:将上药倒入容器内,加水 2 500 ml,煎沸后,再用文火煎 5 min,将药汁倒入盆内,先趁热熏洗肛门 15 min,待药液不烫时坐入其内再坐浴 15 min,每日 2 次,大便后、晚睡前尤为适宜。治疗期间注意保护肛门周围皮肤清洁,忌食辛辣及饮酒。

# 第三节　肛周化脓性汗腺炎

## 【概述】

肛周化脓性汗腺炎是指发生于肛门周围皮肤内汗腺感染后,在皮内和皮下组织反复发作,广泛蔓延,形成范围较广的慢性炎症、小脓肿、复杂性窦道和瘘管的疾病。在肛门疾病领域中,肛周化脓性汗腺炎是较为少见的病种之一。20~40 岁单身肥胖多汗的人易患此病,男多于女。长期不愈会有恶变的可能。中医学称其为"肛周窦道""蜂窝瘘"或"串臀瘘"等。

## 【病因病机】

### 一、中医病因病机

中医学认为本病的发生多因外感六淫,过食膏粱厚味,内郁湿热火毒,致邪毒积于皮肤之间,营卫不和,热盛肉腐,化脓成瘘。

### 二、西医病因病理

西医学认为本病的发生可能与下列因素有关。

1. 感染　细菌侵入汗腺、毛囊以及与之相通的导管,迅速繁殖,释放毒素,使腺管发炎、水肿、阻塞、化脓,在皮下蔓延扩散,形成脓肿。肛门和生殖器感染的细菌主要是 F 组链球菌感染。

2. 激素　大汗腺、皮脂腺和它们的开口所在的毛囊,在发育上都受雄激素控制。雄激素于青春期开始分泌,成年期达到分泌最高水平,围绝经期、老年期后逐渐下降。本病的发生完全与大汗腺的活动一致,青春期前不发病,绝经期后不再发作。因此,无论在生理上还是病理上都表明本病是一个激素依赖性疾病。

## 【临床表现】

### 一、病史

患者有肛门周围皮下反复感染化脓不愈,病程较长,发病缓慢及易反复发作的病史。本病多发于青春期后,20~40岁的男性多见,多发生于皮肤油脂多、常有痤疮的年轻人。

### 二、症状

1. 肿痛　发病初期肛门周围皮肤出现与汗腺、毛囊一致的小硬节,色红肿胀,伴有触痛,形如疖肿。
2. 流脓　硬结成脓后,自溃或切开流出糊状臭味的脓性分泌物,病后遗留窦道和瘘口。若脓液穿破腺管,则炎症向邻近皮内扩散。
3. 全身症状　若继发感染,则向深部蔓延,有发热、头疼、身体不适等症;若炎症侵犯到肛门括约肌,可使括约肌纤维化,影响肛门功能。

### 三、体征

1. 皮色紫暗　炎症反复发作,日久不愈,皮肤紫暗,变厚变硬。
2. 瘢痕　慢性炎症反复发作,纤维增生,皮肤变硬,形成片状瘢痕。
3. 瘘管　炎症蔓延到会阴部、臀部等处,形成较多的皮内窦道及相互交通的瘘管。

## 【检查】

(1) 血常规：白细胞分类计数增高。
(2) 脓液细菌培养可致病菌。

## 【诊断与鉴别诊断】

### 一、诊断

根据病史、症状、体征及实验室检查即可确诊。

### 二、鉴别诊断

1. 多发性复杂性肛瘘　此病窦道深,且与直肠相通。
2. CD　此病有胃肠道症状,肠镜检查有 CD 的相关表现。

## 【治疗】

中医治疗以解毒祛湿、活血通络为主,可用秦艽汤、梅花点舌丹、犀角化毒丸等加减煎服。还可以用水调金黄散或三黄液湿敷。

西医治疗以手术根治为主,治疗的关键是广泛地切开窦道或瘘管以及切除病灶周围的汗腺结构。其窦道不通过肛管直肠,所以可一次性全部切开,彻底搔刮管壁,术中用大量的过氧化氢溶液及氯己定溶液反复冲洗。因皮肤和皮下有很多窦道,所以要注意探查切除,以免遗漏。切除时,既要范围广泛,使窦道彻底开放,又要尽量保留皮岛,以利于伤口的愈合。如果病灶切除的范围较大,患者的全身情况又较差,可行结肠造口;如切除病变广泛、彻底、位置表浅,可行创面游离植皮,术后加强抗感染治疗。

## 【研究进展】

### 一、手术治疗

曾庆阳等采用小切口切开挂线对口引流治疗 25 例肛周化脓性汗腺炎患者,取得了良好的疗效。其中治愈 18 例,显效 7 例,随访半年,无 1 例复发。具体操作:骶管麻醉后,取截石位,常规消毒,选择多处瘘口加压灌注生理盐水稀释的亚甲蓝注射液,观察染色结果,判断瘘管的贯穿情况及复杂程度。用圆头探针从瘘口探入,从相应的另一瘘口穿出探针,如瘘口或瘘道因纤维瘢痕化而缩小,探针不能通过,可用中弯止血钳撑压扩大瘘道,但不可暴力。如探针不能通向其他瘘口,可在其瘘道盲端做一开口穿出探针,务求不留死腔。探查切除窦道走行后,用手术刀沿探针方向将皮肤连同皮下组织切开瘘口,根据瘘管长度设计切口大小,各切口之间保留良好皮肤桥,用刮匙剔除腐肉,清除瘢痕及炎性硬结组织,修剪切口边缘,使切口呈底小口大的"V"形。彻底探查清理切口之间的未切开细小窦道组织,分离扩张窦道底部,清除瘘道内坏死组织,各瘘道不予切开使其对口贯穿相通,再分别挂弧线对口引流。再先后用过氧化氢、甲硝唑充分冲洗各个切口及窦道。

李五九等在高频电刀切除术治疗肛周化脓性汗腺炎临床观察中指出高频电刀广泛彻底切除术治疗肛周化脓性汗腺炎优于常规手术治疗法,且操作简单。他将 125 例肛周化脓性汗腺炎患者随机分成 A、B 两组:其中 A 组 63 例,采用高频电刀广泛彻底切除术;B 组 62 例,采用常规手术。A 组术后总有效率为 100%,B 组术后总有效率为 98.39%,A 组平均愈合时间是 22 d,B 组平均愈合时间是 30 d。

刘连成等在去顶开窗手术治疗肛周化脓性汗腺炎疗效分析中指出去顶开窗手术是一种有效、简单、微创、保留组织的外科治疗技术,适用于肛周化脓性汗腺炎的治疗。具体操作:术前通过目测和触诊确定手术范围,并用墨水标记。于结节破溃处置入有槽探针,对于没有破溃的病变,切开炎性结节后置入探针;在探针引导下用电刀混切模式进行切开;采用喷凝模式创面止血。探针探查时避免使用暴力,防止形成假道;在没有探针的情况下也可在止血钳引导下切开。手术中常发现病变深部瘘道广泛,并在不同的层次走行,切开要仔细,充分避免遗漏病变,敞开全部窦道及其交通支。切除全部病变的顶壁,基底敞开。瘘道侧壁再次用探针仔细探查,切开遗漏的窦道分支或残端。用刮匙仔细刮除病变基底及侧壁的分泌物及坏死肉芽组织。残留缺损保持开放待二期愈合。

### 二、中西医结合治疗

冯六泉等在顶端切除旷置加中药治疗肛周化脓性汗腺炎的研究中指出应用中西医结合方法治疗肛周化脓性汗腺炎的疗效明显优于单用西医治疗。他将 48 例肛周化脓性汗腺炎患者随机分为治疗组 24 例和对照组 24 例,均采用顶端切除旷置术进行手术,术后治疗组用中药熏洗及中药换药治疗,对照组采用高锰酸钾坐浴及抗生素换药治疗,治疗组疼痛、水肿症状消失时间较对照组显著缩短($P<$ 0.05),治愈率显著提高($P<0.05$)、复发率显著降低($P<0.05$)、愈合时间显著缩短($P<0.05$)。

## 【柏氏诊疗特色】

柏连松认为肛周化脓性汗腺炎在临床上少见,容易误诊为复杂性肛瘘,因此必须认真仔细地检查及鉴别,正确诊断。

由于本病易反复发作、导致炎症持续刺激,有恶变的可能,所以应早期彻底治疗;当疾病发展至瘘道广泛形成时,手术是唯一有效的治疗方法。柏氏认为单纯的西医治疗往往疗程长、疗效不持久且易复发,而采用手术加中药治疗本病可以广泛而彻底地清除病灶,能明显降低复发率,同时愈合时间短,术后恢复快。手术中应细心探查窦道的基底部,详细探查残留肉芽,以发现较细小的瘘道,使手术彻底。术后换药用红油膏祛腐生新可促进瘘管壁及坏死组织脱落;生肌散有活血祛腐、生肌长肉之功,可预防感染,促进伤口愈合,有着很好的疗效。

# 第四节 肛周神经性皮炎

## 【概述】

神经性皮炎是一种皮肤神经功能障碍性疾病,好发于颈部、肘部、腘窝等处。弥散型患者好发于头部、四肢、肩部、腰部等。因此肛周神经性皮炎并不多见。中医学称其为"牛皮癣""顽癣"等。

## 【病因病机】

### 一、中医病因病机

中医学认为本病的发生因感受风湿热邪客于肌肤腠理之间,风盛则瘙痒明显,风湿蕴阻,久之耗伤阴血以致肌肤失养而成。

### 二、西医病因病理

西医学认为本病的确切病因尚不十分明确,可能与精神过度兴奋、抑郁或神经衰弱有关,由大脑皮质功能的紊乱造成。

## 【临床表现】

肛门周围的皮肤前达会阴,后至尾骶有阵发性瘙痒,夜间加重,时好时坏,病情反复。一般发作时多与精神情绪有关。冬季可略缓解,夏季加重。局部病变可见丘疹融合成片,皮肤肥厚,皮沟皮嵴清楚,边缘明显,呈苔藓样改变,表面有糠皮样鳞屑。

## 【诊断与鉴别诊断】

### 一、诊断

根据临床表现一般不难诊断。

### 二、鉴别诊断

1. 慢性湿疹 常有急性湿疹的发作病史,皮肤损害有明显的渗出及增厚,常覆以鳞屑及痂皮,苔藓样病变不多见或不突出。

2. 扁平苔藓 皮肤损害为紫褐色、暗红色或皮肤色的扁平丘疹,表面有蜡样光泽,做活体组织病理检查,有诊断价值。

## 【治疗】

中医治疗以活血祛风、养血润肤止痒为主,可用除湿丸、荆芥汤等。还可以用梅花针、埋针等疗法。

西医治疗多采用精神疗法,包括镇静、抗忧虑、保持精神愉快等。局部可用抗组胺类药物及激素类药物对症治疗。也可用1%的普鲁卡因5~10 ml局部封闭治疗。

# 第五节　肛门皮肤结核

## 【概述】

肛门皮肤结核因肛门周围皮肤或肛管感染结核杆菌所致,临床上较少见,多发于青年男性,男女比例4∶1。

## 【病因病机】

### 一、中医病因病机

中医学认为本病因素体本虚,易感受毒邪,侵及肛门,致气血壅滞,久病耗气伤血,血脉不荣,肌肤失养所致。

### 二、西医病因病理

西医学认为肛门皮肤结核的感染途径主要有体内感染,即患者体内有结核病灶如肺结核、淋巴结核、骨结核等,经血液循环或淋巴系统传播至肛门,或肠道结核病灶的结核杆菌随粪便排出侵犯肛门黏膜。其次是体外感染,在皮肤外伤后,直接接触结核杆菌或带有结核杆菌的痰、粪、尿、饮食或卫生用具。

## 【临床表现】

皮损初起为红色水肿性小结节,很快破溃成圆形或不规则形基底为苍白色肉芽组织,边缘呈潜行性的溃疡,自觉疼痛。皮损处结核菌阳性,结核菌素试验呈阳性反应。

## 【诊断与鉴别诊断】

(1) 根据临床上皮损的表现可做一般诊断。
(2) 明确诊断常需依靠病理组织活检,切片镜下可观察到典型的结核性肉芽肿。
(3) 结核菌素试验有助诊断及鉴别。
(4) 肠道或其他器官有结核病灶存在的患者有助于肛门皮肤结核的确诊。

## 【治疗】

中医治疗以益气养阴、养血清热治疗为主,可用保真汤合青蒿鳖甲汤加减煎服。还可以用梅花针、埋针及腕踝针等疗法。

西医治疗主要以抗结核治疗为主,如链霉素肌内注射,利福霉素静脉滴注,利福平、异烟肼晨间口服,联合应用 3 个月,用药期间密切随访肝、肾功能。创面可外用链霉素粉,局部保持清洁,孤立的小病灶可切除或激光烧灼或电凝。

预防:对婴幼儿接种卡介苗,成人结核菌素试验阴性仍可接种卡介苗。

# 第六节　阴部疱疹

## 【概述】

阴部疱疹是由Ⅱ型单纯疱疹病毒所引起的一种性接触传染疾病,是最常见的性传播疾病中的一种。中医学称其为"热疮"。

## 【病因】

### 一、中医病因病机

中医学认为本病的发生多因不洁性交后阴户感受湿热淫毒所致,阴器为厥阴肝经环绕,故邪毒聚结于肝经,久病耗气伤阴,阴虚火旺。

### 二、西医病因病理

西医学认为本病是因性交或类似性行为的接触感染Ⅱ型单纯疱疹病毒所致。

## 【临床表现】

本病多发于皮肤黏膜的交界处,如外阴、肛门及肛门周围。发病初时,患处的皮肤有烧灼、瘙痒及微痛感,然后出现红色丘疹,成簇的水疱,破裂后糜烂,逐渐干燥结痂。男性好发于包皮、龟头及冠状沟处,偶见于尿道口,排尿时有疼痛感。女性好发于大小阴唇、阴阜、阴蒂及子宫颈处。同性恋者多见于肛门周围和臀部。

## 【诊断与鉴别诊断】

根据病史、临床症状以及分泌物病毒分离阳性即可明确诊断。

## 【治疗】

### 一、内治法

（一）中医内治

（1）发作期治疗重在祛邪,治法为清热利湿解毒,方用龙胆泻肝汤合五味消毒饮加减。

（2）非发作期治疗重在扶正祛邪,方用参苓白术散合三仁汤加减。

（二）西医内治

（1）抗病毒治疗:阿昔洛韦口服。

（2）疫苗及免疫抑制剂治疗:注射卡介苗可减少复发性阴部疱疹的复发率,还可适用干扰素。

### 二、外治法

（一）中医外治

（1）搽药敷药法:可局部外涂金黄膏或外敷金黄散。

（2）熏洗疗法:可用苦参汤加减熏洗坐浴(苦参、大黄、紫草、黄柏、板蓝根、苍术、地肤子、白鲜皮、冰片等)。

（二）西医外治

保持局部干燥,可涂甲紫溶液或抗生素软膏避免细菌感染。

**参考文献**

[1] 李文碧. CO$_2$激光治疗肛周慢性湿疹[J]. 中国激光医学杂志,2003,12(3):198.

[2] 刘新华. 曲安奈德局部封闭应用于肛周湿疹的临床研究[J]. 中国实用医药,2011,6(14):151-152.

[3] 邓列华,万建勋,胡云峰,等. 0.1%他克莫司软膏治疗肛周湿疹的临床疗效观察[J]. 中国医院药学杂志,2011,

31(2)：132-134.

[4] 伍媛媛,袁奎.济安舒能医用伤口护理膜用于急性肛周湿疹的疗效观察[J].安徽卫生职业技术学院学报,2008(5)：78.

[5] 陆龙妹.3M无痛保护膜防治老年肛周湿疹的效果分析[J].当代护士,2013,2：94-95.

[6] 王云英.三联术式结合中药外洗治疗肛周湿疹的临床疗效[J].中国社区医师,2012,14(314)：233.

[7] 孙弋淇,杨向东,赵希忠,等.肛周皮下神经游离挂线术治疗肛周湿疹的临床观察[J].结直肠肛门外科,2011,17(4)：244-245.

[8] 郭广华.穴位埋线治疗肛周湿疹临床观察[J].中国社区医师,2011,13(283)：58-59.

[9] 谭红.围刺埋线配合体穴埋线治疗肛周湿疹163例分析[J].中国现代医药杂志,2009,11(12)：49-51.

[10] 严建,袁轶峰.中药内服外洗治疗肛周湿疹临床观察[J].中华中医药学刊,2007,25(4)：856-857.

[11] 李怀英,韦建革.无极膏治疗腹泻致肛周湿疹效果的观察[J].临床护理杂志,2011,10(4)：28-29.

[12] 王冬伟.硝矾散治疗肛肠病术后肛门瘙痒症临床疗效观察[D].济南:山东中医药大学,2010.

[13] 王立民.祛风止痒汤治疗肛周瘙痒症的临床研究[D].哈尔滨:黑龙江中医药大学,2010.

[14] 马坊.祛风止痒膏治疗肛周瘙痒症的临床研究[D].哈尔滨:黑龙江中医药大学,2011.

[15] 张金恩,赵萍仙.自血疗法治疗肛门瘙痒症20例[J].云南中医中药杂志,2008,29(3)：62-63.

[16] 颜民源.手术结合中西药治疗肛门瘙痒症73例[J].中医中药,2013(5)：302-303.

[17] 曾庆阳,李强.小切口切开挂线对口引流治疗肛周化脓性汗腺炎25例[J].中医外治杂志,2011,20(6)：20-21.

[18] 李五九,景慧玲,宁列侠.高频电刀切除术治疗肛周化脓性汗腺炎63例[J].陕西医学杂志,2007,36(2)：237-238.

[19] 刘连成,张玉茹,吴瑶,等.去顶开窗手术治疗肛周化脓性汗腺炎疗效分析[J].结直肠肛门外科,2011,17(5)：320-322.

[20] 冯六泉,宋伟平,石淑敏,等.顶端切除旷置加中药治疗肛周化脓性汗腺炎探讨[J].中华中医药杂志,2013,28(8)：2486-2487.

# 第二十章　肛门直肠性传播疾病

20 世纪 70 年代末，随着国际交往日益频繁，观念的改变，性病在我国的发病率日渐增多，且发病率有呈逐年上升的趋势。性病是指通过性接触而发生的一组传染病。1975 年世界卫生组织将"性病"的概念扩展，称之为"性传播疾病"（sexually transmitted diseases，STD），目前我国重点防治与检测的性病为艾滋病、梅毒、淋病、软下疳、性病性淋巴肉芽肿、非淋菌性尿道炎、尖锐湿疣、生殖器疱疹 8 种。由于肛门、直肠邻近生殖器，易被累及受侵，目前确认通过性接触或有可能通过性接触传播的皮肤及生殖泌尿系统传染病几乎都有可能侵犯肛门和直肠，甚至在一定条件下，有些仅在肛门、直肠部位出现临床症状。本章主要介绍艾滋病、梅毒、直肠淋病、尖锐湿疣和性病性淋巴肉芽肿。

中医认为肛门直肠性传播疾病是由于房事不洁或感染秽浊毒邪，由溺窍或阴户而入，湿热淫毒内侵，败血伤精所致。

此类疾病又容易通过患者与医护人员的接触出现交叉感染而波及医护人员，应予以高度重视，应熟练掌握肛门直肠性传播疾病的临床表现、诊断、鉴别诊断及治疗，不仅能及时解除患者病痛，并能对自身进行保护。

## 第一节　艾　滋　病

### 【概述】

艾滋病（acquired immune deficiency syndrome，AIDS）是人类免疫缺陷病毒（human immunodeficiency virus，HIV）侵犯人类免疫系统后导致免疫系统功能进行性下降，产生各种机会性感染（opportunistic infections，OIS）和肿瘤发生的综合征，是累及全身多器官系统的疾病。1981 年被认为是一种新的性传播性疾病。AIDS 自发现以来，现已流行到世界各地。自 1996 年开展高效逆转录病毒疗法（highly active antiretroviral therapy，HAART，即"鸡尾酒疗法"）以来，HIV 感染者或 AIDS 患者的机会性感染的发病率明显下降，但由于其仍有较高的发病率和病死率，且具有传染性，目前亦无治愈该病的方法，已成为传染病的首位致死性疾病，故各国政府、医疗界均相当重视。

1981 年 6 月美国疾病控制中心（CDC）首先报道，5 例来自洛杉矶男性同性恋者出现不能解释的肺孢子菌肺炎，另 26 例男性同性恋患者患有卡波西肉瘤，这是全球第 1 次报道的 AIDS。世界卫生组织报道 2010 年全世界存活 HIV 携带者及 AIDS 患者共 3 400 万，新增感染人数 270 万，全球因感染 AIDS 死亡病例 180 万，每日有超过 7 000 人新发感染，全世界各地区均有流行，其中 97% 以上在中、低收入国家，尤以非洲为重。专家估计，全球流行重灾区可能会逐渐从非洲转移至亚洲。

1985 年我国发现第 1 例 AIDS 病例,随着国际的交流日益频繁,思想观念的不断改变,自 1994 年以后,AIDS 的感染病例数增加迅速,现在全国 31 个省市、自治区、直辖市均有 HIV 感染或者 AIDS 病例的报道。中国疾病预防控制中心(CDC)估计,截止至 2011 年底,我国存活 HIV 携带者及 AIDS 患者约 78 万,全年新发感染者 4.8 万人,死亡 2.8 万人。目前我国面临 AIDS 发病和死亡的高峰期,且已经由吸毒、嫖娼等高危人群向一般人群扩散。

## 【病因病机】

### 一、中医病因病机

中医古代文献中没有对 AIDS 的专门记载,但是通过对 AIDS 的病原学、发病机制、临床表现等研究,认为 AIDS 属于"疫毒"范畴。由于恣情纵欲,疫毒邪气侵入人体,损伤正气,日久脏腑功能虚衰,百病丛生。其主要病机是本虚标实。脏腑气血阴阳亏虚是本,疫毒邪气与痰湿瘀血内结是标,其病位在肺、脾、肾三脏。

### 二、西医病因病理

HIV 属于逆转录病毒科、慢性病毒属。病毒外膜是类脂包膜,来自宿主细胞,并嵌有病毒的蛋白 gp120 与 gp41。gp41 是跨膜蛋白,gp120 位于表面,并与 gp41 通过非共价作用结合,感染机体后呈现持续感染与慢性经过。典型的病毒颗粒呈球形,直径为 $100\sim140$ nm,病毒核心由单链 RNA、逆转录酶及结构蛋白组成。核心的外面是病毒衣壳,呈 20 面体、立体对称。病毒最外层为包膜,包膜上有刺突,含有与宿主结合的部位。1983 年首次分离出 HIV - 1 型,1986 年在非洲西部又分离出 HIV - 2 型,两者的核心蛋白有较强的交叉反应,但在包膜蛋白上具有明显差异,各亚型之间存在毒力的差异。

HIV 对外界抵抗力较弱,离开宿主后不易存活。对热敏感,超过 $60℃$ 后可迅速被杀灭,$56℃$ 持续 30 min 后灭活。乙醚、丙酮、$2\%$次氯酸钠、$50\%$乙醇、$10\%$漂白粉、$2\%$戊二醛及 $4\%$福尔马林等化学物质均能迅速灭活 HIV。

HIV 进入人体后,病毒颗粒表面的 gp120 作为 CD4 分子的自然配体,人体内具有受体分子 $CD4^+$ 的 T 辅助细胞(Th)和巨噬细胞则成为 HIV 主要靶细胞,免疫器官与其他组织中树突状细胞、朗格汉斯(Langerhans)细胞、细胞毒性 T 细胞(cytotoxic T lymphocyte,CTL)、活化的 B 细胞,以及骨髓细胞、神经胶质细胞、脑毛细血管内皮细胞、肠上皮细胞、肾小球细胞、生殖细胞(精子)等易感细胞也可作为 HIV 的靶细胞。HIV 通过 CD4 分子紧紧依附在细胞表面,结合靶细胞上 HIV 第 2 受体——趋化因子受体(如巨噬细胞、T 细胞等)后,病毒与细胞相互融合进入细胞,然后病毒脱壳,释放 RNA,在病毒逆转录酶作用下形成前病毒 DNA,继在整合酶作用下整合到宿主细胞的染色体 DNA 中。HIV 在活化情况下的靶细胞内容易感染成功,此后病毒 DNA 被宿主细胞的 RNA 多聚酶 Ⅱ 转录成病毒 mRNA,并翻译合成病毒所需的结构蛋白。RNA 与结构蛋白在细胞膜上重新装配,形成病毒颗粒,然后通过芽生而释放。HIV 在宿主细胞中复制,宿主细胞死亡,此过程周而复始。

通常 HIV 前病毒整合到宿主细胞基因组中后可有 3 种表现形式:① 潜伏型:病毒在宿主细胞核内长期静止而不被转录复制,也不破坏宿主细胞。② 稳定型:复制过程缓慢进行,宿主细胞虽受损耗却不裂解死亡,如巨噬细胞被 HIV 感染后,病毒长期潜伏或缓慢复制,细胞本身不被破坏而成为储存

HIV 的主要场所与运载播散 HIV 的工具。③ 溶解型：HIV 侵犯 $CD4^+T$ 淋巴细胞往往爆发式地迅速复制，产生大量新病毒颗粒，破坏宿主细胞，使 $CD4^+T$ 细胞裂解死亡，细胞免疫功能严重受损。

人体感染 HIV 后所引起的病理变化，取决于病毒和人体免疫系统之间的相互作用，在相当长的潜伏期内，以 $CD4^+T$ 细胞的数量和功能所代表的免疫系统和以 HIV 复制及其致病作用所代表的损伤反应，保持在一个相对平衡的状态，一旦平衡被打破，病程便进入 AIDS 的发病阶段。

## 【临床表现】

### 一、传染源

AIDS 患者及 HIV 携带者。临床无症状而血清 HIV 抗体阳性者（即潜伏期患者）及病毒阳性而抗体阴性的 HIV 感染者是最危险的传播者。

### 二、传播途径

目前能从 AIDS 患者的血液、精液、阴道分泌物、宫颈黏液、唾液、眼泪、脑脊液、肺泡液、乳汁、羊水和尿液中分离出 HIV 病毒，但是目前仅能证明血液、精液和乳汁具有传播作用。已经证实的传播途径如下。

1. 性接触传播　2009 年 11 月 24 日我国卫生部部长陈竺表示，性传播已经成为我国 AIDS 传播的主要途径，其中同性性行为所引起的 AIDS 传播已经占到传播总数的 $14.7\%$，异性性行为导致的 AIDS 传播达到 $44.3\%$。单次无保护的性接触传播 HIV 的概率为 $0.1\% \sim 1\%$，但是同时患有其他性传播疾病，特别是伴有生殖器溃疡的性传播疾病，如梅毒、生殖器疱疹、软下疳等，可使危险性增加 $2 \sim 10$ 倍。男性传染给女性的概率大于女性传染给男性的概率，肛交的被动方受染的概率大于主动方，性伴侣越多感染的概率越高，无保护性性接触感染的概率高于保护性性接触。处于血清阳性期及 AIDS 发作期的患者，传染性更强。

2. 经血液传播　输入了污染 HIV 病毒的血液、血液成分或血制品（如第Ⅷ因子）；移植或接受了 HIV 感染者的器官、组织或精液；与静脉药瘾者共用感染 HIV 病毒、未经消毒的针头或注射器；医源性感染，如医疗器械消毒不严。据报道，被 HIV 病毒污染的针头刺伤皮肤后，被感染的概率约为 $0.5\%$，受针刺的深度及感染源血中 HIV 病毒载荷量的影响。我国河南则是以血液传播为主的感染途径。

3. 母婴传播　感染了 HIV 病毒的母亲通过胎盘传染给胎儿、胎儿经过产道时感染或产后母乳喂养时传染给婴儿。母婴传播的概率为 $15\% \sim 30\%$。

4. 未经证实的传播途径　目前没有证据表明咳嗽、打喷嚏、握手、共用餐具、拥抱、眼泪、电话、游泳池或蚊虫叮咬会感染 HIV 病毒。

### 三、潜伏期及窗口期

潜伏期指从 HIV 感染到发展为 AIDS 的时间——从感染传染源到出现临床症状和体征的时间。潜伏期一般是 $2 \sim 15$ 年，平均为 $8 \sim 10$ 年，通过输入血制品而感染的急性病例仅为几日，其时间与感染病毒数量呈负相关。大多数 HIV 感染的成人或青少年长期无症状，但所有感染阶段都有病毒复制,并伴随免疫损害,并最终发展为 AIDS。

窗口期指从感染 HIV 到出现 HIV 抗体所需要的时间,一般为感染后的 6 周出现 HIV 抗体,95% 的感染者在 6 个月 HIV 抗体转阳性。

### 四、临床分期

1. 急性 HIV 感染　急性期的症状为非特异性,接触 HIV 后至发病的时间为 1～6 周,主要表现为发热、出汗、乏力、肌痛、厌食、恶心、腹泻和无渗出的咽炎,有些患者有头痛、怕光和脑膜刺激征。1/4～1/2 的患者躯干出现皮疹,可以是斑丘疹、玫瑰疹或荨麻疹。少数患者可出现脑炎、周围神经炎和急性上升性多发性神经炎,有皮疹,偶有肝脾肿大,个别有口腔食管溃疡或念珠菌感染。

2. 无症状期　一般无特殊症状,但有些患者有持续性全身淋巴结肿大,这类淋巴结肿大常常是对称的,以颈部、枕部、腋部多见,未发现其他原因,淋巴结直径>1 cm,不痛亦无压痛。淋巴穿刺或病理活检所见为滤泡增生,无其他特殊病变。

3. AIDS 期　辅助性 T 细胞已经明显下降,多伴有各种 OIS 和恶性肿瘤,也有消耗综合征和痴呆。

(1) OIS:① 细菌感染:有革兰阳性菌或革兰阴性菌,结核杆菌及乌型分支杆菌等。② 病毒感染:乙型肝炎病毒(HBV)、单纯疱疹病毒(HSV)、水痘-带状疱疹病毒(VZV)、EB 病毒(EBV)、巨细胞病毒(CMV)等。③ 真菌感染:隐球菌、念珠菌、组织浆细胞菌等。④ 与梅毒、淋病、衣原体感染等其他肛门直肠性传播疾病合并感染。

(2) 恶性肿瘤:最常见的是卡波西肉瘤,还有淋巴瘤、肛门癌等。

卡波西肉瘤:可见于 25～50 岁人群,约有 1/3 的 AIDS 患者可患有卡波西肉瘤。皮疹开始为粉红色斑丘疹,以后颜色逐渐变暗,形成淡紫色或棕色的斑疹、斑块,最后为出血性皮损和结节。其分布对称,皮损较小,多发生在头、颈、躯干,数个到数百个不等,进展迅速,可泛发全身,内脏损害可累及肺部、消化道,可向淋巴结和骨骼转移。病死率高,平均生存时间约为 15 个月。

AIDS 肛门癌:表现为持续的不明原因腹泻、低热、消瘦、恶心、呕吐、腹痛、吞咽困难、呼吸困难、易疲劳、皮肤瘙痒等。肛门局部出血、疼痛、肿块、排便习惯改变、排便困难等,肛门镜、结肠镜等有助于肛门癌的诊断。

(3) 痴呆和消耗综合征:痴呆是由于脑细胞受 HIV 浸润破坏,表现为年轻人生活自理能力丧失,无定向力,无逻辑性等。消耗综合征者表现为明显消瘦。

## 【检查】

### 一、HIV 病原检查

1. 抗体检测　凡血清中存在 HIV 抗体,必有病毒存在,因此目前大都以检测 HIV 感染者血清中的特异性抗体作为判断 HIV 感染的证据。包括初筛试验及确诊试验两类,待初筛试验为阳性时,需经确诊试验检测为阳性时,方能确定为 HIV 感染。

常用的初筛试验有酶联免疫吸附试验(ELISA)、明胶颗粒凝集试验(PA)、乳胶凝集试验(LA)、快速蛋白印迹试验(RWB)及快速全血凝集试验等。常用的确诊试验为蛋白印迹试验(WB)。

2. 抗原检测　机体感染 HIV 后,存在一段时间的窗口期,该期血清中能检测出 $P_{24}$ 抗原。该法也可用于婴儿 AIDS 的早期诊断。

3. 病毒核酸检测　用 PCR 检测前病毒序列 DNA,可用于婴儿 AIDS 的早期诊断。半数的婴儿在出生时即可做出诊断,3 个月时可诊断出 90%,至 6 个月时几乎能全部诊断出感染的婴儿。

4. 病毒分离培养　在被检测者体内分离出 HIV 是确定 HIV 感染的最重要的证据。但该技术需要在具有一定规模、设备的实验室内方能进行。

## 二、免疫缺陷检查

1. 外周血淋巴细胞计数　外周血淋巴细胞减少是作为 HIV 感染病情进展的标志之一,并按计数结果分为三组: $>2\,000/mm^3$, $1\,000\sim2\,000/mm^3$, $<1\,000/mm^3$。

2. $CD4^+T$ 细胞计数　作为衡量机体免疫功能的一个重要指标。美国将 $CD4<200/mm^3$ 作为诊断 AIDS 的一项指标。根据 CD4 计数结果分为三组: $\geqslant500/mm^3$, $200\sim500/mm^3$, $<200/mm^3$。

3. CD4/CD8 比值<1　CD4/CD8 比值<1 是由于 $CD4^+T$ 细胞减少所致。

4. $\beta_2$ 微球蛋白测定　AIDS 患者明显增高。

## 三、机会性感染的相关检查

几乎每例 AIDS 都至少伴有一种机会性感染,根据临床表现进行相应的检查。

## 【诊断与鉴别诊断】

### 一、诊断

1. 诊断依据　① 有同性恋、多个性伴侣、静脉药瘾、接受输血及血制品等病史。② 有不明原因的免疫功能低下。③ 有条件性感染及卡波西肉瘤表现者。④ 有长期低热、腹泻、消瘦及全身淋巴结肿大者。⑤ 实验室检查:免疫功能缺陷指标($CD4<200/mm^3$,CD4/CD8<1)、HIV 抗体检测呈阳性。

2. 我国 AIDS 的诊断标准

(1) HIV 感染者:受检血清初筛阳性,再进行确诊试验复核阳性确诊者。

(2) 确诊病例:AIDS 病毒抗体阳性,又具有下述任何一项者,可作为试验确诊 AIDS 患者。① 近期内(3~6 个月)体重减轻 10% 以上,且持续发热达 38.1℃ 1 个月以上。② 近期内(3~6 个月)体重减轻 10% 以上,且持续腹泻(每日达 3~5 次)1 个月以上。③ 肺孢子菌肺炎。④ 卡波西肉瘤。⑤ 明显的霉菌或其他条件致病菌感染。

若抗体阳性者体重减轻、发热、腹泻症状接近上述第 1 项标准且具有以下任何一项时,可为试验确诊 AIDS 患者:① CD4/CD8 淋巴细胞计数比值<1,CD4 细胞计数下降。② 全身淋巴结肿大。③ 明显的中枢神经系统占位性病变的症状和体征,出现痴呆、辨别能力丧失、运动神经功能障碍等。

### 二、鉴别诊断

1. 继发性免疫缺陷病　长期应用糖皮质激素、放疗、化疗后引起或恶性肿瘤等引起的继发性免疫疾病。

2. 特发性 CD4$^+$T 淋巴细胞减少症　症状与体征与 AIDS 相似,但无 HIV 感染。

3. 假性 AIDS 综合征 AIDS 恐怖症　同性恋中见到一些与 AIDS 早期症状类似的神经症状群,但没有任何症状可以确诊 AIDS。

## 【治疗】

迄今为止,尚无根治 AIDS 的有效药物。临床上多采用中医、西医结合的方式,以发挥各自的优势,改善症状,减轻痛苦,提高生活质量。本病中医治疗遵循"攻补兼施"的原则,在祛毒的基础上,注意顾护元气。

（一）中医辨证论治

不同阶段的患者,其证候表现有所不同,无症状 HIV 感染期（AC）患者一般没有临床症状,只有舌、脉象的变化。AIDS 期患者的证候表现多为虚实夹杂,出现肺、脾、肾的虚损证和血瘀证。部分患者表现为气血阴阳俱虚。一些相应的证候特征如发热、咳嗽、腹泻、淋巴结肿大、皮疹等,按中医辨证,又有所不同。如发热以气虚、阴虚发热为主,腹泻以脾肾阳气虚衰、脾虚中气下陷为主等,根据 AIDS 的临床分期,可采用以下治疗方法。

1. 急性 HIV 感染期　主要表现为发热、出汗、乏力、肌肉痛、厌食、恶心、腹泻和无渗出的咽炎等。可分为风热型、风寒型两种。

（1）风热证

[主症] 身热,头痛,咽痛,微恶风,咳嗽、痰黄稠,自汗出,苔薄白或兼黄,脉滑数。

[治则] 辛凉解表。

[方药] 银翘散加减。药用:金银花、连翘、桔梗、薄荷、竹叶、生甘草、荆芥穗、淡豆豉、牛蒡子、白茯苓等。

（2）风寒证

[主症] 恶风寒明显,头痛剧烈,发热不汗出,周身肌肉疼痛,苔多薄白,脉浮紧。

[治则] 温散风寒。

[方药] 荆防败毒散加减。药用:柴胡、前胡、川芎、枳壳、羌活、独活、茯苓、桔梗、党参、炙甘草、荆芥、防风等。

2. 无症状 HIV 感染　指尚未出现 AIDS 相关症状。有些仅有持续性的全身淋巴结肿大。

（1）气血亏虚证

[主症] 面色苍白,或是慢性病容,头晕头痛,易患感冒,失眠多梦舌质淡,脉虚弱。

[治则] 气血双补。

[方药] 八珍汤加减。药用:党参、白术、白茯苓、赤芍、川芎、当归、生地、熟地、桔梗等。

（2）肝郁气滞证

[主症] 情绪抑郁寡欢,自诉焦虑恐惧,胸胁胀闷,头晕目眩,夜寐多梦,妇女可有月经不调、乳房少腹结块,苔薄白,脉弦。

[治则] 疏肝理气。

[方药]柴胡疏肝散加减。药用：陈皮、柴胡、川芎、香附、枳壳、桔梗、芍药、甘草等。

（3）肺气阴虚证

[主症]消瘦低热，咳嗽频作，五心烦热，盗汗口干，气短乏力，舌质红，少苔，脉细数。

[治则]益气养阴。

[方药]补肺汤加减。药用：黄芪、甘草、党参、桂枝、熟地黄、白茯苓、白石英、厚朴、桑白皮、干姜、紫菀、陈皮、当归、五味子、远志、麦冬、天门冬、大枣等。

（4）往来寒热证

[主症]恶寒发热，头痛身痛，恶寒剧烈甚至战栗，寒出热退身凉，舌苔薄白。

[治则]和解少阳。

[方药]小柴胡汤加减。药用：柴胡、黄芩、党参、甘草、半夏、生姜、大枣等。

3. AIDS 期

（1）气滞血瘀证

[主症]性情急躁，胸胁胀闷或偶有胁下痞块，刺痛拒按，妇女可见经闭或痛经，舌紫黯，脉涩。

[治则]理气化瘀。

[方药]膈下逐瘀汤加减。药用：当归、川芎、桃仁、牡丹皮、赤芍、乌药、延胡索、甘草、香附、红花、枳壳、五灵脂等。

（2）痰热壅肺证

[主症]咳嗽痰稠色黄，气喘息粗，烦躁不安，或壮热口渴，衄血咯血，大便干结，小便短赤，舌红苔黄，脉滑数。

[治则]清热化痰。

[方药]清气化痰汤加减。药用：党参、沉香、陈皮、青皮、甘草、知母、桑白皮、地骨皮、五味子、紫苏子、半夏、麦冬等。

（3）痰浊结聚证

[主症]瘰疬、结节、肿块，骨节疼痛肿胀或半身不遂，口眼歪斜，苔白腻，脉弦滑。

[治则]化痰散结。

[方药]消痹丸加减。药用：三棱、莪术、陈皮、桔梗、枳壳、厚朴、山茱萸、使君子、夜明砂、黄连、木香、干姜、干蟾、鳖甲、海藻等。

（4）湿热壅盛证

[主症]脘腹痞闷，呕恶厌食，口苦、口黏、口渴不欲饮，尿赤或皮肤发痒，或身热起伏。汗出热不解，苔黄腻，脉濡数。

[治则]消热化湿。

[方药]甘露消毒丹加减。药用：滑石、黄芩、茵陈、石菖蒲、贝母、木通、藿香、连翘、豆蔻、薄荷、射干等。

（5）热盛痰蒙证

[主症]壮热神昏，抽搐，癫狂，胸闷心痛，手足躁动，口干舌燥，舌苔黄糙，脉弦数。

[治则]清热化痰开窍。

[方药]安宫牛黄丸或天麻钩藤饮加减。药用：天麻、钩藤、石决明、栀子、黄芩、牛膝、杜仲、益母

草、桑寄生、首乌藤、茯神等。

（二）西药治疗

1. 抗病毒（HIV）治疗　具有阻止 HIV 在体内复制、繁殖的作用。可分为以下几类：① 核苷类逆转录酶抑制剂（nucleoside reverse transcriptase inhibitors）：最先治疗的是叠氮胸苷（AZT/ZDV），尚有双脱氧肌苷（地丹诺辛，ddI）、双脱氧胞苷（扎西他滨，ddC）、司他夫定（stavudine，D4T）、拉米夫定（lamivudine，3TC）。② 蛋白酶抑制剂（protease inhibitors）：抑制蛋白酶，阻碍前体蛋白裂解成结构蛋白或功能性蛋白，从而阻止病毒复制，但不能清除体内已有的 HIV。蛋白酶抑制剂必须采用足量治疗，小于最适合的剂量，HIV 可迅速产生耐药，而合适的剂量只是延迟耐药的产生。目前常用有沙奎那韦（saquinavir，SAQ）、英地那韦（indinavir，IDV）、利托那韦（ritonavir）、奈非那韦（nelfinavir）4 种。③ 非核苷类逆转录酶抑制剂（non-nucleoside reverse transcriptase inhibitors，NNRTIs）：NNRTIs 可以高效阻止对核苷类逆转录酶抑制剂敏感的或耐药的 HIV-1 的复制，与核苷类抑制剂联合应用时，其抑制作用持久，且能避免单独应用时宜产生耐药性的弊端。目前有 3 种：奈韦拉平（nevirapine）、地拉夫定（delavirdine）、洛韦胺（loviride）进入临床试验阶段。④ 核苷酸（nucleotides）：可以抑制 HIV-1 逆转录酶。阿德福韦（adefovir）是第 1 个进入临床试验的核苷酸，其优点是每日只需服用 1 次，在体外还有明显的抗 CMV 的作用。

2. 促进免疫功能　① 干扰素-α（IFN-α）：对 HIV 感染和卡波西肉瘤有些效果，可减少机会性感染的发生。目前主张用于 HIV 感染早期的治疗。② IL-2：可使患者血液中淋巴细胞数增加，免疫功能有所增强。多采用重组 IL-2 连续静脉输注 24 h。③ 丙种球蛋白：主要用于小儿 HIV 感染，因通常都有低丙种球蛋白血症，按照常规方法给药，可减少机会性感染的发生。含 HIV 中和抗体特异性丙种球蛋白，可用于因事故接触 HIV 污染的血或针头者做预防。④ 粒细胞-巨噬细胞集落刺激因子及粒细胞集落刺激因子：可刺激机体的免疫反应。

3. 其他　① 机会性感染的治疗：肺孢子菌肺炎首选复方磺胺甲噁唑片（TMP-SMZ）。弓形体病选用乙胺嘧啶与磺胺嘧啶；鹅口疮选用制霉菌素；念珠菌性食管炎选用两性霉素 B 或酮康唑；隐球菌性脑膜炎选用两性霉素 B 单用或与氟胞嘧啶合用；皮肤黏膜单纯疱疹选用阿昔洛韦；散播性带状疱疹用阿昔洛韦；巨细胞病毒感染选用更昔洛韦或磷甲酸三钠；结核杆菌感染选用异烟肼、利福平、乙胺丁醇三药联用。② 卡波西肉瘤的治疗：病损内注射长春花碱、放射疗法、柔红霉素脂质体、阿霉素、博来霉素及长春碱联合治疗，以及大剂量 IFN-α。但其疗效常为暂时性的。

## 【研究进展】

### 一、抗病毒治疗时机的研究

高效抗逆转录病毒疗法（highly active antiretroviral therapy，HAART）是目前治疗 AIDS 的最有效措施，具有重要的里程碑意义，能将患者体内的 AIDS 病毒（HIV）负载量控制到现有方法无法检测的水平（≤50 拷贝/ml），具有推迟感染的临床进程、重建机体的免疫功能、改善 AIDS 预后、提高生存质量、降低 HIV 传染的作用。但是在发病初期，由于机体免疫功能尚未完全遭受破坏，使用抗病毒药物所产生的副作用可能会超过疾病所带来的危害，因此近年来，众多学者对 AIDS 抗病毒药物的时机存在争议。复旦大学沈银忠建议 HIV 感染的早期不进行抗病毒治疗，最佳时机尚不清楚。而目前国际上比较一致的认识则是：进入 AIDS 期（CD4$^+$T 淋巴细胞计数<200/mm$^3$）的患者应该尽快接受抗病毒治疗；对合并乙型肝炎病毒（HBV）感染、丙型肝炎病毒（HCV）感染以及存在 HIV 相关性肾病、妊娠或有多种疾病的患者也建议尽早接受抗病毒治疗；对免疫功能进行性恶化的患者，同样建议治疗。

## 二、抗病毒治疗方案的研究

虽然 AIDS 至今仍无完全治愈的方法，但是，在 AIDS 治疗方面却也取得显著的成效。到目前为止，用于治疗 HIV 的药物已经超过 30 多种，仍有新药在不断地进行研发中。各国用于治疗 AIDS 的抗病毒治疗方案也在不断优化过程中（表 20 - 1）。

**表 20 - 1　各国治疗 AIDS 的抗病毒治疗方案**

| 国家或组织 | 首　选　方　案 | 可　选　方　案 |
| --- | --- | --- |
| 美　国 | TDF/FTC＋EFV 或 TDF/FTC＋EFV＋ATV/R 或 TDF/FTC＋EFV＋DRV/R 或 TDF/FTC＋EFV＋RAL。<br>孕妇用 LPV/R＋AZT/3TC。上述方案中 FTC 与 3TC 可互换 | EFV＋AZT（ABC）/3TC 或 NVP＋AZT/3TC 或 ATV/R＋AZT（ABC）/3TC 或 LPV/R＋AZT（ABC）/3TC 或 LPV/R＋TDF/FTC 或 FPV/R＋AZT（ABC）/3TC 或 FPV/R＋TDF/FTC。<br>上述方案中 FTC 与 3TC 可互换 |
| 欧洲联盟 | NVP，EFV，ATV/R，DRV/R 和 SQR/R 中任选一种加上 TDF/FTC 或 ABC/3TC | SQV/R，FPV/R，RAL 中任一种加上 AZT/3TC 或 ddI/3TC 或 ddI/FTC |
| 世界卫生组织 | AZT（TDF）＋3TC（FTC）＋EFV（NVP） | |
| 中　国 | TDF＋3TC＋EFV 或 TDF＋3TC＋LPV/R 或 TDF＋3TC＋RAL 或 TDF＋3TC＋ETV | AZT＋3TC＋NVP 或 ABC＋3TC＋NVP 或 d4T＋3TC＋NVP。<br>d4T 因逐渐退市，可换用 AZT 或 TDF |

注：EFV，依非韦伦；ATV/R，阿扎那韦/利托那韦；DRV/R，达茹那韦/利托那韦；LPV/R，洛匹那韦/利托那韦；NVP，奈韦拉平；FPV/R，福沙那韦/利托那韦；d4T，司他夫定；ETV，依曲韦林；ddI，去羟肌苷。

每种抗病毒药物均有其优、缺点。一般而言，非核苷类抗病毒药物如依非韦伦等对 HIV 的抑制作用似乎更强，但中枢毒、副作用较明显，且 HIV 易于出现对其耐药；蛋白酶抑制剂如阿扎那韦/利托那韦等升高 CD4$^+$ T 淋巴细胞计数的作用似乎更强，且 HIV 对蛋白酶抑制剂不易出现耐药，但其引起代谢紊乱和胃肠道不良反应更明显一些；整合酶抑制剂如雷特格韦的抗病毒作用与依非韦伦相似，但中枢毒、副作用以及代谢紊乱、胃肠道不良反应等较少。医师应根据患者的病情、抗病毒药物的可及性、HIV 的耐药性、药物不良反应和药物之间的相互作用等情况来选择抗病毒治疗方案。

## 三、中医药对 AIDS 的研究进展

1. 病因病机　中医认为"毒邪"是 AIDS 的外因，毒邪损伤人体元气，则是 AIDS 发病的原因。其特点可表现为：① 损伤元气：AIDS 毒侵入人体直指元气，导致人体元气缓慢渐进性的损耗，最终导致元气消耗殆尽，临床表现为卫气营血、脏腑、经络、宗气虚损的症状。② 邪伏深固："艾毒"具有湿和毒双重性质的致病新邪，发病缓，病程长，邪深滞病，黏滞难拔。③ 内生性：HIV 在破坏免疫功能的同时引起多脏器的病变，主要累及脾、肺、肾三脏，导致水液代谢失常。④ 兼夹性"艾毒"致病以湿毒为主，且多兼夹热、痰、癖等他邪内外相合，证候多变。⑤ 转化性：毒邪致病，临床表现多样，可累及多部

位、多脏腑。HIV 在破坏人体免疫系统的同时即引起淋巴组织、中枢神经系统、消化系统、呼吸系统、心血管系统等组织系统的损伤，并随着免疫功能缺陷的加重引起各种机会性感染和恶性肿瘤，导致机体各系统的病变。⑥ 从化性：HIV 侵入机体后多有年龄、性别、体质的差异，如有潜伏期的长短，症状的轻重，病变部位的不同及邪从寒化和热化之别。⑦ 善变性：HIV 所致病症多样，几乎没有特异性症状，并且不同时期有不同的表现，同时 HIV 本身也有多变性，是治疗最大难点。

2. 中医证候的辨证分型研究　AIDS 的辨证治疗方面，鉴于其病情发展的复杂性，大多数学者认为将中医的辨证与该病的分期相结合进行诊治。AIDS 是由"邪正相争""正不胜邪"而引发的全身慢性疾病，证型寒热虚实交互出现，错综复杂，中医界通过 10 多年的探索，将辨病与辨证相结合。

（1）HIV 急性感染期：中医辨证为外感表证，分为风热型、风寒型和兼见正虚等型。

（2）早期（无症状型 HIV 感染）：这一时期的患者尚未出现与 AIDS 相关的症状，主要为气血亏虚、肝郁气滞、肺气阴虚、往来寒热等型。

（3）中期（AIDS 相关综合征期）：根据表现较为突出的相关症状或证候进一步辨证诊治，如瘰疬、结核可辨证为气郁痰阻、阴虚痰凝等；形消乏力可辨证为气血双亏、阴虚内热等；高热辨证为外感发热、阳明高热、阴虚发热等；腹泻便溏辨证为寒湿、湿热、脾虚泄泻、滑泄不禁等。

（4）晚期（AIDS 期）：为肺型（以呼吸系统表现为主）、脾型（以消化系统表现为主）、肾型（以元气或元阴元阳虚衰表现为主）、心型（逆传心包型），每型都有具体的寒热虚实辨证。

苏诚练按中医理论把临床所见 AIDS 分为以下四型：一是肺胃阴虚型，以呼吸系统症状为主，方用参苓白术散和百合固金汤加减，并加服生脉饮或六味地黄丸等；二是脾胃虚损型，多以消化系统症状为主，腹泻是典型症状，方用补中益气汤、小柴胡汤及温胆汤加减，还可用香砂六君子丸、人参归脾丸、《金匮》肾气丸等；三是脾肾两亏型，多见于晚期患者，方用四君子汤、补中益气汤、小柴胡汤和四神丸加减，或同时服用《金匮》肾气丸或十全大补丸；四是热盛痰蒙型，多见于 HIV 侵犯中枢神经系统的晚期垂危者，方用安宫牛黄丸、钩藤饮、苏合香丸、人参生脉饮等。

有学者提出"虚则补之""实则泻之""补泻兼施"三治疗原则。"虚则补之"即补益之法，偏于肺者用生脉散加天花粉；偏于脾者用归脾汤或补中益气汤；偏于肾阴虚用六味地黄丸，肾阳虚用济生肾气丸；气血两亏者用八珍汤或当归养血汤。"实则泻之"在证候学方面，HIV 感染后的混合感染，常辨证为痰血内热。初期兼外感者，药用藿朴夏苓汤或三仁汤；中期痰湿秽浊在脾胃者，药用二陈汤加三黄地丁；后期形成肉瘤疬肿者，药用消瘰丸加味，亦可用活络效灵丹、下瘀血汤、桃红四物汤等，常用药物有丹参、当归、川芎、桃仁、红花、乳香、没药、䗪虫、三棱、莪术等。"补虚泻实"，药用复方丹参片、鹿茸为主合桃红四物汤、人参汤加黄芪、三仁汤、藿朴夏苓汤、参苓白术散加减。

## 四、基因疗法的研究

基因治疗是将抗病毒基因导入患者的细胞内，赋予患者机体新的抗病毒能力。该疗法主要包括目的基因的选择与克隆，载体的构建与包装以及受体的选择与转入。可以分为基于 RNA 的基因疗法和基于蛋白质的基因疗法两种。基于 RNA 的基因治疗策略主要有反义 RNA、RNA 干扰、核酶、RNA 诱饵等。基于蛋白为基础的基因治疗策略则主要为反式显形突变体、细胞内抗体技术、诱导性毒性蛋白等。

AIDS 疫苗的研究　国外从 20 世纪 80 年代开始了 AIDS 疫苗的研究工作。1987 年第 1 种 AIDS

疫苗进入临床试验,相继有数百种 AIDS 疫苗投入临床前期和临床试验,其研究方向主要有:减毒活疫苗、重组亚单位疫苗、HIV 病毒样颗粒、载体疫苗、DNA 疫苗、治疗性疫苗等,但迄今为止,尚无一种证明其有效,AIDS 疫苗虽然具有广阔的发展前景,但仍然有很多问题亟待解决。

## 【柏氏诊疗特色】

柏连松认为:AIDS 属于中医"疫病""虚劳""阴阳易"等范畴,发展到后期,出现各种机会性感染、恶性肿瘤时,亦可以归为"积聚""癥瘕""瘰疬"等范畴,根据 HIV 致病性质具有传染性、火热性、生痰性、成瘀性等特点,柏氏称其为"艾毒"。该病的发生发展与"艾毒"的毒力、元气的亏虚有关,"艾毒"通过营血精液传播,侵入人体,亦可通过破损的皮肤进入经络或直接进入血脉,损伤人体元气,随气血津液遍布全身,发展过程中导致气滞、痰阻、火毒等改变,进而产生痰湿、瘀血等病理产物,与"艾毒"交融,消灼五脏精气,侵蚀三焦元气。从病机来看,"艾毒"侵入机体后,大量消耗机体元气,导致脏腑功能减弱,出现推动、固涩、升举无力等气虚症状,并呈渐进性发展;从脏腑来看,"艾毒"早期主要损伤肺、脾二脏,后逐渐侵及肝、心、肾等脏,导致五脏气血阴阳俱虚,元阴元阳衰败,出现各种机会性感染。柏氏认为,元气亏虚是 AIDS 发病的根本,而元气根于肾,充于脾,因而治疗时从脾、肾两脏着手,兼理气化浊。早期元气充实、毒邪亦盛时,应在兼顾元气的同时以清热解毒、化湿开郁为主,随着病程的进行,应逐渐加大培补元气的力度,采用固本培元与清热解毒、化痰化瘀血并重,直至晚期,则以固本培元为主,以顾护根本,留元保命。

# 第二节　梅　毒

## 【概述】

梅毒(syphilis)是由梅毒螺旋体(TP)引起的一种慢性、系统性性传播疾病。人体感染后,TP 很快播散到全身,几乎可以侵犯全身各组织与器官,临床表现多种多样,时隐时现,病程较长。早期主要侵犯皮肤及黏膜,晚期除侵犯皮肤、黏膜外,还可侵犯心脏血管系统及中枢神经系统。此外,梅毒又可以呈潜伏状态多年。梅毒主要通过性接触传染,也可因其他方式密切接触或血制品传染。梅毒孕妇可通过胎盘使胎儿在宫内受感染或者出生时接触损伤的产道而感染。

梅毒是世界流行的疾病。在美国,1941—1947 年一期、二期梅毒发病率较高;1955—1957 年明显降低;1969 年以后又逐渐增高;1999 年报道病例 80 406 例,年发病率为 6.50/10 万;2009 年报道病例 327 433 例,年发病率为 24.66/10 万,发病率年均增长 14.3%。1997 年,先天性梅毒报道病例为 109 例,报道发病率为 0.53/10 万活产数;2009 年报道病例数为 10 757 例,报道发病率为 64.41/10 万活产数,发病率年均增长 49.2%。有很多因素促使发病率增高,如过早开始性生活、性伴侣较多及同性恋人数增加等。

我国梅毒最早记载于 1513 年的《岭南卫生方》抄本,因其形似杨梅,故又称"杨梅疮"。15 世纪末,葡萄牙商人经好望角到印度,首次将梅毒带入亚洲,16 世纪由印度再传入我国广东,故而又称"广东疮"。明代李时珍《本草纲目》记载："杨梅疮古方不载,亦无病者。近时起于岭表,传及四方……男女淫猥……发为毒疮,遂致互相传染,自南而北,遍及海宇,然皆淫邪之人病之。"从1936年方广的《丹溪心法附余》到1632年陈司成《霉疮秘录》的100年间,有12种医书集中记载了"杨梅疮"的现象,可见在当时,梅毒蔓延之广与迅速。梅毒在我国流行的400余年间,新中国成立以前,梅毒发病率甚高,居四大经典性病之冠;新中国成立以后,政府封闭妓院,取缔嫖娼,大力开展防治工作,于20世纪60年代初期我国大陆基本消灭了梅毒。20世纪80年代以后,随着改革开放和人口流动的增加,梅毒再次发生流行。20世纪90年代末至今,1999年报道病例80 406例,年发病率为6.50/10万;2009年报道病例327 433例,年发病率为24.66/10万,发病率年均增长14.3%。1997年先天梅毒报道病例数为109例,报道发病率为0.53/10万活产数;2009年报道病例数为10 757例,报道发病率为64.41/10万活产数,发病率年均增长49.2%。2009年,梅毒报道病例数在我国甲乙类传染病报告中居第3位。高危人群梅毒感染率高,2009年AIDS监测哨点结果表明,暗娼人群梅毒抗体阳性率最高达30.6%,平均为2.4%;男男性行为人群最高达31.2%,平均为9.1%;吸毒人群最高达27.9%,平均为3.4%;孕产妇人群梅毒抗体阳性率最高达11.3%,平均为0.5%。以青壮年性活跃人群为主,暗娼、嫖客、男男性行为者、吸毒者、性乱者等人群高发。

然而,最近有学者通过对我国汉代和宋代居民骨骼的研究,发现梅毒已在我国"秦汉时期的居民中传播",这一发现冲击着梅毒是明代时期外来传入的说法,该说法还有待进一步的考证。

## 【病因病机】

### 一、中医病因病机

梅毒属于中医"杨梅疮""杨梅结毒""花柳病"等范畴,自古就有记载,《外科正宗·杨梅疮论》指出:"夫杨梅疮者……总由湿热邪火之化,但气化传染者轻,精化欲染者重。故气化乃脾肺受毒,其患先从上部见之……精化乃肝肾受毒,其患先从下部见之……如气化者,毒在皮肤,未经入里……精化者,毒在骨髓,未透肌肤……"说明本病为感染梅毒疫疠之气,内伤脾肺、肝肾,化火生热,挟湿挟痰,外攻肌肤、孔窍,内溃脏腑骨髓。气化传染指非性接触感染,因接触被污染的衣物、用具或与梅毒患者接吻、握手、同寝等,致使梅毒疫疠之气侵入人体,脾肺二经受毒,流注阴器,发为疳疮,泛于肌肤,发为梅毒疹。精化传染指不洁性接触感染,由于不洁性交,致使梅毒疫疠之气由阴器直接感受,毒邪直入肝肾,深入骨髓,侵入关窍,外发于阴器,内伤于脏腑。《外科正宗·小儿遗毒烂斑》指出:"遗毒,乃未生前在于胞胎禀受,因父母杨梅疮后余毒未尽,精血孕成。"认为胎传梅毒是父母患梅毒,遗毒于胎儿所致。胎儿在母体内感受梅毒疫疠之气,有禀受与染受之分。禀受者由父母先患本病而后结胎;染受者乃先结胎元,父母后患本病,毒气传于胎中。由此可见,感染梅毒可以通过直接接触感染,亦可通过胎脉感染。

### 二、西医病因病理

TP又称苍白螺旋体,为一种小而纤细的螺旋状微生物,长为6～20 $\mu m$,直径为0.1～0.18 $\mu m$,平均有8～14个规则的密螺旋。TP已作为全基因组测序,为113.8万bp大小。TP因其透明不易被染色,在普通显微镜下不易发现,只有在暗视野显微镜下才能显示。其特征:① 螺旋体整齐,数目固定。

② 折光性强,较其他螺旋体亮。③ 运动缓慢而有规律,有 3 种运动方式:围绕其长轴旋转运动、伸缩其螺旋间距离移动、弯曲扭动如蛇形。

人体是 TP 的唯一自然宿主。TP 尚不能在体外长时间培养繁殖,其最适生存温度是 37℃,离开人体后很快死亡,煮沸、干燥、肥皂水以及一般消毒剂如过氧化氢溶液、乙醇等很容易将其杀灭。

致病机制尚不完全清楚,其与 TP 在体内大量繁殖及其引起宿主免疫反应密切相关。性接触过程中,TP 可通过破损的皮肤黏膜由感染者传给性伴侣。TP 侵入人体后,在入侵部位大量繁殖,经 2～4 周的潜伏期,通过免疫反应引起侵入部位炎症反应,发生结节、糜烂或溃疡,即硬下疳,其近卫淋巴结可肿大。硬下疳经 3～8 周可自行消失。TP 经血液播散到全身组织和器官,出现皮肤黏膜的梅毒疹和系统性损害,如关节炎等。部分患者进一步发展,出现心血管、神经系统损害,甚至皮肤、骨与内脏的树胶肿损害。

梅毒感染后,机体产生抗心磷脂抗体和抗 TP 抗体,但这些抗体仅有部分免疫保护作用,因此梅毒仍有可能再次感染。

## 【分类】

根据传染途径,分为获得性梅毒和先天梅毒(胎传梅毒);根据不同病期,分为早期梅毒(一期和二期梅毒)和晚期梅毒(三期梅毒);根据有无临床表现,分为显性梅毒和潜伏梅毒(隐性梅毒)。

（一）获得性梅毒

1. 早期梅毒　感染后病期在 2 年以内,包括一期梅毒、二期梅毒和早期潜伏梅毒。

2. 晚期梅毒　感染后病期在 2 年以上,又称三期梅毒,包括晚期良性梅毒(皮肤黏膜、眼、骨等梅毒)、心血管梅毒、神经梅毒、内脏梅毒和晚期潜伏梅毒。

（二）先天性梅毒

1. 早期先天性梅毒　出生后 2 岁以内发病,约 2/3 的患儿在出生后 3～8 周发病。

2. 晚期先天性梅毒　出生后 2 岁以后发病,多在 5～8 岁发病。

## 【临床表现】

### 一、传染源

早期活动性梅毒和早期潜伏梅毒患者。

### 二、传播途径

1. 性接触传播　这是主要途径。在感染梅毒后第 1 年内,患者具有很强的传染性,随着时间的推移,传染性逐渐减小,感染后 4 年,通过性接触后亦无传染性。

2. 母婴传播　TP 可以通过胎盘感染胎儿。研究证明,在妊娠 7 周时,TP 即可通过胎盘,而使胎儿发生感染。患早期梅毒的孕妇比患晚期梅毒者更容易发生流产、死产、早产、先天性梅毒或新生儿死亡。

3. 其他　少数可通过性接触以外途径导致传染,如接吻、哺乳等。其次为间接接触传染,如接触被患者分泌物污染的衣裤、被褥、毛巾、食具、牙刷、便桶等，但机会极少。输入梅毒患者血液亦可被传染。

### 三、临床分期

1. 一期梅毒　主要表现为硬下疳和近卫淋巴结肿大。此是 TP 进入人体后的第 1 个损害，从性接触到发生损害的潜伏期，最短 1 周，最长 1～2 月，平均 2～4 周。

（1）硬下疳：典型硬下疳一般单发，直径为 1～2 cm，圆形或椭圆形，稍高出皮肤，呈肉红色糜烂或潜在性溃疡，疮面清洁，少量浆性分泌物，内含有大量 TP，周围及基底浸润明显具有软骨样硬度，无疼痛。多发生在外生殖器，男性多在阴茎、龟头、冠状沟、包皮、尿道外口等；同性恋常见于肛门周围、肛管；女性多在大小阴唇、阴蒂、宫颈等部位；少数发生在唇、舌、乳房等。未经治疗，可在 3～8 周内自然消失，不留痕迹或留有浅表瘢痕和色素沉着。硬下疳也可不典型，表现为多个溃疡，深溃疡，自觉疼痛，包皮龟头弥漫性红肿渗液。

（2）近卫淋巴结肿大：硬下疳出现后 1～2 周，腹股沟（多为双侧）或患部周围淋巴结常肿大，表现为多个，大小不一，质地硬，不粘连，活动度可，彼此不融合，无疼痛、压痛，表面无红、肿、热，不化脓破溃，淋巴结穿刺液中含有 TP，肿大的淋巴结消退较硬下疳愈合晚 1～2 个月。

2. 二期梅毒　一般发生于感染后的 6～24 周或硬下疳消退后 6～8 周。可侵犯皮肤、黏膜、骨骼、内脏、心血管及神经系统等，其中以皮肤、黏膜损害为主。皮损发生前可出现轻重不等的前驱症状，如发热、头痛、骨关节酸痛、食欲不振、肝脾肿大、全身淋巴结肿大等。

（1）皮肤黏膜损害：80%～95% 的患者可发生。表现为分布广泛、对称、疹型多样的特点，可单独出现，也可合并出现，进程缓慢，破坏性小，无功能障碍，但传染性强，不经治疗持续数周或 2～3 个月可自行消退。① 斑疹：约占 50%，表现为圆形或椭圆形，1～2 cm 大小，初期为淡红或鲜红色，按压后褪色，后变为暗红或红褐色，可夹杂少量斑丘疹，消退后不留痕迹，主要分布在躯干、四肢及掌跖等处。② 丘疹：约占 40%，为隆起皮肤的损害，豌豆大小，有浸润性，暗红或红褐色，有的病损表面有鳞屑，中心固着，边缘翘起呈领圈样，好发于躯干、四肢屈侧、掌跖及外生殖器部位。③ 脓疱疹：较少见，初为丘疹，后发展为深浅不一的脓疱，愈合后留有瘢痕。④ 黏膜损害：表现为黏膜斑或梅毒性黏膜炎，前者呈圆形或椭圆形的糜烂面，直径 0.2～1 cm 不等，基底红润，表面有渗出液或形成灰白色薄膜覆盖。⑤ 梅毒性脱发：发生于头顶、枕或颞部。

（2）扁平湿疣：好发于易受摩擦的皱褶和潮湿的部位，如大小阴唇间、包皮内、肛门周围，其他如股内侧、腋窝、乳房下、趾间等。表现为湿丘疹，表面摩擦后糜烂，融合呈扁豆大或更大，无蒂，有时呈疣状或乳头状，境界清楚，表面平坦湿润，有大量分泌物，内含有 TP，传染性大。

扁平湿疣是肛门直肠梅毒的二期表现，呈扁平状突起，有时单个，有时群生，感染甚快。初起在皮肤上生一个圆形白色斑点，渐次增生、长大、蔓延，围绕肛门，亦能蔓延到阴唇或阴囊部。表现为突起扁平，底宽，常覆盖有灰色坏死薄膜，分泌物有臭味，表面常形成溃疡，先在肛门一侧，以后传导对侧。肛门部潮湿，瘙痒或刺痛。

3. 三期梅毒　早期梅毒未经治疗或治疗量不足，经一定时间的潜伏期，约 1/3 患者发生三期梅毒，其中 15% 左右在皮肤、黏膜、骨骼出现梅毒性损害，破坏程度较二期重，但一般不危及生命，常发生于感染后 4～5 年。15%～20% 在心血管系统、中枢神经系统出现梅毒性损害，严重时危及生命，预后不良,称恶性晚期梅毒,常发生于感染后 10～25 年。

(1)结节性梅毒疹:约占 39%,好发于头皮、肩胛、背及四肢伸侧,为黄豆至扁豆大结节,棕红色,质硬,集簇排列,不融合,常被覆黏着鳞屑或痂,除去后露出浅溃疡面,损害发展类似环形或花环形,常有一端吸收自愈,另一端出现新的结节形成匐行性,结节吸收、消退后遗留萎缩斑及色素沉着,结节自中心软化坏死则形成糜烂或潜在溃疡,边缘呈堤状隆起,愈后形成浅瘢痕。

(2)树胶样肿:占 61% 左右,出现时间晚,破坏性大。全身各处均可发生,小腿伸侧较多,单发,外伤可为诱因。初期为皮下组织深部发生结节或肿块,逐渐增大,中心软化坏死,形成深的溃疡,呈圆形、椭圆形或不规则形,边缘整齐锐利呈穿凿性,周围堤状隆起,中心流出黏稠、类似胶冻样渗出物及坏死组织。溃疡可一部分扩展,另一部分愈合,形成具有特征性的肾形或马蹄形溃疡,经数月至 1～2 年溃疡愈合遗留大块萎缩性瘢痕,周围有明显的色素沉着。

(3)近关节结节:发生率 0.3% 左右,好发于肘、膝、髋等大关节附近,易受摩擦部位,对称发生,豌豆至核桃大,圆形、卵圆形、质硬,3～5 个聚集,不可活动,表皮正常,无炎症,不痛,不治疗不能自行消退。

(4)与肛门直肠部相关梅毒:① 肛周梅毒疹:是 TP 传播至皮肤的最初局部反应,在发病前 2～3 d 常有低热,头痛,肌肉、骨、关节疼痛等先驱症状,梅毒疹不痛不痒,损害对称,广泛和稠密,无融合倾向,玫瑰疹型或斑丘疹型梅毒惯发于躯干前面、侧面及上肢,肛门部亦可发生。发生在肛门部者,成为肛周梅毒疹。斑疹约 1 cm 大小,呈圆形或椭圆形,或不规则形,初呈淡红色,2～3 周后带青涩或棕色,损害可保持斑丘疹状态而停止发展,或转变成斑丘疹或丘疹。② 梅毒性肛瘘:瘘管外口皮色暗黑,管壁脆硬,流黑水,腹股沟淋巴结肿大,华康氏症阳性。③ 梅毒性直肠炎:第 2、第 3 期梅毒,有时在直肠发现。TP 先累及黏膜下层,使组织脆弱。后因动脉炎,黏膜坏死,形成溃疡,溃疡边缘突起,向外翻转,底硬,常盖有黄绿色分泌物,直肠壁厚,变硬,应有纤维组织增生,收缩而致狭窄。梅毒性直肠炎的症状与其他直肠炎相同,排便不尽,里急后重,粪便内混有脓血。④ 直肠梅毒瘤:梅毒瘤是三期梅毒的常见症状,惯发于头部、小腿上半部外侧、颈部、胸锁骨交界处及前臂。发生于直肠则称为直肠梅毒瘤。直肠梅毒瘤较少见,发于直肠黏膜下层,呈圆形或卵圆形肿瘤,小者如豆,大者如梨,有时单个,有时数个群生,质硬,表面平滑,色紫,不痛,常有溃疡,患者感觉直肠沉重,排便不畅,如有溃疡生成,则粪便中带有脓血,常有腹泻,里急后重。

## 【检查】

1. 暗视野显微镜检查　暗视野显微镜检查是诊断早期梅毒唯一快捷、可靠的方法,尤其对已出现硬下疳而梅毒血清反应仍呈阴性者意义重大。

2. 梅毒血清学试验　梅毒血清试验是目前最常用的诊断方法,对诊断潜伏期梅毒尤为重要。有性病研究实验室试验(VDRL)、快速血浆反应素环状卡片试验(RPR),荧光螺旋体抗体吸收试验(FTA - ABS test)及梅毒螺旋体血凝集试验(TPHA)、梅毒螺旋体乳胶凝集试验(TPPA)。

3. 脑脊液检查　对神经梅毒,尤其对无症状性梅毒的诊断、治疗及预后判断均有意义。

4. 组织病理　梅毒的基本病理变化表现为:血管特别是小动脉内皮细胞肿胀与增生,血管周围大量淋巴细胞和浆细胞浸润。二期梅毒晚期和三期梅毒常见上皮样细胞和多核细胞等组成的肉芽肿性浸润。

## 【诊断与鉴别诊断】

### 一、诊断

梅毒诊断必须根据病史、临床症状、体检及实验室检查等进行综合分析。

1. 病史　应询问有无非婚性接触史，配偶、性伴侣有无梅毒史，已婚妇女有无晚期流产、早产、死胎、分娩先天性梅毒儿病史，既往有无梅毒性皮损及治疗情况，疑为先天性梅毒应了解生母有无梅毒病史。

2. 体检　应做全面体检，包括全身皮肤、黏膜、骨骼（怀疑先天梅毒应做长骨 X 线摄片）、口腔、外阴、肛门及表浅淋巴结等部位，病期长者应做心血管及神经系统检查。

3. 辅助检查　硬下疳、梅毒疹及扁平湿疣等有条件应做暗视野显微镜检查。梅毒血清学试验作为诊断梅毒的常规检查，如临床表现类似梅毒而血清学试验阴性，应于 2～3 周后复查，必要时进行组织病理及脑脊液检查。

### 二、鉴别诊断

1. 软下疳　亦称"第 3 性病"，几乎全部由不洁性接触引起，潜伏期为 4～6 个月，基本损害为多个溃疡，边缘不整齐，表面不洁，有脓性分泌物。自觉明显疼痛和触痛，愈后留下明显瘢痕，可查到杜克雷嗜血杆菌。

2. 玫瑰糠疹　可能与病毒感染有关，好发于胸部、季肋部，皮疹黄豆至鸽蛋大小，表面糠秕状鳞屑，呈椭圆形，其长轴与皮纹或肋缘的走行一致，皮损离心性扩展，光暴露区一般无皮损，可伴有瘙痒，且多发于母斑后 1～2 周后发生子斑。梅毒血清学检测阴性。

3. 慢性下肢溃疡（臁疮）　好发于久立、久行、过度负重、久坐少动者，多有小腿青筋暴露，溃口日久不愈，疮口凹陷，边缘形如缸口，创面肉色灰白、暗红或灰黄，流溢灰黑或带绿色的脓水，味臭秽。疮口周围皮肤成片地呈现紫暗或灰黑，质地僵硬。疮口周围每因毒水浸渍而并发湿疹，梅毒血清学检测阴性。

## 【治疗】

### 一、内治法

（一）中医辨证论治

1. 毒热内蕴证

［主症］起病急，患处猩红肿胀，溃烂成疮，脓液臊臭，大便秘结，小便淋涩，脉弦数，舌质红，苔薄黄。

［治则］泻火解毒。

［方药］黄连解毒汤合五味消毒饮加减（一期梅毒）。药用：黄连、焦栀子各 10 g，金银花、野菊花、蒲公英、紫花地丁各 30 g，土茯苓、炒槐花各 15 g 等。

2. 毒发肤腠证

［主症］周身可见多形性皮损，如斑丘疹、玫瑰疹、溃疡疹等，伴有全身不适、微痒、乏力、咽痛、头痛、骨节酸痛等，脉细数，舌质淡红，苔少。

[治则]托毒外出,消瘀止痛。

[方药]桔梗解毒汤加减(二期梅毒)。药用:土茯苓30～60 g,黄芪、芍药、大黄、甘草各15 g,桔梗、玄参、威灵仙、川芎各10 g等。

3. 毒腐肌骨证

[主症]树胶样肿,皮肤生大小不一的杨梅结毒,唇缺,鼻塌,颚穿,破溃则腐臭不堪,脉虚细,舌质淡,苔少。

[治则]解毒化瘀,扶正固本。

[方药]化毒散加减(三期梅毒——树胶肿)。药用:大黄、当归尾、僵蚕、山慈菇各10 g,党参、黄芪、浙贝母各12 g,桃仁、琥珀各6 g,金银花、甘草各15 g,金头蜈蚣1条等。

4. 毒犯心脾证

[主症]心悸不安,怔忡,健忘,失眠,面色无华,神疲气短,食少倦怠,头晕目眩,脉细缓无力,舌质淡红,苔薄白。

[治则]补血养心,扶脾安心。

[方药]归脾汤加减(三期梅毒——心血管梅毒)。药用:黄芪、党参、白术、干地黄各12 g,当归、龙眼肉、炙甘草、广木香、远志各10 g,茯神、酸枣仁各15 g,丹参、石菖蒲、川芎各6 g等。

5. 毒侵经络证

[主症]头痛,颈背强直,自体酸重,或见手足挛急,甚则角弓反张,脉弦数,舌质暗红,苔黄微腻。

[治则]涤痰息风,护阴通络。

[方药]蠲痹消毒散加减(三期梅毒——神经梅毒)。药用:葛根、姜黄、羌活、独活、石菖蒲各6 g,陈皮、法半夏、贝母、郁金、僵蚕各10 g,当归、丹参、川芎各12 g,土茯苓、干地黄、生白芍各15 g,全蝎4.5 g等。

6. 肝肾亏损证

[主症]病程旷日持久,肢体痿软无力,腰背酸软,不能久立,目眩发落,咽干耳鸣,舌质红,少苔或无苔,脉细数。

[治则]滋补肝肾,填精益髓。

[方药]刘氏地黄饮子加减(三期梅毒——脊髓痨)。药用熟地、巴戟天、肉苁蓉、黄柏各12 g,山药、山茱萸、龟甲(先煎)各15 g,陈皮、白芍、怀牛膝、熟附子各10 g,五味子6 g等。

(二)验方

1. 解毒天浆散　天花粉,防风,防己,皂角刺,白鲜皮,连翘,川芎,当归,海风藤,木瓜,金银花,蝉蜕,薏苡仁,甘草,土茯苓。适用于筋骨疼痛,不问新旧。

2. 归灵汤　川芎,当归,白芍,熟地,薏苡仁,木瓜,防己,天花粉,金银花,白鲜皮,人参,白术,甘草,威灵仙。适用元气虚弱阶段。

3. 土茯苓合剂　土茯苓,马齿苋,金银花,蒲公英,甘草。

4. 七宝丹　土茯苓,蝉蜕,金银花,僵蚕,甘草,皂角刺,杏仁,伴关节炎时加独活、牛膝、海桐皮、桂枝、忍冬藤。

(三)西药疗法

1. 青霉素疗法　青霉素是目前治疗梅毒的首选药物。

2. 砷铋剂联合疗法　对青霉素过敏或无效者,采用此法。一般注射砷剂 10 针后(每周 1~2 次),再注射铋剂 6 针(每周 1 次),作为 1 个疗程。早期梅毒(如肛门部硬下疳、肛门扁平湿疣、梅毒性直肠炎等)需 3~5 个疗程。晚期梅毒(如梅毒性直肠炎、直肠性梅毒瘤等)需 6~8 个疗程,这种疗法称为砷铋连续疗法。亦可以每周注射砷剂和铋剂各 1 针,共 10 周,休息 4 周,再开始第 2 个疗程,总疗程与前同。这种疗法称为砷铋联合间歇疗法。

## 二、外治法

疳疱初起,选用鹅黄散(《医宗金鉴》)、金螺散(《疡科大全》)。二期梅毒疹选用翠云散(《外科心法》)、五宝霜(《怀德堂方》)。毒存鼻咽时选用通鼻散(《外科心法》)

## 【研究进展】

### 一、神经梅毒的研究进展

神经梅毒是梅毒苍白螺旋体侵犯脑膜、脑实质引起的一种中枢神经系统感染性疾病,近年来梅毒和神经梅毒的报道日益增多,有研究报道 4%~10% 经治疗的梅毒患者最终会发展为神经梅毒,神经梅毒发病年龄多为中青年,男性发病率要远高于女性,这可能与男性同性恋、吸毒等行为多于女性有关。神经梅毒一般分为无症状型、间质型(脑膜和血管型)、脑实质型(麻痹性痴呆和脊髓痨)及树胶样肿型,国外学者多按其累及的组织分为早期和晚期神经梅毒,早期神经梅毒指 TP 仅累及脑脊膜及其血管,晚期神经梅毒则累及脑和脊髓实质。

青霉素 G 仍是治疗神经梅毒的一线药物,能明显改善患者的临床症状和缩小颅内病灶,大剂量青霉素治疗神经梅毒的失败率达 13.3%,治疗失败为病情复发或非 HIV 感染者治疗结束 12 个月、HIV 感染者 24 个月后 VDRL 滴度下降 < 4 倍。治疗 6 个月后脑脊液细胞计数不下降,或 2 年后脑脊液仍未完全恢复正常,应考虑复治。普鲁卡因青霉素多联合丙磺舒治疗,以增加其在脑脊液中的浓度。对青霉素过敏者可选用多西环素或红霉素、阿奇霉素和头孢曲松,以上诸药也用于治疗神经梅毒,其最佳剂量和疗程有待进一步研究。

### 二、对青霉素过敏者考虑使用头孢曲松替代治疗

自从 Mahoney 于 1943 年开始使用青霉素治疗梅毒,至今已经有 77 年的历史。目前,青霉素 G 仍然是治疗梅毒首选药物。然而,对于青霉素过敏者,如何选择药物是一个值得重视的临床问题。美国 CDC 建议进行青霉素脱敏疗法,但由于程序繁杂等多方面的原因,国内很少开展。口服四环素、红霉素、多西霉素虽被推荐为青霉素过敏者的替代方案,但副作用较多,需进一步选择更佳药物治疗。

头孢曲松是肠道外给药的抗生素,生物利用度高,血药浓度高,广泛分布于各种组织和体液中,可穿过血脑屏障,半衰期在三代头孢菌素中是较长的,约 8 h。20 世纪 80 年代,美国学者 Johnson 研究发现头孢曲松和青霉素均可治愈实验性兔梅毒,两者具有同等的疗效。因而头孢曲松是治疗梅毒很具潜力的药物,适用于大多数青霉素过敏的梅毒患者,尤其对一些伴有免疫功能低下的梅毒患者,研究证实头孢曲松是有效的。中国 CDC 制定的《性传播疾病临床诊疗指南》已明确将头孢曲松列为青

霉素的替代性药物,治疗早期梅毒、神经梅毒、妊娠梅毒、潜伏性梅毒。

## 【柏氏诊疗特色】

柏连松认为:梅毒感染梅毒疫疬之气,内伤脾肺、肝肾,化火生热,挟湿挟痰,外攻肌肤、孔窍,内溃脏腑骨髓。根据梅毒的病因病机,柏氏提出了具体的治疗原则,如攻利、疏风、清热、利湿、凉血、解毒等。其具体治疗:如毒在皮肤,未侵入里,表现为疳疮等症时,可用清热解毒、凉血药物外用,解散皮肤之毒;如果毒邪侵入骨髓,宜采用攻利法通利大小二便,以泻骨中之毒,甚者两者兼用。疏风行散之后,体实者用升麻解毒汤祛毒,体弱者则用归灵汤补中托毒,并对不同部位的皮损采用不同的方药,还认为治疗不可操之过急,服药时间要长,方能痊愈。

虽然目前青霉素是治疗梅毒的特效药物,但在改善临床症状和愈合疮面方面,中医的内容还是值得我们借鉴和进一步研究的。

# 第三节 直肠淋病

## 【概述】

淋病(gonorrhoea)是一种由奈瑟淋球菌(neisseria gonorrhoea)引起的泌尿生殖系统的化脓性感染,还包括淋菌性咽炎、咽炎、直肠炎、盆腔炎(PID)和播散性淋球菌感染。1985 年国际疾病命名委员会编印的《国际疾病命名》把淋菌侵害肛门直肠引起的病变,命名为肛门直肠淋菌性疾病(anoreecta gonorrhoea)。

淋病是性病中发病较高的一种,尤其以欧美及非洲一些国家和地区更为明显。淋病的发病率与季节有关,夏季发病率较高,可能与人群的活动有关。其高发年龄为 15～29 岁,其中以 20～25 岁最多,在美国发病率以男性为高,女性中以带菌率为高,发病人群则在性活跃者、青少年、贫民、黑种人、文化程度低、未婚者中为高。

我国自 20 世纪 60 年代基本消灭性病后,于 20 世纪 70 年代末期又重新发现性病,且呈逐年上升趋势。

## 【病因病机】

### 一、中医病因病机

淋病属中医的"毒淋""花柳病"等范畴。《杂病源流犀烛》既有对其症状的描述:"其茎中如刀割火灼,窍端有秽物,如米泔,如粉糊,如疮脓,如目眵。"指出淋病是由于寻花问柳,婚外性乱交或误用秽浊湿热之邪污染的器具,湿热秽浊由下焦前阴窍口入侵,阻滞于膀胱及肝经,局部气血运行不畅,湿热熏蒸,精败肉腐,气化失司或湿热秽浊久恋,伤津耗气,阻滞气血,久病及肾,导致肾虚阴亏,肾失温煦,瘀结内阻,日久则本虚标实,虚实夹杂。

## 二、西医病因病理

淋病的病原体是奈瑟淋球菌,又称淋病双球菌,属奈瑟菌属。该菌于 1879 年由 Neisser 在淋病患者的分泌物涂片中发现,1882 年体外培养成功。其形状呈卵圆形或豆形,常成对排列,邻近面扁平或略凹陷,大小为 $0.6 \sim 0.8 \ \mu m$,革兰染色阴性。淋球菌对外界理化因素抵抗力较差,不耐干燥和高温,在干燥环境中只能存活 $1 \sim 2 \ h$,室温下存活 $1 \sim 2 \ d$,$40 ℃$ 存活 $3 \sim 5 \ h$,绝大多数效度杀菌剂对其有较好的杀灭作用。

奈瑟淋球菌对柱状上皮与移行上皮有独特的亲和力,其进入上皮细胞后,在细胞中增殖,然后扩散感染新的细胞,导致更多的黏膜细胞破坏,在奈瑟淋球菌内毒素与补体、免疫球蛋白等的协同作用下,伴随局部白细胞的聚集与死亡,上皮细胞的坏死与脱落,在病灶处产生化脓性炎症反应。由于奈瑟淋球菌的扩散,可引起肛门部、上生殖道及其他部位的感染,亦可发生血行播散性感染。

## 【临床表现】

### 一、传染源

淋病患者是主要的传染源,包括有症状或无症状的患者。

### 二、传播途径

1. 性接触传播　成人淋病几乎都是通过性接触传染。男性与患有淋病的女性一次性交后,可有 $20\%$ 的感染机会;女性与患有淋病的男性性交后,感染机会高达 $60\%$。直肠淋病也多是由肛交引起,常发生在男性同性恋者。因此,直肠淋病男性高于女性。

2. 非性接触传播　通过接触患者分泌物(含奈瑟淋球菌)污染的衣裤、被褥、床单、浴盆、便桶、浴布等。如果被检查者接受被污染的肛门镜、指套、灌肠器等引起医源性交叉感染,也是直肠淋病传播的重要途径。同时,也可通过阴道分泌物感染。

直接或间接接触患者的分泌物可受感染,如新生儿经产道可感染淋菌性结膜炎,接触分泌物污染的衣裤、床上用品、毛巾、浴盆、马桶等物品可以感染。患淋病的孕妇胎膜破裂,继发羊膜腔内感染,也可感染胎儿。

### 三、潜伏期

潜伏期为 $2 \sim 10 \ d$,平均 $3 \sim 5 \ d$。淋球菌进入人体后,其致病可分为 3 个阶段:第 1 阶段侵犯黏膜,36 h 进入黏膜下层;第 2 阶段进入黏膜下层发育、繁殖,约经过 36 h 完成 1 个生活周期;第 3 阶段为排毒部分,奈瑟淋球菌死亡,排出内毒素引起组织对毒素的反应,开始出现临床症状。因此,一般来说,临床在感染 72 h 之后发生,如果早期使用抗生素,会影响其潜伏期。

### 四、临床常见症状

1. 疼痛　首先感肛门坠胀,肛门灼痛、刺痛,里急后重,肛门直肠有明显灼痛感,排便时症状加重。指诊时有触痛。

2. 腹痛腹泻　发作期可伴有腹痛,里急后重,排便次增多,伴有脓血,偶尔出现血便。

3. 肛门瘙痒　肛门潮湿、瘙痒,有如湿疹急性发作。

4. 肛管糜烂　肛缘及肛管皮肤红肿糜烂,有裂口,直肠黏膜充血水肿,糜烂形成溃疡。

5. 分泌物　发作期肛缘及直肠内有脓性分泌物,分泌物呈黄白色,稀薄如奶,有臭味。分泌物多附着在溃疡的表面。

6. 并发症　严重直肠淋病患者可并发肛窦炎,或肛门直肠周围脓肿、肛瘘。由于炎症刺激肛管直肠鳞状上皮、纤维增生纤维化,形成肛管直肠狭窄。

## 【并发症】

1. 淋菌性直肠炎　主要见于男性同性恋者(约40%),而女性多为阴道分泌物自身感染(5%)。通常症状轻微,肛门轻度瘙痒及烧灼感,有些可无任何症状。但严重者有里急后重、脓血便、疼痛不适。检查提示肛管及直肠黏膜充血水肿,有脓性分泌物。

2. 播散性淋球菌感染(DGI)　播散性淋球菌感染是奈瑟淋球菌通过血行播散所致的全身性严重的感染。临床表现为高热、寒战,全身不适,常在四肢肢端的关节附近出现皮疹,开始为红斑,以后发展为脓疱、血疱或中性坏死,形成浅溃疡,约90%患者有多发性关节炎、骨膜炎或腱鞘炎,表现为红肿和疼痛,多于腕、指、肘、膝关节发生。也可有轻型肝炎。更严重者还可发生淋菌性心内膜炎,心肌炎,心包炎,脑膜炎及淋菌性脑膜炎等。

## 【检查】

1. 涂片检查　对有症状的男患者,敏感性和特异性都在95%以上;但对女性宫颈标本,敏感性仅40%～60%,因此世界卫生组织不推荐用涂片法检查女性患者。

2. 淋球菌培养　主要用于做进一步诊断(如对症状相似而涂片检查阴性的患者)和某些特殊的目的(如需要做药物敏感性试验等)。奈瑟淋球菌的培养对症状很轻或无症状的女性男性都很敏感。因此,奈瑟淋球菌培养是目前世界卫生组织推荐的筛查淋病患者的唯一方法。

3. 细菌培养　有氧化酶试验、糖发酵试验、酶反应。

4. 淋病血清试验　直接免疫荧光染色、SPA协同凝集试验。

## 【诊断与鉴别诊断】

### 一、诊断

1. 病史　① 患者有不洁性交、肛交、同性恋史,有的患者否认有性交等病史,应给患者做好思想工作,消除顾虑,配合检查。② 有无泌尿生殖系统感染史。③ 流行病学:是否接触淋病患者,有无外出,肛门检查等情况。④ 治疗情况:过去有无类似症状,治疗情况等。⑤ 有无典型症状:如肛门灼痛、里急后重、腹痛、腹泻等。

2. 专科检查　① 视诊:肛缘及肛管湿润有无分泌物,有无皲裂、分泌味有无臭味。② 镜下:可见肛管红肿,肛窦充血水肿、糜烂,直肠黏膜充血、黄白色脓性分泌物、黏膜糜烂。③ 肛门指诊:肛管、直肠触痛明显,指套上有脓性分泌物。有臭味。

3. 辅助检查　① 涂片:分泌物查到奈瑟淋球菌,即可诊断。② 培养:涂片未查到细菌,取溃疡表面分泌物做淋菌培养。

## 二、鉴别诊断

1. 非特异性尿道阴道病　诱因明显,如机械、器械、创伤等刺激,表现为尿道或阴道灼热坠胀,窍口秽浊物呈脓性或浆液性。可查到多种病菌,无淋球菌。

2. 非淋菌性尿道、阴道病　有性乱史,潜伏期1～3周,症状轻微或无明显症状,有少量黏液性或黏液脓性秽浊物,女性兼见宫颈充血。实验室检查衣原体、支原体阳性。

3. 念珠菌性阴道病　无尿道刺激症状及全身症状,尿道、阴道秽浊物呈白色块状、凝乳状或豆腐渣状。女性兼见外阴、阴道灼痛瘙痒,阴道黏膜充血水肿、黏附的白膜脱落见轻度糜烂面。阴道秽浊物镜检见假菌丝和孢子。

## 【治疗】

### 一、内治法

#### (一)中医辨证论治

中医认为淋病由寻花问柳、婚外性乱交或误用秽浊湿热之邪污染的器具,湿热秽浊由下焦前阴窍口入侵,阻滞于膀胱及肝经,局部气血运行不畅,湿热熏蒸,精败肉腐,气化失司或湿热秽浊久恋,伤津耗气,阻滞气血,久病及肾,导致肾虚阴亏,肾失温煦,瘀结内阻,日久则本虚标实,虚实夹杂,演变成以下诸证。

1. 湿热毒蕴(急性淋病)

[主症]前阴窍口红肿,溢出秽浊物混浊如脂或呈脓性。尿频、尿急、尿痛,排尿淋沥不止。女性兼见宫颈充血或前庭大腺红肿疼痛,发热乏力。

[治则]清热解毒,疏肝行气。

[方药]龙胆泻肝汤加减。药用:龙胆草、木通、车前子、栀子、萆薢、滑石、蒲公英、忍冬藤、土茯苓、紫花地丁、白茅根、小蓟、藕节、甘草、白芍等。

2. 正虚毒恋(慢性淋病)

[主症]小便短涩,淋沥不畅,腰膝酸软,五心烦热,食少纳差,酒后或疲劳易发,女性带下多,舌淡或有齿痕,苔白腻,脉沉细。

[治则]滋阴降火,利湿祛浊。

[方药]六味地黄丸加减。药用:山茱萸、熟地黄、知母、黄柏、山药、女贞子、泽泻、牡丹皮、茯苓、萆薢、蒲公英、香附、白茅根、乌药等。

3. 毒邪流窜(伴合并症者)

[主症]前列腺肿痛拒按,小便溢浊或淋沥,腰酸坠胀。女性下腹隐痛,压痛,白带秽浊量多。舌红,苔薄黄,脉滑数。

［治则］清热利湿，解毒化浊。

［方药］石韦散加减。药用石韦、木通、车前草、蒲黄、金银花、忍冬藤、连翘、紫花地丁、野菊花、生地、通草、滑石、白茅根、冬葵子、荔枝核等。

4. 热毒入络（淋病性败血症）

［主症］小便不畅，灼热刺痛，下腹痛，高热头痛，表情淡漠，面目浮肿，四肢关节酸痛，心悸烦闷，舌红，苔黄燥，脉滑数。

［治则］清热解毒，凉血化浊。

［方选］清营汤加减。药用：水牛角、生地、土茯苓、蒲公英、紫花地丁、牡丹皮、赤芍、金银花、忍冬藤、鱼腥草、白花蛇舌草、连翘、竹叶、萆薢、黄连、黄柏、滑石等。

（二）西药治疗

根据不同病情采用相应的治疗方案，应及时、足量、规则用药。注意多重病原体感染，一般同时用抗沙眼衣原体药物。

成人可选用头孢曲松、头孢克肟治疗，前者杀菌力强而持久，后者优点为口服给药。环丙沙星与左氧氟沙星对直肠淋病均有效，但在亚洲及我国已有对氟喹诺酮类药物敏感性降低的菌株出现，并有少数治疗无效的病例报道。阿奇霉素和强力霉素对衣原体治疗疗效较好。青霉素或头孢菌素过敏者，可使用奇霉素。

## 二、外治法

1. 中药保留灌肠　苦参 30 g，百部、紫花地丁、黄芩、白头翁、白芷、土茯苓各 15 g，五倍子、黄连各 10 g，水煎浓缩至 50 ml，保留灌肠，每日 2 次。

2. 外洗方　萆薢、茯苓各 25 g，乌药、益智仁、石菖蒲、甘草各 15 g，牡丹皮 30 g、金钱草 100 g，水煎 250 ml，稀释到 1 000 ml 外洗。

## 【研究进展】

### 一、奈瑟淋球菌耐药基因的研究

据世界卫生组织估计，全球每年新发病例超过 6 000 万，由于抗生素的不合理使用，奈瑟淋球菌对其产生了不同程度的耐药性。Ray 等报道，在斯里兰卡，奈瑟淋球菌对青霉素的耐药率高达 96.8%，8.2% 的奈瑟淋球菌耐四环素；在孟加拉，耐青霉素的奈瑟淋球菌达到 33%，耐四环素的菌株达到 50%，76% 的菌株耐环丙沙星。我国各地的奈瑟淋球菌耐药也均有报道：山西大同地区 2009 年有 77% 的奈瑟淋球菌耐青霉素，93% 耐四环素，而奈瑟淋球菌对环丙沙星 100% 耐药；广州地区 2005—2009 年间奈瑟淋球菌对青霉素、四环素、环丙沙星、大观霉素、头孢曲松的耐药率分别为 59.38%、59.38%、66.41%、0.97%、1.56%；新疆地区 2007 年奈瑟淋球菌对青霉素、头孢曲松、阿奇霉素的耐药率分别为 57.1%、28.6%、33.2%。从目前的研究结果显示：① pen A 基因和 pon A 基因突变导致青霉素类耐药。② gyrA 基因、parC 基因和 norm 基因的突变引起氟喹诺酮类耐药。③ 药物外排机制导致多重抗生素通透性降低：国内外的研究均表明，奈瑟淋球菌的多重耐药性与其多重传递耐药（multiple transferable resistance，MTR）系统的基因突变引起的药物外排机制有关。近年的研究表明,引起奈瑟淋球菌多重耐药的基因主要有 mtrR 基因和 mtrF 基因。④ erm 基因的出现引起阿奇霉素耐药。⑤ spe 位点的突变引起大观霉素耐药。⑥ 质粒介导耐药与 TEM - 4 基因和 tetM 基因的关系:带有该两种基因的质粒不仅能在奈瑟淋球菌间进行传递,还可以在多种革兰阳性和革兰阴性细菌间传递,从而产生多重耐药和交叉感染。今后仍将在分子水平上对奈瑟淋球菌耐药机制进行研究。

### 二、奈瑟淋球菌疫苗的研究

人类是奈瑟淋球菌唯一自然宿主,对其没有先天的免疫力,因此普遍易感;且感染奈瑟淋球菌后机体难以产生有效的特异性免疫,故可反复感染。因此,现代希望通过研制高效疫苗是有效预防和控制淋病的关键。迄今,奈瑟淋球菌疫苗的研究经历了 3 个时代,包括第 1 代全细胞疫苗、第 2 代亚单位疫苗、第 3 代核酸疫苗。人们在全细胞疫苗、亚单位疫苗的研究中发现:全细胞疫苗接种次数多,不良反应大,可能有回复毒力的危险;亚单位疫苗部分产品的免疫原性较弱,接种后大多仅产生抗体反应。理论上分析,DNA 疫苗也存在一些安全性问题,如进入人体的质粒有可能整合到基因组中去。但现有研究看来,这些风险存在的可能性很小,目前还未见 DNA 疫苗质粒整合到动物基因组中的报道。而 DNA 疫苗的优势是显而易见的:制造方便、表达稳定、生产成本低、可诱发全面的免疫应答等。可见 DNA 疫苗在奈瑟淋球菌疫苗的研制中有着很好的应用前景。随着医疗技术的不断发展,奈瑟淋球菌疫苗的研究将进入一个新阶段,早日应用于淋病的预防和控制。

## 【柏氏诊疗特色】

柏连松认为治疗淋病有以下几个作用。① 清热的重要作用。《丹溪心法》中说:"淋者,小便淋沥,欲去不去,不去又来。诸淋所发,皆肾虚而膀胱热也。水火不交,心肾气郁,遂使阴阳乖舛,清浊相干,蓄在下焦,故膀胱里急,膏、血、砂、石从小便出焉。于是有欲出不出、淋沥不断之状,甚者窒塞其间,令人闷绝矣。"② 强调清心在淋病治疗中的重要性。治疗宜"揣本揆原,各从其类也……用流行滞气,疏利小便,清解邪热……心清则小便自利,心平则血不妄行"。③ 认为淋病忌补。因为气得补而愈胀,血得补而愈涩,热得补而愈盛。水窦不行,加之谷道闭遏,未见其有能生者也。急性期尤以祛邪为主。

## 第四节　尖　锐　湿　疣

## 【概述】

尖锐湿疣(condyloma acuminatum, CA),又称生殖器疣或肛门生殖器疣,是一种由人乳头瘤病毒(human papillomavirus, HPV)(主要是低危型的 HPV - 6、HPV - 11 型引起)感染引起的生殖器、会阴和肛门部位的表皮良性增生性病变,超过 95% 的皮损里均可检出这两型病毒(HPV - 6、HPV - 11),有时还并发感染其他高危型,如 HPV - 16。生殖器疣主要通过性传播,在性伴间传播率约为 60%。非性伴侣间的传播途径在指南中并未提及。

尖锐湿疣是全球范围内最常见的性传播疾病之一,国外发病率占性病的第2位,且仍有不断增加趋势。国外报道本病发病率在15～24岁的女性和20～29岁的男性中明显升高,高峰出现在20～29岁,随后女性发病率急剧下降,而男性的高发病率可持续到40岁。国内2002年报道发病率为12.94/10万,2008年全国105个性病监测点中发病率为29.35/10万。尖锐湿疣是美国最常见的性传播性疾病。美国每年新增620万新感染HPV的人,目前有2 000万HPV感染者。性活跃人群中至少有一半人有感染HPV,而这些人中至少有80％的妇女在50岁之前感染HPV,其中有1％～2％发生尖锐湿疣。据估计美国有10％的人感染HPV。

## 【病因病机】

### 一、中医病因病机

中医文献对疣的记载最早可见于《五十二病方》。因其多生长在外阴、肛门部,气味腥臭,故又称"臊瘊""瘙瘊"。认为本病是由于房事不洁,或外阴不洁,感受湿热淫毒和秽浊之邪,日久蕴积搏结于皮肤肛门所致。邪实是发病的一方面,另一方面则为正虚。《灵枢·经脉》谓"虚则生疣",正气虚不能祛邪外出,邪气搏结于皮肤发为疣赘。正虚邪恋,故缠绵难愈,反复发作。《诸病源候论·湿涡疮》则强调"肤腠虚,风湿搏于血气生涡疮"。《医部全录·外科疫瘤疣痣门》认为"盖肝热水涸,肾气不荣,故精亡而筋挛也",并提出"宜以地黄丸滋肾水以生肝血为善"。现代医家则认为,若治疗不当,或反复发作,湿气困脾,或劳累过度,房事不洁,均可导致脾气亏虚而疣生。

### 二、西医病因病理

HPV属于乳头瘤病毒科,能引起人类皮肤和黏膜的增生性病变。人是HPV的唯一的宿主,是一直径为43～55 nm环状双链超螺旋结构的DNA病毒。HPV病毒颗粒外面有72个壳微粒,为20面立体对称外形,约有8 000对碱基,病毒颗粒的分子量为$5 \times 10^6$,为一无包膜裸露型的病毒体。HPV对人类和动物特别是牛、兔和狗的皮肤和黏膜局部的上皮细胞产生尖锐湿疣,而不产生系统感染。

HPV不仅是尖锐湿疣的致病因子,而且与肿瘤有关,宫颈鳞癌、阴茎癌、外阴和肛门周围癌组织中有规律地检查HPV DNA序列,大约90％宫颈HPV DNA阳性。在尿道炎和宫颈炎患者分泌物中也可检测到HPV感染,北京协和医院刘跃华等对57例尿道炎和宫颈炎患者分泌物进行了HPV检测,因而提示尿道和宫颈隐形低危型HPV感染是HPV传播及尖锐湿疣流行的一个不可忽视的因素。

尖锐湿疣亦可伴有其他病毒感染,如巨细胞病毒、生殖器单纯疱疹(HSV)等。

HPV的感染因素是多方面的,包括年龄、性伴侣、性交频率以及机体免疫状态。免疫功能降低或身体衰弱时的人体易患尖锐湿疣。HIV感染者发生HPV感染及HPV相关肿瘤的概率增加,最近用免疫过氧化酶染色和分子生物学可以检测抗原,证实在组织中存在病毒。

HPV是通过外生殖器或肛门周围皮肤黏膜的微小损伤进入机体,感染有增殖能力的基底细胞,HPV DNA以染色体外或整合到宿主染色体的方式存在,并严格随角质形成细胞的角化过程、分化成熟而开始进行病毒早期和晚期基因的转录翻译,组装形成病毒颗粒,激发机体免疫功能,促使T细胞、

NK 细胞、相关细胞因子(干扰素、白细胞介素、TNF 等)等活化,导致全身性细胞免疫,产生局部皮肤增生性改变。

## 【临床表现】

### 一、传播途径

1. 性接触传播 HPV 感染主要通过直接性接触传播,该途径的感染率占全部患者的 95% 以上,患者的性伴侣中有 50%～60% 被感染。病期在 3 个月左右的患者传染性最强。常规使用避孕套不能完全预防病毒传播。

2. 间接接触传播 通过接触患者的衣服、被褥、物品、用具、便器等物品,也有可能被传染 HPV,但临床上极为罕见。

3. 医源性传播 医务人员在检查、治疗和护理患者时防护不严,造成医务人员自身感染,或通过医务人员将 HPV 传播给其他患者,或检查和治疗器械消毒不彻底,都可造成医源性传播。

4. 母婴传播 胎儿在通过患有 CA 孕妇的产道时,可被感染 HPV,此为母婴传播的主要途径。此外,通过与患有 CA 的母亲密切接触,可能使出生后的婴儿受到 HPV 感染。

### 二、潜伏期

本病潜伏期为 2 周～8 个月,平均为 3 个月。外生殖器及肛门周围皮肤黏膜湿润区为好发部位,男性多见于冠状沟、包皮、龟头、系带、尿道口、阴体、会阴;同性恋者多见于肛门及直肠内;女性多见于大小阴唇、阴道阴蒂、宫颈、会阴及肛门周围。少数患者可见于肛门生殖器以外部位,如口腔、腋窝、乳房、趾间等。

### 三、临床症状

可分为显性感染、潜伏感染、亚临床感染。

1. 显性感染 典型症状是:皮损初起为单个或多个散在的淡红色丘疹,质地柔软,顶端尖锐,后渐增多增大,依疣体形态可分为无柄型(即疹样皮损)和有柄型,后者可呈乳头状、菜花状、鸡冠状及蕈状。疣体常呈白色、粉红色或污灰色,表面易发生糜烂,有渗液、浸渍及破溃,尚可合并出血及感染。多数患者无明显症状,少数可有异物感、灼痛、刺痒或性交不适,宫颈部位疣体通常较小,界限清,表面光滑或呈颗粒状、沟回状,妊娠时可明显增大增多。少数疣体过度增生或为巨大型尖锐湿疣(Buschke-Lowenstein 肿瘤),为一种状如菜花样柔软肿物,大如核桃,表面湿润,散发恶臭,可向纵深发展,破坏组织,形成瘘管。

2. 潜伏感染 指感染区无可见皮损,醋酸白现象阴性,组织病理学检查无 HPV 感染的特征,但是用高敏感的方法包括原位杂交方法、PCR 等证实有 HPV 的 DNA,称为潜伏 HPV 感染。

3. 亚临床感染 表现为肉眼不能辨认的皮损,醋酸白试验阳性或具有典型组织病理学表现,亚临床感染的存在和再活动与本病复发有关。用 3%～5% 的醋酸液局部外涂或者湿敷 5～10 min,在 HPV 感染区域发白,即称为“醋酸白现象”。由于 HPV 感染的上皮细胞与正常细胞产生的角蛋白不同,能被冰醋酸致白,然后肉眼或是放大镜就能看清皮损。

## 【检查】

1. 涂片检查　通过巴氏(Pap)涂片发现宫颈鳞状上皮内的损害,包括发现病毒包涵体、凹空细胞和角化不良细胞等。

2. 5%醋酸试验　又称醋酸白试验。在可疑的受损皮肤上用5%醋酸液涂抹或敷贴,3～5 min而致使有尖锐湿疣的皮肤局部发白为阳性。宫颈部位的亚临床感染需阴道镜检查,镜下特征为:锯齿状、羽毛状、角状,边界不规则发白,可见毛细血管影。

3. 组织病理　多数伴有角化不全,棘层肥厚,钉突延长,假性上皮瘤样增生。最有特征性的表现是在角质层、颗粒层和棘细胞上部有凹空细胞,其细胞增大,圆形或椭圆形,这些大的上皮细胞有小或大的不规则核,核深染,固缩。

4. 免疫组化检测　用带有过氧化物酶的抗体检查 HPV 抗原,所用方法有非标记抗体酶法(PAP法)、ABC 免疫染色法(ABC 法)等。

5. 分子生物学方法　如 DNA 杂交、DNA 吸引转移法、PCR 等。

## 【诊断与鉴别诊断】

### 一、诊断

根据病史,多数患者有婚外性接触史、嫖娼史或配偶感染史,并具有典型的生殖器部位的乳头状、鸡冠状或菜花状疣,较容易诊断。不典型者可做 5%醋酸白试验、组织病理检查和 PCR 检查 HPV,以便确诊。

### 二、鉴别诊断

1. 扁平湿疣　属于二期梅毒,是扁平而湿润的褐色或淡褐色丘疹,表面光滑,成簇分布或融合成斑块,较尖锐湿疣湿润,可有溃疡,用暗视野检查,TP 阳性,梅毒血清反应阳性可确诊。

2. 假性湿疣　多发生在 20～30 岁女性外阴,特别是小阴唇内侧和阴道前庭,为 1～2 mm 大小的黏膜色或淡红色小丘疹,表面光滑如鱼子状,或绒毛状突起,群集分布,无自觉症状。PCR 检查 HPV 阴性。

3. 皮脂腺异位症　发生于阴茎龟头、阴唇黏膜、口腔,为黄色小丘疹,组织病理可以鉴别,为成熟的皮脂腺小叶。

## 【治疗】

### 一、内治法

(一) 中医辨证论治

中医认为,尖锐湿疣是因为机体气血失和、感受淫秽之邪,与风邪相搏而凝聚肌肤导致发病,故治疗应以中和气血、清热利湿、活血解毒及软坚散结并用。

1. 肝经湿热证

［主症］疣体红色或灰色，表面潮湿，易于糜烂、渗液，尿赤便结，口苦咽干，舌红苔黄腻，脉滑数。

［治则］清热利湿，疏肝理气。

［方药］龙胆泻肝汤加减合清疣煎外洗。药用：龙胆草、黄芩、栀子、泽泻、木通、生地黄、柴胡、车前子、炙甘草、紫草、木贼草、板蓝根、黄柏、薏苡仁、莪术、红花、香附、桃仁、当归、枯矾等。

2. 气滞血瘀证

［主症］疣体暗红或暗紫色，表面坚硬，时感会阴部或胸胁刺痛，舌质紫暗或偏暗，脉象沉涩。

［治则］理气活血化瘀。

［方药］活血通络方。药用：桃仁、红花、熟地、赤芍、归尾、白术、炮穿山甲片、何首乌、生甘草、板蓝根等。

3. 脾虚湿浊证

［主症］湿疣反复发作，疣体淡或灰色，或有渗液，神疲乏力，舌质淡，苔白腻，脉濡数。

［治则］健脾利湿，清热解毒。

［方药］除湿胃苓汤加土茯苓合剂。药用：苍术、厚朴、陈皮、猪苓、泽泻、赤茯苓、白术、滑石、防风、栀子、木通、肉桂、甘草、土茯苓、金银花、威灵仙、白鲜皮、苍耳子、生甘草等。

4. 肝肾亏虚证

［主症］疣体色红，腰膝酸软，头目眩晕，盗汗遗精，舌红少苔，脉细数。

［治则］补肾疏肝，清热解毒。

［方药］六味地黄丸加减。药用：生地、熟地、山茱萸、山药、茯苓、泽泻、牡丹皮、土茯苓、黄连、黄柏、薏苡仁、金银花、连翘、牛膝等。

（二）西药治疗

初发较小者，可用强烈的腐蚀剂如苯酚(石炭酸)、三氯醋酸或雷锁辛硫等，或用10％足叶草脂乙醇、足叶草脂液状石蜡或氟尿嘧啶乳剂外搽。小而分散的湿疣，可用电灼或低温液氮冷冻。临床上对反复发作者，可应用具有抗病毒和免疫调节的药物(如干扰素)做局部和全身治疗。

## 二、外治法

（一）中医外治法

（1）苦参汤外洗，外撒青黛散。

（2）用千金散或去疣膏局部外敷。

（3）鸦胆子制剂：常用单味鸦胆子或鸦胆子的复方制成油剂、糊剂、软膏，直接涂点疣体，使之枯萎脱落。鸦胆子油(鸦胆子仁1份，花生油2份浸泡半个月)点涂患处，每日1～2次。

（4）五妙水仙膏点涂疣体，可结合金刚石长车针打磨术。

（二）针灸

关于针灸治疗本病，报道较少。有报道采用雷火针烧灼疣体的基底部以祛除疣体。

## 三、手术疗法

手术方法有很多种，包括电烧、剪切术、刮除和激光治疗。外科手术可作为首选，大部分患者可在局部麻醉下进行。建议浸润麻醉前常规使用局部麻醉乳膏,能明显减少注射时的不适。使用100 mg利多卡因即能使组织快速浸润麻醉。亦可辅助应用肾上腺素以减少出血,但阴茎和阴蒂禁用,最好不要选择复方制剂,以防意外发生。只要谨慎操作,简单的手术就能清除疣体,使患者非常满意。

常用的有高频电烧、剪切术、刮除术和激光手术等,当皮损较少时,适合剪切术,术后辅以电烧控制出血,并破坏残余的疣体。据报道,高频电烧和剪切术清除率分别为94%~100%和89%~100%,复发率为19%~29%。若疣体数量少,刮除术是一种简单有效的治疗方法,术中可以用电烧或硝酸银止血。二氧化碳和YAG激光亦可用于较小的疣体。但无论是高频电疗还是激光手术,操作时均应戴口罩,使用排烟装置。目前尚无刮除术与激光治疗的随机对照研究报道。但对于巨大疣、广泛疣、肛周疣或肛内疣、儿童特殊疣体是一种最简便的方法,《2012年欧洲尖锐湿疣指南》提出需在全身麻醉下由外科医生执行。

## 【研究进展】

（一）茶多酚E

茶多酚E(polyphenon E)是一种新的治疗外生殖器与肛周疣的外用制剂,是一种绿茶提取物,主要成分为茶多酚。在2006年10月获得FDA批准成为处方药,并于2007年底在美国上市,是从1964年美国颁布药品法以来第1个通FDA审批的植物药。茶多酚E是一种强抗氧化剂,具有保护红细胞膜ATP酶的抗氧化应激作用,能够抑制参与产生炎症介质的多种酶和激酶。茶多酚E抑制感染HPV细胞增殖的机制在于诱导细胞凋亡,介导细胞周期失常,这种抗增殖的作用可能有助于尖锐湿疣皮损的清除。茶多酚E治疗尖锐湿疣的主要不良反应是局部炎症反应,包括红斑、轻到中度的烧灼感、瘙痒等。除了治疗尖锐湿疣外,茶多酚E在治疗其他病毒感染及肿瘤性病变方面也具有巨大的潜力。研究表明茶多酚E能够抑制感染HPV病毒的4种肿瘤细胞(Caski、Siha、Hela、C4-1)增殖,其机制可能为诱导细胞凋亡,介导细胞周期失常。

（二）GS-9191

GS-9191是核苷酸类似物吡喃葡萄糖苷(PMEG)的前体药,可以经皮肤渗透进入上皮层,在细胞内代谢成为PMEG,对DNA聚合酶α、β有强大的抑制作用。在兔乳头瘤病毒家兔动物模型试验中,GS-9191可以使瘤体变小,呈剂量依赖性,最高浓度(0.1%)可以在5周内治愈皮损,在30 d内未见复发,而且尚未观察到系统吸收毒性。

（三）三氯蹄酸铵

三氯蹄酸铵(AS101)是一种小分子的化合物,具有免疫调节、抗病毒、抗肿瘤活性,能够刺激机体固有免疫和特异性免疫应答。Friedman M等对74名(男性26名,女性48名,其中女阴尖锐湿疣者44名,肛周尖锐湿疣者30名),年龄在18~62岁的患者使用15%的AS101软膏每日2次,连续使用16周。35名女阴尖锐湿疣患者痊愈,痊愈率达80%;30名肛周尖锐湿疣患者中有21名痊愈,痊愈率达70%,均未留下瘢痕。所有患者随访时间达6个月,2名患者出现复发,复发率为4%。最常见的副作用有轻到中度的瘙痒、烧灼感、疼痛和局部红斑。因此Friedman M等认为15%的AS101软膏治疗尖锐湿疣是安全有效的,并且有良好的可耐受性。由于文献报道AS101治疗尖锐湿疣较少,其抗HPV病毒的机制研究尚未见报道。

（四）鬼臼毒素纳米制剂

鬼臼毒素（podpohyllotoxin，POD）是从蘘科鬼臼属植物——华鬼臼（又称鸡苷素）的根和茎中提取到的具有显著细胞毒性的天然活性物质，是世界卫生组织推荐治疗 HPV 感染最有效的一线药物。但是，单纯的 POD 配剂对局部皮肤黏膜刺激性大，且易吸收中毒，故不宜在黏膜部位使用，更不能大面积应用。纳米药物载体可将药物包裹在纳米颗粒之中或吸附在其表面，具有缓释及靶向释药的特性。经实验验证，脂质体使鬼臼毒素浓集于皮肤，在皮肤中缓慢释放，并持续较长时间，具有皮肤靶向性，而且全身吸收明显低于外用鬼臼毒素，小剂量长期应用无系统吸收毒性。与鬼臼毒素配剂相比较，鬼臼毒素纳米制剂具有局部不良反应少、不良反应程度轻、不良反应出现迟、皮肤靶向性好等优点。

## 【柏氏诊疗特色】

柏连松认为：尖锐湿疣属于"臊疣"或"臊瘊"。其主要病因病机是由于房事不洁或间接接触污秽之物品，湿热淫毒从外侵入外阴皮肤黏膜，致肝经郁热、气血不和、湿热毒邪搏结而成臊疣。由于湿毒为阴邪，其性黏滞，缠绵难去，容易耗伤正气。正虚邪恋，以致尖锐湿疣容易复发，难以根治。其与肝、心、脾与血脉运行密切关系，如果三脏功能失调，血涩脉内或溢出脉外而为瘀，即成为本病的有形之病理变化。因此柏氏在治疗上根据药物归经的特点，多选用肝、脾、胃、心的药物；从药物的功效上来看，则多选用清热、补益、活血化瘀、利水渗湿、攻毒杀虫止痒的药物，如板蓝根、薏苡仁、黄芪、紫草、黄柏、白术、马齿苋等，外用药则多选用土茯苓、白花蛇舌草、百部、苦参、重楼、蛇床子、白鲜皮、夏枯草等药物。

# 第五节　性病性淋巴肉芽肿

## 【概述】

性病性淋巴肉芽肿（lymphogranuloma venereum，LGV）是由沙眼衣原体引起的一种慢性性传播疾病。其病程长，主要表现为生殖器部位出现一过性疱疹性损害，局部淋巴结肿大，晚期发生象皮肿和直肠狭窄。其又可被称为"腹股沟淋巴肉芽肿""第 4 性病"等。

性病性淋巴肉芽肿主要经性行为感染，其发病高峰与性活跃高峰年龄 20～30 岁一致，本病接触感染率比淋病和梅毒低得多，早期表现男性较女性多见，而女性往往以晚期并发症表现出来。在阴部发生的原发灶，一般由于症状轻，不易发觉，直到出现亚急性或慢性横痃或女性晚期出现阴部肛门直肠证候群时才大吃一惊，急于求医，经多方研究证实本病与性传播有关。

本病在非洲东西部、印度及南美、东南亚、加勒比海部分地区流行，发病率在 2‰～6‰ 不等。如在埃塞俄比亚一个市级性病门诊每年报道急性 LGV 数千例。在欧洲、北美、澳大利亚及亚洲南北大部分地区散发。迄今为止，最大规模的 LGV 爆发与流行发生在英国，2004 年 10 月至 2007 年 4 月间，英国共确诊 492 例 LGV 患者。其中 99％ 的患者为男男性行为，75％ 的患者合并 HIV 感染。到 2008 年的 12 月,诊断病例数达到 894 例,迄今为止,共有 9 个欧洲国家报道了 LGV 的散发或小规模流行。在美洲,加拿大于 2006 年报道了 LGV 的散发流行,并指出所有的病例都由于早期认识不足而被误诊。在美国的纽约、德克萨斯和旧金山,也先后报道了 LGV 病例的散发或流行。

我国新中国成立前及新中国成立后前期,此病较为常见。据上海 1949—1954 年 8 家医院统计,LGV 有 249 例,占同期性病总数的 20%。1947 年青岛市性病防治所在 675 名妓女中发现 LGV 81 例,患病率为 12%。我国新中国成立初期 LGV 占经典性病患者的 2%,但 20 世纪 60 年代以后的 20 年内未发现此病。1991—1994 年,我国报道 LGV 合计为 106 例,1995 年当年即报道有 236 例,1996 年报道有 324 例,显示近年来有明显上升趋势。

## 【病因病机】

### 一、中医病因病机

该病属于中医学的"横痃""鱼口""便毒""骑马痈"范畴。认为本病是由于房事不洁、恣情纵欲或外阴不洁,感受湿热淫毒或秽浊之邪,初期湿热聚集于下焦,灼伤脉络,而发疳疮,后期则因秽浊之邪郁久,伤及肾阳,导致营血不足,寒凝湿滞,痹阻于肌肉、经络、血脉所致,遂见局部腹股沟淋巴结肿大,融合成片,亦由于湿热内蕴,郁久化热、化瘀,毒邪溢出脉外,形成溃疡,由于阳虚,无力生发,溃口经久不愈。

### 二、西医病因病理

性病性淋巴肉芽肿的病原体是沙眼衣原体,其呈圆形或椭圆形,大小直径为 300~400 nm,在普通光学显微镜下勉强可见,衣原体 15 个血清型中的 $L_1$、$L_2$、$L_3$ 3 种血清型,其中大多为 $L_2$ 血清型沙眼衣原体所致。如英国的 LGV 流行中,100% 的 LGV 均确诊为 $L_2$ 型感染,根据编码衣原体主要外膜蛋白的 Omp1 基因核苷酸序列的不同,$L_2$ 型又被进一步分为 $L_2$、$L_{2a}$、$L_{2c}$ 亚型。2003 年荷兰的 LGV 流行中,发现了一种新的亚型即 $L_{2b}$ 导致了 LGV 的流行,而且在德国、加拿大和澳大利亚 LGV 病例中,也分离出了这种新的亚型衣原体为具有 RNA、DNA 和核糖体的专性细胞内寄生物,具有以下的特点:① 含有 DNA、RNA 两种类型的核酸。② 具有由黏肽所组成的胞壁,且含有胞壁酸。③ 有独特的生活周期,按二分裂方式培植。④ 含有核糖体,有较为复杂的酶系统,能进行一定的代谢活动。

LGV 通过性交传染,偶尔通过接触患者分泌物传染。LGV 病原体感染人体后,好侵犯皮肤和淋巴结,且侵袭力强,引起较严重的全身病变,而不像沙眼衣原体的其他血清型主要局限在黏膜。人体感染 LGV 后,血清中出现补体结合抗体,这种抗体的出现非常有助于本病的诊断,通常机体产生的细胞免疫和体液免疫可以限制但不能完全消除局部和全身感染的扩散,即使到了晚期,仍可以从感染组织中分离出病原体。

## 【临床表现】

### 一、潜伏期

为 3~35 d,一般为 7~12 d。

## 二、症状

### （一）早期症状

初疮发生于阴部，为单个丘疹及疱疹，水疱或脓疱，不疼痛，无浸润，快则 1 d、慢则半月自然消退痊愈，不留瘢痕，易被忽视；重则形成糜烂面或溃疡，直径约 6 mm，形状规则，边缘平坦，表浅。女性好发于前庭部、小阴唇、阴道口及尿道周围等处。

### （二）中期症状

表现为腹股沟淋巴结炎。初疮出现 1～4 周后，有 2/3 病例出现两侧腹股沟淋巴结肿大，称"第 4 性病横痃"。淋巴结肿大开始呈孤立、散在性，质硬，有疼痛及压痛，常互相粘连成块状，皮肤表面呈紫色或青色，数周后肿大淋巴结可出现波动感。由于腹股沟韧带将肿大的淋巴结上下分开，呈槽形征。1～2 周后软化破溃，排出黄色浆液或血性脓液，形成多个瘘管，经数周至数月而愈，留有瘢痕。女性很少发生腹股沟淋巴结炎，因其初疮常出现在阴道下部，易向髂及肛门直肠淋巴结引流，引起髂及直肠周围淋巴结炎及直肠炎，导致腹痛及腰背痛。出现淋巴结炎时可伴有轻重不等的全身症状，如发热、寒战、头痛、呕吐、关节痛、倦怠、肝脾肿大等。有时出现多形红斑样或结节红斑样疹与荨麻疹。

### （三）晚期症状

从早期到晚期的病程为 1～2 年至若干年。

1. 生殖器象皮肿　由于淋巴管慢性炎症可致阴唇（多见）、阴茎、阴囊（少见）的象皮肿。其皮肤表面呈疣状增生或息肉样生长，甚至发生阴道直肠瘘或阴道尿道瘘，该区组织破坏可形成溃疡及瘢痕。

2. 肛门直肠综合征　由女阴病变扩散至直肠周围引起直肠周围炎性瘢痕形成，使直肠下端呈管状狭窄，引起排便困难，可伴有肛门周围瘘管。由于进行性狭窄，在直肠出血的同时伴有便秘，腹部绞痛和大便变细。狭窄部位往往在肛门上方 5～10 cm 处，呈圆桶状，约 5 cm 长。文献有生殖器象皮肿及肛门直肠综合征继发癌变的报道。

## 【检查】

1. 血清学检查

（1）补体结合试验：是目前最有帮助的血清学诊断方法，敏感性好，感染 4 周后即可出现阳性，特异性差，所有的抗原与鹦鹉热、其他沙眼衣原体抗原之抗体有交叉反应，1：64 以上对 LGV 有诊断参考意义。

（2）微量免疫荧光试验：有一定的敏感性和特异性，其敏感性优于补体结合试验，且可区别沙眼衣原体和鹦鹉热衣原体，尤其对直肠炎诊断最有价值。滴度大于 1：512 有临床意义。

（3）对流免疫电泳试验：是一种简便、快速和特异的试验，目前该方法主要用于研究方面。

2. 衣原体培养　取淋巴结内的脓液接种于 McCoy 细胞、小鼠的脑组织内或鸡胚卵黄囊，可分离出病原菌，但敏感性不高。

3. 组织病理学检查

（1）初疮：非特异性炎症。

（2）中期淋巴结：早期淋巴结有上皮样细胞聚集成岛状。有诊断参考意义的病理改变是伴有星状脓疡的肉芽肿，中央为凝固性坏死组织，由中性粒细胞、巨噬细胞、淋巴细胞、浆细胞和内皮细胞残体构成三角形或四角形的脓肿。典型者多角身长或成星状，即淋巴结星状脓肿。虽未非特异性，但具有一定的诊断参考价值。

（3）晚期：广泛纤维化及大面积凝固性坏死。

## 【诊断与鉴别诊断】

### 一、诊断

1. 病史　有非婚性接触或配偶感染史，潜伏期平均 5～21 d。

2. 症状与体征　① 早期在生殖器部位出现小水疱或糜烂与溃疡。② 感染数周后出现淋巴结肿大，腹股沟淋巴结红肿热痛，男性有"沟槽征"以及多数瘘管呈"喷水壶"状；女性可发生直肠周围炎，表现为肛门直肠综合征，晚期可出现生殖器象皮肿及直肠狭窄。

3. 辅助检查　① 病理特征性病变为淋巴结星状脓疡。② 血清衣原体补体结合试验在感染 4 周后出现阳性，滴度在 1∶64 以上，或微量免疫荧光试验滴度大于 1∶512。③ 组织培养分离到 $L_1$、$L_2$、$L_3$ 血清型沙眼衣原体。

### 二、鉴别诊断

1. 软下疳　病程短，有外生殖器疼痛性溃疡，软下疳横痃疼痛明显，化脓时常为单腔性，且穿孔时亦只有 1 个瘘管，淋巴结症状明显时常伴有畏寒和发热等全身症状，杜克雷嗜血杆菌阳性。

2. 梅毒性腹股沟横痃　梅毒腹股沟肿大淋巴结常单个、无疼痛和压痛，不融合，很少化脓破溃，有外生殖器硬下疳，具有无痛、单发、基底部硬等特点，淋巴结或硬下疳可发现 TP，病程稍长者梅毒血清学检查阳性。

3. 直肠癌　LGV 晚期，由于瘢痕组织形成，直肠可以出现包块，出现粪便变细，瘢痕皲裂时便中亦可带血，而直肠癌与之不同，其无非婚性接触史，无 LGV 原发病变以及疼痛性淋巴结炎，直肠指诊为菜花状肿块，活检为恶性肿瘤。

## 【治疗】

### 一、内治法

（一）中医辨证论治

本病属邪实而正虚，宜根据其证候，以祛邪扶正为主要治疗总则。

1. 肝经湿热证

［主症］溃疡呈红色或灰色，表面潮湿、糜烂、渗液，尿赤便结，口苦咽干，舌红苔黄腻，脉滑数。

［治则］清热利湿，疏肝理气。

［方药］龙胆泻肝汤加减。药用：龙胆草、黄芩、栀子、泽泻、木通、生地黄、柴胡、车前子、甘草、板蓝根、黄柏、薏苡仁、莪术、红花、香附、桃仁、当归、枯矾等。

2. 肝郁痰凝证

[主症]腹股沟淋巴结肿大,质硬,有疼痛及压痛,互相粘连成块状,皮肤表面呈紫色或青色,舌淡红,苔薄白或白腻,脉弦滑。

[治则]疏肝解郁,清热理气化痰。

[方药]逍遥散和二陈汤加清热解毒药。药用:柴胡、当归、赤芍、白芍、夏枯草、猫爪草、海藻、陈皮、半夏、百部、丹参、黄柏、苦参、虎杖等。

3. 气血两虚证

[主症]腹股沟淋巴结破溃,排出黄色浆液或血性脓液,形成多个瘘管,面色无华,精神倦怠,舌淡质嫩,苔薄,脉细弱。

[治则]滋补肝肾,养营化痰。

[方药]香贝养营汤加减。药用:丹参、党参、白术、白茯苓、炙甘草、当归、白芍、熟地黄、川芎、香附、浙贝母等。

(二)西药治疗

(1)性病性淋巴肉芽肿需早期治疗,用药时间要长,推荐下列药物,可任选一种口服:① 四环素 0.5 g,每 6 h 1 次,共 3 周。② 红霉素 0.5 g,每 6 h 1 次,共 3 周。③ 强力霉素 0.1 g,每日 2 次,共 14 d。④ 利福平 0.6 g,每日 1 次,共 15 d。⑤ 磺胺甲基异噁唑(SMZ)首剂 2 g,以后 1 g,每日 2 次,共 21 d。⑥ 阿奇霉素 1.0 g,每日 1 次,口服。

目前,四环素成为治疗各期 LGV 的首选药物,孕期患者用红霉素代替。外科手术必须在足量抗生素治疗后进行,有波动感的横痃应从病损上部用针筒抽吸脓液,避免切开后,形成窦道或瘘管。

(2)肛门直肠生殖器感染:治疗药物、剂量及疗程和 LGV 横痃的治疗相同。强力霉、四环素、红霉素等抗生素可减轻直肠狭窄部的炎症水肿,但对瘢痕组织无效,此期药物治疗过程中,补体结合试验抗体滴度变化不大。单纯药物治疗难以治愈直肠阴道瘘。

抗生素治疗直肠结肠炎的疗效非常显著,治疗数周后,症状完全缓解,直肠黏膜愈合。偶有四环素治疗失效的报道。

## 二、手术治疗

1. 急性腹股沟综合征　淋巴结未化脓者可行冷湿敷或理疗。淋巴结化脓时,用注射器抽吸脓液,精致切开排脓,形成瘘管后,难以愈合。若溃疡破坏较甚,可植皮。

2. 直肠狭窄　LGV 引起的纤维化直肠狭窄虽然不会自然痊愈,但是抗生素治疗可以明显减轻直肠炎症或狭窄的程度。直肠狭窄初期可以做扩肛手术,严重的直肠狭窄可以采用手术治疗。手术前后必须完成数月或足够的抗生素治疗。局部可用 1∶8 000 高锰酸钾液清洗。

## 【研究进展】

### 一、流行特点

Somboonna 等在有严重出血性直肠炎的 1 例男男性行为者中分离出一株强有力的特殊 LGV 菌株,将其命名为 $L_{2c}$,深部基因组测序发现 $L_{2c}$ 菌株是由性病淋巴肉芽肿 $L_2$ 型与非侵袭性沙眼衣原体 D

型的重组菌株,有高度保守的簇状基因交换区,包括 D 样内毒素基因,该基因与临床疾病的严重程度相关。该菌株在组织培养中具有不同于其他 LGV 菌株的细胞毒性。提示在细菌进行或流行中通过基因重组这一机制产生新的菌株导致重要的疾病病理。

### 二、诊断方法——分型鉴定

对沙眼衣原体细胞培养阳性或 DNA 检测阳性的标本,需进一步用分子技术做沙眼衣原体的分型鉴定,如果鉴定结果为 $L_1$、$L_2$ 或 $L_3$ 血清型沙眼衣原体可明确 LGV 的诊断,通过基因分型明确引起男男性行为直肠炎的沙眼衣原体菌株是 L 型还是非 L 型对治疗和诊断具有重要意义。因为前者需要更长时间的抗生素治疗。Alexander 等研究显示,采用 pmp H - RT - PCR 诊断 LGV 更敏感。

在《加拿大性传播感染指南》中,将 DNA 序列测定和限制性片段长度多态性分析(RFLP)定为 LGV 特异性确诊试验。LGV 疑似病例的定义是:沙眼衣原体培养阳性、核酸扩增阳性或血清学试验阳性,加上有直肠炎、腹股沟淋巴结病或性伴侣有 LGV。确诊病例的定义是:DNA 测序或 RFLP 证实有 $L_1$、$L_2$、$L_3$ 血清型的沙眼衣原体。

## 【柏氏诊疗特色】

柏连松认为:性病性淋巴肉芽肿可归为"横痃"范畴,病因以外感"湿毒"为多见,其病灶发于大腿合缝之上的胯腹部,结块坚硬,多发于疳疮之后。针对本病,多采用祛邪和扶正兼顾。初期多属于因不洁行为感染湿毒邪气,湿毒凝聚于皮肤,故以外生殖器出现皮肤损害为主,治疗则多采用清热解毒祛湿,药用龙胆草、白茅根、大青叶、六一散等。湿毒郁结化火、阻滞气血,可见腹股沟淋巴结肿大、化脓,治以清热解毒、活血止痛、消肿排脓,可用穿山甲、天花粉、白芷、皂角刺、乳香、没药等。后期因气血两虚、湿毒交阻,可出现低热、食欲不振等全身症状,或伴有直肠狭窄、直肠炎,则以调补脾肾两脏为主要治疗原则,兼用清热利湿药物,可选用健脾、理气、温肾的药物配以清热解毒药(如金银花、蒲公英、马齿苋),使邪祛而不伤正。外用药如白玉膏,升丹亦可配合使用。

**参考文献**

［1］中华人民共和国卫生行业标准.艾滋病和艾滋病病毒感染诊断标准(WS 293 - 2008).

［2］中华人民共和国卫生行业标准.艾滋病综合防治(WS 375.1 - 2012).

［3］中华人民共和国国家标准.梅毒诊断标准及处理原则(GB 15974 - 1995).

［4］中华人民共和国国家标准.淋病诊断标准及处理原则(GB 15975 - 1995).

［5］中华人民共和国卫生行业标准.尖锐湿疣诊断标准及处理原则(WS 235 - 2003).

［6］中华人民共和国卫生行业标准.性病性淋巴肉芽肿诊断标准及处理原则(WS 237 - 2003).

［7］何玉林,乔永超,赵海璐.中医药治疗 AIDS 近况[J].中国医药指南.2013,11(5):440 - 441.

［8］张萍.125 例 HIV/AIDS 患者的脉象及其与 CD4+T 细胞计数的关系研究[D].北京中医药大学,2007.

［9］Cinti SK, Gandhi T, Riddell J, et al. Non-AIDS-defining cancers should antiretroviral therapy be initiated earlier [J]. AIDS Read,2008,18(1):18 - 20,26 - 32.

［10］Peter C, Angeletti, Luwen Zhang, et al. The viral etiology of AIDS-associated malignancies [J] Adv Pharmacol, 2008,56:509 - 557.

[11] 陈刚,刘浩. AIDS 和 AIDS 相关性肛门癌. 现代肿瘤医学[J],2009,17(8)：1578-1580.

[12] 杨凤珍. 艾滋病元气虚损证机的研究[D]. 北京中医药大学,2004.

[13] 刘德. 艾滋病中医辨证特点与临床研究[D]. 湖北湖北中医药大学,2010.

[14] 王玉贤. 中医药治疗艾滋病临床疗效评价标准的初步研究[D]. 中国中医科学院,2008.

[15] 童新灯. 益气活血法治疗对艾滋病患者免疫重建的影响[D]. 湖北中医学院,2006.

[16] 李文娟. 中国经性途径感染的 HIV/AIDS 患者不同疾病进展特点及其影响因素研究[D]. 中国医学科学,北京协和医院,2011.

[17] 刘颖. 北京地区男男性接触者(MSM)艾滋病症证分布规律的研究[D]. 中国中医科学院,2006.

# 第二十一章　其他肛肠疾病

## 第一节　肛门直肠神经症

### 【概述】

肛门直肠神经症是指患者由于自主神经功能紊乱、肛门直肠神经失调而产生的一组证候群。本病是以肛门直肠异常感觉为主诉的神经系统功能障碍性、非器质性疾病。它与患者的精神因素和周围神经反射作用有关。通常是情怀不畅、心情急躁或者因局部刺激、衣裤摩擦等因素而诱发，并逐渐加剧，或由于器质性疾病后，对医疗常识缺乏了解而引起。其特点是以肛门直肠部疼痛不适为主诉症状，但临床检查无相应阳性体征发现。临床上一般多见于平时精神较紧张多虑、情志不畅、心情急躁或性格内向的人群，女性的发病率多于男性，围绝经期及接近围绝经期妇女易发生。在中医学中属于脏躁、郁证等范畴。

早在 1769 年苏格兰医生 William Cullen 把神经症作为一类疾病术语提了出来。他认为神经症是"没有发热和没有局部病变的感觉和运动病"，是"神经系统的一般性疾病"。他在理论上把神经症明确地区别于神经系统以外器官的疾病。随着医学的发展，约在 19 世纪，神经症被逐渐公认为没有神经病理形态学改变的一类神经功能障碍。神经症过去曾被称为"神经官能症"，1984 年中华医学会精神科分会在其制定的分类系统中正式改用"神经症"作为标准术语。

### 【病因病机】

#### 一、中医病因病机

本病多数由患者起居不慎、思虑过度、情态失调而伤及心脾所致，因为心主血脉，统司神明，在志为喜；脾为资生之本，气血生化之源，在志为思。心脾两脏都与人体情志活动有关。如内伤劳倦，中气受伤，思虑伤脾，脾血亏损，健运失职，气血生化乏源，无以养心，加之忧愁烦躁，暗耗心血，心神不宁，则意识紊乱，发为脏躁症。又由于久病伤肾，肝血亏损，肝肾阴虚而致心肝火旺，出现阴虚火旺之证，属中医学"郁证"范畴。又因本病以女性多见，好发于妇人围绝经期，亦被常归属"脏燥"范畴。《类证治裁》："《经》言怵惕思虑则伤神，忧愁不解则伤意，悲哀动中则伤魂，喜乐无极则伤魂，盛怒不止则伤志，恐惧不解则伤精，此论气血之损，又言尝贵后贱，虽不中邪，病从内生。"《灵枢·口问》中写道："悲哀愁忧则心动，心动则五脏六腑皆摇。"

#### 二、西医病因病理

西医学对本病发病机制迄今尚有不同认识，但认为精神因素在发病上起着重要作用，这与中医学的认识是一致的。如精神创伤、疑病恐癌、局部疼痛刺激、医源性因素等,均可引起大脑功能暂时失衡,自主神经功能紊乱,周围神经反射受到阻碍,肛门直肠神经活动失调而发病。

## 【临床表现】

临床表现主要以精神兴奋,情绪波动和意识朦胧为主,常常有哭笑无常,精神恍惚,不能自主,并提出许多主观而离奇的主诉症状,如肛门部有异物不适感,特别气味,难以忍受的疼痛、坠胀、麻木、烧灼、肿痛、异物感等症,多数随着情志活动的改变而起伏。久而久之,因自觉症状加重而造成便秘、腹痛、头晕乏力、纳呆、失眠悲观,甚则几欲轻生等。但临床检查局部并无客观的病理改变。对自身的各种生理征象或变化过分关注,经常出现肛门直肠部位感觉异常,疑虑重重。经医生解释后,异常感受常难以消除患者固有的认识。病程较长,一般均超过 3 个月以上。

## 【检查】

各项专科检查及辅助检查如肛门指诊、肛门镜检、电子结肠镜、肛门周围及直肠腔内超声、腰骶部及盆腔 CT、磁共振等一系列的物理及化学检查,均无与自诉症状相应的器质性病理改变存在。肛管直肠生理检查(包括肛管测压、直肠耐受容量和顺应性、直肠肛管反射、阴部神经运动终板潜伏期和直肠内黏性液体排空)、肛管直肠内超声和括约肌活检并不能提示任何特征性发现。

## 【诊断与鉴别诊断】

### 一、诊断

1. 症状　患者的主诉多离奇、主观、幻想的症状,以肛门直肠为中心,较多的有疼痛、坠胀、放射痛等,此外还有特殊臭味、小虫爬行、麻木奇痒等。其症状常随情绪变化加重,注意力分散时症状减轻。

2. 体征　肛门直肠检查无器质性改变。

3. 其他症状　已排除引起上述症状的躯体疾病,但其病程较长,缠绵不愈,短者也超过半年以上,如患病 3 个月以内,可称神经症性反应。

### 二、鉴别诊断

1. 肛门瘙痒症　以肛门、阴囊或女性阴部瘙痒为主要表现,也可发生于其他部位,如手、耳、背部及四肢等处,瘙痒多呈阵发性,夜间加重,长期搔抓可使肛门皱襞肥厚,部分患者可见肛门周围放射状皲裂。

2. 各种肛门直肠疼痛性疾病　如嵌顿痔、肛裂、肛周脓肿、肛窦炎、肛门直肠肿瘤、直肠炎、肛门直肠损伤及辛辣食物刺激等。

3. 肛门直肠神经功能性疼痛　包括一过性直肠神经痛、阴部神经综合征、肛门直肠肌肉痛(耻直肠痉挛综合征,肛提肌综合征群)。

4. 肛门直肠症状性疼痛 因其他疾病刺激相应神经,反射性出现肛门直肠疼痛,包括骶尾骨综合征、坐骨神经痛、骶丛神经痛等皆可引起肛内坠胀疼痛。

## 【治疗】

精神疗法:首先做好患者的思想工作,激励患者自我领悟、自我认识和自我矫正,使患者的强烈不安和极端的情绪反应得以平息,解除患者的顾虑和紧张,鼓励患者增强体质,建立战胜疾病的信心。必要时做暗示疗法,对症治疗,做到医患配合极为重要。同时鼓励患者多参加社会活动,多听舒缓的音乐,结合太极拳、瑜伽等松弛疗法以提高情趣,分散对肛门局部的注意力。或者建议患者多参加娱乐活动,保持心情舒畅。必要时可请精神科会诊。

### 一、内治法

采用中医辨证论治。

1. 肝气郁结证

[主症]起病快,多见于女性。自觉肛门坠胀疼痛,排便不畅,伴有情志抑郁,多疑忧虑,或胁肋疼痛,胸闷脘胀,纳少,苔薄白或黄,脉弦细。

[治法]疏肝理气,解郁止痛。

[方药]柴胡疏肝散加减。药用:柴胡、香附、川芎、枳壳、陈皮、白芍、甘草等。

2. 忧郁伤神证

[主症]自觉肛门有物阻塞,排便不畅,怀疑自己患不治之症,整日精神恍惚,心神不宁,悲伤欲哭,不能自主,舌淡红,苔薄白,脉细弦。

[治法]养心安神,调肝理气。

[方药]甘麦大枣汤加减。药用:炙甘草、淮小麦、大枣、丹参、炙远志、柏子仁、酸枣仁、白芍等,亦可选用龙齿、磁石等重镇安神药物。

3. 心脾两虚证

[主症]肛门坠胀不适,午后尤甚,或伴肛门疼痛、瘙痒、麻木,多思善虑,心悸胆怯,健忘失眠,面色萎黄,头晕乏力,纳食不馨,舌淡,苔薄,脉细。

[治法]养血宁心,益气健脾。

[方药]归脾汤加减。药用:太子参、茯苓、炙甘草、龙眼、当归、炙远志、首乌藤、木香、怀山药、炙黄芪。如心悸加陈胆星、石菖蒲;头晕较甚加枸杞子、墨旱莲、女贞子。此外,丹参、合欢皮、五味子等均可适当应用。

4. 阴虚火旺证

[主症]肛门诸多不适,欲说不清,心烦易怒,头晕心悸,夜寐欠安,或腰酸遗精,月经失调。舌质红,苔少而黄,脉细数。

[治法]养阴清热,平肝安神。

[方药]朱砂安神丸合酸枣仁汤加减。药用炒酸枣仁、朱茯神、知母、生地、玄参、丹参、柏子仁。亦可用成药朱砂安神丸或天王补心丹,每日9g,分2次吞服。

### 二、外治法

#### （一）中医外治

局部温热水坐浴、冷敷及外敷中药油膏等。

#### （二）针灸治疗

根据患者病情不同而取穴，多用神门、内关、三阴交、足三里、阳陵泉、长强、腰俞等穴；耳针取穴：皮质下、神门、神经衰弱刺激点等；也可使用电针，以神门、内关为一组，三阴交、足三里为一组（均取双侧），每日1次，每次使用一组。

#### （三）穴位注射法

（1）异丙嗪长强穴注射：以碘伏或无痛碘消毒长强穴，用5号齿科针头抽取异丙嗪平行骶骨方向刺入3 cm左右，待有酸胀感后，缓慢推药。此法可抑制肛门部神经的传导功能，从而阻断病变对中枢神经的不良刺激，同时由于该药具有对中枢神经的抑制作用，能减轻局部变态反应，使症状消失或缓解。

（2）当归注射液或维生素$B_1$注射液穴位注射：取长强穴或腰俞穴，用当归注射液或维生素$B_1$注射液做每穴注射。通过对穴位的刺激以及药物的作用，调整自主神经，恢复正常的生理功能，而使疾病痊愈。

## 【研究进展】

对本病的治疗单一治疗效果每每不佳，目前还是以中医辨证施治、针灸治疗、穴位注射及精神疗法为主，特别是心理治疗。

神经性肛痛症隶属肛门神经症，交感神经兴奋性过高，使肛门内括约肌处于一种超敏状态，遇到刺激就会产生痉挛疼痛，可采用肛门内括约肌挑断术进行治疗。部分患者对超声引导下在括约肌间注射肉毒杆菌毒素有效。

采用消痔灵双层注射治疗肛门坠胀，注射后引起注射区组织的无菌性炎症，局部纤维蛋白渗出，形成瘢痕组织，从而治疗肛门坠胀。

## 【柏氏诊疗特色】

解除患者的思想顾虑，鼓励患者树立战胜疾病的信心是治疗的关键。治疗中充分和患者沟通，关心体贴患者，使他们得到慰藉，逐渐引导他们摆脱痛苦。建议患者建立乐观的情绪，保持良好的生活习惯，注意劳逸结合，保证充足的睡眠。鼓励他们结合自身情况，参加各类文娱活动和体育锻炼，改善体质和精神状态，对本病的治疗十分有益。

案例：患者女性，51岁。主诉：肛门坠胀不适2年余。患者既往有子宫肌瘤病史。2年前始感肛门坠胀，曾外院妇科诊治，子宫肌瘤有增大，后接受"次全子宫切除术"，术后肛门坠胀症状未见缓解，并逐渐加重，严重影响生活，常有轻生念头。曾多家医院诊治，电子结肠镜、盆腔MRI检查均未见异常。外用痔疮药膏无效。现觉肛门坠胀难忍，下腹部空虚，坐卧不安，心神不宁，腰酸乏力，纳呆寐不安,二便尚调,面色少华,舌质淡胖边有齿印,苔薄白,脉细无力。肛门指诊:肛门略松弛,肛门括约肌收缩乏力。中医诊断:郁证。西医诊断:肛门坠胀。证属气血不足,脾肾亏虚。治拟益气养血,健脾补肾。予自拟方:

炙黄芪 30 g,党参 30 g,苍术 12 g,白术 12 g,茯苓 12 g,怀山药 30 g,全当归 9 g,桃仁 12 g,薏苡仁 12 g,制香附 9 g,仙鹤草 30 g,淫羊藿 15 g,仙茅 15 g,山茱萸 9 g,灵磁石 30 g(先煎),五味子 9 g。

服上药 2 周后复诊:肛门仍坠胀不适,腹空腰酸,寐较安,纳不馨,舌质淡胖边有齿印,苔薄白,脉细。治承原法。

上方加红花 6 g、合欢皮 15 g、香谷芽 30 g、焦山楂 9 g、焦六曲 9 g。

服药 2 个月后,肛门坠胀明显减轻,精神好转,情绪逐渐开朗,纳可寐安,舌质淡红,苔薄,脉细。治再原法以巩固疗效。

患者久病体虚,加之手术后,气血不足,肝肾亏虚,故治疗以益气养血、健脾补肾为主。方中炙黄芪、党参、炒白术、怀山药益气健脾,培补元气;当归、仙鹤草调补气血;淫羊藿、仙茅、山茱萸补益肝肾;桃仁、红花、合欢皮、香附活血理气、安神解郁。诸药共奏益气养血、健脾补肾之功,服后使气血旺、肝肾健、血脉通、郁气解。

# 第二节　肛周坏死性筋膜炎

## 【概述】

肛周坏死性筋膜炎是一种发生于肛门周围会阴部腹股沟、会阴部软组织和筋膜组织的坏死性感染,其发病急骤,进展迅速,病情凶险,病死率在 25%～45%。本病感染只损害皮下组织和筋膜,不累及感染部位的肌肉组织,这是其重要特征。患者常为年老体弱、免疫功能低下者,多合并有糖尿病、肾病、肝病,或长期使用皮质类固醇和免疫抑制剂者。

早在公元前 5 世纪 Hippocrates 就已经对软组织感染性坏死进行过描述。1883 年,Fournier 首先报道 5 例患者,并称之为"Fournier 综合征"。到了 1924 年,Meleney 命名本病为"溶血性链球菌坏疽"。直至 1952 年 Wilson 建议将皮下组织浅、深静脉的进行性坏疽统称为急性坏死性筋膜炎。本病属中医学"肛疽""内陷""悬痈""囊痈""脱囊""烂疔"等范畴。

## 【病因病机】

### 一、中医病因病机

中医学认为,本病系正气内虚,外伤染毒,热火毒炽盛,火毒内陷而致。

### 二、西医病因病理

坏死性筋膜炎常为多种细菌的混合感染,包括溶血性链球菌、金黄葡萄球菌、革兰阴性菌和厌氧菌。随着厌氧菌培养技术的发展,证实厌氧菌是一种重要的致病菌,坏死性筋膜炎常是需氧菌和厌氧菌协同作用的结果。坏死性筋膜炎常伴有全身和局部组织的免疫功能损害，如继发于擦伤、挫伤、昆虫叮咬等皮肤轻度损伤后、空腔脏器手术后、肛门直肠周围脓肿引流、腹腔镜操作后，甚至是注射后（多在注射毒品后）均可发生。长期使用皮质类固醇和免疫抑制剂者好发本病。大部分该病的患者都存在易感因素，常见的易感因素包括：免疫抑制、慢性疾病、某些药物（如类固醇）的使用、营养不良、滥用毒品、周围性血管疾病、肾功能衰竭、恶性肿瘤、肥胖等，常见的病因包括：外伤、软组织感染、外科手术、静脉注射、分娩、烧伤、肌肉损伤等。

病理改变：表皮、真皮、皮下组织有大片凝固性坏死，周围组织呈非特异性炎细胞浸润，血管壁呈纤维蛋白样坏死，血管内可见血栓。

## 【临床表现】

患者局部症状尚轻，全身即表现出严重的中毒症状。

1. 局部症状

（1）片状红肿、疼痛：早期皮肤红肿，呈紫红色片状，边界不清，疼痛。此时皮下组织已经坏死，因淋巴通路已被迅速破坏，故少有淋巴管炎和淋巴结炎。个别病例可起病缓慢，早期处于潜伏状态。受累皮肤发红或发白、水肿，触痛明显，病灶边界不清，呈弥漫性蜂窝织炎状，因皮下积气可及皮下捻发音。

（2）疼痛缓解，患部麻木：由于炎性物质的刺激和病菌的侵袭，早期感染局部有剧烈疼痛。但病灶部位的感觉神经破坏后，则剧烈疼痛可被麻木或麻痹所代替，这是本病的特征之一。

（3）血性水疱：由于营养血管被破坏和血管栓塞，皮肤的颜色逐渐发紫、发黑，出现含血性液体的水疱或大疱。

（4）奇臭的血性渗液：皮下脂肪及筋膜水肿，渗液发黏、浑浊、发黑，最终液化坏死。渗出液为血性浆液性液体，有奇臭。坏死广泛扩散，呈潜行状，有时产生皮下气体，检查可发现捻发音。

2. 全身中毒症状　疾病早期，局部感染症状尚轻，患者即有畏寒、高热、厌食、脱水、意识障碍、低血压、贫血、黄疸等严重的全身性中毒症状。同时可伴有低血压（$<9.975$ mmHg）和心动过速（$>100$次/min），此表现不同于一般的局部感染如蜂窝织炎、脓肿等。若未及时救治，可出现弥散性血管内凝血和中毒性休克等。局部体征与全身症状的轻重不相称是本病的主要特征。

## 【检查】

1. 血常规

（1）红细胞计数及血红蛋白测定：因细菌溶血毒素和其他毒素对骨髓造血功能的抑制，$60\%\sim90\%$患者的红细胞和血红蛋白有轻度至中度的降低。

（2）白细胞计数：呈类白血病反应，白细胞增高，计数大多在$(20\sim30)\times10^9$/L之间，有核左移，并出现中毒颗粒。

2. 血清电解质、血糖　可出现低血钙，糖尿病患者血糖升高。

3. 尿液检查

（1）尿量、尿比重：在液体供给充足时出现少尿或无尿，尿比重衡定等，有助于肾功能早期损害的判断。

（2）尿蛋白定性：尿蛋白阳性提示肾小球和肾小管存在损害。

4. 血液细胞学检查

（1）涂片镜检：取病变边缘的分泌物和水疱液，做涂片检查。

（2）细胞培养：取分泌物和水疱液分别行需氧菌和厌氧菌培养，未发现梭状芽胞杆菌有助于本病的判断。

5. 血清抗体　血中有链球菌诱导产生的抗体（链球菌释放的透明质酸酶和脱氧核糖核酸酶 B 能诱导产生滴度很高的抗体），有助于诊断。

6. 血清胆红素　血胆红素升高提示有红细胞溶血情况。

7. 影像学检查

（1）X 线摄片：皮下组织内有气体。

（2）CT 显示组织中的小气泡影。

（3）MRI 可能发现：不对称的筋膜的增厚、皮下气肿、液体潴留和组织水肿。

8. 活组织检查　取筋膜组织进行冷冻切片，组织学检查具有相当的可靠性，条件包括：坏死的浅筋膜、真皮和浅筋膜中可见多形核细胞浸润、筋膜中的血管可见纤维素性血栓形成、血管出现纤维素样坏死、在坏死筋膜中查见病原菌、肌肉未受累。对诊断也有帮助。

9. 超声检查　可显示皮下病变组织浸润深度及范围，可见到皮下气体形成。

## 【诊断与鉴别诊断】

### 一、诊断

Fisher 提出六条诊断标准，有一定的参考价值。

（1）皮下浅筋膜的广泛性坏死伴广泛潜行的坑道，向周围组织内扩散。

（2）中度至重度的全身中毒症状伴神志改变。

（3）未累及肌肉。

（4）伤口、血培养未发现梭状芽胞杆菌。

（5）无重要血管阻塞情况。

（6）清创组织病检发现有广泛白细胞浸润筋膜和邻近组织灶性坏死和微血管栓塞。细菌学检查对诊断具有重要意义，培养取材最好采自进展性病变的边缘和水疱液，做涂片检查，并分别行需氧菌和厌氧菌培养。测定血中有无链球菌诱导产生的抗体（链球菌释放的透明质酸酶和脱氧核糖核酸酶 B，能产生滴度很高的抗体），有助于诊断。

### 二、鉴别诊断

1. 肛门直肠周围脓肿　局部红肿热痛，病变部位深隐，全身症状重，而局部症状轻；病变部位浅表，局部红、肿、热、痛明显，而全身症状较轻。一般 5～7 d 成脓。自溃或刀溃后肿痛消退，可反复发作，破溃后多形成肛瘘。

2. 气性坏疽　气性坏疽是梭形芽胞属引起的急性特异性感染，多见于肌肉丰厚部位的严重创伤和手术后，局部肿胀，疼痛剧烈，术后皮肤肌肉大片坏死，脓液浑浊稀薄恶臭，混有气体，并有严重的毒血症状。

# 【治疗】

## 一、内治法

中医治疗：主张内治当扶正达邪，并审邪正之消长，随证治之。

1. 火毒炽盛证

[主症]肛门周围皮肤红肿紫黯灼热剧痛，皮肤溃破或切开引流后，脓液奇臭，可伴有气体，继而皮肤坏死，伴有恶寒高热，神昏谵语，心烦口渴，纳食不馨，便秘溲赤，舌红，苔黄腻或黄燥，脉数。

[治法]清热解毒，凉血消肿。

[方药]犀角地黄汤、仙方活命饮加减。药用：水牛角片60 g（先煎）、生地黄30 g、赤芍药12 g、牡丹皮9 g、当归尾9 g、穿山甲9 g、皂角刺9 g、金银花15 g、忍冬藤15 g、虎杖30 g、白花蛇舌草30 g、天花粉15 g、香谷芽30 g、焦山楂9 g、焦六曲9 g。

2. 正虚邪盛证

[主症]肌肤广泛腐烂，多出筋膜坏死，甚则睾丸外露或侵及腹壁腹膜，伴有神疲食少，自汗寐不安，舌质淡，苔灰腻，脉沉细。

[治法]补养气血，托毒透邪。

[方药]托里消毒饮加减。药用：生黄芪30 g、太子参15 g、当归9 g、白芍15 g、炒白术12 g、茯苓12 g、皂角刺9 g、桃仁12 g、薏苡仁12 g、金银花15 g、忍冬藤15 g、黄柏9 g、蒲公英30 g、香谷芽30 g、焦山楂9 g、焦六曲9 g。

3. 气阴亏虚证

[主症]创口腐肉已尽，脓水稀薄，新肉不生，精神委顿，形体消瘦，咽干舌燥，不思饮食，自汗盗汗，夜寐不安，舌红，苔少，脉细数。

[治法]益气养阴。

[方药]补中益气汤、青蒿鳖甲汤加减。药用：炙黄芪30 g、党参30 g、北沙参15 g、炒白术12 g、茯苓12 g、当归9 g、升麻15 g、青蒿9 g、鳖甲15 g（先煎）、生地30 g、牡丹皮9 g、黄柏9、桃仁12 g、薏苡仁12 g、香谷芽30 g、焦山楂9 g、焦六曲9 g。

## 二、外治法

（一）中医外治法
（1）术后创口红油膏纱条填塞引流，周围皮肤予金黄散水调后湿敷，保持湿润。
（2）腐脱后予生肌散外敷。

（二）西医外治法
坏死性筋膜炎是危重急症，其治疗原则是：早期诊断，尽早清创，应用大量有效抗生素和全身支持治疗，辨证运用中医中药扶正祛邪以减轻症状、控制病情、缩短疗程、加速正气来复。

1. 抗生素 坏死性筋膜炎是多种细菌的混合感染（各种需氧菌和厌氧菌），全身中毒症状出现早、病情重,应联合应用抗生素。手术后予3‰过氧化氢溶液反复冲洗,待腐烂组织脱落后,用生理盐水或甲硝唑注射液冲洗。

2. 清创引流 病变组织及周围存在着广泛的血管血栓,药物常难以到达,故积极、大剂量抗生素治疗1～3 d无明显效果时,应立即手术治疗。彻底清创,充分引流是治疗成功的关键。手术应彻底清除坏死筋膜和皮下组织,直至不能用手指分开组织为止。

3. 支持疗法 积极纠正水、电解质紊乱。贫血和低蛋白血症者,可输注新鲜血、白蛋白或血浆;可采用鼻饲或静脉高营养、要素饮食等保证足够的热量摄入。

4. 高压氧治疗 近年来外科感染中合并厌氧菌的混合性感染日益增多,而高压氧对专性厌氧菌有效。需注意的是,虽然高压氧疗法可以降低患有坏死性筋膜炎患者的病死率,减少额外清创的需要,但该疗法绝不能取代外科清创和抗生素治疗。

5. 并发症的观察 在治疗全程中均应密切观察患者的血压、脉搏、尿量,做血细胞比容、电解质、凝血机制、血气分析等检查,及时治疗心肾衰竭,预防弥散性血管内凝血与休克的发生。

## 【研究进展】

坏死性筋膜炎的治疗,关键在于早期的诊断及清创,合理使用抗生素,治疗原发疾病,全身支持疗法及优质的护理。术后局部熏洗换药及切口的引流通畅对本病恢复不容忽视。

中医中药的早期介入,有利于整个病程的恢复。急性期以中西医结合为主,组织恢复期以中医药为主,可明显改善预后。

## 【柏氏诊疗特色】

对于坏死性筋膜炎的治疗的关键在于早期诊断、彻底的创面清创及针对原发病、并发症的积极治疗。此外,固护脾胃功能、扶助机体正气在早期救治和创面康复期具有重要意义。

本病属于中医学"肛疽""内陷"等范畴。本病初发时常见持续发热、烦躁,会阴部剧痛,局部坏死发展迅速,脓液多恶臭,且有舌红、苔厚黄及脉数,均为热毒炽盛的表现。中医学认为,本病多因湿浊不化,下注大肠,毒阻经络,瘀血凝滞所致。此类患者常有消渴,肝肾不足,阴虚燥热,热盛肉腐成脓,发为痈疽,故考虑为阴液亏损、火毒炽盛所致。初期以清热解毒、育阴凉血之法为治,以透脓散加减,重用生黄芪以益气托毒托疮排脓;穿山甲与皂角刺协同为用,助黄芪消散穿透、软坚溃脓;牡丹皮清热凉血、活血散瘀,赤芍凉血散瘀,二药同用,则凉血活血之力倍增;紫草、水牛角入血分,具解毒凉血定惊之功,生地黄长于清热凉血、养阴生津,与水牛角相辅相成;虎杖、大血藤能散瘀止痛,大黄清热泻火,推陈致新。以上诸药共奏清热解毒、凉血活血、散瘀消痈之功。

后期辨证多为气阴两虚、下焦湿热蕴结,可酌情予炙黄芪、炒白术、生晒参以益气健脾,北沙参、女贞子、制黄精、山茱萸以养阴滋肝肾。

感染三要素包括病原体、人体和环境,其中人体的抵抗力是决定因素。《经》云:"正气存内,邪不可干。"机体正气充盛,则抵御病邪能力强、恢复快。因此,柏氏在治疗中注意扶助正气。疾病初起,以邪实为主,重在祛邪,故重用生黄芪益气托毒,并辅助肠道营养以扶正培本,防止痈毒内陷;中后期邪气已衰,呈气阴两虚之象,则以扶正为主,以益气健脾、滋补肝肾、生肌收口。脾胃为后天之本,为机体正气的重要来源。

**参考文献**

［1］韩宝,张燕生.中国肛肠病诊疗学［M］.北京:人民军医出版社,2011.

［2］黄乃健.中国肛肠病学［M］.济南:山东科学技术出版社,1998.

［3］何永恒,凌光烈.中医肛肠科学［M］.北京:清华大学出版社,2011.

［4］胡伯.大肠肛门病治疗学［M］.北京:科学技术文献出版社,2001.

［5］颜景颖.肛门直肠神经官能症的治疗现状［J］.结直肠肛门外科,2010,16(6):395-396.

［6］张敏,王业皇.解郁方治疗肛门直肠神经症 32 例［J］.陕西中医,2010,31(7):863-864.

［7］林建江,弗凤珍.肛门直肠神经症的诊断与治疗——附 60 例分析［J］.浙江中西医结合杂志,2003,13(11):697.

［8］崔树君.肛门直肠神经官能症的综合治疗［J］.中医中药,2009(3):115.

［9］郝润春,宋志红,吴思.手术治疗神经性肛门痛症 58 例［J］.中华实用中西医杂志,2006,17(12):937.

［10］李永奇.手术疗法治疗神经性肛门疼症 28 例［J］.中华实用中西医杂志,2003,3(16):542.

［11］Christian J.慢性特发性肛门疼痛:超声、病理和治疗分析［J］.大肠肛门病外科杂志,2003,9(3):144.

［12］杨向东,岳朝驰,陈小朝,等.硬化注射术治疗直肠腺瘤术后肛门坠胀 1 例［J］.结直肠肛门外科,2009,15(1):58.

［13］韩宝,张燕生.中国肛肠病诊疗学［M］.北京:人民军医出版社,2011.

［14］吴阶平,裘法祖.黄家驷外科学［M］.北京:人民卫生出版社,1992.

［15］何永恒,凌光烈.中医肛肠科学［M］.北京:清华大学出版社,2011.

［16］高学敏,钟赣生.临床中药学［M］.石家庄:河北科学技术出版社,2006.

［17］Canbaz H, Caqlikulekci M, Altun U, et al. Fournier's gangrene:analysis of risk factors affecting the prognosis and cost of therapy in 18 cases［J］. Ulus Travma Acil Cerrahi Derg, 2010,16(1):71-76.

［18］Descamps V, Aitken J, Lee MG. Hippocrates on necrotizing fasciitis［J］. Lancet, 1994,34(4):556.

［19］Wilson B. Necrotising fasciitis［J］. Am Surg, 1952(18):416-431.

［20］刘帮华,王熙,杜勇军,等.肛周坏死性筋膜炎的诊治体会［J］.现代中医药,2013,33(2):35-38.

［21］葛琼翔,欧春.中西医结合治疗肛周急性坏死性筋膜炎 3 例［J］.中西医结合中国民间疗法,2009,17(7):42-43.

［22］刘洪,杨春梅,何洪波.肛周坏死性筋膜炎的诊断及治疗［J］,现代预防医学,2010,37(22):4349-4351.